患者本位で考える

病院・クリニックの設計

「患者に選ばれる病院づくり」
―その実践

久保田 秀男
一級建築士

じほう

■推薦にあたって

畏友。病院や福祉施設の設計者で、この分野のトッププランナーとして常に病院づくりや福祉建築を引っ張ってこられた久保田秀男氏。この度その集大成とも言うべき「患者本位で考える　病院・クリニックの設計」が発刊された。Ｐａｒｔ Ⅰとなる「患者に選ばれる病院づくり」は、私が勤務する病院の設計で初めて知り合った頃で、彼の凄さの一部分しか知らないのに推薦文を書いてしまった。

あれから20年。わが国の病院や社会保障の環境は大きく変化した。拡大路線一辺倒から減床を含むダウンサイジング、急性期中心からリハビリテーションを含む回復期病床の重要性の再認識、居住性や快適性が求められる医療療養病床などが地域包括医療・ケアの時代には最も重要な視点となってきた。まさに「時々入院、ほぼ在宅」なのである。ＩＴの導入による電子カルテやＰＡＣＳの進化、オンライン診療のためのＳＥルームや放射線診断部門も大きく変化している。さらに阪神・淡路や東日本、熊本の三つの大きな地震災害の経験から安心安全な建築やライフラインの確保、備蓄体制なども重要性を増し、第7次医療計画では病院のＢＣＰも採り入れられた。

また、チーム医療のためのスタッフステーションや研究室、院内図書室や講堂、あるいはダヴィンチの実習室や内視鏡施術の訓練室を備える病院も出現している。女性医師や男性看護師の増加、臨床工学士やソーシャルワーカー、言語療法士、さらには診療情報管理士や医療事務作業補助者等の台頭。在宅期間短縮に伴う外来機能の重装備化（外来化学療法を含む）。ＤＰＣ対策としての入退院調整や地域医療連携の重要度増加。日帰り手術。この本では、これらに対してほとんど完璧に対応する設計であり、「患者によし、スタッフによし、コストよし」の三方一両得の考えが前巻と同様に貫かれている。

先年、広島県廿日市市の病院を核とした駅前開発の講演会に行った時、久し振りに著者に出会った。彼は病院建築から街づくりに進化し、大きくなっていたのである。彼を大きくしたのは六甲アイランドでの被災経験、そして二度に亘る入院経験だと勝手に判じている。彼の自宅六甲アイランドは超近代的な所だが、現在、活動地として居住している広島の奥様の実家（日野家）は8棟が有形登録文化財だそうで、その改築や庭掃除などを通じて患者のアメニティに対する思いやエコロジー的感覚も研ぎ澄まされているのであろう。余談ではあるが、今秋の紅葉の頃に一般公開だそうである。是非訪れられることをお勧めしたい。

医療から見て良い看護師が患者から見るとそうでもないのと同様に、病院も入院してみると設計者とは異なった視点で見えてくるものがある。また、私が私淑していた故景山直樹先生は、病院は三つ建てないと一流の院長ではないとおっしゃっておられた。確かにオープンすると直ぐにしまったという点が見つかるからである。この本は17章からなるが項目は100項ある。どの項も含蓄に富み、自分が興味のある項だけ読んでみるのもよい。また、医学ではEBM（Evidence Based Medicine）が今や常識であるが、病院建築でもEBD（Evidence Based Design）が必須であるというのが著者の考えであることがよく理解できる。私などはExperience Basedの方であるが…。

本書は病院の運営や経営を熟知精通している者にしか著せない珠玉の病院建築書であり、どの箇所を読んでも目から鱗のことが多い。おそらく10年後にはロボットやAIが病院でかなりの部分を担っていると思われ、患者も職員も外国人が増えていると予想される。その時代に著者が次の書籍をどう描くのか、長生きして読んでみたいものである。

2018年7月

全国自治体病院協議会　名誉会長　邉見　公雄

発刊にあたって

著者が病院の設計に関わり始めた45年前は、旧住友病院（大阪1960年・1988年増築）などが病院建築のひな形としてあり、それを教科書のようにして学んだものです。そして、その後の医療環境やライフスタイルなどの激しい変化の中で、その住友病院も2000年に移転改築が完了し、その後の17年間を含めた、その間は、絶えず反省の連続で、これで良いか、これで本当に良かったのかと思い続けた45年間でした。そしてそれは生涯終わることはないでしょう。

そして今、超高齢社会と人口減社会を迎えて、新たな保健・医療・福祉への取り組みが進む中で、IT革命とゲノム革命による大きな変化を伴う次世代の病医院が、確実に変わろうとしている実感があります。しかし、その中には、次のような危惧があります。

その一つは、当たり前のことですが、元気でないと病院に行けないようなことは本来おかしいという、弱者のための建築や運営のあり方への問いかけです。そして二つ目は、医療そのものや看護単位などの医療体制とその仕組みの、今後の劇的な変化に対する検討と対応が不十分なままで、目先の議論に終始しているのではないか、そして、急性期と慢性期、外来のあり方など、それぞれの病院の役割によって当然異なるべき病院建築を一つの言葉で語ってしまう傾向にあることです。そして三つ目は、建築が時代による変化を受けとめながら、30年、50年と、その役割を果たすには、今の病院建築のつくり方があまりにも固定的すぎることです。

昨今の病院は、ホテルのように美しく素敵な建築になりましたが、ある意味での、足し算の日本的なやり方での、それが唯一の病院建築の目標であるかのような、そして、今の「患者サービス」や「病医院建築」の設計への画一的な取り組みに対する問題提起であります。

本書は、病医院建築の設計者としてのこれまでの経験と反省から、そして、二度の入院を経験した一人の患者や家族としての率直な想いと願いを、病医院を管理される方やスタッフの方々には、病医院をこうしていただきたい、また、設計者は日頃からこんなことを考えていて、提案にはこんな意味が含まれていることを、そして、イメージや環境、運営に「建築の力」が関係していることを知っておいていただきたい、設計段階で話題になることを、そして、設計者をはじめとする病院の企画や建設に携われる方々には、建設に対する責任ある立場として、病医院をこうしていただきたいという問題提起と願いを、事例を紹介しながらまとめたものです。

日頃から新しい病院ができると、患者として訪れて設計の参考にしていることから、設計者と患者の両方の立場から、次世代のために、まとめ、お伝えしておきたい、という思いからによります。

また、病医院の運営者やスタッフの方々、そして設計を含む研究者や技術者の方々には、異論や反論がある部分も多くあると思います。しかし、その議論が生まれるところに、そして、議論がかみ合わないところに、今の課題があり、その議論を経ることにより、その次の姿が見えてくるのではないか、と考えています。

本書をまとめるにあたりましては、これまでともに病院の設計をしてきた先輩同僚にお礼申し上げます。また、文中には病医院設計を通じて、これまでお世話になりご示唆をいただいた方々の実名や病医院の名前が登場しますが、それは、その方々との出会いから、この本ができていることによります。しかし、その方々は、たまたま本の内容に沿って登場していただいたことであり、そのほかにもご指導ご示唆をいただいた方が数多くあることを申し添え、この場を借りて御礼申し上げます。

なお、「病院」はその規模や担う役割によって、そして「クリニック」ともあり様が異なるところもありますが、基本的な考え方に共通することが多いことから、その両方を取り上げています。

久保田　秀男

2018年7月

＊文中で紹介する事例病医院に対する著者の関わりは、巻末の「掲載事例施設・写真一覧」に記載しています。

■目　次■

病棟の計画 152

病室の計画 178

管理部門の計画 196

1 基本的な立場

病医院では今、患者への接遇が格段とよくなり、建物も「病院くささ」を払拭した素敵なデザインが多くなった。患者からすれば、そこまでしていただかなくても、と思うくらいであるが、いまだに根強い「診てあげている」「診ていただいている」という、立場の違いによる患者サービスの「あり方」には、旧態依然としていることが多く、まだまだいろいろな工夫ができそうだ。上塗りの「患者サービス」を見直さない限りは、それが人、物、金食い虫になる。

■「近代的病院」から「脱近代的病院」へ

ベッドを増やせば儲かる時代に拡張を続けた「近代的病院」では、医療の質の確保と医療機器の有効利用、そして少ないスタッフで多くの患者を捌くために、人、物、情報を集約する、中央カルテ、中央放射線、中央検査、中央処置室、中央手術室など、スタッフの業務を中心に考えた「中央化」と、「動線分離」「機械化」、そして窓のない迷路のような「ディーププラン*1」など、患者の居住環境などを二の次とした「スタッフ中心」の設計が病院建築のプロトタイプとなった。真に「患者中心」に考えた「脱近代的病院*2」を追求したい。

■「ないよりはあった方がよい」から「FM」「EBD」へ

医師に「命を預かる責任があるので必要だ。君に責任がとれるか」と言われて、言われるままに設計せざるを得なかったことや、医療事故の原因が清潔管理などの施設側の不備によらないようになど、医師も設計者も

「ないよりはあった方がよい」の設計になりがちなことに、病院建築の工事費の高さの原因がある。施設の有効活用を目指す「FM*3」と、根拠に基づくデザイン「EBD*4」の追求により、不要なものを排除し、付加価値と費用対効果を高めながら、真に必要なものに投資する、経済的で合理的な病院づくりが目標である。

部門計画のリストラクション（再構築）―「中央化」⇓「分散化」⇓集約化

「近代的病院」の「中央化」と「動線分離」には、患者の「院内ツアー」や「スタッフの顔が見えない不安」など、患者サービスに逆行するものもあり、また結果的に高コストを伴うものも多い。「中央化」は、情報化の手を借りて「分散化」を可能とした。そして今、病院によって異なる、新たな「集約化」が進んでいる。

「情報化」が「脱近代的病院」の秘薬

「電子カルテになって病院はどう変わりますか?」と聞かれることがあるが、たしかにデスクの上には多くのパソコンが並び、ペーパーレスで院内ツアーができるなど、「迅速で適切な医療」への貢献度は高いが、患者サービスの視点からも大きな可能性を秘めているにもかかわらず、いまだに「近代的病院」から大きく踏み出せていないように思われる。「情報化」は、病院を人や物の流れなどのさまざまな「しがらみ」から解放する「脱近代的病院」への特効薬である。そしてそれは、患者の目の前に「害」として現れない「秘薬」としておきたい。

「患者によし、スタッフによし、コストよし」＋「環境によし」の答えを求めて

「患者によし」にスタッフも安心し、「スタッフによし」の働きやすい業務環境に患者も安心という、双方の安心により信頼関係が生まれる。そして、「医療サービスの継続」が患者サービスに不可欠な条件であることからは、「コストよし」も欠くことのできない目標である。これらの三つの条件は、通常、相反することとし

て語られることが多いが、議論を深めると三つを同時に解決する答えを発見することができる。そして、そこに至る探求のプロセスが、今クライアントと設計者の双方に求められている。

「既成概念」の払拭と「温故知新」―「前近代的病院」に学ぶ

例えば、病院を改築する時に、「玄関ロビーが狭いので」が理由の一つとしてあげられることがあるが、今や、大勢が玄関ロビーで待っているという状態は少なく、ベルトコンベアーのように患者を捌くこともなくなっている。「近代的病院」の時代の「既成概念」を捨て、今一度原点に戻って「なぜ？」「本来ならば？」という問いかけをしておきたい。そして、「近代的病院」への道程で失った「前近代的病院」の良さも、「温故知新」として、今一度見直しておきたい。「近代的病院」の設計の複雑なパズルも、「前近代的病院」のシンプルな形に置き換えることで「患者によし、スタッフによし、コストよし」が実現できるものがある。

「何とでもなる建築」を―将来の変化への対応

医療環境とライフスタイルの変化からは、将来何が起こるかわからない。改修をしながら、変化に対応して、建築の寿命をまっとうすることを目指す。そのためには、将来変更ができない固定的なものを極力避けて、最大のフレキシビリティを追求した、「何とでもなる建築」としておきたい。

＊1　ディーププラン：機能性を追求した結果としての、窓のない奥の深い平面。
＊2　脱近代的病院：スタッフ中心の「近代的病院」の次に期待される、患者中心の病院。
＊3　FM：Facility Management．経営的な視点よる、人、物、金の有効活用を追求すること。
＊4　EBD：Evidence Based Design（根拠に基づく設計）医療の世界の「EBM」をもじったもの。

2 「病医院建築」の不思議

以下は、昨今、「病医院建築」で語られることの多い話題であり、それが安易に語られるところに危惧がある。著者も、設計者選定のための「設計プロポーザル*1」の審査員をすることがあるが、ヒアリングでの設計者への質問に、的確に答えが返ってくることは少ない。しっかりした考え方と十全な検討が必要であり、要注意である。

「病院は大きくならない」という現代神話の、不思議

敷地に余裕がある場合でも、病院設計の基本的な目標の一つであった将来の「増築」への対応が、疎かにされつつあるのではないか、という危惧がある。

「近代的病院」までの時代では、新しい医療機器が増え、増床も重ねた「成長と変化*2」をバイブルのように、設計目標としていたが、今では、病院側から「もう大きくならないからいいよ」という話が出て、いつのまにか設計者も「成長」への配慮をあまりしなくなったようだ。さらに、費用をかけたこってりしたインテリアデザインも、「変化（改修）」に配慮したとはとても思えない例も見られる。

しかし、ベッド数の減少は、病院ごとにその役割が変わり、ほかの用途に転用される病院、消滅する病院とさまざまではあるが、役割を明確にしながら、関連施設も増え続けてさらに大きくなり、頑張っている病院もある。もうそれ以上は大きくならないことが確かでない限りは、「大きくなる」検討もしておきたい。

「開かれた病院」の、不思議　―病医院はプライベートな場

落語にもあるように、病院が地域住民の交流の場として、「開かれた病院」がキーワードとなることがあるが、患者は病気であることを、そして病院に来ていることも、知られたくない場合がある。入院患者はガウン姿、スリッパで院内を行き来しており、病院は感染患者や重篤な患者もいる、プライベートな場である。

「院内ツアー」の、不思議　―米国のクリニックで体験した原風景

スタッフが所定の位置に固定していて、弱者である患者が院内ツアーをしているのは、主客が逆転しているのではないか、という思いがある。40年前の、米国時代のクリニックでの経験では、診察室に通されてからは、X線検査で部屋を出た以外は、ずっと同じ診察室内で、スタッフが入れ代わり立ち代わり入ってきて、検査機器も持ち込まれた。したがって、スタッフは立ったままのことが多かったが、座る場合でも、扉側の丸椅子であった。これが、その後の私の病医院設計の「原風景」である。

窓のない「ディーププラン」の、不思議

昨今の大中病院に窓のない大きな矩形の平面が多く見られるが、矩形に美しくまとまれば、設計がよくできたと勘違いしているのではなかろうかと思われる。一見動線が短いように見えても、よく見ると、動線やゾーニング計画の病院設計の「イロハ」ができていないものもあるし、敷地に余裕があるにもかかわらず、増築などに配慮されていないものが多い。

また、窓のない部屋が病院建築の行きつくところなのかどうかも、不思議である。すべてを機械に頼ることとなり、屋上屋を重ねているのではなかろうか。矩形で納める設計はそんなに簡単ではなく、かなりの腕力が

必要である。結果として矩形であっても、矩形に納めることが目標ではない。

■多い「部屋」と「椅子」の、不思議

病院ほど「部屋」と「椅子」が多く、時間帯によって使っていない部屋がある建物はない。一方で、立ちっぱなしのスタッフが座る椅子がないし、診察室で家族が座る椅子もない。「FM」の視点による見直しの必要がありそうだ。

■「ホテルのような病院」の、不思議　─「ホテル」と「病医院」の違い

「ホテルのような病院」を目指して久しいが、果たしてそれは誉め言葉なのであろうか。ホテルと病院には基本的な違いがあり、その違いを明確にしながら、そしてホテルに倣うところは倣いながら、「病院くささ」を排除した「病院らしい病院」が、目標である。

■「改修しやすい建築」の、不思議

将来の変化に対応するための「改修しやすい建築」は、不可欠なことであり、設計プロポーザルの提案書の決まり文句でもある。しかし、365日24時間稼働で、厨房、手術室などの清潔管理が必要な部門もある病院では、そう簡単ではない。それなりのケーススタディをしながら、根拠のある設計としておきたい。

■「省エネ建築」の、不思議　─屋上屋を重ねる機械対応

設計プロポーザルでは、「20％節減」とか「30％節減」の数値が躍っているが、まず何をベースの数値かもわからないことが多い。温湿度調整が重要な部屋がある病院では、窓を開けないことを原則とすることが多く、

それが建物全体に及び、そして感染対策を含め、空調換気設備が屋上屋を重ね、エネルギーの食い虫になっている。

そしてさらに、省エネ機器等への投資の上塗りがあることからは、その前にしておくことがあるのではなかろうか。省エネ効果と費用対効果を見極めながら、屋上屋を取り払うところから始めたい。立地にもよるが、「普通の建築」でよい部分については、窓を開けて「自然」を受け入れてもよいのではないか、と思う。

■「病院建築はコスト高」の、不思議
―健全な経営による「継続」こそが、最大の患者サービス

重装備の設備により、特に建築設備工事において、ほかの建物よりも高コストになるのは、その通りであるが、「医療用」というだけで高くなるものもあり、「わからないから」として、屋上屋を重ねることがある。

患者が求めるものは何かを考え、病医院にも「普通の建築」の側面があることからは、その視点から「そもそもどういうことなのか」を考え、「やめることの勇気」が必要である。

厳しい医療環境の中、病院は高くつくものという既製概念を払拭したい。健全な経営による「継続」こそが、最大の患者サービスである。

＊1　設計プロポーザル：設計者選定方法の一つ。提示した課題に対する提案を受け、ヒアリングを経て、設計者を決定する。設計案を決めることではない。

＊2　成長と変化：日本の「前近代的病院」時代から、欧米の病院建築計画の目標とされたキーワード。

3 「病院を中心にした街づくり」 ―超高齢社会の住まい方・「コンパクトシティ」

「近代的病院」の時代には、広い敷地を求めて「郊外型」の病院も登場したが、昔、お城や寺社を中心に栄えた街は、超高齢社会を迎えた今、「病院を中心とした街づくり」が盛んである。交通利便な地に、病院を中心として、高齢者の生活を支える保健、医療、福祉関係施設から生活利便施設や文化施設を整備しながら、周辺に居住施設が広がる「コンパクトシティ」として、移動の少ない、地域で完結する「街づくり」である。次の三事例は、いずれも駅前にまず「病医院ありき」とした開発事例である。

■広がる病医院の役割 ―「保健」「医療」「福祉」の連携と「ワンストップ」サービス

超高齢社会では、「保健」「医療」「福祉」の連続的サービスが期待され、それに「情報化」による「保健サービス」「福祉サービス」「居宅サービス」「地域医療」「病診連携」「病病連携」などの、「相互補完」と「連携」のための関連業務やサービスが増えている。

それに伴って増え続ける団体や組織、部署の、連携による「連続的」なサービスのための見直しが進んでいるものの、いまだに旧態依然としているところがあり、それが複雑であればあるほど、患者家族側の対応も複雑になり、「あちらに行けこちらに行け」とたらいまわしも増える。窓口を一つにするなど、患者家族の立場での再編成による「ワンストップ」サービスが期待される。

■事例：「南生協病院」名古屋市緑区

「市民の協同でつくる健康なまちづくり支援病院」として2010年に完成。「南大高駅と新興住宅地を結ぶ動線を取り込み、動線に面して、ベーカリー、レストラン、フィットネス、保育所、ショップ、料理教室、旅行カウンターなど多様な機能をもつ複合施設が隣接する。地域に開かれ、病気でない人も訪れる施設を市民参加で実現した」街づくり。住民参加のモデルケースであり、引き続き周辺開発が進んでいる（図1・写真1）

■事例：「ゼロ・カーボン先進地区」福岡県北九州市

北九州市とURによる自衛隊跡地の「ゼロ・カーボン先進地区」の開発は、エネルギーを使わない街づくりを目指している（50頁図13）。改築された日豊本線JR城野駅からペデストリアンデッキでつながる新街区の玄関口に、開発地の「顔」として、「北九州総合病院」と医療モールや保育園、

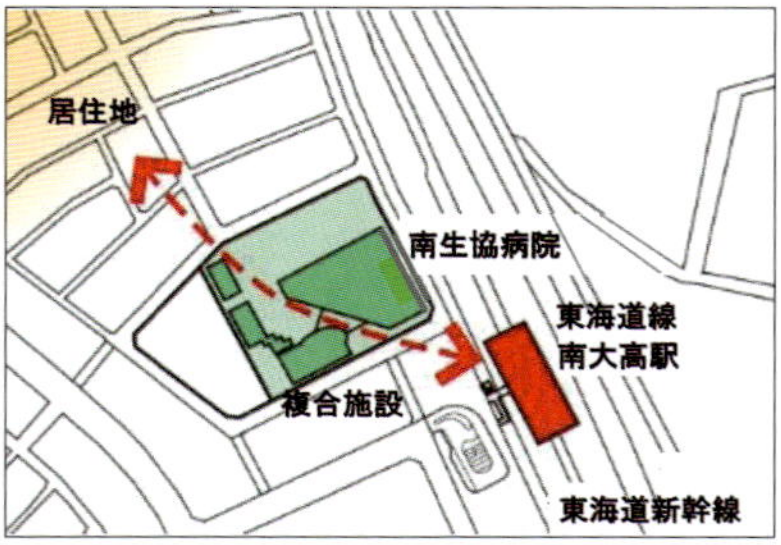

図1　駅前病院を中心とした街づくり（南生協病院）

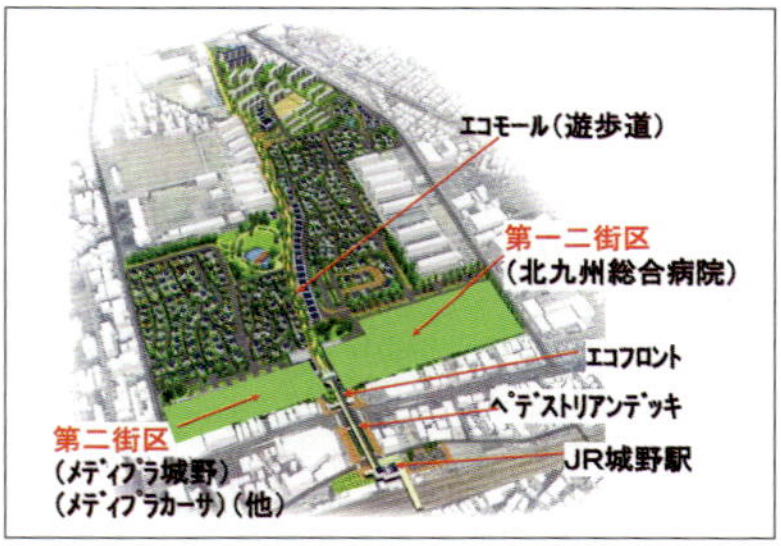

図2　ゼロ・カーボン先進地区（北九州市資料）

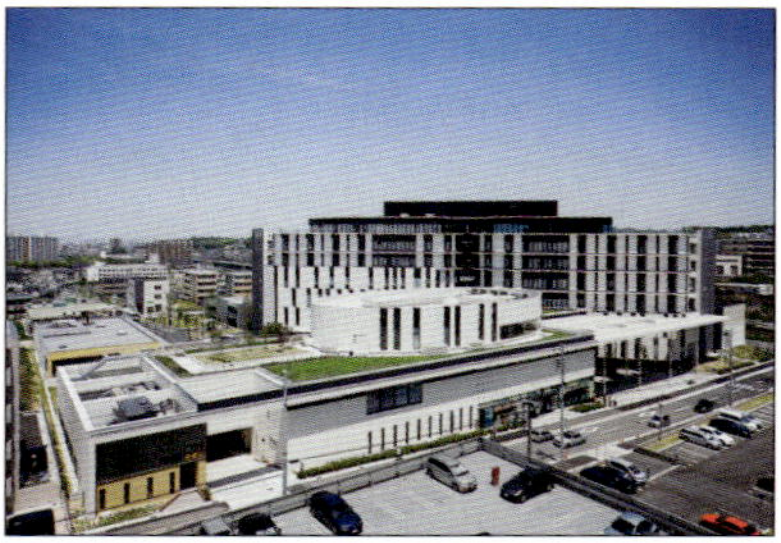
写真1　駅前病院を中心とした街づくり（南生協病院）

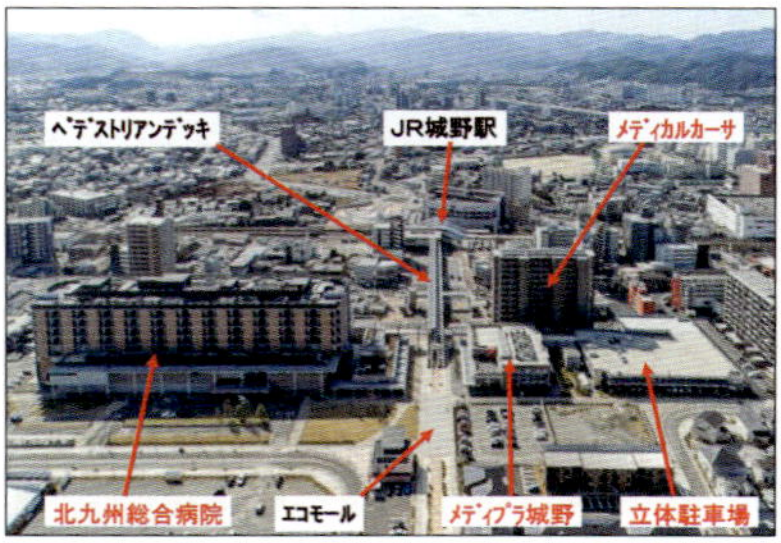

写真2　ゼロ・カーボン先進地区の主要施設

銀行、レストランなどの生活利便施設よりなる複合施設「メディプラ城野」、そして、病院関係者の入居を含む、単身賃貸マンション「メディプラカーサ」が対峙し、2016年と2018年に完成した（図2・写真2・3）。

両施設の間から開発地に通じる歩行者専用道路「エコモール」に面してアーケードを設け、レストランやコンビニ、銀行などによる、賑わいのある街づくりである（56頁写真49）。引き続き周辺の住居群が建設されている（写真4）。

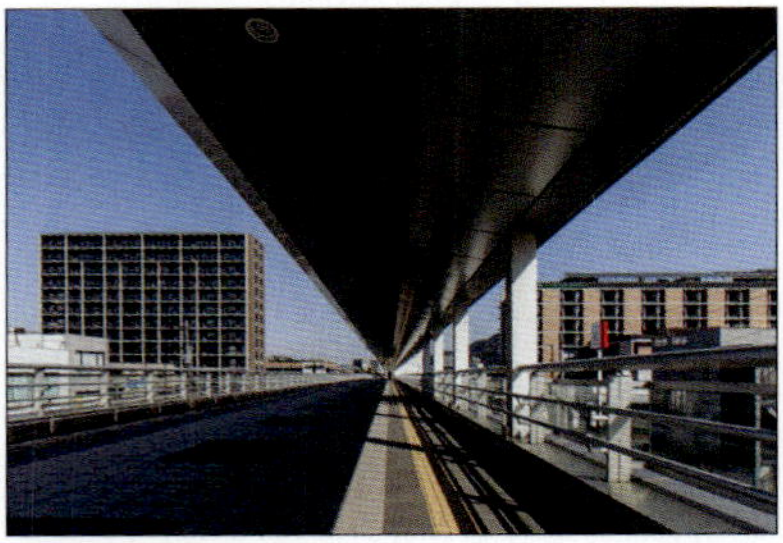

写真3　駅からのペデストリアンデッキにつながる施設群（ゼロ・カーボン先進地区）

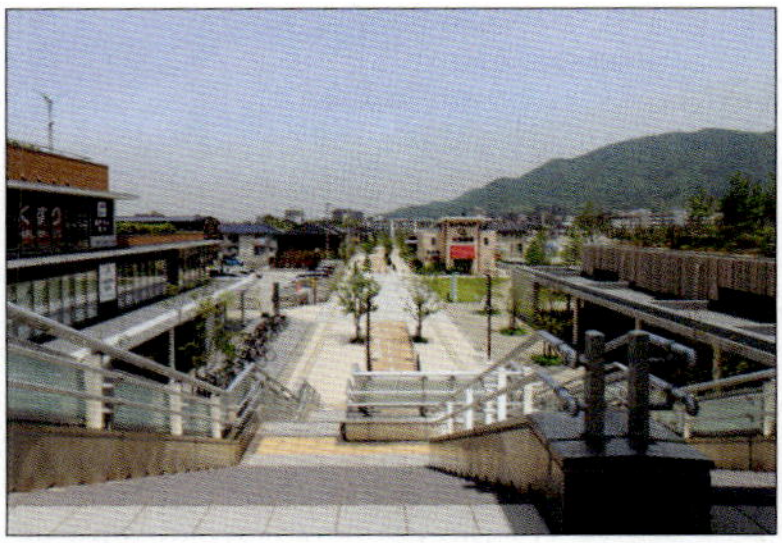

写真4　エコモールにつながる住宅地（ゼロ・カーボン先進地区）

■事例：「廿日市市地域医療拠点等整備事業」広島県廿日市市。2022年完成予定

広島電鉄JA広島病院前駅駅前にある「JA広島総合病院」の拡張整備に併せて、隣接地に病院との連携を目指した官民複合施設の整備が廿日市市によって計画されている。コンパクト化を進める指針となる『立地適正化計画（都市機能誘導区域）』に位置づけられ、事業手法として公民連携手法を取り入れ、公共施設として、休日・夜間急患診療所や子育て支援センターなど、民間機能として、医療モールや調剤薬局、スーパーマーケットなど、医療・福祉機能、街づくり機能を一体的に整備し、相互に連携強化が図られることが期待されている（図3）。

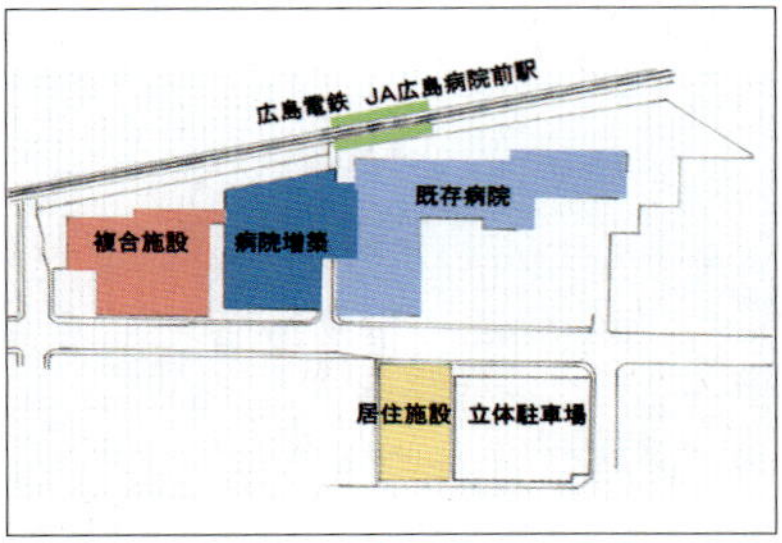

図3　計画図
「廿日市市地域医療拠点等整備事業」

4 「情報化」が変える病医院 ―既成プランからの解放

電子カルテで病院建築はどう変わったか、とよく聞かれる。至るところに端末が置かれ、情報の共有と伝達のスピードによる、サービス向上の実感がある。スタッフ側は、書類やスタッフの移動が少なくなり、それを謳歌しているが、患者側は、待ち時間情報の提供による安心があるものの、いまだに院内ツアーをしている風景があり、プランニングにその変化が見えることは少ない。

■「患者を動かさない医療」に向けて ―なくならない院内ツアー―

迅速で適切な医療と、ゲノム解析による「個の医療」が情報化の中で進んでいる実感がある。しかし、弱者である患者が旧態依然として病院ツアーをしているところに変化はなく、「患者を動かさない医療」への取り組みが期待される。

■情報化の「弊害」 ―情報が見えない不安とリスク管理

まだ不慣れからではあろうが、ペーパーレスで院内ツアーをする場合には、特に患者にスタッフの顔が見えない場合など、患者にとっては、不安の要因の一つである。著者の経験からは、すぐに目に見えないところで捨てていただいても結構だが、意味のない伝票でも、特に長い待ち時間の場合に、直接手で渡すという ことがあれば安心である。また、情報系に依存することが大きいことは、それだ

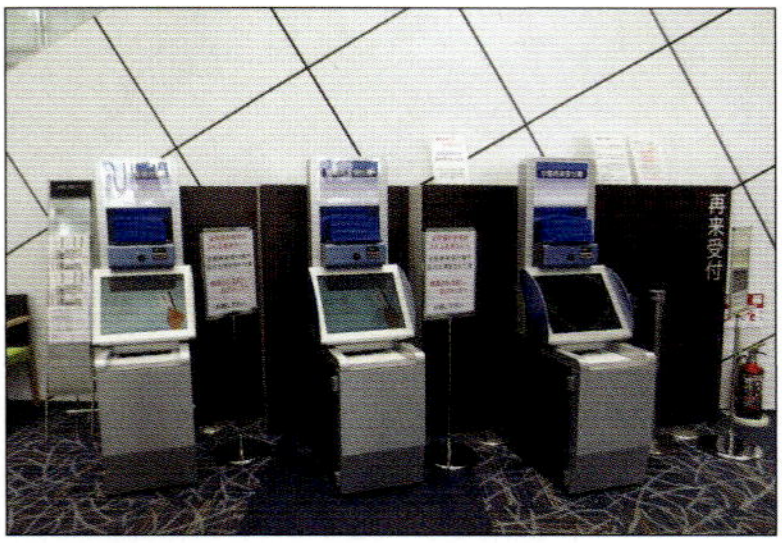

写真 5　再診受付機（浜の町病院）

け情報系にトラブルがあった場合の不具合が甚大であることを意味する。その場合の迅速な対応など、リスク管理が重要となる。ＮＨＫのアナウンサーが、モニターを見ながら前を向いて話しているのに、手元ではペーパーをめくっているという奇妙な風景があるが、リスク管理として頷ける。

■画面ばかり見ている医師

「触診もせず、医師が画面ばかり見ている」「それで大丈夫なのか」などの不安や批判があり、「ネット診断と同じではないか」、という意見もあるほどだが、まずは、画面を患者と共有すること、そして、医師の顔の向きにも配慮した画面の位置と向きにも改善の余地がありそうだ。

■顔と顔を突き合わせた、コミュニケーション

「チーム医療」が掲げられている一方で、スタッフの移動が少なくなり、スタッフ同士の、顔と顔を突き合わせたコミュニケーションが減る要因になっているのではなかろうか。スタッフ関連諸室のつくり方はもとより、不意の出会いを大切にする「インフォーマル・コミュニケーション[*1]」にも注目した設計としたい。

■モバイルへの対応　―将来を見据えて

設計としては、病棟内を動き回るパソコンカートの置き場や充電対応などの今の対応があるが、その風景に違和感を覚える。ＬＡＮへの接続は無線化されているものの、すでに各病室や各ベッドに端末が設置された病院もあり、それがハンディなモバイルなどに置き換わるのか、近い将来でのあり様に注目しておきたい。

＊1　インフォーマル・コミュニケーション：会議等のフォーマルなコミュニケーションに対して、廊下での不意の出会いによる会話など。

5 患者が主役 ―患者と家族の立場で

予約制の推進やページングシステムの普及により、同じところで、長時間呼ばれるのをじっと耳を傾けて待っている状況はなくなりつつあり、スタッフの応対も大きく改善されているが、患者が望んでいることが何であるかを考えれば、できることはまだまだある。

まずは、「害」をなくすこと ―できるだけ自由な気持ちで

最低限のこととして目指すことは、患者や家族にとって「害」がないことである。バリアしかり、やかましい、臭い、暗いなどの環境に関わることから、わかりにくさ、不安、そして「なぜ?」と思わせないこと、患者や家族に自然体で受け入れられるものとしたい。そこには、プランニングで解決できることが多く、あくまでも自然に移動や行動ができる建築が目標である。

病医院は、早く家に帰りたいところ ―「害」のない「待環境」

今でも、予約制にもかかわらず3時間待ったという話も聞く。まずは、病医院は、「早く家に帰りたいところ」であり、待ち時間が短い、あるいは、待ち時間を長く感じさせない工夫が欲しい。スタッフィングと更なる「情報化」を駆使した待ち時間の短縮、そして、患者に待ち時間がわかる、待ちの場所を問わないなどの、待ちの「害」を軽減する方法や運営上の改善が期待される。

■「プライバシー」への配慮　―カーテンに耳あり

病医院では、患者は「まな板の上の鯉」であることの覚悟はできてはいるものの、どうしても「診ていただいている」という意識があるので、プライバシーがなくても文句は言わない。特に医師が一人のクリニックの診察室では、入口に扉があってもまわりはカーテンの場合がいまだに多く、「頭隠して尻隠さず」である。ほかにいるのはスタッフだけなので、という考えからであろうが、カーテンの向こうには、処置や点滴中の患者がいる場合がある。通常はオープンであっても、プライバシーが必要な場合には、扉を閉めれば個室になるようにしておきたい。そのほか、点滴室や検査、病室などにもカーテンで仕切られている風景があるが、「カーテンに耳あり」である。また、隣にほかの患者が座っているのに、「糖尿病の方はその後いかがですか?」と親しみを込めてと思ってか、声かけされるスタッフがおられるが、患者としては、答えようがない。

■見られている安心と、見守っている安心　―ホテルとの違い

ホテルが完全なプライバシーを追求しているのに対して、病医院では、患者には医師やスタッフに見られていることに、そしてスタッフには、見守ることができていることの「双方の安心」がある。前項の「プライバシー」と相反することではあるが、そこに設計者のプランニングでの力の振るいどころがある。

■「患者を動かさない医療」　―スタッフが移動・病医院設計の「原風景」

いまだに「院内ツアー」への工夫はあまり見られないが、著者の足の骨折による入院中には、ベッドサイドリハビリのためにリハビリ技師が、そして薬剤師も「質問や困ったことはありませんか」とベッドサイドまで来てくれた。しかし、手術の翌日に、糖尿病センターの診察室に呼び出された。いまだ痛みもあり移動に苦労

していたので、あえてそのことを話すと、医師は「言っていただければ、病室に伺ったのに」と仰せであった。医師と病棟看護師の連携不足だと思うが、患者にとっては、畏怖の存在である医師には「遠慮」で、呼ばれたら行かなくてはならないと思うし、これは看護師の医師への「遠慮」でもあったと思う。なお、この病院では、全入院患者に対して、併せて糖尿病治療をしていて、それはそれでありがたいことであった。

■「個の医療」に向けて　―スタッフのやさしい一言が患者を救う

患者が、統計データの中の一人ではなく、そして、「医療をする人」と「医療を受ける人」の二つのマスで捉えるのではなく、「個」で捉えれば、ハード、ソフト両面において、できることが見えてくる。ちなみに、広津医院（院長広津伸夫・川崎市）では、家族カルテをつくっていて「おばあちゃんはその後いかがですか、お薬はまだありますか」とお話ししている。ホームドクターならではのことであり、役割が違うと言われればそれまでだが、大病院でも「情報化」により可能ではなかろうか。

■「医療」とは患者とスタッフの「共同作業」　―同じ空間に、同じ目線で

設計協議では、病院側に「患者性悪説」のようなものがあり、「患者が…するので…」など、それが100人に1人であっても、それにより、すべての患者をガードしているように思うことがある。「患者を信じないから、病院も信頼されないのでは」と言いたくなるところであるが、スタッフと患者を別の世界として分けるのではなく、同じ空間に「ともに居る」ことを基本としたい。

■患者の目線の高さと、向きへの配慮　―「目線」の先にはスタッフのやさしい笑顔を

立場上の「目線」以外にも、患者には、車椅子での目線、エレベーターの中のストレッチャーでの目線、ベッ

ド上の目線など、いろいろな「目線」がある。お話をする時に目線の高さを揃える工夫や、景色の見え方、プライバシー、あるいは天井の設えなど、見られている目線、見ている目線の向きや高さに、配慮しておきたい。

■家族の居場所

何度かの米国医療施設の視察で、最初は「患者のため」を工夫しているとのことであったが、次には病院を決めるのは家族も関係するからと「家族のため」を考えている、とのことであった。家族が病院を選ぶのは、患者に合った医療が提供されることと立地が主な判断基準ではあるが、診察室や多床室などに家族の居場所がないのも困る。

■「普通の生活」を支える「生活利便施設」

これまで、病院の売店は高く品揃えが少ないので、押し付けられているという印象があったが、大病院では今は「コンビニ」が入っていて、嬉しい限りである。図書館との連携やいろいろなサービスが充実しつつあるが、長期入院の病院では「近代的病院」ではあまり見られなくなった、理美容への対応など、欲しいものはまだあるのではなかろうか。

■「回復への期待と希望」に向けて　―建築とインテリアの「プラシーボ効果」

患者にとって病医院は、「自然」に接し、さわやかで明るく健康的であればよい。まずは、静かであることを前提として、場所によっては、ビビッドな空間として、院内生活にメリハリをつけ、「回復への期待と気持ち」のプラシーボ効果を狙いたい。心のこもった配慮の行き届いた建築が、病院の「心」を患者と家族に伝える。

6 スタッフの働きやすい環境が、患者サービスを支える

2007年の米国の医療施設視察では、視察先のスタッフから「患者のために」「家族のために」の次には、「スタッフのために」に苦心している、ということであった。患者や家族が期待するのは、スタッフによる医療とサービスの質であり、それを支える優秀なスタッフに来ていただけるように、処遇や施設の充実を図っている、という話である。

優秀なスタッフが、患者サービスを支える

設計のお話があると、著者は、「患者にとって病院とは早く家に帰りたいところで、患者と家族が期待しているのは優秀で気配りのある医師とスタッフであり、建物は清潔でさえあればどうでもよいので、私が設計するまでもないのでは」で始め、「良いスタッフを得るためには、それなりの処遇が必要で、それに建物や施設の充実が含まれるのではないか」と確認させていただいている。それは、患者や家族への環境改善は、設計者として当たり前のことであることによる。

以前、姪が研修病院を探すにあたり「叔父さんが設計した病院を紹介して」と言ってきた。当然のこととしていろいろなことを調べてのことであろうが、「なぜ?」と聞くと、どうせ言ってもわからないからか、「きれいだから」と言っていた。

医療サービスと患者サービスが人的サービスに大きく支えられていることから

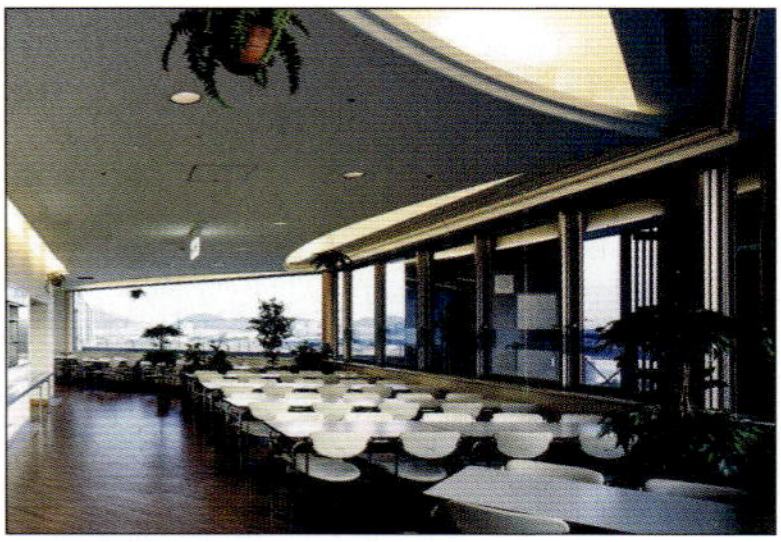

写真6　職員食堂（赤穂市民病院）

は、昨今の人手不足もあり、優秀な人材を確保するためにも、スタッフの環境改善に力をいれている病院が多い。設計した複数の病院からは、改築の最大の効果は、これまでなかなかいい返事をいただけていなかった医師から、新病院ができてから「行きましょうか」と先方から話が出るようになり、素晴らしい医師を招聘することができたことだ、と言われ、設計者冥利に尽きる話であった。

■スタッフが「誇り」をもって働けることが目標

スタッフの業務環境の改善は、執務室や休憩室などの施設的なことはもとより、スタッフが「こういう医療・サービスをしたい」と希望していることが実践できる、医療と運営のプランニングであり、スタッフが、「向上心」と「誇り」をもって働ける場が目標である。

■ラーニングセンター　―スキルアップのために

各スタッフの技量の向上を目指して、施設的には、各部署や全体でのスタッフ間のコミュニケーションの場、そして研修・教育の場が必要となる。

大きな病院では、研修プログラムによる、スタッフの自己啓発とスキルアップのための「ラーニングセンター」がある、あるいは新しく計画されている。研修や講義はもとより、診察室や内視鏡室などの模擬室をつくり、実践の研修をする施設である。地域の医療従事者に公開して、地域全体の医療レベルの向上に貢献することができる。

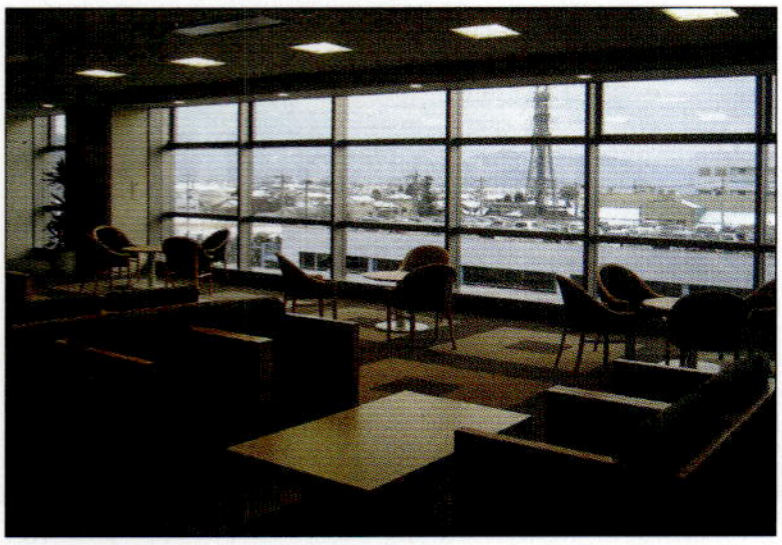

写真7　スタッフラウンジ（福井県済生会病院東館）

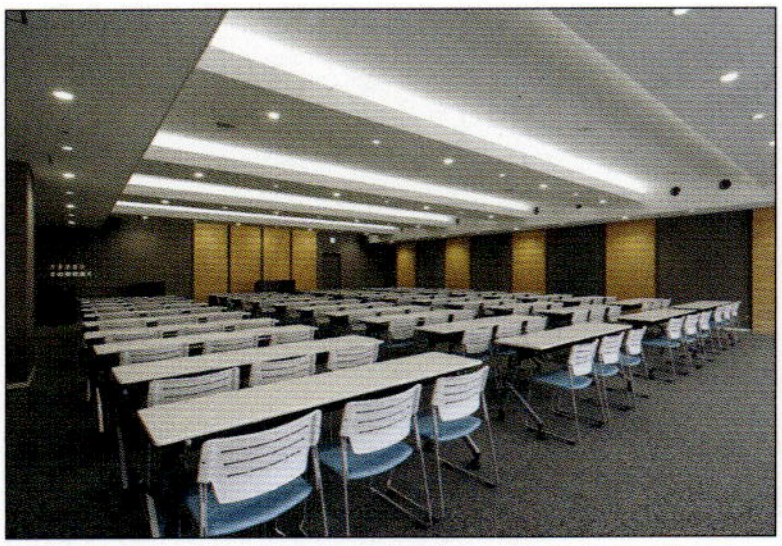

写真8　講堂（浜の町病院）

7 「バリアフリー」と「ユニバーサル・デザイン」—工夫にグッドデザインがある

病医院では、何よりも弱者の安全を第一で考えたい。車椅子で移動する人や手足の不自由な人などの弱者に対する環境のバリアー「障害」を取り除く、あるいはそれをカバーする対策をする「バリアフリー」は、弱者に対して別のもの（対策）を用意することで、対象者を限定することになり、ある意味では「差別」とも言える。誰でも使いやすいことを目指した「ユニバーサル・デザイン」への工夫が病医院設計のポイントである。

■「バリアフリー」と「ユニバーサル・デザイン」

前者が、不自由者の不自由の原因となる障害を除去するための、加算的な「対策」であるのに対し、後者は、1980年にロナルド・メイスよって提唱された概念で、不自由者を含む誰にも使いやすいデザインの追求であり、さりげない「引き算」の中にグッドデザインを生み、今やいろいろな世界で市民権を得ている。

■「工夫」の中に「グッドデザイン」がある

「寝たきり」の原因の筆頭が、「転倒」によるものとされている。まず、転倒防止のために、建物の内外を問わずどこまでも平らで滑りにくい床（**写真**9・10・11）に、そして体を保持するための手すりはできるだけ連続させておきたい。

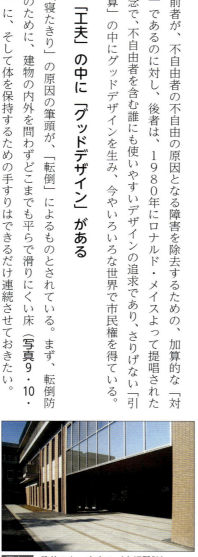

写真9 段差のない車寄せ（高坂醫院）

写真12は、通常、手すりを分断している消火栓を、手すりが連続するように工夫したもので、ランプや警報ボタンを本体から切り離した昔のタイプを真似た「温故知新」である。**写真13**は浴室の脱衣室にある、脱衣棚の隔板に穴を開けただけの「引き算」の手すりである。

■ バリアフリーは体を弱くする ―「選択できる環境」

日本建築には、上段の間や出入口の「敷居を跨ぐ」という、日本の社会性と文化があった。今は史跡名所の神社がスロープやエレベーターを設けたりする時代であるが、神主も高いところからのお祓いに威厳とありがたみがあり、階段がないと学校の玄関前で卒業写真も撮れない。

また、便利で安全であればあるほど、患者の耐力を衰えさせるのではなかろうか。スロープと階段の併用、あるいは長い距離の歩行訓練とショートカット（近道）など、「選択できる環境」としておきたい。

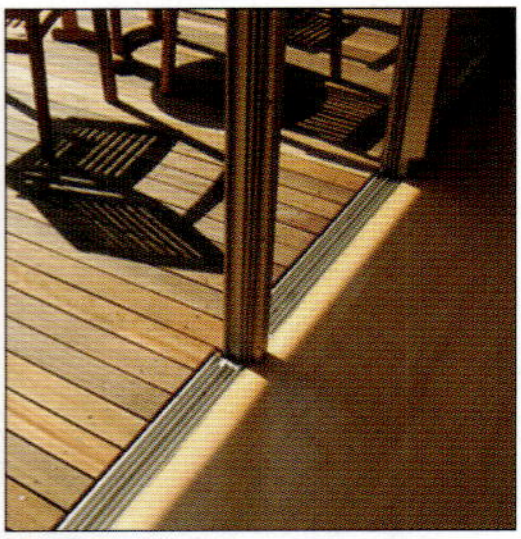
写真10 外部デッキへの段差のない出入口（高坂醫院）

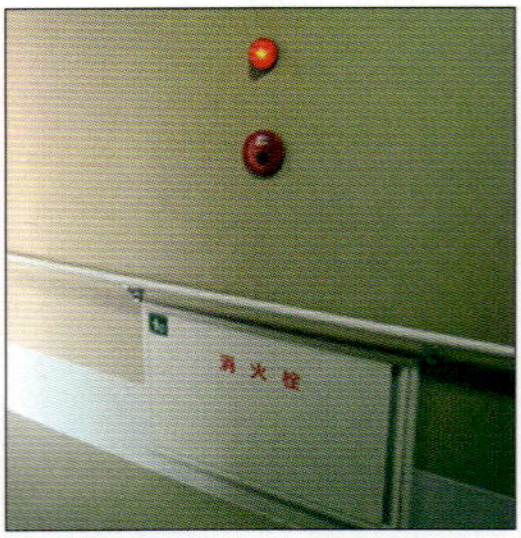

写真12 消火栓部分も連続する手すり（高坂醫院）

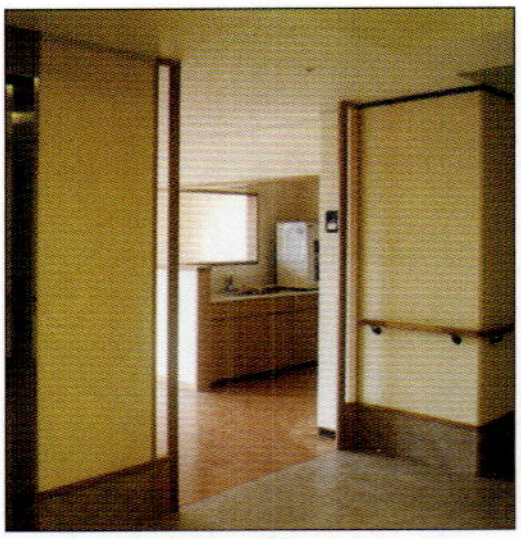
写真14 壁のガードを兼ねた縦手すり（幡多けんみん病院）

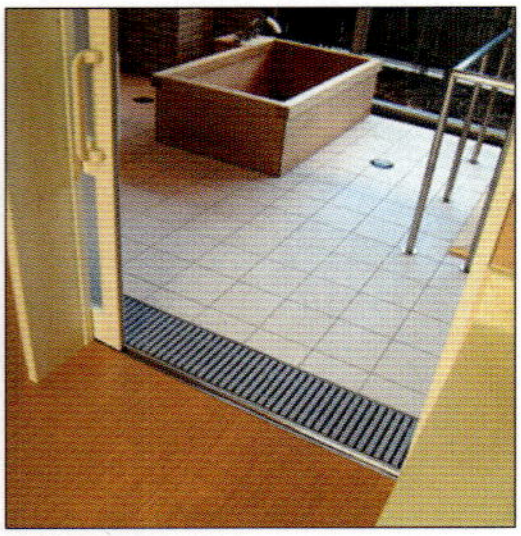
写真11 浴室への段差のない出入口（高坂醫院）

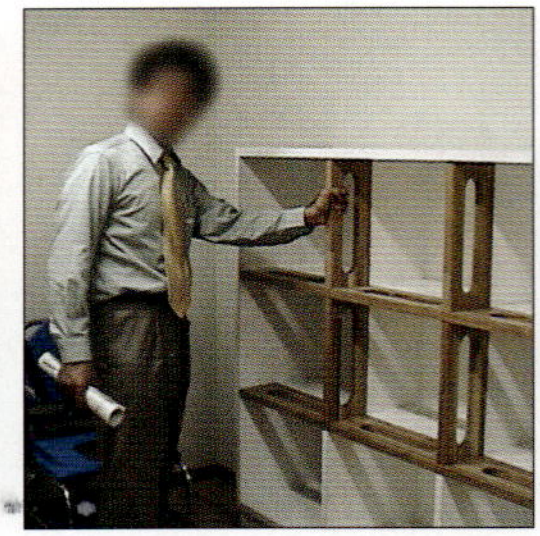
写真13 手すりになる脱衣棚の穴（古賀病院21）

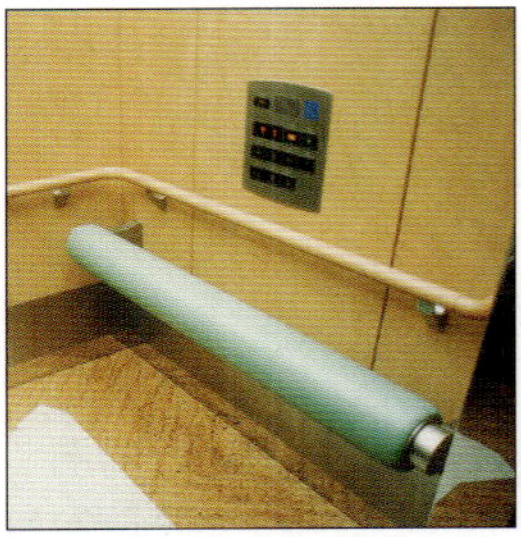
写真15 EV内の腰掛（赤穂市民病院）

8 一貫性のある清潔管理 ―院内感染対策

院内感染対策が緊急課題であるが、まず外来や病棟で患者を「隔離」することが必要である。また、ゾーニングや空調設備などによる対応があるものの、その中でも、流水と石鹸による手洗いが最も重要だと言われている。しかし、簡易な消毒液（シュッシュ）と手袋万能の時代となり、設計協議でも、患者の嘔吐後の始末後に手を洗いたいという話はあっても、手洗いにあまり関心のないスタッフや、診察室では手は洗わないと言われる医師もおられる。

感染患者の早期発見と隔離 ―外来と病棟

感染症でもないのに、疑いがあるだけでほかの感染症の患者と同じ部屋に入れられ、感染したことがあったという話も聞くが、病院に来て感染したのではたまらない。まずは、個室待機室での速やかな感染の有無の検査の実施であり、感染が判明した時点で、感染が広がらないように、患者の居場所を確保することである。浜の町病院では、小児については、外来に専用待合と診察室を設けたが、そのほかの患者は救急部での対応とし、扉で仕切って感染患者専用にできる待合がある。病棟では、感染病室での対応となるが、大量発生時に備えて、患者数の多寡に対応するためにできるだけ病棟を分割できるようにしておきたい。

いつでも誰でも使える手洗い ―廊下に手洗いを

病院では、多くの部屋に手洗いがあるが、部屋によってはそれが邪魔になっている場面もあり、それが部屋の中にあるので、手洗いができない人がいる。部屋の中で手が汚れた場合は、部屋の中に手洗いが欲しいが、汚い手で扉の取手を触らないように部屋の中に入る前に手を洗っておきたい場合もあることからも、共用廊下の各所に、誰もが使える手洗いを設けるのがよい。**写真16**は、病棟の廊下にある手洗いで、奥行を小さくし、花でも置ける飾り棚風にした。**写真17**はスタッフカウンターに仕込まれた手洗いで、どちら側からも使える位置にある。それによって、「ないよりはあった方がよい」程度の各部屋の手洗いをやめれば、部屋の有効利用もでき、工事費も下がる。

また、病院では、靴の履き替えがほとんどなくなっているが、クリニックでは、いまだにスリッパに履き替えることが多く、履き替えで手をわざわざ汚くしているにもかかわらず、そこに手洗いがない、あるいは近くにスタッフ用はあっても患者が使えるものがないなど、一貫性を欠いていることがある。

■一貫性のある感染対策 —ハンドドライヤー・ペーパータオルの用意

感染防止の視点からすれば、ハンカチやタオルで手を拭くことは、不潔の原因であり、病院ではすでにペーパータオルやハンドドライヤー、自動水栓が装備されている。手で触らずに開閉できる自動扉の採用を含めて、全体の流れの中での一貫性のあるストーリーが必要である。

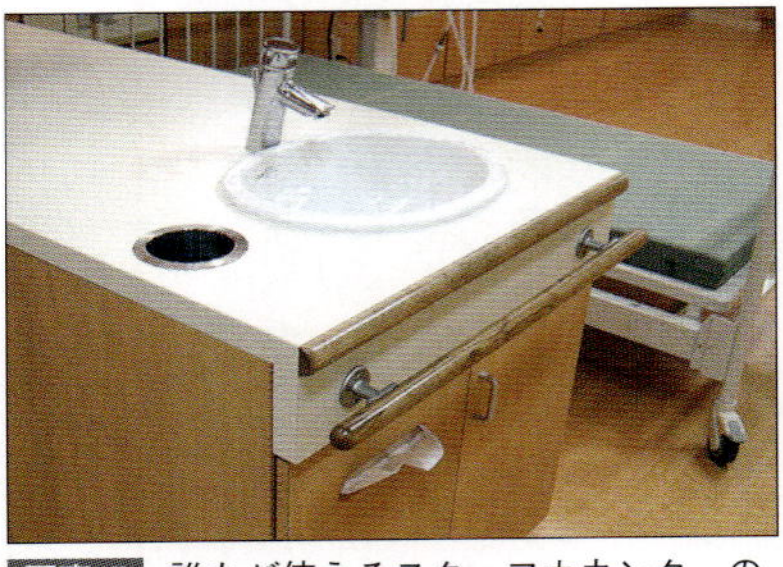

写真17　誰もが使えるスタッフカウンターの手洗い（高坂醫院）

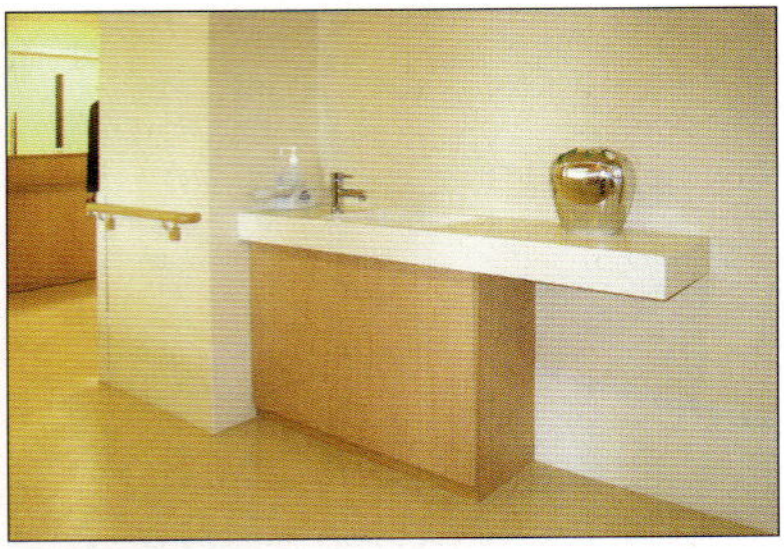

写真16　廊下にある共用の手洗い（長谷川病院）

9 災害時と緊急時の「安全と安心」

1982年のホテルニュージャパンの火災のテレビ放映で、煙の充満した部屋の窓から、死ぬとわかっていても我慢できなくて飛び降りた人が映し出された生々しい映像が、いまだに瞼に焼き付いている。屋外階段や屋上、バルコニー、あるいは足がかりになる庇でもあり、何とかして外に出て救助を待つことができていれば、と悔やまれたことであった。

まずは、災害に強いこと、そして燃えないこと、そして早期発見、早期消火などが基本である。

■屋外への避難　―バルコニーに見えないバルコニー―

その後、ホテルや病院でのバルコニーの設置を指導する自治体がある。実際にはバルコニーへの出入りを禁じている病院が多い中で、バルコニーに見えることは患者を「出てみたい」という気持ちにさせ、自由な行動を「制限」することになるので、建築基準法上の「バルコニー」ではなく、バルコニーに見えない「避難庇」「メンテナンス庇」として、1985年完成の松下記念病院以降、いろいろな病院で工夫を重ねてきた。

写真18は、梯子車による救助もスムーズにできるように、手すりの高さを低くした例で、患者はこわくて出てみたいと思わないであろうし、ベッドからの低い視線の高さから手すりも邪魔にならない。外壁のメンテナンスや窓拭き、日差しを防ぐ庇効果などの付加価値も多い。

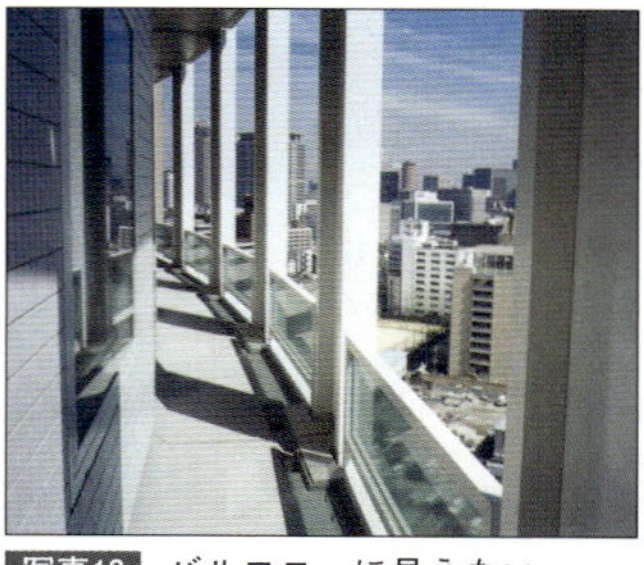

写真18　バルコニーに見えない
バルコニー（住友病院）

屋外テラスへの避難　—ほかから見えていることがポイント

写真19は、日常的にもアウトドアリビングとして開放されている病棟階の大きな屋外デッキで、そのまま屋外階段にも通じている。ポイントは、このテラスが院内のほかの部分から見えていることであり、どこからも見えないテラスやバルコニーは、緊急事態の発見が遅れ、危険である。

「水平避難」と「たてこもり」　—病院には動けない人がいる

「確認申請時」に義務付けられている「防災評定*1」の病院への適用第一号となった松下記念病院より、階段で避難できない人がいる施設では、「避難計算*2」ができないことから、とりあえず、同一階の「防火区画*3」により区画した「安全区画*4」に車椅子やストレッチャーで避難する、「水平避難」の考え方が、弱者対象の建物の避難方法として確立している。

また、手術中などで移動できない患者に対しては、該当部分を防火区画し、絶対に燃えないエリアとすることによる、「たてこもり」としている。

階段に窓を

日常的に使用しない避難だけのための階段は、できるだけ屋外階段にしておきたいところであるが、屋内階段は耐震壁で囲まれる設計が多いことにより、外壁に面している場合でも窓がない階段を見受けることがある。災害時のためには、

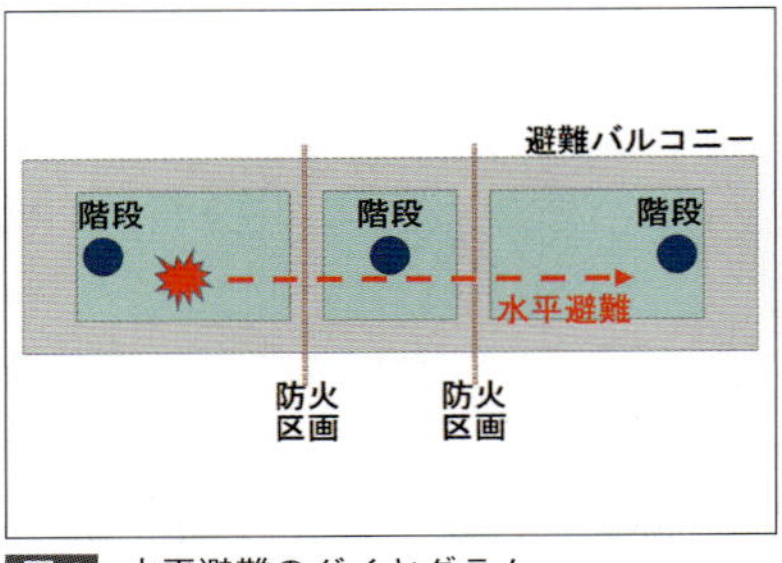

図4　水平避難のダイヤグラム

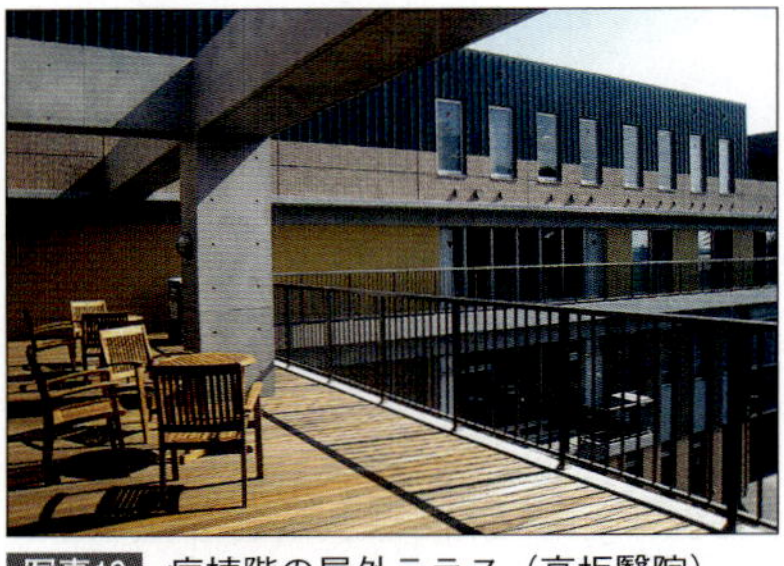
写真19　病棟階の屋外テラス（高坂醫院）

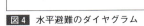

小さくても、ぜひ、窓を設けておきたい。日常的な使用だけでなく、停電時にも有効であり、煙が充満した場合の排煙窓にもなる（**写真20**・**61頁写真59**）。

階段とエレベーターのガラスの扉

エレベーター（EV）や階段などの階をつなぐ空間は、火災時に炎や煙が階を越えて広がらないように、通常はコンクリートの壁や感知器によって自動的に閉まる鉄の扉で囲われている。しかし、避難する場合には、階段に煙が充満していないか、そして階段からは階段の外の様子がわからないと危険な場合がある。また同様に、火災時にEVに閉じ込められたらその恐怖はいかほどであろうか。日常的な使用においても、閉塞感があり、降りた時に方向がわかりにくい。

病医院の規模を問わず、それらの扉に耐火性のある特殊なガラスの窓を設けている（**写真21**・**22**）。階段のガラス扉は、日常的な使用でも扉が軽く、中から外が見えて自分のいる位置や行き先がわかりやすい。そして外から階段室の中が見えることによる事故や防犯などの多くのメリットがある。

見える消防施設

赤色ランプや赤文字の表示はあるものの、消火栓や消火器のまわりの壁が掲示板やサインで視覚的に騒々しい場合は、いざという時にそれらが見えにくいことがある。まず、まわりの壁を視覚的に静かにして、それらが日頃から見えるようにしておきたい（**写真23**）。消火器も壁にボックスを埋め込んで本体が直接見え

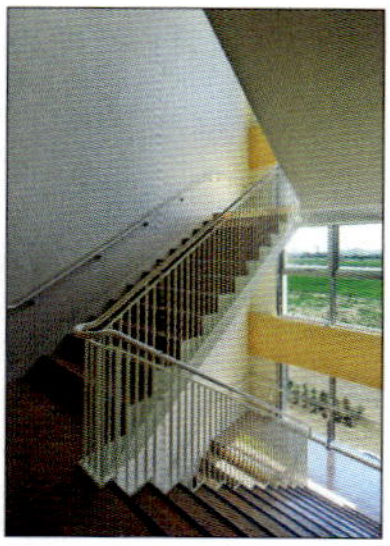

写真20 窓のある階段室（角田病院）

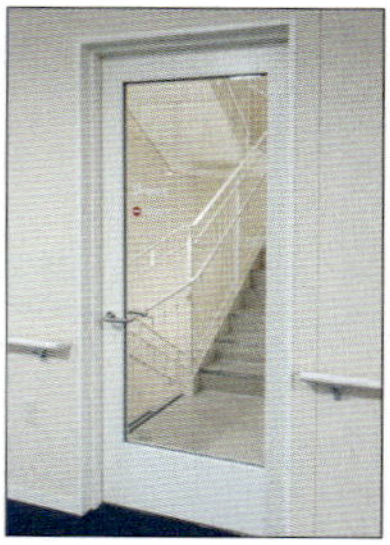

写真21 階段室のガラスの扉（浜の町病院）

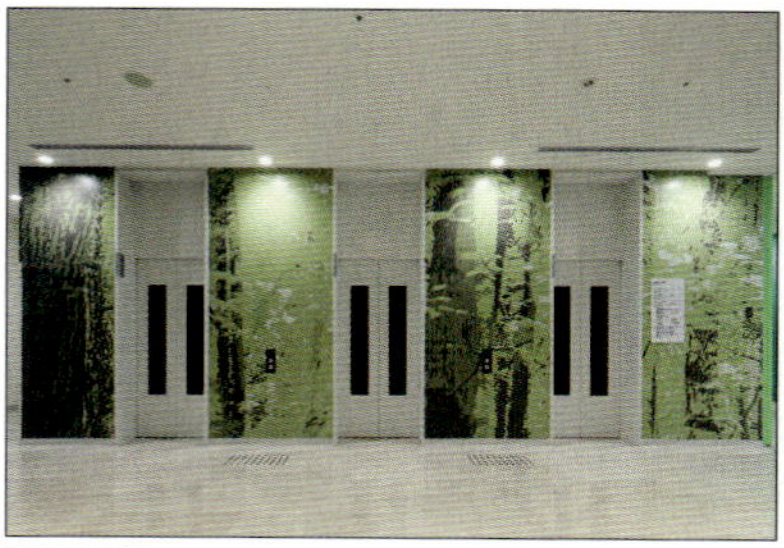

写真22 EVのガラスの扉（北九州総合病院）

ないものが多いが、高坂醫院では、通行の邪魔にならない所では、あえて床に置くこととした。見えやすいところに自由に移動することもでき、何よりもコストが安い。また、廊下に突出する赤い警報ランプが、配膳車にぶつかって壊れる問題があったが、今は写真24のようなフラットタイプが認定され、重宝している。

緊急時の対応　―「AED」と「医療ガス」

高齢者が増え、どこで急変するかわからないことからも、多くの建物で「AED[*5]」が装備されている（写真25）。常時スタッフのいる病棟などでは、スタッフエリアに置かれているが、共用部分にあるものは、「視覚的騒音」の中に埋没している場合が多い。

「医療ガス」は緊急対応や災害時での患者収容予定室にも装備されているが（38頁写真39）、嚥下障害があったりのどを詰まらせるお年寄りが多いことから病棟食堂のようにお年寄りの集まるところには「AED」と同様に設備しておきたい。

＊1　防災評定：31mを超える建築物に確認申請時に課せられる「防災計画書」による安全性の確認。
＊2　避難計算：火災により煙・ガス等に曝されず、在館者が安全に避難できることを証明する計算。
＊3　防火区画：コンクリートの壁や感知器で閉鎖される鉄製の扉等による防火上の区画。
＊4　安全区画：安全な屋外空間、あるいは炎や煙が入ってこないように防火区画され、区画内の煙を排出する設備のある安全な場所。
＊5　AED：心不全に対する初期対応のための装備。誰でも使えるように消防、日赤等が講習会を開いている。

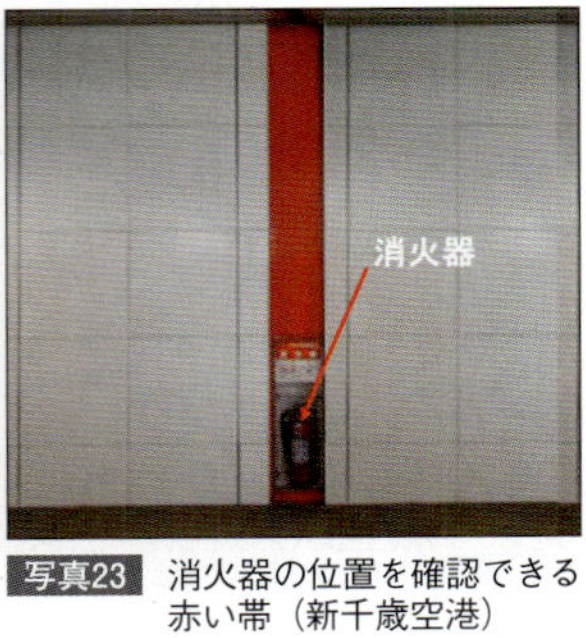

写真23　消火器の位置を確認できる赤い帯（新千歳空港）

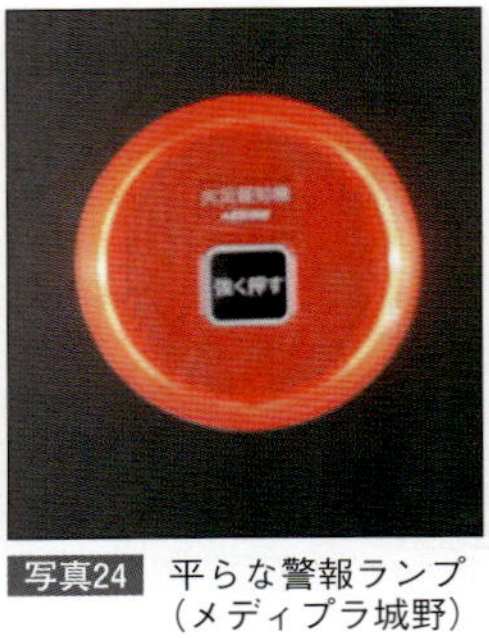
写真24　平らな警報ランプ（メディプラ城野）

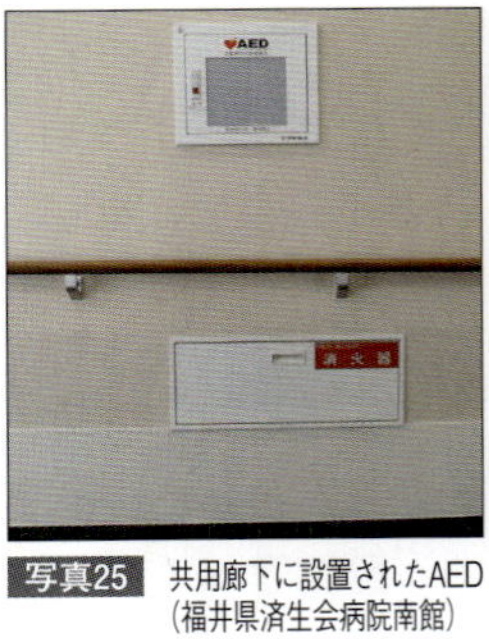

写真25　共用廊下に設置されたAED（福井県済生会病院南館）

10 欠けている病院の「セキュリティ」
―安全で、わかりやすい病院

海外の病院では、どこにいても必ず声をかけられるが、日本では、公衆トイレの代わりに病院に来る人もいて、病院ほど、誰でも自由に入れる建物はない。そして病棟での盗難はいまだに問題であり、セキュリティへの対応は急務である。街中にも監視カメラが増え、プライバシーのない管理社会への様相は、「本当にそれでよいのか？」と思うところもあるが、病院でも監視カメラが増えている。

■ まずはプランニングで

立ち入り禁止マークの設置やカード管理、監視カメラなどの「屋上屋」を重ねるセキュリティ対策は、決して気持ちのよいことではなく、費用もかかることから、その前に、建築のプランニングでできることをしておきたい。

「小さな共用部分（23）」や「ゾーンにガラスの扉（26）」は、「屋上屋」を重ねるセキュリティへのお得な対応策であり、特に病院の課題である「廊下が長い」「わかりにくい」ことへの解決策の一つにもなる（**写真26**）。扉があると邪魔だと仰せのムキもあろうが、扉の有無の問題であり、開けたままでも、中に入った人に「どこをお探しですか」と声をかけることができる。病院以外でも見かける風景であるが、一見「サービス」が良くみえる、「セキュリティ」対策である。

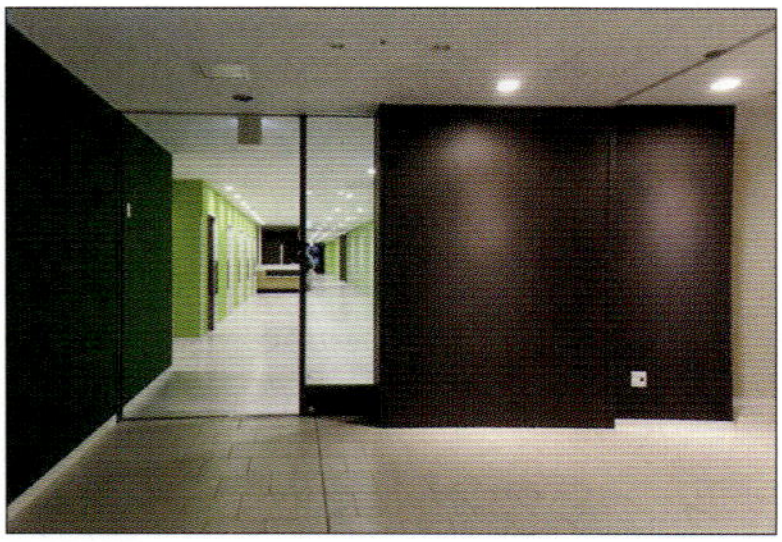

写真26 ゾーン入口の扉（北九州総合病院）

■「開けて守る」セキュリティ　―ガラスの間仕切りと扉

米国のシャッターのないガラス張りの銀行や住宅地の芝生のフロントヤードなどは「開けて守る」典型的な例である。日本ではシャッターや塀、格子などで見えなくすることにより、逆にセキュリティを下げていると言える。

設計協議では、間仕切りや扉を「ガラスにしませんか」の提案に抵抗される方も多いが、疑心暗鬼でも、実践したところでは完成後には必ず喜ばれている。見えないものを見えるようにはできないが、見えるものを見えなくする方法はいくらでもあり、「選択できるプライバシー」の一つである。「廊下から見られている」のではなく「廊下を見ている」と思えばよい。また、常時でも在不在室を一目で確認できるし、夜間の見回りも、一部屋ずつ中に入って確認する必要がない（写真27）。

■「エレベーター（EV）ホールにガラスの扉」を

「入院すると親戚が増える」日本では、ベッドのカーテンを予告なしに開けられて、患者も当惑するが、他人が突然寝室に土足で入り込むようなもので、常識的にはありえないことであり、入院中の見舞いはできるだけ自粛しておきたい。

すでに、日本でも欧米の病院のようにセキュリティをかけている病院があることからも、病棟のEVホールに扉を設ける、あるいは将来設けられるようにしておきたい。認知症の患者への対応としても有効である（写真28）。

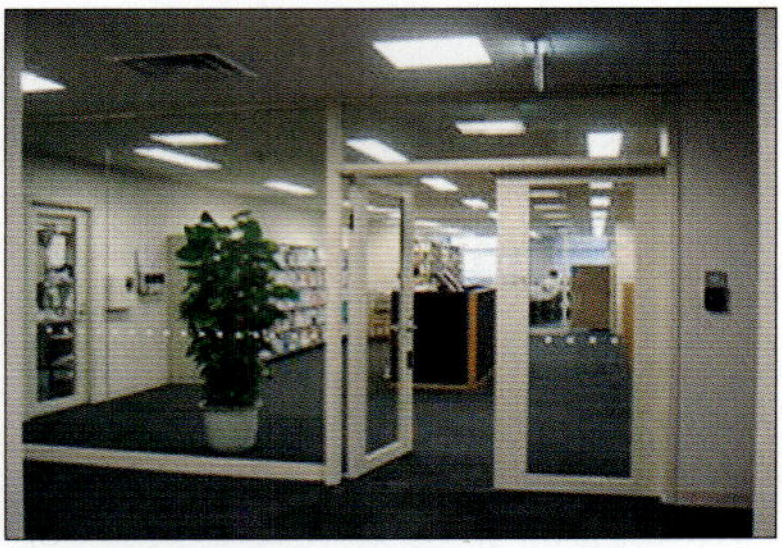

写真27　廊下が見え廊下から見える医療情報センター（福井県済生会病院東館）

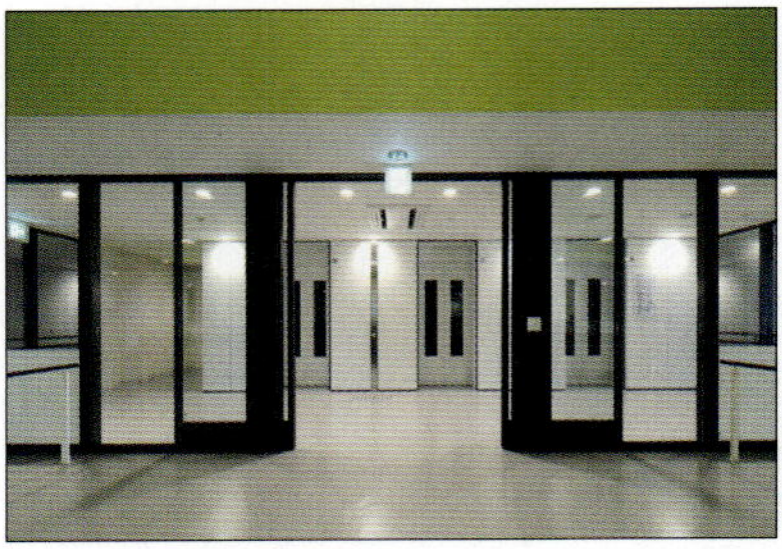

写真28　扉のあるEVホール（北九州総合病院）

11 「阪神・淡路大震災」を体験して

著者にとっては生涯忘れられないこととなったが、1995年1月17日午前5時46分に阪神・淡路大震災を体験。家族全員が転倒した家具の下敷きになり、ライフラインと交通手段がストップした人工島（神戸市東灘区六甲アイランド）に閉じこめられた。

■災害時にこそ、大きな役割を担う病院

余震を恐れて家具を倒したままの生活であったが、窓から見る対岸は、煙が上がり、最も悲惨だった地域である。子供たちもマンションの14階まで毎日階段で水運びをし、何週間もずっと24時間家族全員で生活するのは初めての経験で、改めて家族というものを見つめ直すよい機会ともなった。

そのちょうど2か月前には、大阪で「日本火災学会」があり、室崎益輝教授（当時神戸大学）が地域災害について、そして著者が病院の災害対策について講演した矢先のことである。

その後、復興のアドバイスにボランティアとして被災地をまわったり、建築学会と日本医療福祉建築協会の病院被災調査にも参加したりしたが、それらを通じて、災害時にこそ病院が大きな役割を果たすべく、その備えがいることを実感した。施設対応、設備対応策を設計に盛り込んでおく必要がある。

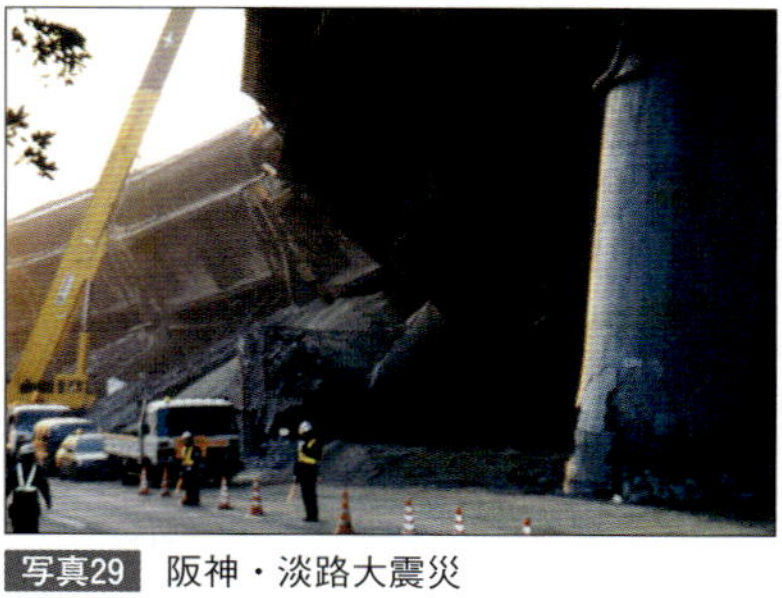

写真29　阪神・淡路大震災

12 建物と人と医療機器を守る「免震構造」

「地震で壊れないように頑丈に設計して欲しい」とよく言われるが、壊れないように頑丈にすればするほど建物が固くなり、地面からの揺れが建物に大きく伝わり、中の家具が転倒し、人命も失いかねない。特に地震時に、救命救助活動という重要な使命を担う病院では、病院としての機能の継続が必要で、今可能な最善の設計をして欲しいと言われれば、「免震構造」をお勧めするしかない。

「耐震構造」「制震構造」と「免震構造」

建物の耐震設計には、おおむね「耐震構造」「制震構造」と「免震構造」がある。「耐震構造」は、地震に対して建物が頑丈で壊れないように「建物を守る構造」であり、揺れは建物に大きく伝わり、建物や建物内の備品などの被害が大きくなる。「制振構造」は、自動車のボンネットがつぶれて人間への衝撃を小さくする車のように、後で復旧可能な一部の部材を変形させて力を吸収する方法や、高架水槽などの重いものを地震の揺れと逆の方向に動くようにするなどの方法で、建物の揺れが小さくなるように制御する方法である。

そして「免震構造」は、建物と基礎との間に設けた空間（免震層）（**図5**）に、特殊なゴム（**写真30**）を挟んで建物を浮かせて、地盤の揺れの伝達を弱める方法

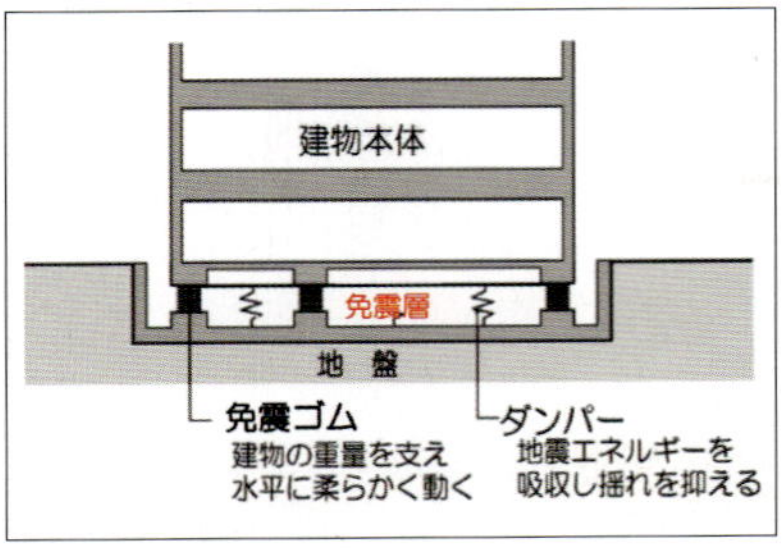

図5 免震建築の構造

であり、揺れを1／5以下程度に抑えることができる。自転車のタイヤや自動車のサスペンションが路面の小さい凹凸からの車内への振動を和らげているのに似ている。コンピューターセンターや博物館の展示ケースにも採用され、今やマンションの差別化のための売り物にもなっている。

特に病院では、薬品や診療機器、器材が使える状態にある必要があり、そして何よりも患者が安心で安全であるために、病院に最も適している方法と言える。

「阪神・淡路大震災」の時に設計中で「免震構造」を採用した大津市民病院（1999年完成）では、完成後に震度3～4の地震を経験したが、院内に地震があったことすら知らなかった人もいて、その効果が実証された。阪神・淡路大震災後の公的病院や災害拠点病院の多くが「免震構造」を採用している。

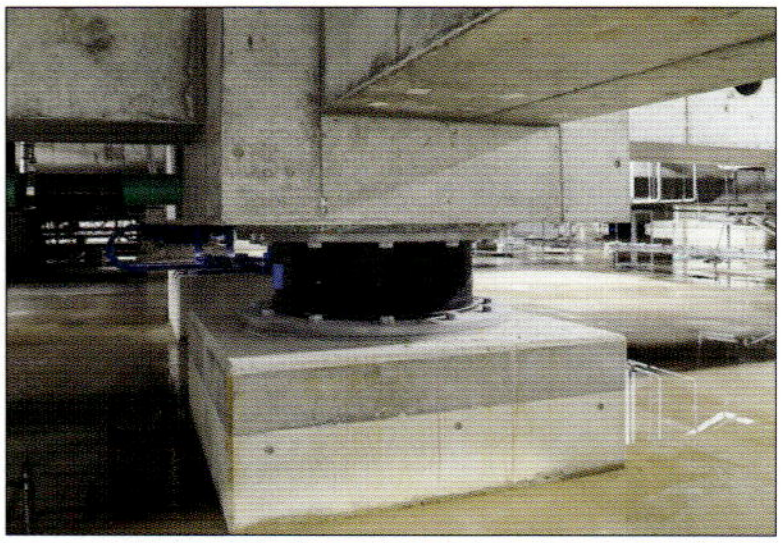
写真30　免震層の免震ゴム（北九州総合病院）

■経済的な「免震構造」への工夫

「免震構造」の採用によるおよそ消費税程度の工事費のアップは、いつ起こるかわからない、あるいは建物の寿命の間は起こらないかも知れない地震に対する投資としては大きく、その採用に迷うところである。

免震装置の数を減らすために、柱の本数が少ない構造にする方法（28）や、地下をつくらない、コンパクトな平面にする、あるいは、水平移動を吸収するために建物外との接続部に設けるEXP・J[*1]の長さが短かい設計にするなど、安くするための工夫がある。また、「免震層」を設備機器や配管スペース、あるいは駐車場として有効に利用する方法もある。

段差のない「免震構造」

「免震構造」の建物は、通常水平方向に50㎝程度の動きがあり、歩行患者や車椅子、ストレッチャーなどの移動のために床の「段差」を避けたく、それを解消するためのＥＸＰ・Ｊでの平らな床のつくり方が設計のポイントである。通常は、外部との各出入口が該当するが、まずは、長さを必要とする病院玄関の車寄せの位置が、ＥＸＰ・Ｊの位置と重ならないようにしておきたい（写真31）。

また、「耐震構造」の建物への「免震構造」の建物の増築の場合も同様に、接続部分で、段差がないＥＸＰ・Ｊとしておく必要がある（写真32）。また、「免震構造」の建物に「免震構造」の建物を増築する場合は、それらが別の方向に動くと約１ｍの水平差が生じるので、一体の建物として増築するための、増築前と増築後の両方の構造計算を、あるいは、間に「耐震構造」の建物を建てて、水平差を分散しておくことになる。

そのほか「免震構造」には、近くの電車や車の震動が建物に伝わりにくいなどの効果もあり、電子顕微鏡などの精密医療機器に対しても有効である。また、重要な部分のみを地震から守る「部分免震構造」もあるが、大きな配管が縦横に走る病院では、駐車場部分など、その条件が整った場合に可能となる。

＊1　ＥＸＰ・Ｊ：Expansion Joint.　動きが違うものをつなぐ伸縮する接合部分。免震構造の場合は、地震と同じ動きをする地盤に固定されたものと別の動きをする免震構造の建物とをつなぐもの。

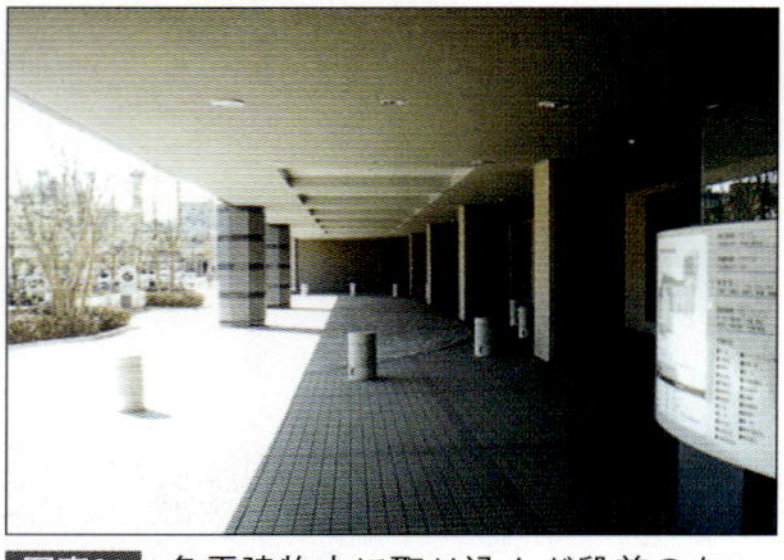

写真31　免震建物内に取り込んだ段差のない車寄せ（大津市民病院）

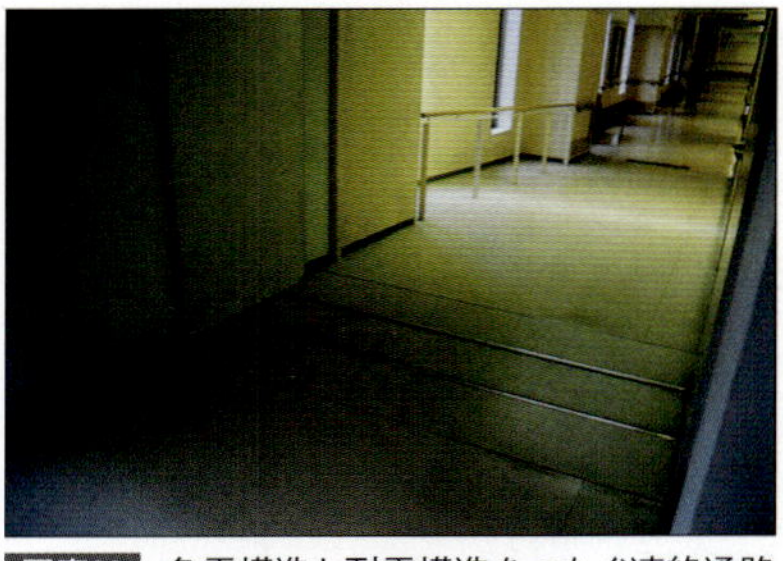

写真32　免震構造と耐震構造をつなぐ連絡通路のEXP・J（大津市民病院）

13 「津波対策」が病院建築を変える

2011年3月11日に発生した「東日本大震災」では、これまで経験したことのない大津波が押し寄せ、甚大な被害を被った。「免震構造」の病院が機能できたという実証はできたものの、次なる課題として「津波対策」がクローズアップされている。

また、病院が災害時にその機能を発揮するためには、建物が津波災害を受けないことだけでなく、病院へのアクセス動線が確保されていることの重要性も併せて学ぶこととなった。

■「地下」ありか、なしか

これまでも、洪水対策として、電気室を上層階に設けるなどの、病院設計への配慮はなされていたが、将来起こるであろう大地震による津波の推定高さが公表されてからは、「地下はやめて欲しい」「地盤も上げて欲しい」という要望が強くなった。

計画中の瀬戸内海に面する病院の計画では「地下なし、低層部屋上に避難広場を」というお達しが出ている。

しかし、病院機能を維持するためには、それだけでは不十分で、災害時の医療に供する部分を津波の高さ以上の階とする必要もあり、病院のつくり方が変わる。

地下階であっても、水の流入口がないようにする、あるいは、地下鉄のような

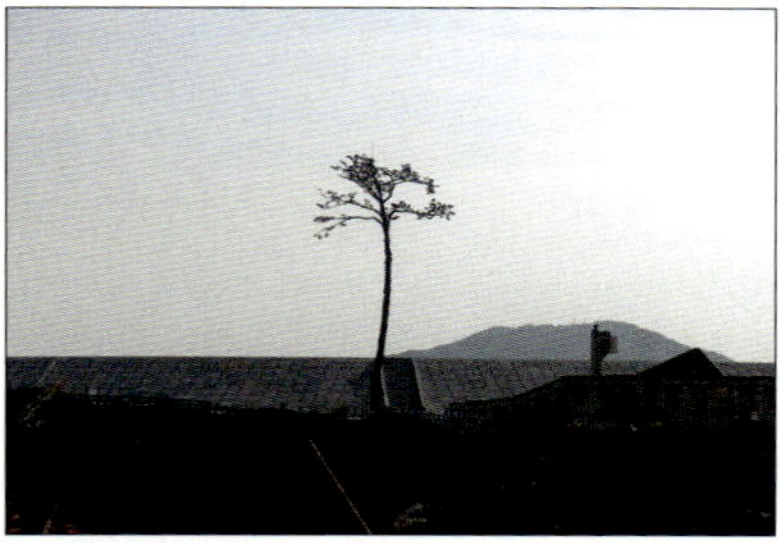

写真33 残された一本松

防潮扉をタイムリーに閉鎖することができれば、地下でも解決できることではあるが、併せて、周辺の道路が浸水して交通がストップすれば、病院に被害がなくても、病院の役割を果たすことができない。数日間の初動が重要だと言われているが、津波が引いてからの医療活動も必要なので、建物自体が被害を受けない配慮をするとしても、まずは少しでも地盤の高い敷地を選ぶこと、そしてアクセス道路やライフラインも併せての、都市計画レベルの検討も必要である。

一方で空からの脅威もある今では、「地下を設けるべし」と方針転換している状況もあり、地下有無の是非論はしばらく続きそうだ。

東北大震災の「その後」を見て

2017年の11月には、その後を検証すべく、沿岸を一回りする機会を得た。海岸沿いの巨大な土手やコンクリートの壁、土盛りした街づくりなど、工事の真最中であったが（写真34・35）、海岸線が長く、その中で生きてきた、そしてそこにしか生きられないわが国において、それが正解なのかと、考えさせられることが多かった。

そして今、大地震の発生が予知されているほかの広範囲の地域ではどうするべきか、何ができるのか、と思いを馳せるものの、大自然に対しては打つ手はなく、病院をどうするかを考えるプロセスの中で、どこに住むか併せて考えられないか、と思い巡らしている。

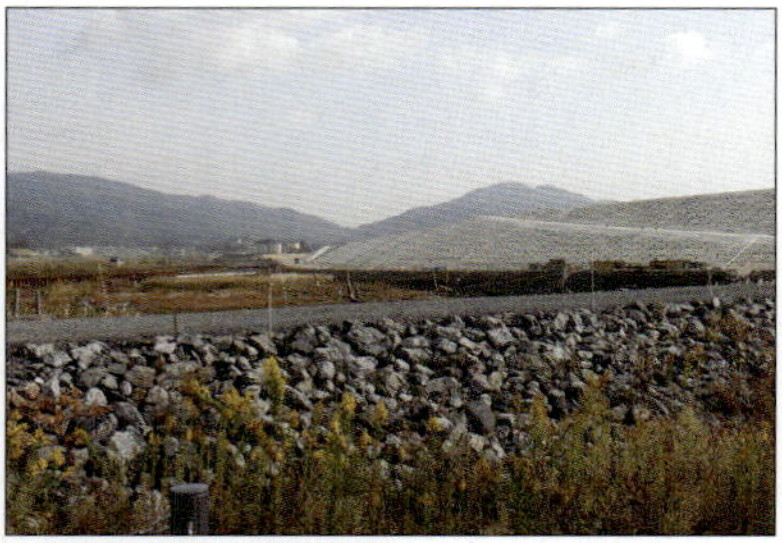
写真34　工事中の防潮堤

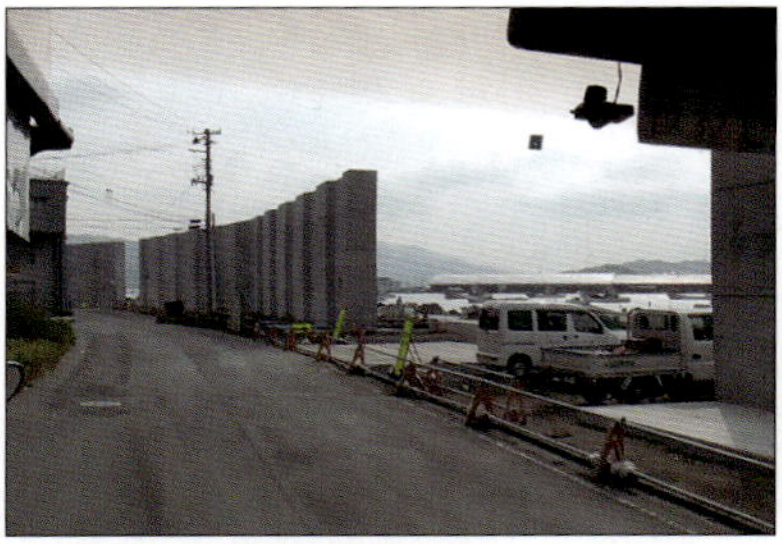
写真35　工事中の防潮壁

14 災害時への備えと諸策

「阪神・淡路大震災」後に、病院に池（**写真36**）をつくることが多くなった。それまではメンテナンスの煩わしさを理由に実現することが少なかったが、災害時の雑用水（トイレ洗浄用などの飲用以外の水）の備蓄になる。今や大震災も忘れられて、「オール電化」などが注目される傾向もあるが、流行語ともなった水やガス、電気などでの「ライフライン」の確保には、建物の配管や配線の耐震性だけでなく、供給自体のストップに対して、油などによる複数のエネルギー源の用意が必要である。

■「ライフライン」の多重化

阪神・淡路大震災当時、著者が住んでいたマンションの隣にある病院で、透析用の水が不足しているとのことで、給水タンク車から受水槽までのバケツリレーを応援したが（**写真37**）、西宮市民病院の後日調査では、地下にある受水槽横にドライエリア（地下室の採光や換気のために設けた空堀）があり、そこから給水車に直結できる配管をすぐに用意できたとのこと、もちろんそれを意識して設計されていたかどうかはわからないが、参考になる話である。

今や、病院での熱源の多重化や空冷式発電機（水冷では水が止まると発電機も止まる）、井戸水の利用、雨水の貯留は常識になっているが、電源車から建物に

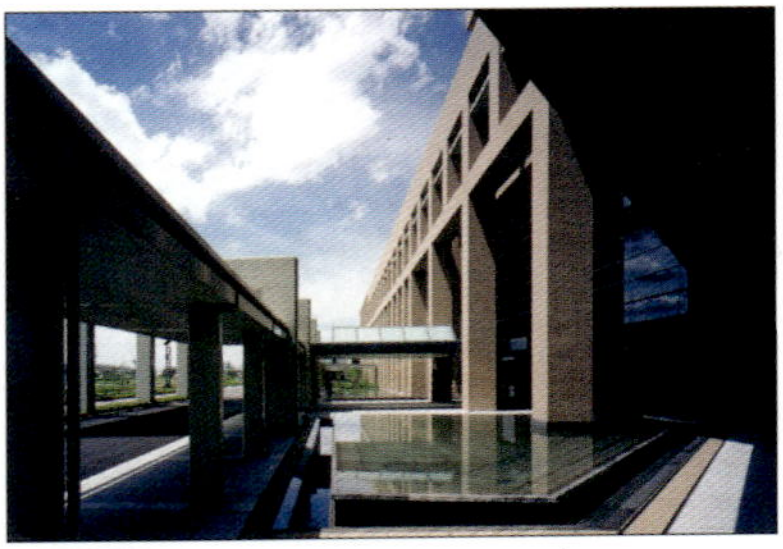

写真36 雑用水の備蓄にもなる池（島根県立中央病院）

電気を供給する接続口を設けたり、売買電の自由化に伴い、自家発電の企業などと災害時のための電力供給ネットワークをつくることも期待される。

■「情報系」「通信系」の多重化

また、コンピューターの端末を開かないと何もできなくなった今の病院では、電源のみならず、病院内外のネットワークも重要な「ライフライン」であり、情報ラインの途絶はより深刻な問題である。今では、ICチップによる個人医療情報の携帯化や、スマホによるPHR（Personal Health Record）も実用にあるが、飛行船による携帯電話の臨時基地局の実証実験が試みられているように、複数の情報・通信ラインを設けて災害時のバックアップ（フェールセーフ）が必要である。

■自然に近い建築　―自然をオプションに

ディーププランの病院では、空調や照明による人工環境に頼りがちであるが、窓がある廊下や部屋など、「自然に近い建築」も災害対策の一つである。機械力に頼った近代設備への傾注は、災害時での脆さを含んでいる。

■備蓄の用意

14階のマンションの窓から見る、停電で真っ暗な神戸の街とは対象的

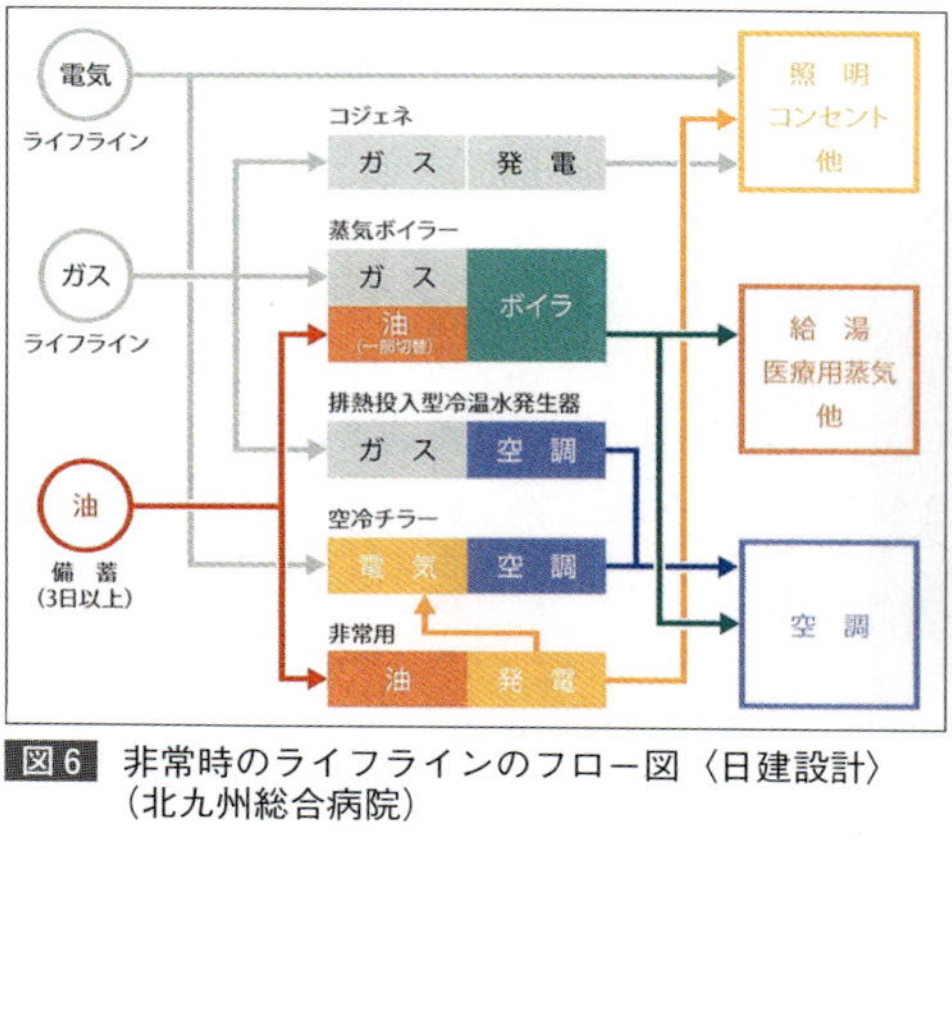

図6　非常時のライフラインのフロー図〈日建設計〉（北九州総合病院）

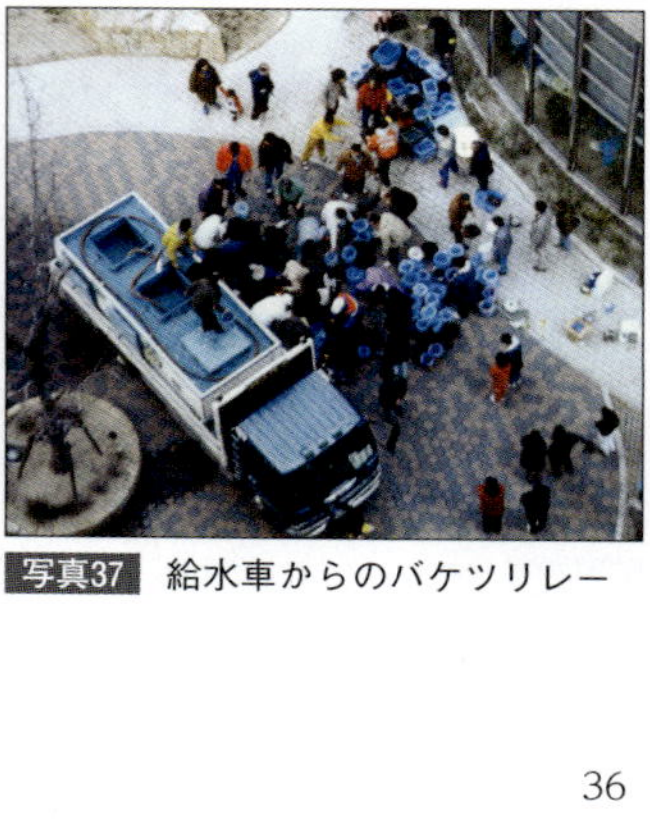

写真37　給水車からのバケツリレー

に、何も言わない黒い海の向こうに見える大阪湾の夜景が一際輝いていた。目と鼻の先にある明るく暖かい生活の光と静けさに、何か知らんフリをされているような疎外感を覚えながらも、食料については海からという搬送手段もあり、不安はまったくなかった。震災当日には、島内の生協がすぐにシャッターをおろし、すべての食料品を無料で公平に配給してくれた。そして、翌日からはパンやおにぎりが届き始め、日に日に支援物資が増えて、最後はあり余るほどであった。供給元や供給ルートが完全に遮断されない限りは、食料、診療材料、薬剤などの備蓄も初動対応だけでよさそうだ。しかし、東日本大震災時に、部品工業が被災し、自動車産業に大きな打撃があったように、災害が広域に及ぶ危険性がある今、供給元の分散など、すべきことは多い。

患者収容施設の確保

また、玄関ホールや会議室を利用した患者のトリアージスペースや収容室（写真38・39）だけでなく、広い目の病室へのエキストラベッドの用意、そしてそのために必要な非常電源や医療ガスの設備を用意しておきたい。

マンパワーの確保　―近くの病院にかけつけるルール

後日調査でわかったことであるが、自らも被災者である医師が、家族を残したままで、やっとの思いで遠い勤務先の病院にたどり着き、帰宅する術もなくそのまま病院で寝泊まりしていた。自宅の近くにも医師を求めている病院があることからは、それぞれが最寄りの病院に駆けつけるという、災害時のマンパワーのネットワークの取り決めをしておきたい。また、スタッフの臨時宿泊所として、前もってご近所にお願いしておくこともできる。わが島では、住民の自治会が水や食料

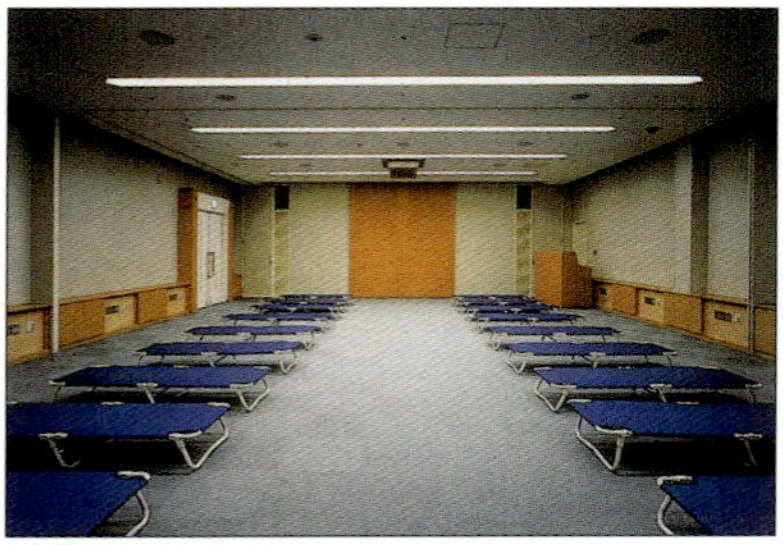

写真38　大会議室におかれた非常用ベッド（りんくう総合医療センター）

の確保からいろいろな交渉まですべてをリードしてくれたが、住民参加型のネットワークづくりが期待される。

患者搬送　―欲しいヘリポート・病院船、ホテル船、備蓄船

著者が設計に関わった大阪の二つの大規模病院のヘリポートが、阪神・淡路大震災では残念ながらあまり使われなかったと聞く。送る側、受ける側ともヘリコプターを含めた地域災害時の医療機関間のネットワークや実施体制が未熟であったようだ。その後2002年には、地震対策特別措置法が成立し、東海地震・南海地震・東南海地震が同時に、という警告の中、今や他人ごとではない。推進地区では、民間病院でも津波からの避難対策計画をつくることが義務付けられている。被災時にマンションから海を眺めていると、日本のような島国では、ヘリコプターと連携した病院船やホテル船、備蓄船が有効ではないかと思った。国内外のどこでも活動できる（写真40）。

転倒防止

建築設備を含む医療機器や備品類の転倒防止対応をしておきたい。そのほか、棚の開き扉には安全金物、あるいは引き戸の採用、また、キャスター付きのものが水平移動しただけで転倒しなかったという報告もあり、場所によってはキャスター付きの家具も有効である。阪神・淡路大震災直後には家具の転倒防止金具が飛ぶように売れたが、いま一度心しておきたい。

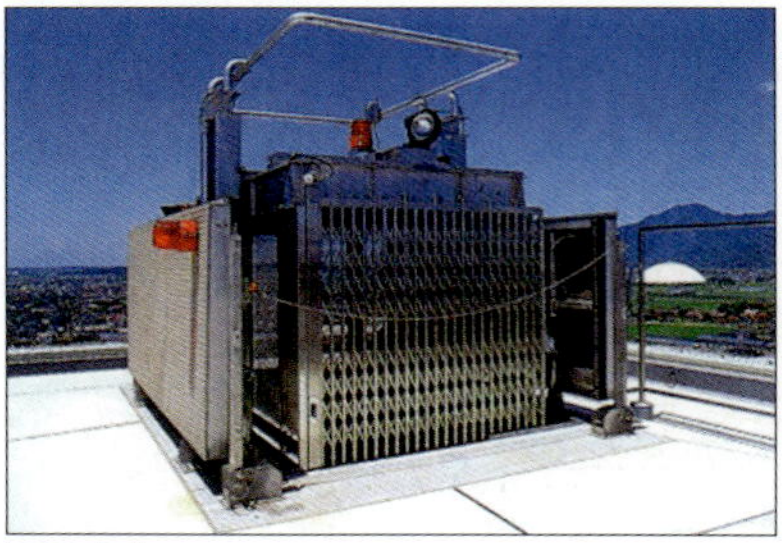

写真40　ヘリポートのシャトルエレベーター（島根県立中央病院）

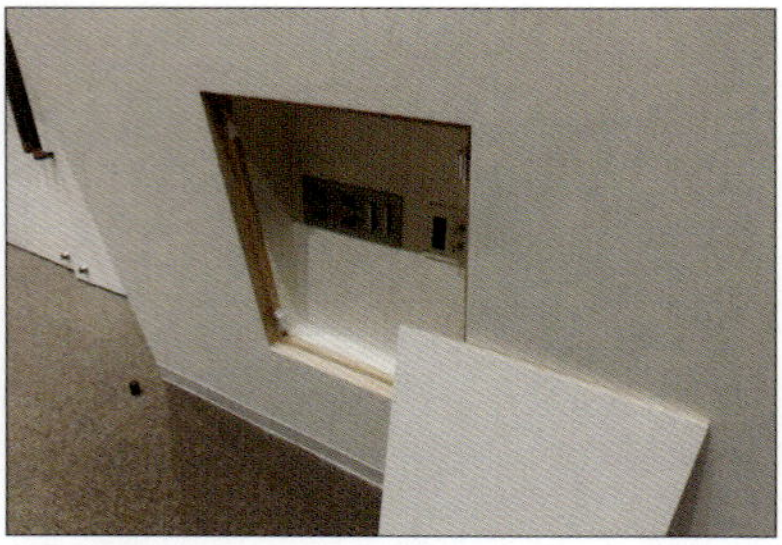

写真39　講堂の壁に設けた非常電源と医療ガス（北九州総合病院）

15 「増築」への対応 ―重要な「マスタープラン」

これまでに不用意な増築を重ねてきた病院が今、長くわかりにくい動線と環境の悪化で、生き残りをかけての建て替えを余儀なくされている。

それは将来計画「マスタープラン*1」の不十分さによることが多いが、設計協議でも「そんなのわからないので」と目先の話が中心になってしまうことが多い。しかしこれからの低経済社会、人口減の時代では、これまでのように30年も経ずして改築するような経済的余裕はなく、増築や改修をしながら長い建築の寿命をまっとうすることが期待される。

空地が財産 ―プランニングへの配慮

まずは増築ができるように、広い敷地を確保すること、そして、増築を見越したマスタープランをつくっておくことが重要である。「成長と変化」は、コンベンショナルな病院建築の永遠のテーマであるが、「病院は大きくならない」という現代神話（2）により、疎かにされてはいないだろうか。医療技術、医療環境やライフスタイルの変化に対応しながら、長い建築の寿命まで価値を継続するためには、仮定の仮定であっても、マスタープランが必要である。そして、部門ごとの増築に対応できるウィング型の平面や、増築方向

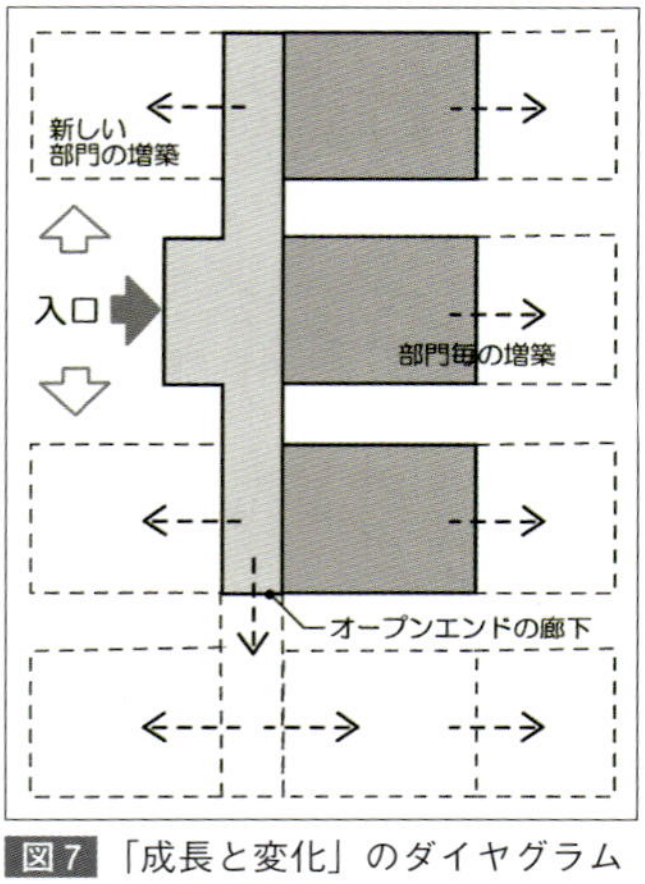

図7 「成長と変化」のダイヤグラム

の廊下を「オープンエンド*2」にしておくこと、そして「ホスピタルストリート*3」を設けるなどの計画手法が研究されてきた（図7）。

改修のための増築　―福井県済生会病院の場合

改修のために増築をすることがある。福井県済生会病院では、1993年の本館完成から10年を待たずして増改築計画が始まり、2004年には、外来部門の改修のために東館を、2013年には病棟の改修のために南館を増築しており、その都度、新しいニーズを取り込んでいる。改修のために増築するという方法も、年中無休の病院ならではの特徴である（図8）。

建物の上、中庭への増築

敷地が狭い場合に、建物の上への増築を計画する方法があるが、工事中の騒音などの問題があるので、増築の予定がある場合は、構造躯体を先行施工しておくとよい（写真41）。また、吹き抜けや中庭（34）への増築も効果的である。外観に関係なく小さな増築もでき、建物の内部に増築できるメリットがある。

＊1　マスタープラン：将来を含めた全体計画。
＊2　オープンエンド：廊下の突き当たりに部屋がなく、廊下を延長して増築できる状態にあること。
＊3　ホスピタルストリート：病院のメイン廊下を街路と見なした呼称。それを延長することにより、新しい施設や増築をすることができる。

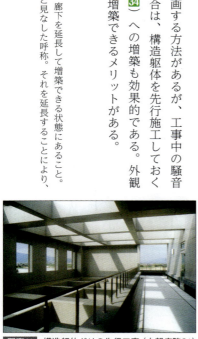

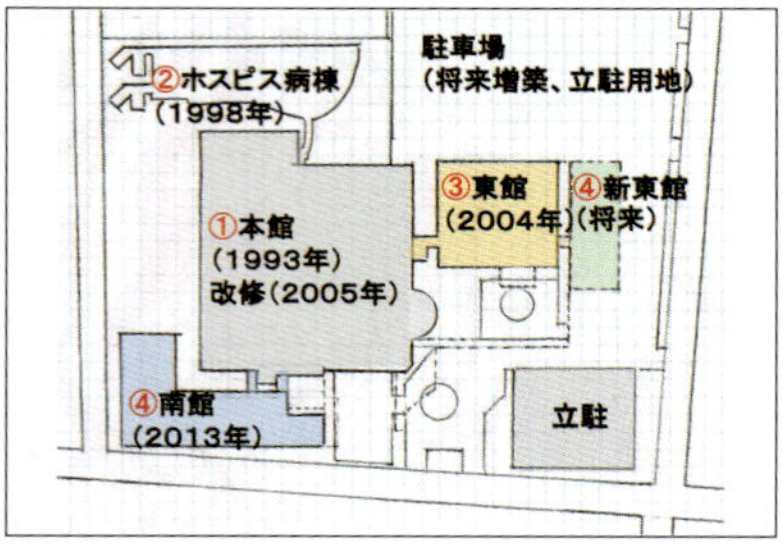

図8　本館を改修するための増築
（福井県済生会病院東館・南館）

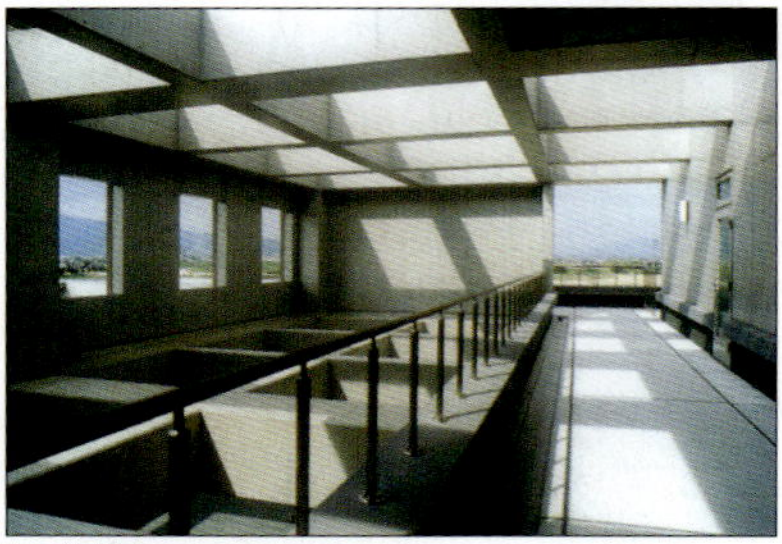
写真41　構造躯体だけの先行工事（古賀病院21）

16

「改修」「コンバージョン」への対応 —何とでもなる建築に

医療環境やライフスタイルの変化に対応しながら、長い建築の寿命まで価値を継続するためには、時代の要請に呼応した改修が必要となり、改修のしやすさが設計のポイントである。

まずは、改修を必要としない、あるいは改修時期を遅らすことができる工夫と、「貸しビル」のように、変更を前提とした、フレキシブルな利用ができる建築が目標である。

■ 間仕切りの少ない設計（29） —「改修」対象には間仕切りが多い

改修対象が、間仕切りや設備に多いことからは、まずは、間仕切りが少ないこと、そして、レイアウトの妨げとなる柱や壁が少ない設計（28）が期待される。間仕切りがなければ家具配置の変更だけで済み、初期投資も小さい。

また、設備の仕様も、部屋ごとの当初の利用のためだけの設備を施すのではなく、できるだけ同じ仕様の部屋を同じ設備にしておくと、改修を最小限に留めることができる。改修が要らない、改修を遅らせることは、改修工事中の問題も少なく、「LCC*1」の低減につながる。

■ 将来で設計して、今を使う

「今のニーズで設計して、将来改修する」の逆の発想で、将来を想定した図面をつくってから、それを今使えるようにアレンジする考え方で設計する方法はいかがであろうか。設計中に、将来の話は出ても、それが形として残らないので、いつの間にか対応が抜けてしまったり、無視されてしまうことが多いことによる。

■「コンバージョン（転換）」への対応

今、小学校を新たに設計する時には、建築主から、将来高齢者福祉施設に転換できるように、という条件がつくことがある。建築の寿命からすれば、病院が病院でなくなることもあるであろう。すでにホテルに転換した例もあり、経済成長の望めない将来、建築を社会資本として長く使うことを示唆している。病院の、小さな病室群と大きな診療部分という空間構成が、ホテルや研修所、福祉施設などのいろいろな建物と共通点をもつことから、「病院くささ」を排除した「人のための建築」であれば、何にでも転換できる。縁起でもないと叱られそうであるが、設計段階でそこまで踏み込んで考えていても損はあるまい。

■どの部屋にも窓と設備対応を　―倉庫も将来の改修予備室

病院には窓のない部屋が多い。それは、機能性を重視した「ディーププラン」によることも大であるが、窓のない人工環境の方が温湿度環境を制御しやすい、あるいは窓がなければ壁面に物がたくさん置けるなどのスタッフ側の論理もあった。また、窓がとれる場合でも、設計時に倉庫、手術室、放射線撮影室などの室名を図面に書いてしまうと、これまでの経験（既成概念）から、自動的に窓のない設計となってしまうことが多いからである。手術室などの窓がない閉鎖空間の中で、患者は怖い器械を前にして、緊張し不安である。

これからは、環境問題や資源問題が建築にも大きく関わってくることは必然であり、長い建築の寿命を考えると、今すぐに人工環境に頼りすぎない設計としておきたい。

前項の「コンバージョン」のような、建築の長い寿命の中で起こりうるいろいろな変化に対応するためには、「どの部屋にも窓」をつくることを基本としておきたい。窓を壁にすることは簡単にできるが、壁を窓にすることが容易でないことによる。

また、「とりあえず倉庫で使おう」という部屋でも、倉庫として設計すると窓や冷暖房がなくなってしまうので、要注意である。「倉庫」は将来のための予備室と考えるとよい。

北九州総合病院の病棟階では、できるだけ窓側に窓のあるフリースペースを大きくとっておきたいことから、窓側の病室部分に、カンファレンス室やスタッフ休憩室、面談室などの部屋を組み込んでいる。これは、病室はその位置にしかつくれないが、そのほかの部屋の位置には自由度があることによる、将来の変更への用意である（159頁図82）。

■ 設備更新と改修への対応 ―設備スペースに余裕を

設備の老朽化により改築を余儀なくされることも多い。建築設備は、建築部材よりも寿命が短く、更新時期が早いので、建築を壊すことなく更新の工事ができるようにしておきたい。また、設備改修には、新たな設備が加わることもあるので、いずれの場合も、設備スペースにそれに見合った余裕をもたせておくことが肝要である。設備改修を前提とする、研究所の設計ノウハウを参考にするとよい。

海外の病院に見られ、わが国の病院での事例もある、階と階の間に設備階（ＩＳＳ*2）を設ける方法があるが、費用対効果を考えると、部分採用など、もっと安価で、賢い方法を検討したい。

いずれも先行投資を伴うことであり、設備改修の多いであろう部署とそうでない部署があるので、改修の可能性の多寡と予測される時期を見極めながら、どの程度の先行投資にしておくかを判断することになる。少なくとも「できない」ということにならないようにしておきたい。

*1　ＬＣＣ：Life Cycle Cost.　設計から建物解体までの、改修費用や維持費、エネルギー費用を含む建物の生涯にかかる費用の合計。

*2　ＩＳＳ：Inter Stitial Space.　階と階の間に設けた機械や配管のための設備専用階。

17 価値が継続する建築を目指して ―「ロングライフ（長寿命建築）」の秘訣

築後の年数が同じでも、ほかの建物に比べて汚く見える病院が多い。これまで、外観にコストをかけてこなかったこともあるが、どこにも物が溢れて雑然とし、外壁が設備改修の配管で覆われていて、外壁をきれいに保つ術もない病院もある。しかし、配管が外に出ているのは、メンテナンスや将来の更新や改修には有効な手法の一つでもあることから、汚いのは、設計者と病院側双方の建築に対する気配りのなさによるのではなかろうか。

■流行を追わない、陳腐化しない建築を ―増築や改修がしやすい建築

病院建築が価値を失い長く生きながらえないのは、今は耐震性の問題もあるが、医療やライフスタイルの変化に追随できない、デザインや機能的な不具合によることが大きい。

流行を追わないデザインや、将来を見越したプランニングは当然のこととして、将来に向けて、固定的でなく時代の要請の変化に追従できる、そして増築や改修のしやすい建築も重要な目標である。

■面積が財産 ―面積は設計の最後に決まる

公的病院の場合によくあることであるが、計画当初の、①総事業費⇓②工事単価⇓③面積の目標値の決定の手順は、わかりやすく順当なプロセスであり、大枠の目標値の設定は不可欠なことであるが、問題は、それらを「決定事項」として固定してしまうと、状況が変わっても、後戻りができないことにより、その後に進む

設計段階での新たな提案ができなくなってしまう場合があることである。面積合わせのための各部屋ごとの面積減の作業で、逆に工事費が上がる、という馬鹿げた作業をすることもあり、それが将来に禍根を残し、改築の要因になることがある。

①については、それぞれの段階での「環境の変化」や「費用対効果」からの見直しもあり、また、設計者の工夫で②も変化し、その結果③も変わる。部屋の数が増えれば、間仕切りや扉、設備などで一人前に工事費が増えるが、ただ面積が大きいだけであれば、半人前の増で済むし、工事費が合わなければ、面積はそのままとして、一部の内装を将来対応に、あるいは最小限の内装にしておくこともできる。仕上げの質を上げることは将来でもできるが、各部屋ごとの面積は完成後には増やしにくいことによる。面積は、設計上の工夫がすべて終わってから決まることになる。

■「寿命」にわけて考える　―長寿命建築の秘訣

建築には、「寿命の長いもの」と「寿命の短いもの」、「変わるもの」と「変わらないもの」があり、また「変えられるもの」と「変えられないもの」がある。それらを区別して考えるとよい。

鉄骨やコンクリートなどの構造躯体の長い寿命に対して、仕上げ材料には経年の劣化が、そして設備関係は物により10年から20年毎の更新が必要となる。そして、機能性やライフスタイル、嗜好の変化に対応できずに改築することが多いことからは、まず、「寿命の長いもの」ほど性能的にも嗜好的にも、長期間耐えられるようにしておく必要がある。例えば、構造は邪魔になりがちな壁や柱の少ないフレキシビリティの高いものに、外装仕上げは一過性の流行を追わないよう

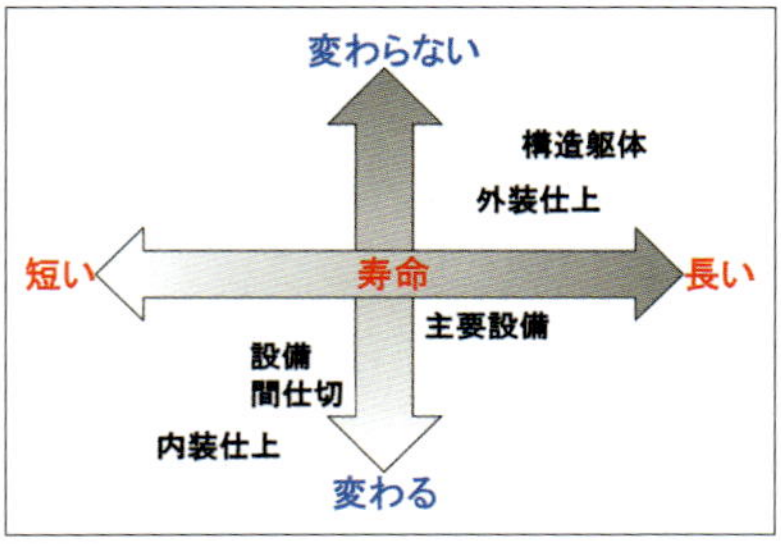

図9　寿命の違う建築の部位

に、そして設備は「寿命が短いもの」として変更や更新がしやすいように、天井やパイプシャフトのスペースにゆとりをつくっておくことなどである。そして、インテリアの内装やカーテンなどは、さらに「寿命が短いもの」として、その時代の嗜好に合わせて「変わるもの」と考えればよい（図9）。

■早期発見（健康診断）と適切な処置が長寿への道

時を得た的確なメンテナンスにより、更新の時期を遅らせ、建物の寿命を伸ばすことができる。ちょうど歯医者に行くのがおっくうで、その間にガタガタになり取り返しがつかなくなることや、写真整理をほったらかしにして、いつの写真かわからなくなり、溜まるばかりで、どんどん整理ができなくなるのに似ている。まず不具合に気が付くこと、そして気が付いたらすぐに実行するのが長寿への道である。

日頃の維持管理と適切な手当てが、それぞれの寿命の長さに大きく関わっている。建築も医療と同じように、適切な健康管理が長寿命の道である。

■「LCC（ライフサイクルコスト／生涯費用）」の視点から

「LCC」とは、病院づくりの企画構想、設計、工事、維持管理、エネルギー費用、解体費用までの、建築の生涯にかかる費用の合計をいい、その金額は初期投資としての工事費の6倍とも7倍とも言われている（図10）。そして、初期投資の工事費がいくら安くても、完成後の維持管理費用が大きければ、LCCが高くなることがある。すなわち、初期投資に適切な先行投資を加えることによって、維持管理費用が少なくなり、LCCを下げることができることも多い。

例えば、外壁もすぐに補修が必要となる材料よりは、その倍のコストがかかっ

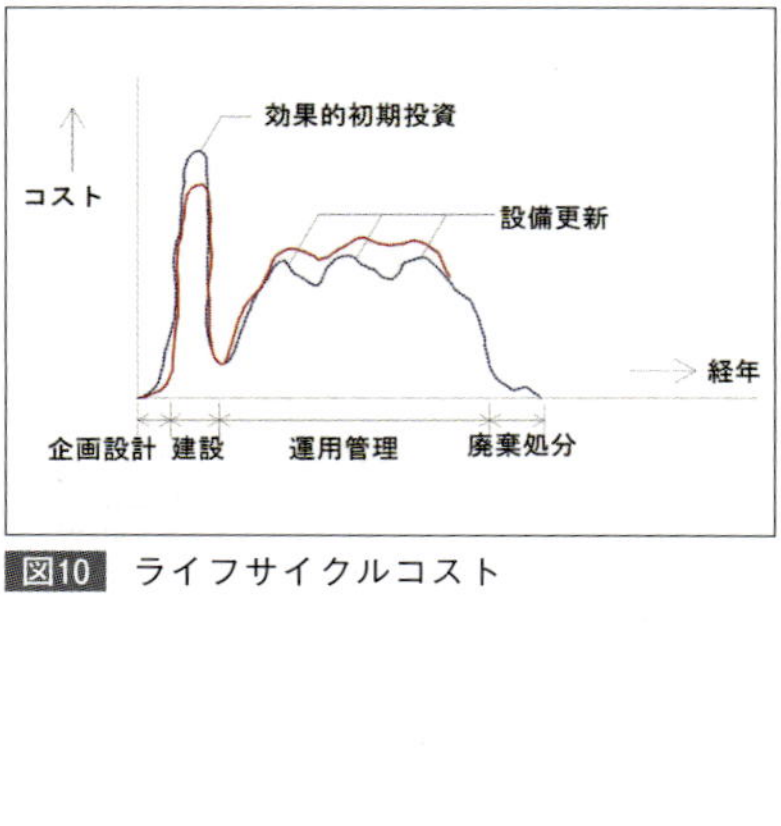

図10 ライフサイクルコスト

ても最初から耐久性とメンテナンス性に優れ、陳腐化しない材料を使うことによって、ＬＣＣが下がる場合がある。また、省エネルギーになるという最新機器でも初期投資が大きすぎて償却できなければ意味がない。

ただ、このことは、発注側の財政的な事情によって考え方が異なる場合があるので、よく意思疎通をしておく必要がある。公的病院では、完成後の維持管理費用が病院の負担になることが多いことから、初期投資にお金がかかっても維持管理費用を安く、という傾向があり、それが公的病院の工事費の高さの一つの要因でもあったが、今は、公的病院でもＬＣＣの観点からの見直しが進んでいる。

また、建物を短期間で廃棄するのは社会的損失である。そして、地球環境としても、建設行為によるCO_2の発生の割合が非常に大きく、温暖化を助長していることからは、まず建物を長く使うこと、そして、再利用できる材料を使い、廃棄物が少なくなるような当初からの設計が必要である。そして、これはＬＣＣ低減にも通じることであり、現時点でもいろいろな工夫によりＬＣＣを20％程度削減することは可能で、ぜひ設計者の提案に耳を傾けていただきたい。

関連する話の中で、木造の病院はどうかという話が出た。「法隆寺のように木造は千年ももつそうだ。そして解体費用もマッチ一本ですむ」と。別に燃やさなくても木材は再利用ができるし、患者にもやさしい。真剣に考えませんか。

	建設コスト	運営コスト	更新改修コスト	解体廃棄コスト
ＬＣＣの内訳	17%	55%	26%	2%
コスト低減の方法	汎用品の採用 ＦＭ・ＥＢＤ	省コストの運営管理 省人力設計 省エネルギー設計	計画的な維持管理と更新 フレキシビリティ ロングライフ設計	自然に還る材料・再利用 解体工法の工夫

図11　LCCの内訳と低減の手法

18 エネルギーを使わない建築 ―かけがえのない「地球環境」

「省エネ」は国家的施策であり、建設の「確認申請」の際に、「CASBEE*1」で定められた目標値に向けて、省エネ計算が義務付けられている。自然エネルギーの防御と利用が、まず対応すべき最初の目標であるが、コ・ジェネレーションシステム*2（以下コ・ジェネ）をはじめとして、いろいろな省エネルギーへの手法には、初期投資が大きいものもあり、費用対効果と「LCC」の視点から、そして地球環境問題や地球資源問題など、配慮すべきことが多くある。

■自然エネルギーの防御と利用

病院づくりは、自分の家をつくるように考えるとよい。気候のよい時には窓を開けたいし、日差しの強い夏や雨の日には庇が欲しい。そして庇には、災害時の避難やガラスの清掃、外壁のメンテナンスの時の足場として、多くの効用がある。

建築と自然との関わりには、暑さ寒さの熱環境や強い風などの自然の厳しさを防御して居住環境を守ることと、自然光や太陽熱などの自然エネルギーを利用する二つの側面がある（**表1**）。

自然から防御するには、外の熱の影響が少なくなるように、屋根や壁、ガラス（二重ガラスなど）の断熱性能の向上の効果が大きく、屋上緑化も好評である（**写真42**）。そしてその中でも、夏に直射日光を遮る庇の効果は大き

熱の遮断	断熱材・屋上庭園・二重ガラス・断熱建具・庇・ブラインド・カーテン
自然光の利用	窓・トップライト・反射板・光ダクト・光ファイバー
大気温度の利用	クーリングタワー・外気冷房
太陽熱の利用	太陽温水器・太陽光発電・温室
自然風の利用	窓・換気口・煙突効果による換気・風力発電
地冷熱の利用	クールチューブ
水の利用	雨水・地下水・地下水の温度差

表1 自然エネルギーの利用と防御

い（図12）。そのほか、自然採光、自然通風のほかに、太陽熱の利用や太陽光発電、雨水の利用、地中の温度差を利用する「クールチューブ*3」の採用などがある。

■省エネルギー機器の利用

多くの企業が21世紀の成長産業として省エネルギー機器に力を入れている。コンピューターによるデマンド制御（必要エネルギー量による運転の自動制御）や、節水タイプの衛生機器、照明や空調が自動点滅するセンサースイッチ、安価な深夜電力を利用した「氷蓄熱システム」などがあるが、いま大中病院で必ず検討されるものの一つに「コ・ジェネ」がある。特高受電を回避できる場合には特に有効で、ランニングコストの低減に寄与している。しかし、それらの費用対効果は、地域や時期によって異なる各エネルギーの単価やそれぞれの病院の特性によって異なるので、設計者による入念な検討が必要である。

■「消す」ことができるプランニング

「省エネ」は「コストよし」の本書を通じての目標であり、「自然光が入る共用廊下22」「ゾーンの扉26」「時間閉鎖扉27」など、いずれも不要な照明や空調を「消す」ことができるプランニングの工夫である。

■環境への配慮　―「循環型社会」に向けて

石油などの限りある資源問題に対する自然エネルギーや代替エネルギーが主な

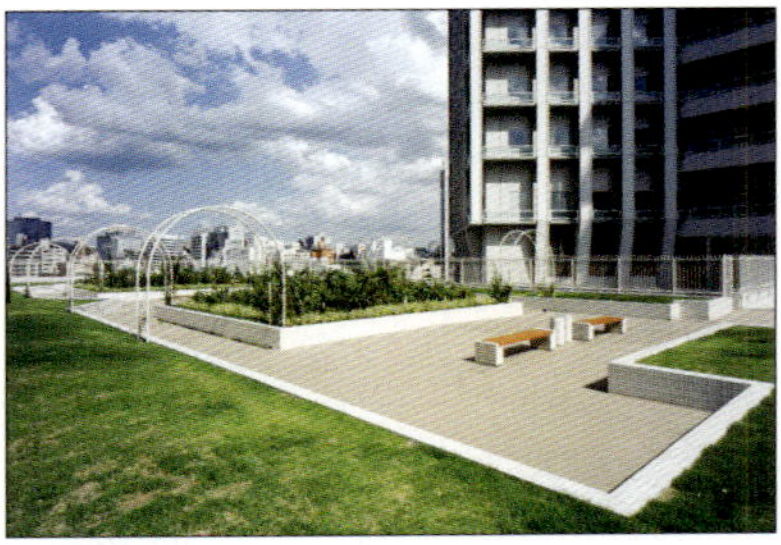

写真42　緑化された屋上庭園（住友病院）

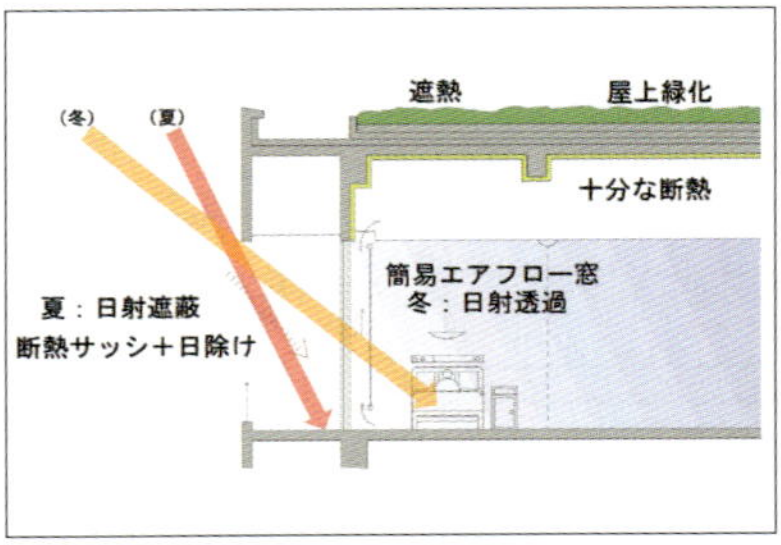

図12　自然の防御と利用

課題であるが、建設行為が温暖化の原因の約1／3を占めているという事実からは、コンクリート打設時の型枠の問題から、土に還る自然素材や使用・再生利用ができる材料の採用、廃棄物の削減など、多くの検討課題がある。また、多額の費用を投じる建築を短期間で破棄することは、費用対効果だけでなく、資源問題、環境問題のいずれにとっても大きな社会的損失である。改修しながら長く使うこと、そして、改修時に廃材が出ないことなども、病院づくりの課題である。

■「ゼロ・カーボン先進地区」—北九州総合病院の場合

エネルギーを使わない街づくり「ゼロ・カーボン先進地区（3）」の玄関口に移転新築された北九州総合病院は、街づくりの基本計画の「要求事項」をクリアすべく建築的設備的な最新の省エネ手法を採用し、街づくりをリードしている（図13）。

＊1　CASBEE：「建築環境総合性能評価システム」として、省エネの目標値が定められている。

＊2　コ・ジェネレーションシステム：ガスや油により自前の発電機を動かして発生する熱（温水として利用）と電気の両方を利用するシステム。

＊3　クールチューブ：外気に比べて夏冷たく冬温かい地中との温度差を利用するために、外の空気を建物内に入れる前に地中を通すシステム。

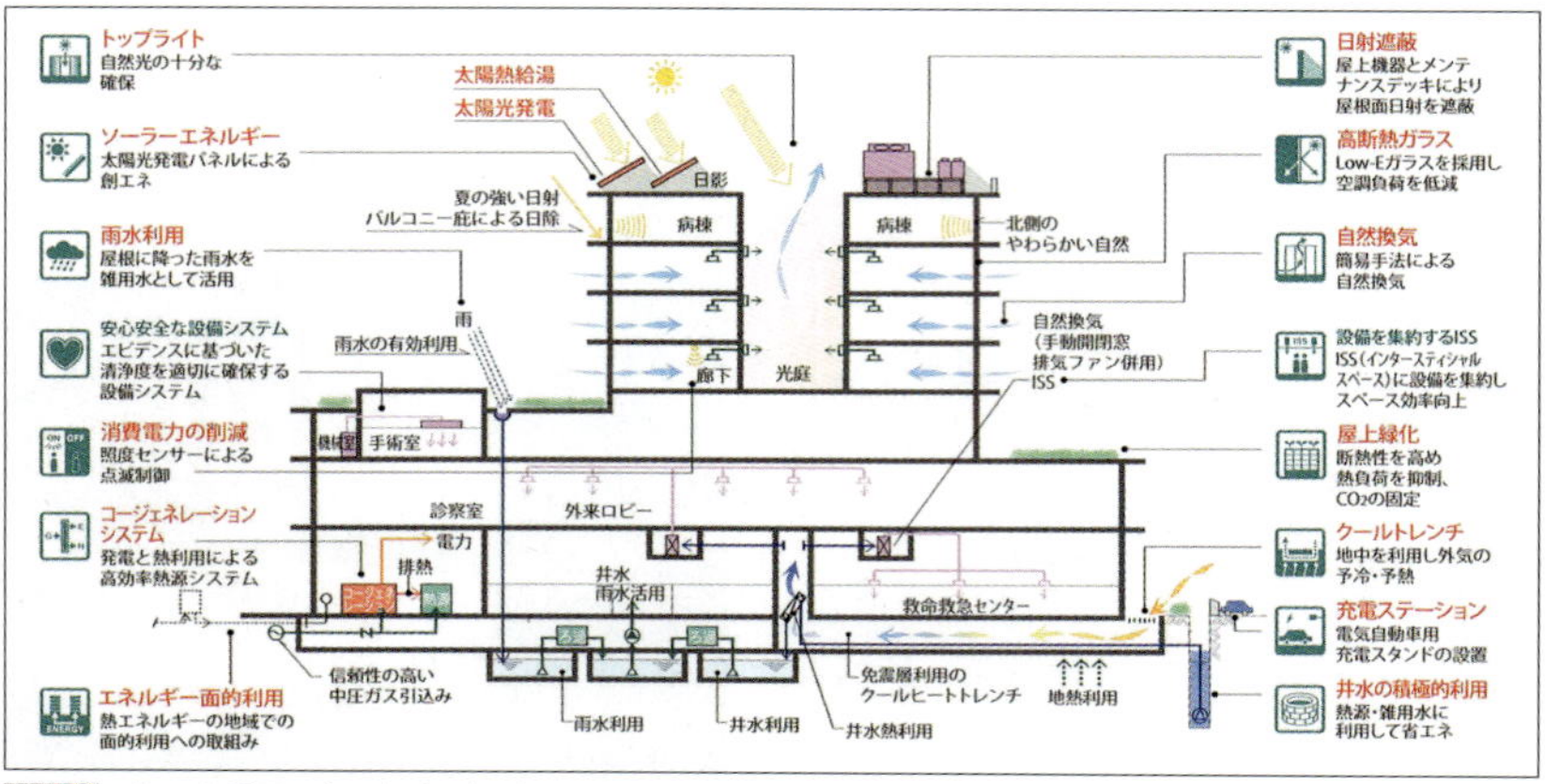

図13　省エネ計画〈日建設計〉（北九州総合病院）

19

まずは、敷地選びから ―使える高低差

敷地の選定は、周辺の医療施設の分布や疾病構造、需給分析などから始まり、具体的には、来院者のアクセス道路や公共交通の利便性、駐車場の確保、敷地の拡張性、隣地を含む周辺環境、法的規制、都市インフラ、購入費用などが選定要素となる。敷地の選定段階から設計者が関わると、具体的な完成のイメージをもって判断することができる。

敷地は大きい方がよい ―借地も視野にいれて

「隣の敷地は高くても買え」と言われるが、売らないが貸してもよいという地主も多い。購入ができなくても借地を上手く利用する方法もある。

写真43は、敷地購入時点から設計者が関わり、借地部分を前面駐車場として、病院としての佇まいを整えた事例である。

当初に大きな敷地を確保できない場合は、周辺の土地を将来購入することが可能か、借地ができるかなどについても協議し、覚書を交わす方法もあり、その目安を立てておきたい。

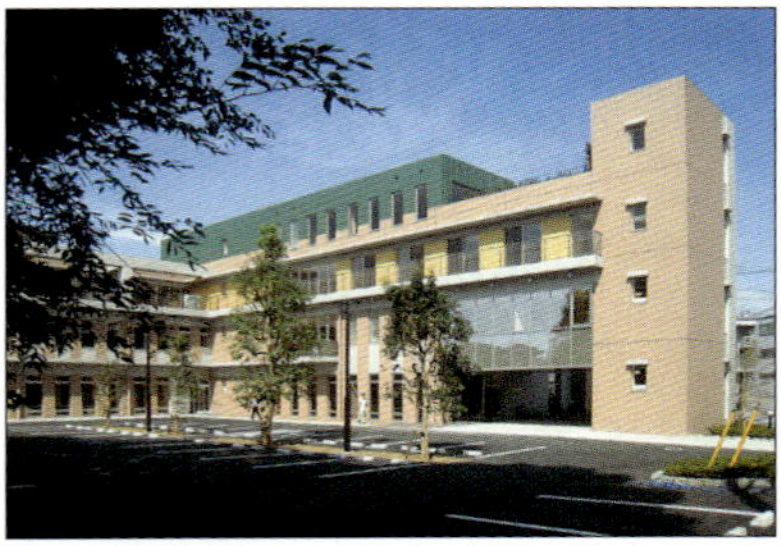

写真43　借地を加えた佇まい（高坂醫院）

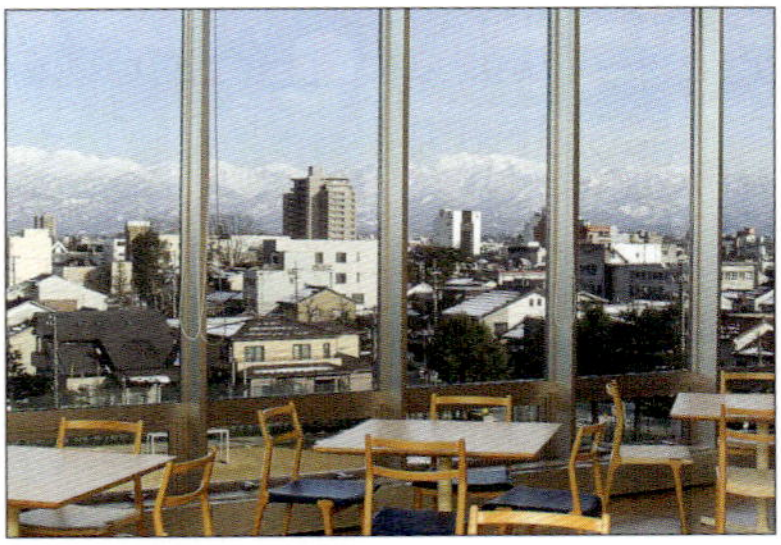

写真44　最初に位置を決めた病棟食堂（長谷川病院）

■玄関が、東あるいは南にあるのがよい

病医院には、朝早くから患者が来るので、特に寒冷地においては、積雪や路面の凍結が早く解消できるように、そして院内を明るく健康的なイメージとするために、玄関は朝日の当たる東や南に設けるのがよい。

敷地選定の際にその可否を、そして眺望に期待ができる敷地では、病棟などから、どの方向にどの眺望を得て、主な部屋をどこに配置するかのイメージを固めておくとよい（写真44）。

■敷地の高低差の利用

土地の売買では、「更地渡し」が一般的であるが、設計のイメージができていて建設に支障がなければ、植栽や地中に基礎が残っていてもよく、必ずしも、全体が更地である必要はない。また、高低差のある敷地を避けることが多いが、大中規模の病院の場合は、サービス動線などの動線分離のために、あえて高低差が好都合な場合があるので、造成の前に設計者に相談されるとよい。図14では、掘削土の場外搬出が不可だったので、造成段差の高さを立駐一層分とし、将来の駐車台数増への対応をした。図15を含め、いずれも、建築の設計を先行させてから造成計画をし、また、荒造成の段階から建設工事を始めたので、一部の擁壁を建築本体で担うなど、合理的で経済的な方法となった。

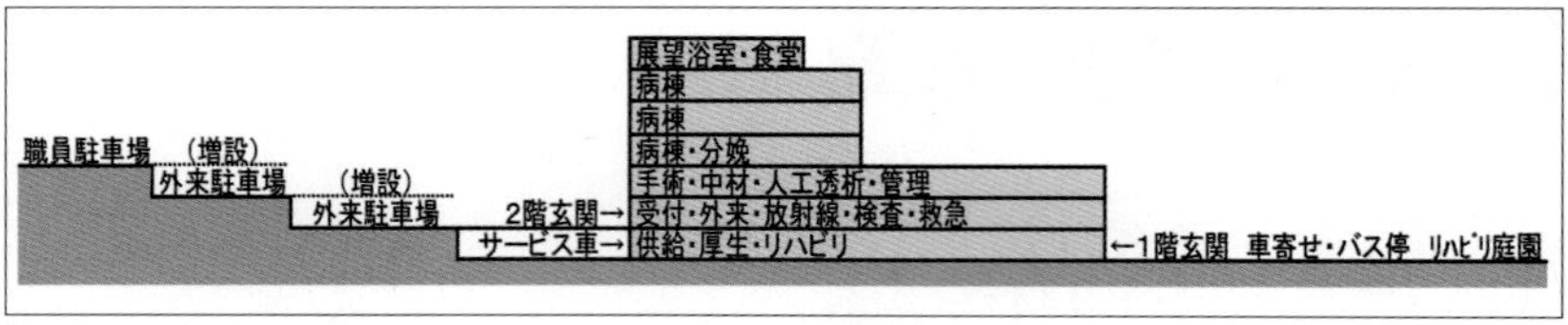

図14　敷地の高低差を利用した階層計画（三田市民病院）

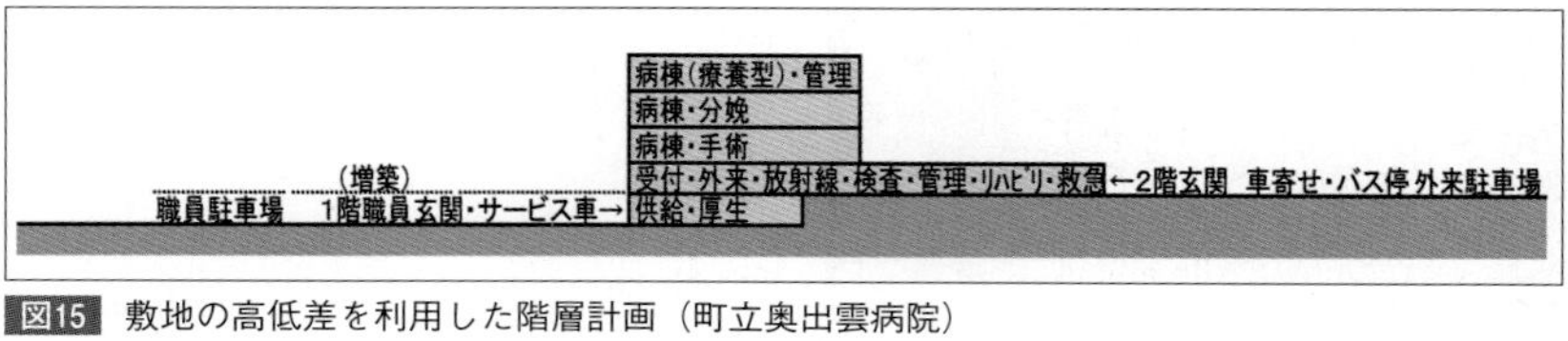

図15　敷地の高低差を利用した階層計画（町立奥出雲病院）

20 車の動線と駐車場 ―安全な歩車分離

弱者を対象とする病院では、車での来院が多く、大病院での広大な駐車場や近隣に用意された駐車場での空きロット探しなど、駐車場からの長い歩行動線はそれだけで疲れてしまう。そして、診療予約がある場合の駐車待ちは、イライラものである。

SCでも店舗に接続する立駐や店舗上階の駐車場など、雨に濡れない便利な駐車場が用意され、一台当たりのスペースも大きくなっている。また、病院には、救急車や送迎車などのいろいろな車が来るので、歩行者にも安全で、スムーズな車動線に配慮しておきたい。

■駐車場は、雨に濡れない便利な位置に

土地が安い郊外型の病院では平面駐車場に、そして市街地病院では、高価な土地の有効活用のために立駐にと、立地条件から判断されることが多いが、患者サービスの視点からは、答えは一つではなかろうか。浜の町病院では、敷地条件からの結果ではあるが、病院に接続した雨に濡れない立駐がある（図16）。

■スタッフ用と外来者用の駐車場

スタッフ用の駐車場が多く用意されるのも、病院ならでの「不

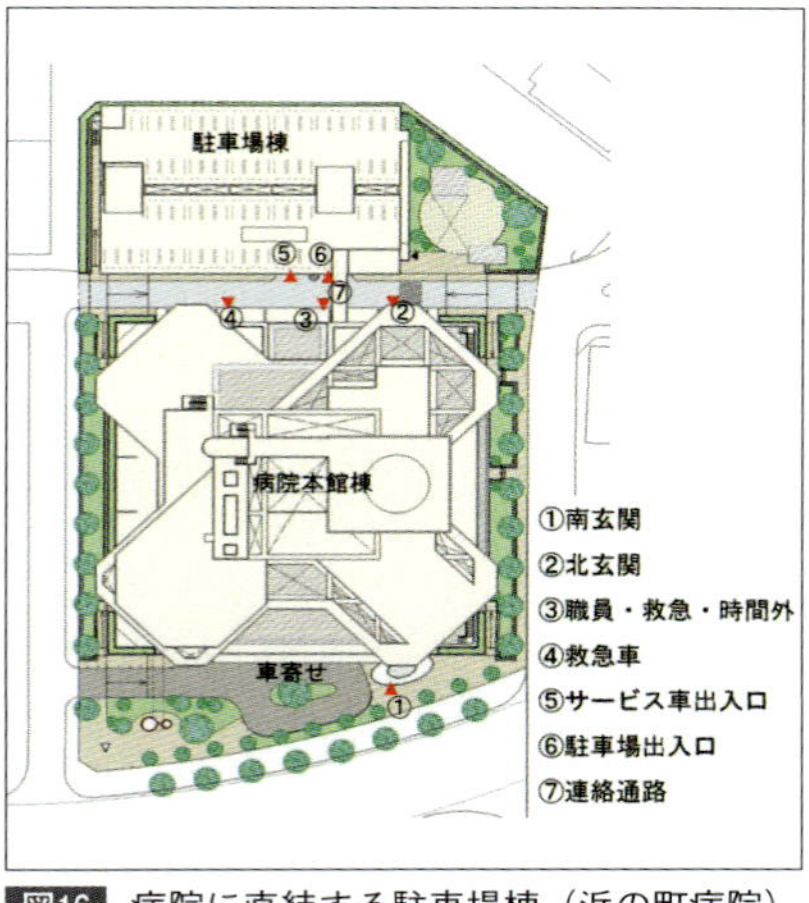

図16 病院に直結する駐車場棟（浜の町病院）

思議」の一つである。来院者用とスタッフ用の駐車場は、双方の台数配分の融通性のために、連続させながら分けるのが通常の手法であるが、来院者用に長い行列ができる時に、スタッフ用の駐車場に空きがあると不満の原因になる。

某病院の駐車場の玄関に最も近い便利な位置に「医師専用」という表示があり、非常勤の医師用なのか、空いていたので病院に指摘させていただいたことがある。患者からは、「なぜ?」となる。空いているのに止められないことも、患者の自由を制限する「害」の一つであり、見えない位置に、あるいは見えない工夫をしておきたい。**写真45**は、位置を変更できるように仮設ではあるが、コンクリートジャングルの目のやり場もない中の緑栽のあるフェンスにより、スタッフ用の駐車場を隠すことに成功している。

平面駐車場は将来増築用地

病院や関連施設の増築と将来の建替用地のための当面の平面駐車場の場合は、「マスタープラン」にそれに併せての駐車場の立駐化までを計画に組み込んでおくことになる（52頁図14・40頁図8）。

緑の駐車場

弱者にとっては、炎熱の駐車場はさらに苦痛なことである。**写真46**のように車の間に植栽を植えれば、駐車場内を移動する時の日影のある安全な歩道となり、病室から見ても、駐車場が緑海に見えて心地よい。

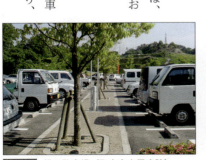

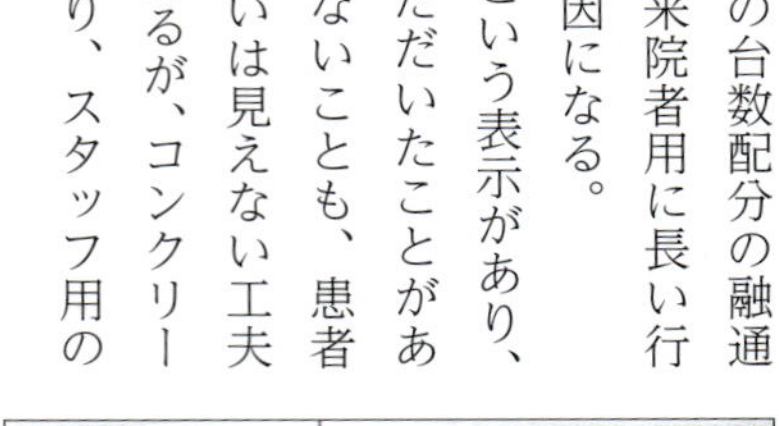

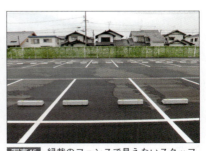

写真45 緑栽のフェンスで見えないスタッフ駐車場（JA広島総合病院）

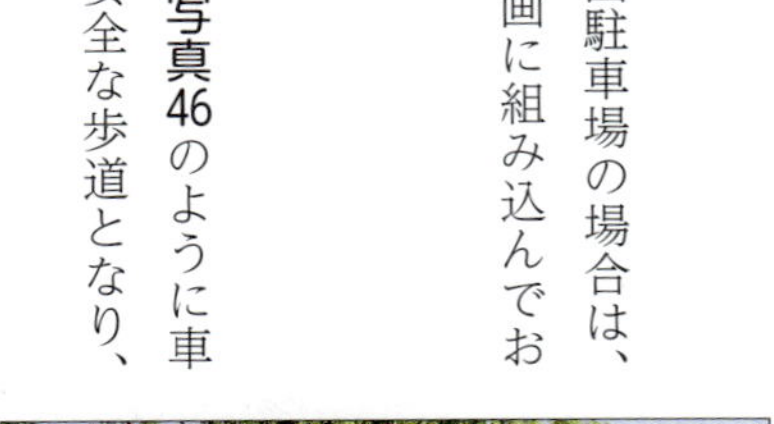

写真46 緑の駐車場（町立奥出雲病院）

いろいろな車への配慮 ―安全な人と車の動線

病院に来るいろいろな種類の車の、それぞれのスムーズな動線と、歩行者の安全な動線が、そして特に、寒冷地での救急車寄せの屋内化や、亡くなった方の搬送用の寝台車寄せの屋内化、病診福連携の搬送車、透析患者の駐車場、後部からの車椅子乗降のための幅の広い庇(写真47)などへの配慮が設計のポイントである。

長い車寄せ

玄関前の車寄せに家族待ちの車が行列して、車寄せが機能しない場合がある。車寄せには、家族のほかに、タクシーの降場、乗場、病診福連携の搬送車、宅配便など、いろいろな車が寄せる。まずは、庇のある車寄せを長くすること、そして迅速を要する車については、駐停車位置を指定するとよい(写真48)。

クリニックの駐車場

スタッフの車で駐車場の車が多いと、診察の待ち時間が長そうだ、あるいはスタッフ用の駐車場を隠して、駐車場の車が少ないと、流行っていないのかな、と判断が難しいところである。

院長の「ベンツ」については、院長の在不在が事前にわかった方がよい医院もあるが、とりあえずは、患者に見えない所への駐車をお勧めしている。

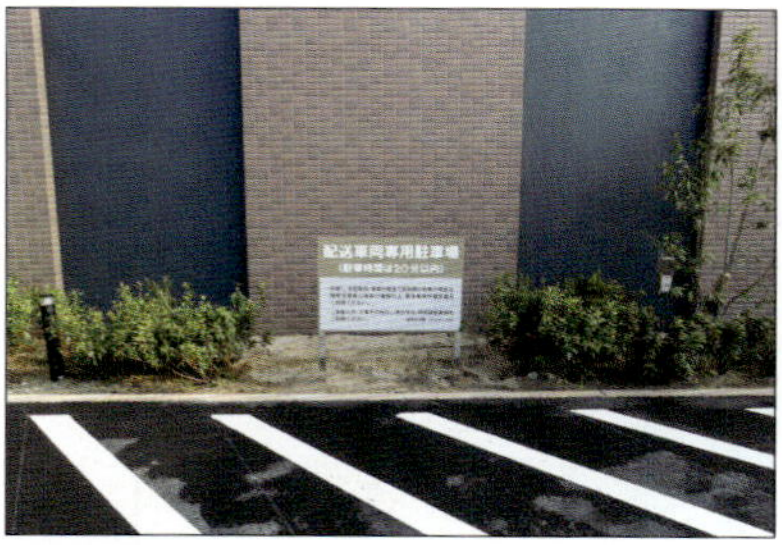

写真48 宅配便の駐停車位置指定(メディプラカーサ)

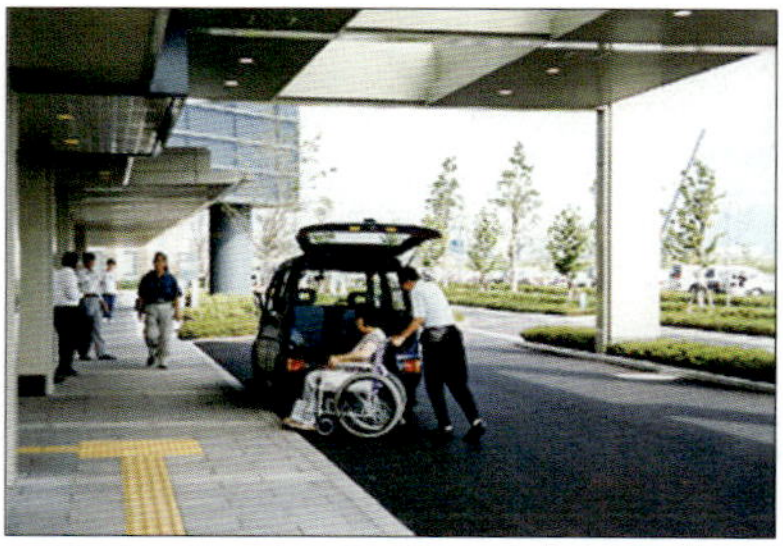

写真47 後部や右からの乗降に配慮した幅の広い庇(島根県立中央病院)

21 アプローチと玄関の佇まい ―真っ直ぐのアプローチは「物」の動線

病院のアメニティが話題になり始めた頃には、「開かれた病院」とか「親しみやすい病院」「入りやすい病院」を目指したこともあり、病院も「お年寄りの社交の場」として落語にも登場した。しかし、病気であることも病院に行くこともプライベートなことであることからは、知った人に会いたくなく、見られたくないこともあるのではなかろうか。また、院内を外部の喧騒を避けた静かな治癒環境としておきたい。

街並との関わり ―病院は、街並のアメニティの連続性を分断する

街中の小学校の長い塀が、街並のアメニティの連続性を分断していることは、誰もが経験することである。大きな病院でも同じことが言え、それに加えて複数の「門前薬局」が並ぶ風景がある。また、病院は「近くて遠いのがよい」と言われるが、それぞれの立地に見合った工夫をしておきたい。

北九州総合病院（**3**）では、地域住民の主動線である歩行者専用道路側の入口は、レストランやコンビニのある厚生棟のアーケードからとして（**写真49**・206頁**図98**）、街並から病院くささを消し、車寄せのある大きな玄関は街並みからはずれたところに設けた。

また、同じ病院の、ＪＲ駅からのペデストリアンデッキにつながる2階の玄関

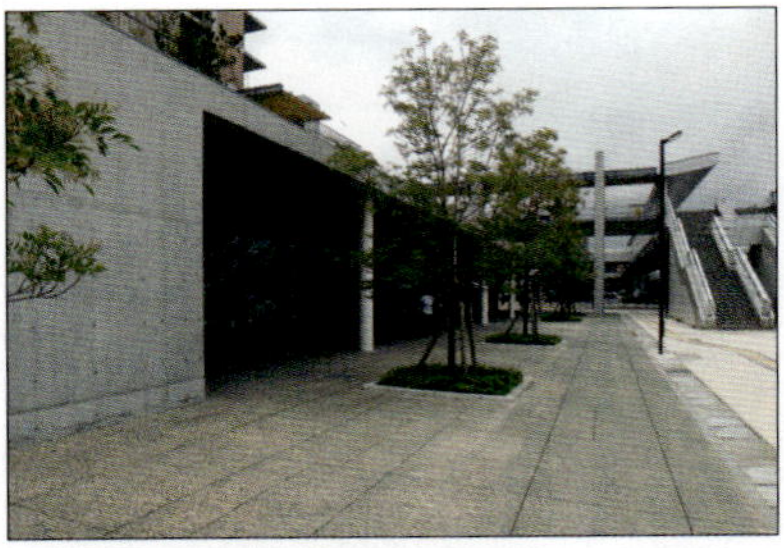

写真49 遊歩道に面した厚生棟のアーケード（北九州総合病院）

は、デッキ上の歩行者から病院の玄関が見えないように、屋上庭園の中を屈曲させ、展開する風景を楽しみながらのアプローチとなっている（写真50）。

■「折れ曲がり」の効果　―道路の喧騒を院内に引き込まない工夫

玄関の位置さえわかれば、必ずしも玄関が正面を向かなくてもよい。車椅子の利用もあり、「近く、短く、真っ直ぐに入る」ことが、病医院や福祉施設の定石であり、それを否定するわけではないが、それは「物」のための動線と同じキーワードであり、必ずしもそうしなければならないことはない。料亭のアプローチがそうであるように、道路から玄関までの距離があり、その間で道路の喧騒から隔離できる場合は、距離で対応できるとして、道路からの距離がない場合は、緊急を要する動線以外では、道路の喧騒を院内に引き込まない工夫をしておきたい。

■路地から入る病院　―長谷川病院の場合

当時の長谷川眞常理事長から、「泌尿器科の玄関は、こんな大通りに面するのではなく、狭い路地を入った昔のパチンコ屋の景品渡し口のようなところがよいのだが」と言われたが、すでに著者の案はできていた。壁の裏にサッと隠れることができ（**写真51**）、そこから人に見られずに、ゆっくり病院に入ることができる（**写真52**）。ちなみに、著者の当初の目論みは、大通りの音と視覚的な喧騒を院内に持ち込まないための導入動線の屈曲であったが、それが理事長の想いと合致した。

風除室の正面に見える小便小僧（泌尿器科のシンボル？）が置かれた池と庭（**写**

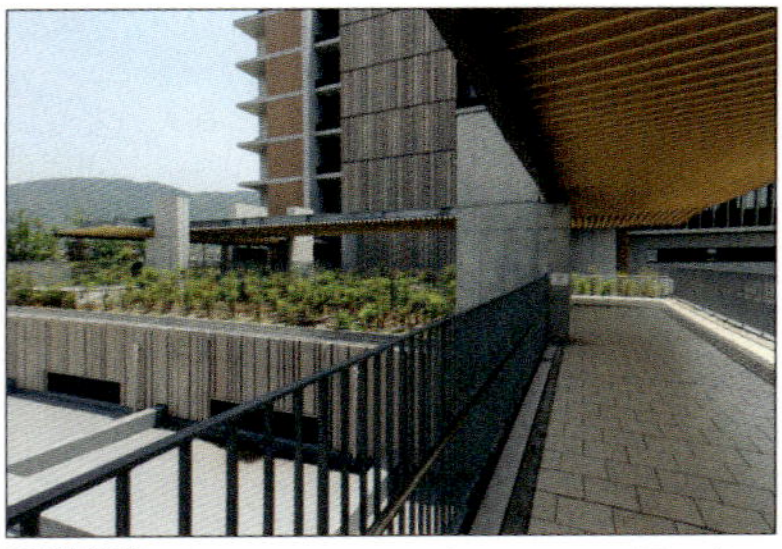

写真50　ペデストリアンデッキからの緑の中のアプローチ（北九州総合病院）

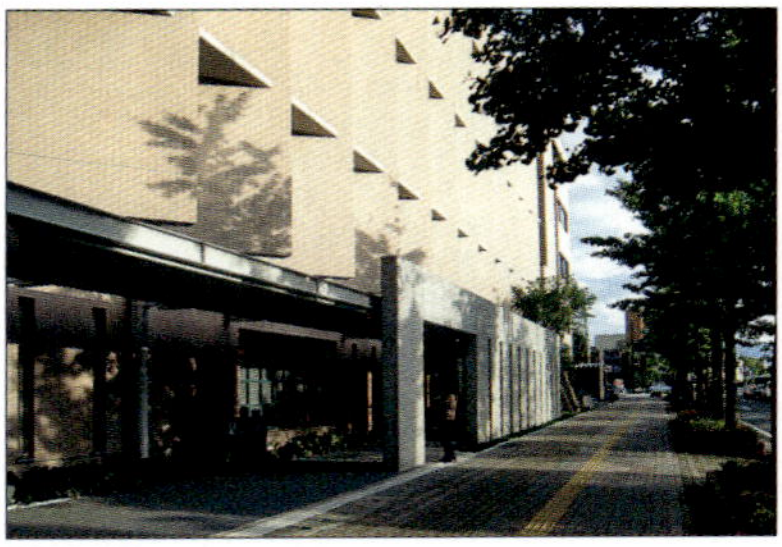

写真51　大通りに面した壁で隠した玄関（長谷川病院）

真53）は、ほかに歩道やロビーから、その見え方の変化を楽しむことができる。また、風除室の役割は「外の冷たい風が建物の中に直接入らないようにする」ことであり、動線を折り曲げると、冷たい風が直進しないので、風除の効果が増す。

北から見える明るい南玄関

病院の玄関は、東や南向きが好ましい（19）。高坂醫院では、北側からの主アプローチから南の明るい玄関が見えるように、建物に大きな穴をあけ、ピロティとした（写真54）。入口は、ピロティ内での横入りで、また風除室から診療ロビーへの動線も90度曲がりとし、冷たい風が吹き込む心配はない（73頁図29）。

わかりにくい時間外玄関
―病院に「時間外」はない

大型の「近代的病院」に多く見られる矩形平面の場合に、時間外玄関が裏手にありわかりにくい病院がある。特に休日などの見舞い玄関を兼ねている場合は、要注意である。それは、内部からの機能的平面の追求（インサイドアウト）の結果であり、均一な外観にもよる。まず、正面玄関と時間外玄関の位置を定めてからプランニングをしていた「前近代的病院」の「温故知新」としたい。

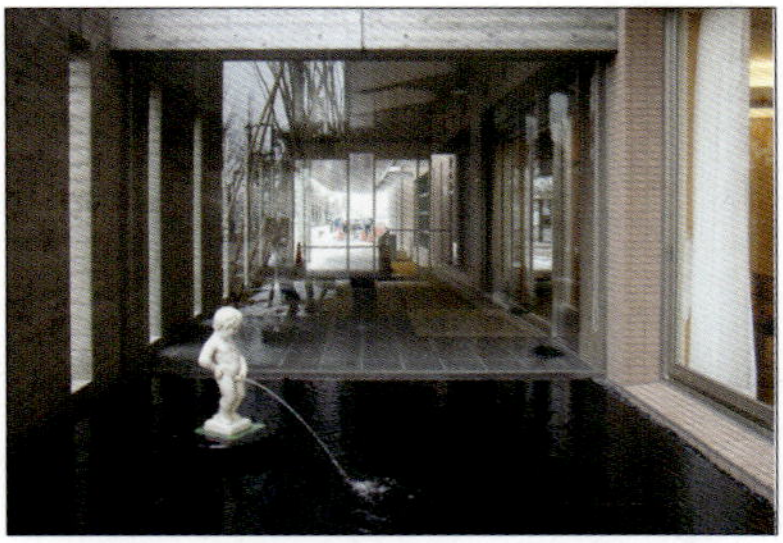

写真53 風除室の正面に見える池と小便小僧（長谷川病院）

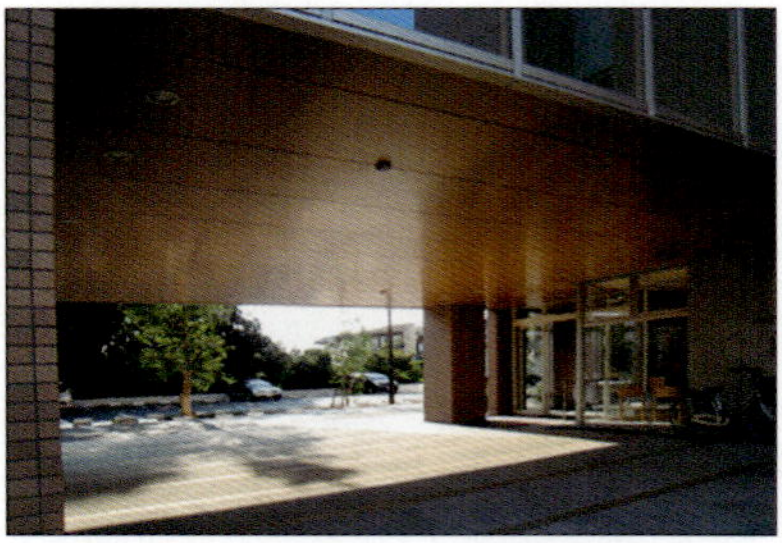

写真54 北から見える南玄関（高坂醫院）

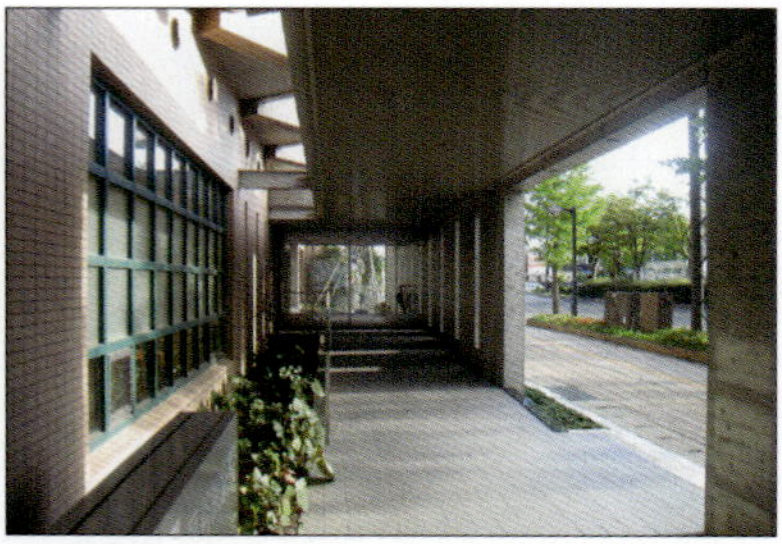

写真52 壁の裏の路地（長谷川病院）

22 病院の設計は「廊下の設計」
—「病院くささ」からの脱皮

省エネルギーのために照明が消された、暗くて長いトンネルのような、そして物が溢れている廊下の風景が、「病院くささ」の一つである。病院の廊下が生活や業務のスペースとして積極的に使われているところに、ホテルの廊下との違いがある。廊下を生かすところに、病院のイメージアップとコミュニケーションを向上させる工夫がある。

著者の留学時代の論文「Amenity of Hosipital Corridor（1970年）」で論じた。

■廊下は無用の長物か？

寸秒を争う急性期病院と生活度の高い慢性期病院とでは、廊下のあり様が異なるが、廊下が移動のためだけのものであれば、無用の長物である。廊下を無駄な空間と考えて、1mでも短いことがよい設計として、その「短さ」に挑戦し、それで良しとしたのが、「近代的病院」の「ディーププラン」であった。そして、機能重視の廊下の設計が、廊下だけでなく、病院全体のイメージと居住性の低下や、わかりにくさを生み、「病院くさい病院」をつくってきた。

廊下の「無用」を「有用」にすることにより、快適でわかりやすい病医院となり、建物全体のイメージアップとなる。

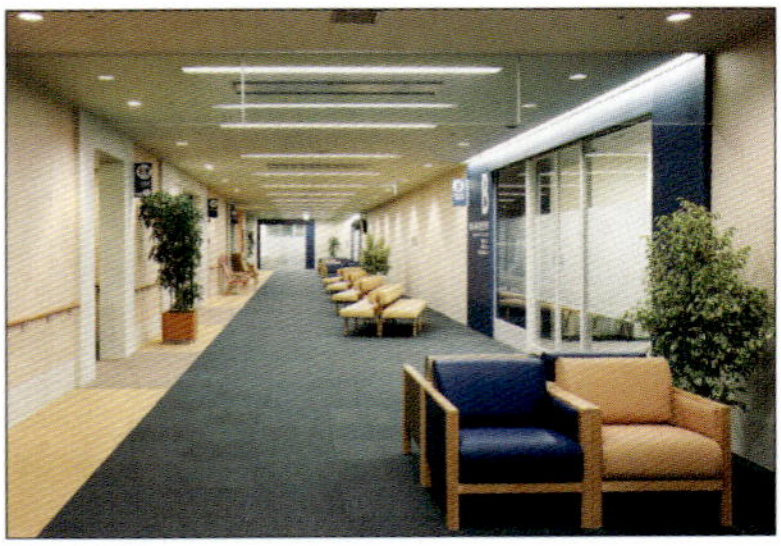

写真55 外来の廊下ラウンジ
（福井県済生会病院本館改修）

廊下はアメニティの要　―廊下をコミュニケーションの場に

ロビーやラウンジを含む「廊下」は、機能を支える「動線の要」であると同時に、建物の中にいる人や訪問者の誰もが利用し体験する空間であることから、病院全体の「イメージとアメニティ」を決定づけるものである。そして、廊下は、ホッとする休息や、不意の出会いによる「インフォーマル・コミュニケーション」の場となる（写真55）。

廊下は、その寸法の縦横比やその設えでイメージが大きく変わる。廊下の途中に扉をつけて、廊下を短くし椅子でも置けば落ちついた空間となり、待合やラウンジ、リビングルームになる（108頁写真121）。

病院の廊下を、「ホスピタルストリート」と称して、一つの街路に例えることがある。街路のアメニティを病院の廊下に持ち込みたい。また、窓からも外が見え、吹き抜けなどによる空間の変化があれば、自分の位置を知ることができ、快適さとわかりやすさの両方が得られる「オリエンテーション・スペース*1」となる。高坂醫院では、病棟の片側廊下部分から外が見え、ウッドデッキにもつながり、快適である（写真56）。廊下の突き当たりにも、施設基準の幅で十分に椅子とテーブルを置くことができ、立派なミニデイルームになる（写真57・59）。

廊下に窓を　―省エネとセキュリティの向上

「ディーププラン」の窓のない廊下で、省エネのために照明をまびいている病

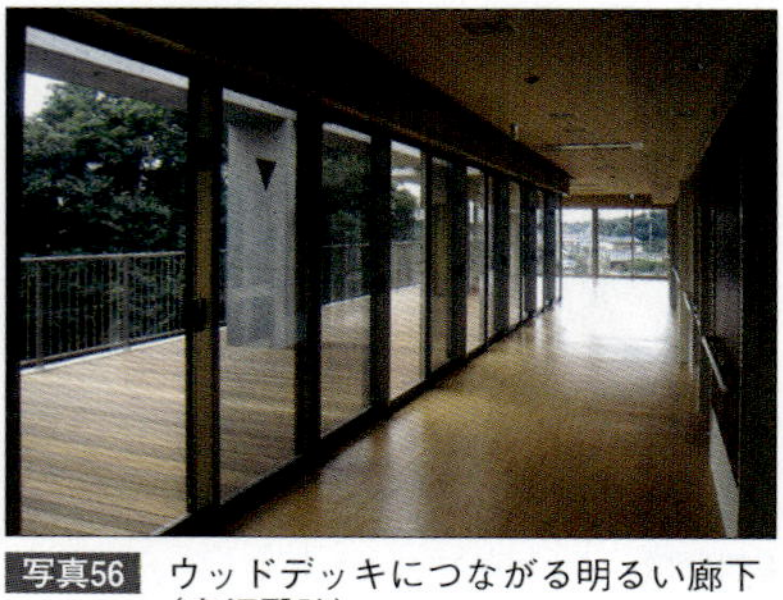

写真56　ウッドデッキにつながる明るい廊下（高坂醫院）

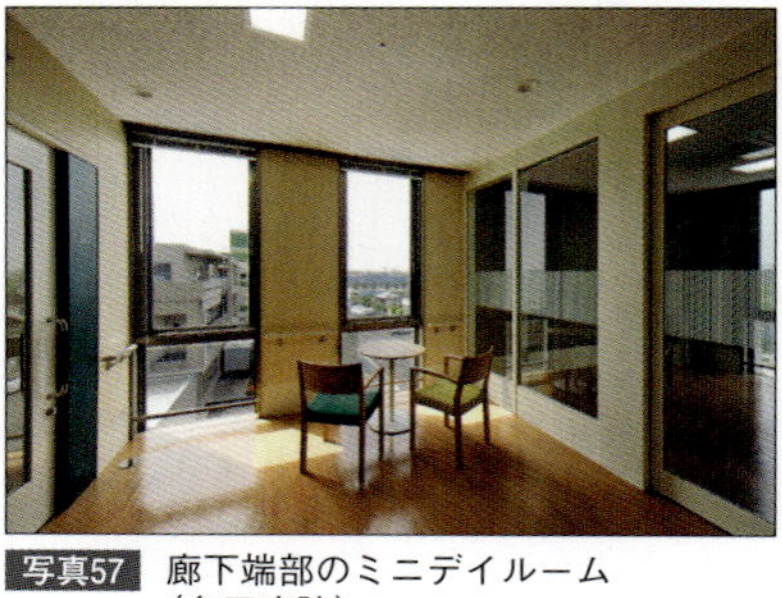

写真57　廊下端部のミニデイルーム（角田病院）

院が多いが、常時明るくしておく必要がある廊下や階段こそ、外光で明るくしておきたい。省エネとなり、避難時の安全やわかりやすさ、そして窓を通して内外が見えることによるセキュリティの向上への近道である（**写真58**）。

回遊動線の効果

「住宅は子供が家の中を走り回れるように設計するとよい」と教わった。今の住宅ではその余裕はなさそうだが、「前近代的病院」では、「回遊動線」が病院設計の基本で、診療部門では、患者がぐるぐる回りながら目的地を探してまた元の場所に戻ってくる、あるいは病棟では、看護師の見回りがしやすいなどの理由のほか、改修工事の際に一部の廊下を閉鎖しても反対側からアクセスできるとか、借金取りが来たら反対に逃げられる、火災時にどちらに火元があろうとその反対側に逃げられる（二方向避難）、ゾーニングがしやすいなど、いろいろ意味あってのことである。

階段も廊下の延長　―仕上げも照明も廊下並みに

階段には、仕上げや照明の「階段仕様」があり、階段室に入るとイメージダウンする病院が多い。よく使う階段は、廊下の延長として内装や照明を廊下並みとしておきたい（**写真59・25頁写真20**）。それで階段の利用も増える。

＊1　オリエンテーション・スペース：イメージの違いや目印等で、自分の位置を知ることができる場。

22

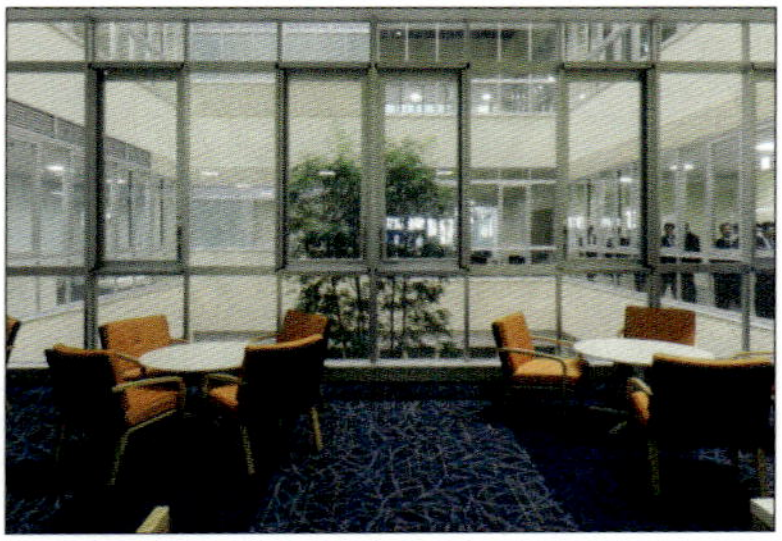

写真58　中庭を回遊する明るい共用廊下（浜の町病院）

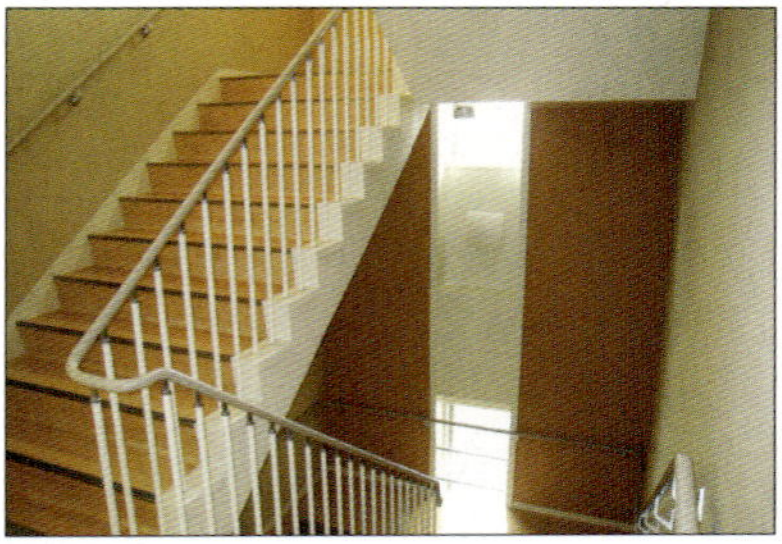

写真59　廊下と同じ内装と窓のある階段（高坂醫院）

23 「貸しビル」に倣う ―フレキシビリティの追求

フレキシビリティを追求する建築の代表格は、「貸しビル」であり、最小限の共用部分と高いレンタブル比、間仕切りの自由度を高めるための連続した大きな貸室空間を特徴とする。

これらの貸ビルの特徴に、ゾーン面積の変化への対応、間仕切りの改修、セキュリティなどの、まさに今の病院に求められている課題の糸口を見つけることができる。貸ビルの発想による合理的で「何とでもなる建築」が、これからの病院設計の目標である。

貸しビルの平面型に倣う ―「何とでもなる建築」

貸ビルには、玄関ホールや廊下、階段、エレベーターとトイレなどの共用部分があり、共用部分から直接各テナントの部屋に向かうことができる。そして、貸室部分を単独で施錠できてセキュリティが高い。また、貸室部分のスペースは通常連続していて、借りたい面積に分けて借りることができ、いろいろなニーズに対応できる。そして、貸室内部は間仕切りの増設撤去による改修を絶えず重ねている。貸しビルの「小さい共用部分」とフレキシビリティの高い「大きな連続する空間」の考え方が今の病院建築に求められていることに合致する。

浜の町病院では、貸しビルの「センターコア*1」の平面型を採用し、中央のEVと中庭を回る明るい回遊型の共用廊下のまわりに連続する大きな空間が広がり、自由に各部門の配置をすることができる。診療階（図17・99頁図40）の機能的な矩形平面に対して、病棟階（図18・158頁図81）は、病室の窓のために外壁を長くし、それが外観（写真60）の特徴になっている。北九州総合病院では、貸しビルの「リニアーコア*2」の平面型を採用し、奥行の違う二つの大きな空間に各部門の配置ができる。（図19・100頁図41・写真61）。

■「小さな共用部分」の効果

共用部分を小さくすると、有効面積が増え、まとまった専用スペースにより、レイアウトや将来の変更におけるフレキシビリティが高くなる。そして、共用廊下が短くなり、患者や外来者にとって、わかりやすい案内のよい病院となる。すなわち、これまでの「廊下待ち」という病院の風景が、わかりにくい病院の原因であったが、待合を専用部分内に取り込むことにより、共用廊下と明快に分けることができる。そのほか、セキュリティや患者とスタッフの安心、お金のかけ方のメリハリなどのいろいろな付加価値がある。

＊1　センターコア：中央に階段やエレベーターを集約し、まわりに大きな連続した貸室を配置した平面型。

＊2　リニアーコア：線上に階段やエレベーターを集約し、その両側に二つの大きな貸室を配した平面型。

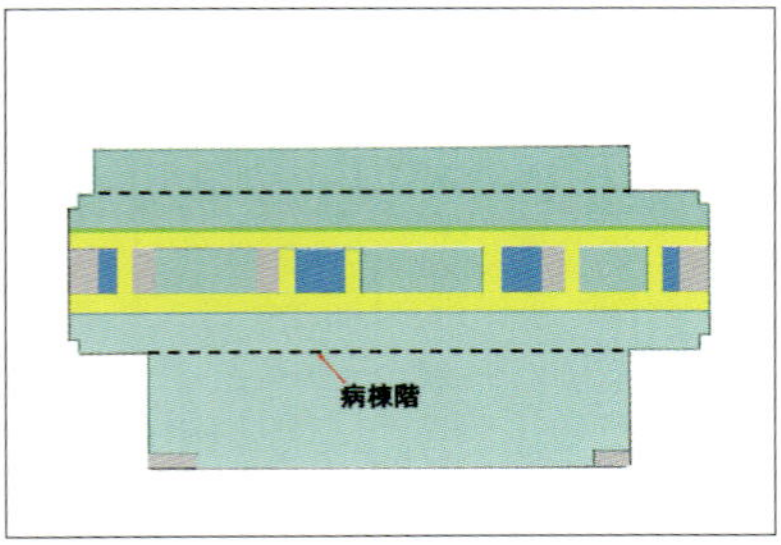

図19　診療・病棟階の平面型（北九州総合病院）

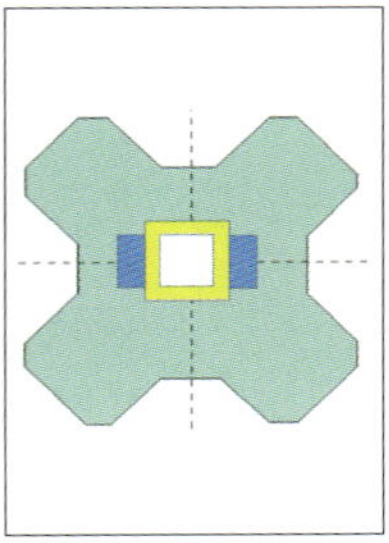

図18　病棟階の平面型（浜の町病院）

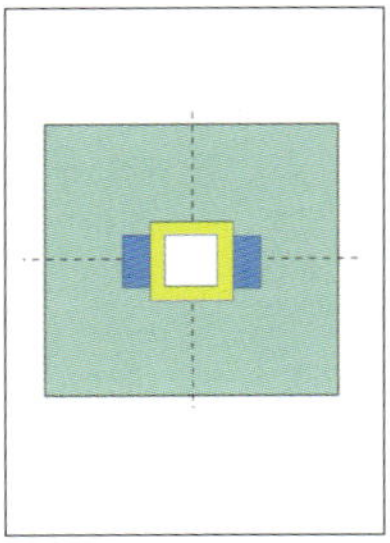

図17　診療階の平面型（浜の町病院）

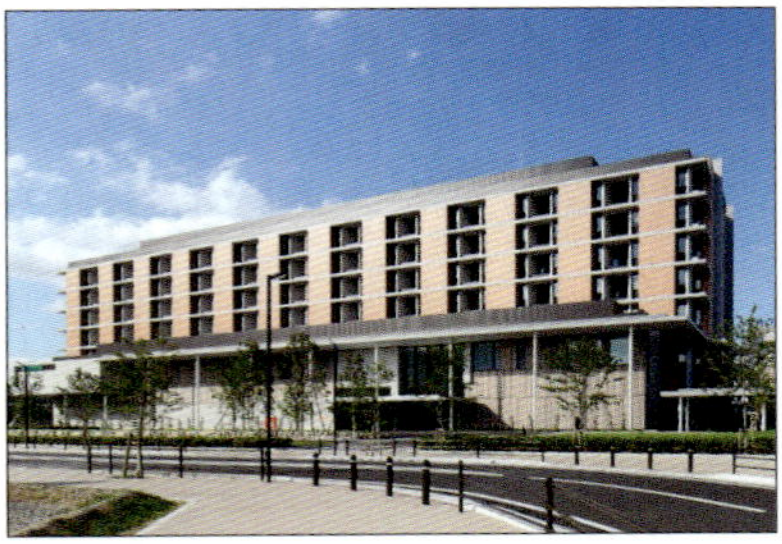

写真61　外観（北九州総合病院）

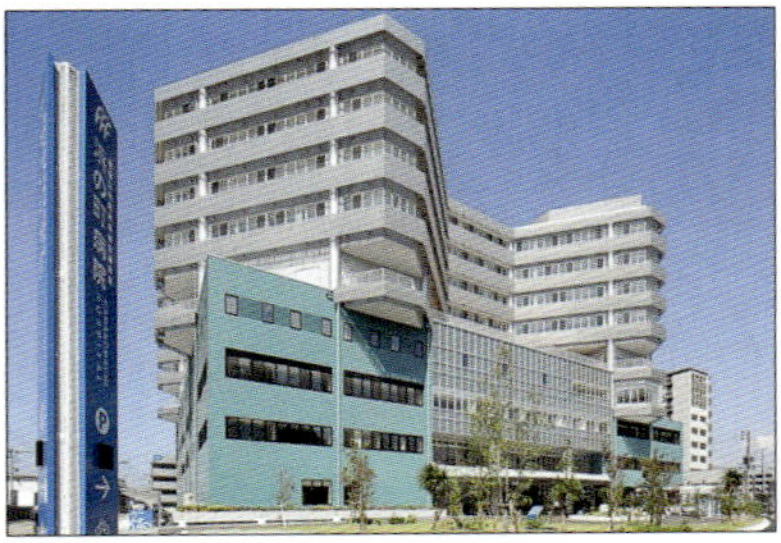

写真60　外観（浜の町病院）

24 病院機能を決定づける「動線計画」と「ゾーニング」

「動線計画」は、各部門（ゾーン）や各室の関係を機能的に結ぶ共用廊下やエレベーター、階段の計画であり、「ゾーニング」は、各部門の関係性、近接性をもって、それらを機能的に配置することである。いずれも、病院機能を決定づける病院設計の基本であり、特に前者は、将来とも変更がしにくいものとして、入念に計画しておく必要がある。それらに加えて、別項「病院の設計は廊下の設計（22）」のエッセンスを加味すれば、骨組みの設計は終わりに近い。

機能性と患者の気持ちに立った「動線分離」

スタッフ側の人と物、書類の動き、清汚区分などの機能性を重視した、スタッフ側の「動線分離」は、病院設計の基本的な配慮事項であるが、次の患者や家族側からの視点も加えておきたい。

①　患者と一般来訪者の動線分離（健者と患者）
病院には、患者以外に、家族、仕事上の訪問者、健診受診者、研修参加者などの「健者」が多く訪れる。一方で、患者が病院に来ていることはプライベートなことであり、感染の問題もあり、それらの動線分離に配慮しておきたい。

②　外来患者と入院患者の動線分離（服装と履物の違い）
院内には、外来患者と入院患者双方からのアクセスがある部門があるが、前者が外出着であるのに対して、後者はガウン姿にスリッパで、スタイルを気にする女性もハイヒールを履くことができない。まず

は、後者が玄関ホールや外来の待合を通らないこと、そして、また診療部門内でも、できるだけ動線の交錯を避けておきたい。

③ 亡くなった方の動線分離

亡くなった方とその家族の、ほかの方々との交差をできるだけ少なくしておきたい。

■適度な「動線混合」による、患者とスタッフ双方の安心 ―「情報化」が可能とする

「近代的病院」の機能重視の「動線分離」は、患者にスタッフの顔が見えない、スタッフに患者の顔が見えない病院をつくってきた。そして今、「情報化」により、適度な「動線混合」による双方の「安心」に配慮したプランニングが可能となっている。

■「平面移動」より近い「垂直移動」

エレベーター（ＥＶ）の待ち時間がよほど長いからか、スタッフから、ほかの特定部門と隣接、あるいは同じ階にという要望が多く困ることがある。絶対的な条件なのかどうかは詳しく吟味すればわかることとして、大きな病院では同じ階にすることで、逆に遠くなってしまうことがあり、別の階でもＥＶに近い位置に設ける方が近い場合がある。また直上下階にという要望も、スタッフが階段を利用する場合は別として、実際にＥＶに乗っている時間の差はわずかな時間であり、直上下階にこだわらなくてもよい場合が多い。

■ＥＶの使い分けによる、「動線分離」と「ゾーニング」

患者や見舞客がストレッチャー搬送のＥＶに同乗すると、目のやり場がなく、またスタッフの業務に支障が生じることは、誰でも経験することである。動線の「要」はＥＶであり、使用頻度の少ない小病院は別として、

大きくは、「一般用」と「寝台サービス用」に分け、大病院では、後者をさらに、「寝台用」「スタッフ用」「サービス用」「廃棄物用」などに使用の区分をしている。そして、それをゾーニングに関係させれば、ゾーンも明快になり、動線分離にも連動させることができる（図20・21）。また、EVの扉に「寝台専用」や「職員専用」の大きい表示がある病院が多いが、患者側からは、「空いているのに乗れない」というストレスの原因となる。事例の二病院では、EVホールに扉を設けて、EVの扉が見えないようにしている。EVホールの扉に「Staff only」とあれば、中にEVがあることもわからず、誰も疑問に思わない。機能的で安心な、そしてセキュリティの高い病院となる。

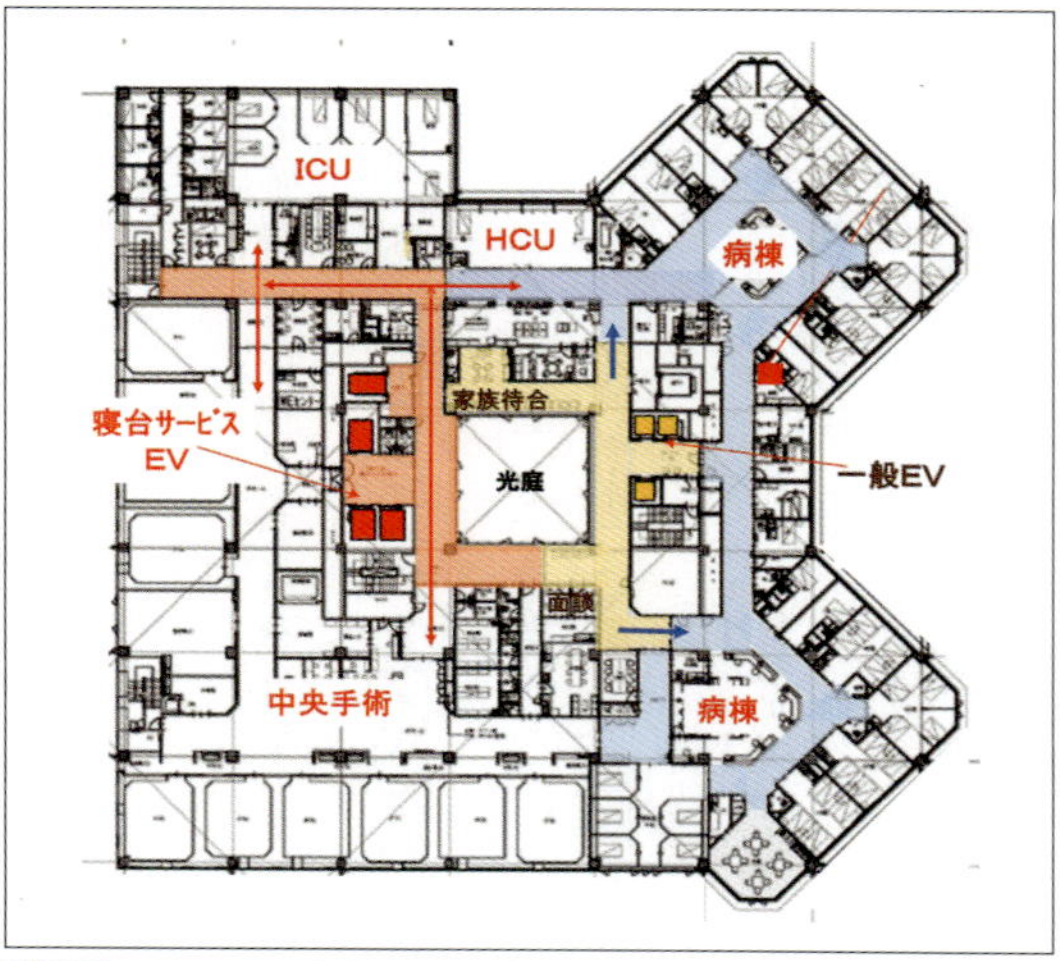

図20 EVによる動線分離とゾーニング（浜の町病院・４階）

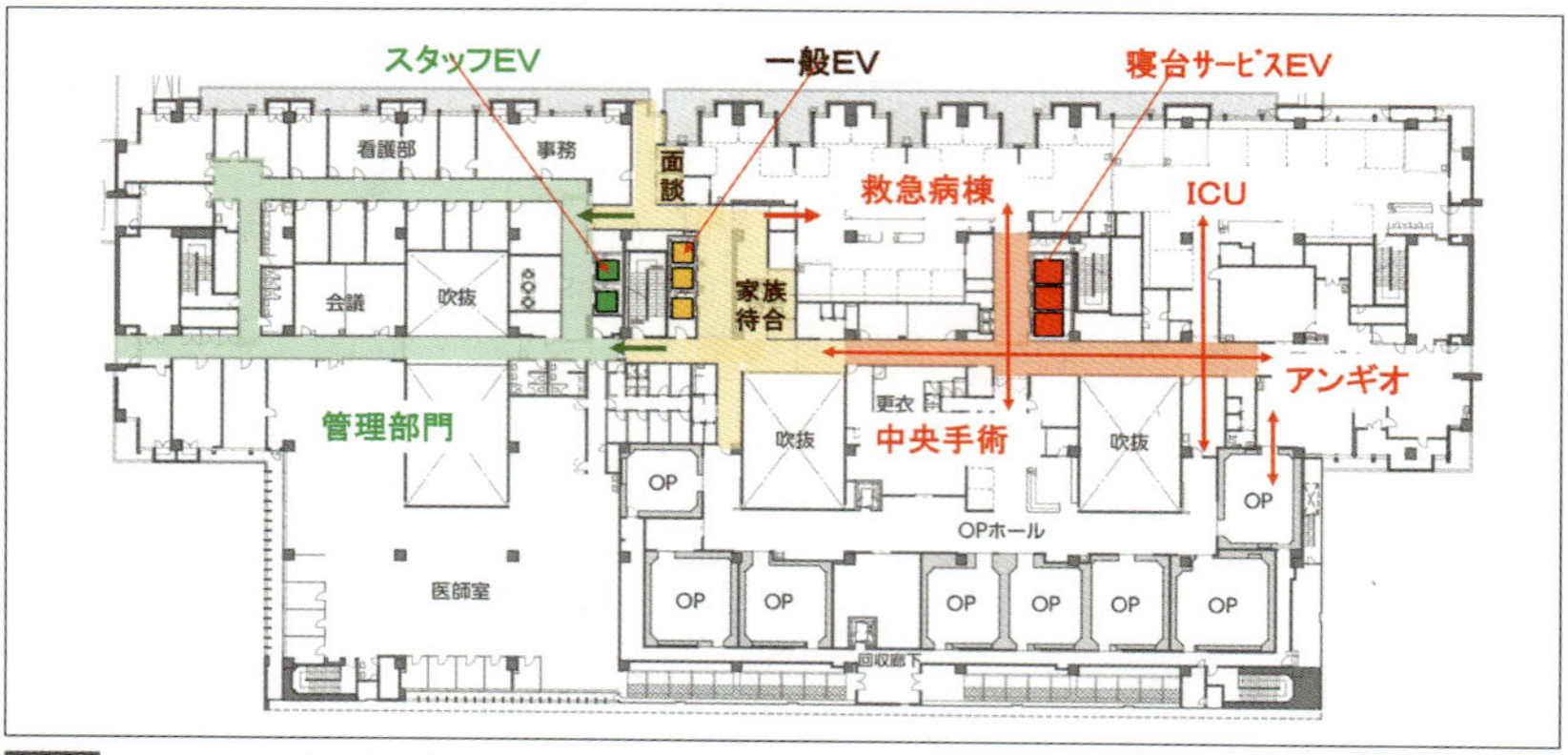

図21 EVによる動線分離とゾーニング（北九州総合病院・３階）

25 変わるゾーン ー「脱ゾーン」

「近代的病院」の「中央化」と「ゾーニング」の考え方や、部門別面積配分の統計データは、病院の建築計画論の研究対象となり、設計者が医師や医療スタッフに対して理論武装できる唯一のよりどころであり、駆け込み寺であった。しかしそれは、多くの病院が「金太郎飴」のように、平均的で過不足のない病院をつくってきた時代のものであり、病院の役割分担が進み、医療内容も変わるこれからは、それぞれの病院での個別解を求めることになる。

■ゾーンの再構築 ー変わるゾーンの設計

「近代的病院」の5つの部門分類「外来部門」「診療部門」「病棟」「管理部門」「供給部門」（図22）は、それがそのまま「中央化」の運用そのものであり、建物もその区分のままにつくられてきた経緯がある。例えば年度別予算で発注される大規模な公的病院の棟別の段階的な改築も、棟別に分けられた部門配置のままで建設され、それがそのまま運用を規定してしまう例も多い。そして、今進みつつある「専門外来」や「外来・病棟のセンター化」「外来治療センター」「高度医療部門の一体化」「救急医療部門の拡充（44）などでは、それぞれでの診断、検査、治療、入院の一体的運用も期待されている。病院各々がもつ役割と機能により、それぞれの個別解とする設計となることからは、これまで重宝であった「面積配

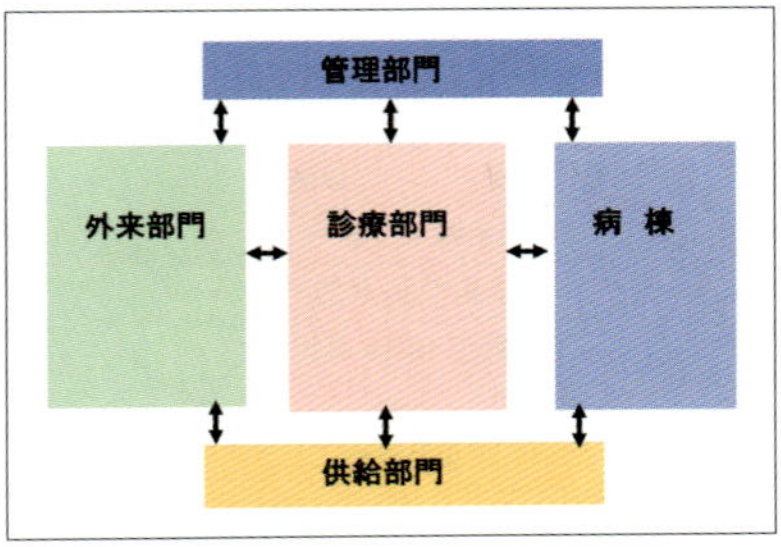

図22 病院の５部門

分統計データ」も、参考にはできるとしても、それぞれの病院での積み上げによる検証が必要となる。

■「中央化」から「分散化」へ、そして新たな「集約化」へ

スタッフを固定して患者を移動させていた「近代的病院」の「中央化」は、情報化が「分散化」を可能としたプロセスを経て、今やフリーハンドで考えることができるようになり、もはや、部門やゾーンを固定的に考えたプランニングにはならない。これら5つの部門分類をいったん解体し、「病院の中の病院」の集合体とする新たなパラダイムによる集約化が、これからの設計のポイントであり、そこから新たなパズルが始まる（図23）。

■「医療モール」に倣う ―「センター」から「医療モール」へ

結果的に「患者を動かさない」医療の糸口でもある院内のセンターを、診察から検査までが院内で完結する一つのクリニックに例えることはできないだろうか。となれば、画像診断などの高額医療機器や管理厚生諸室などの共同利用施設を共有する「医療モール」をその先例として見ることができる。

病院も大小さまざま、病院それぞれの役割によって、その答えは異なるが、個を大切にし、患者の負担を小さくできる「クリニック」の良さやサービスのあり方が、「脱近代的病院」の姿として、浮かんでくる。

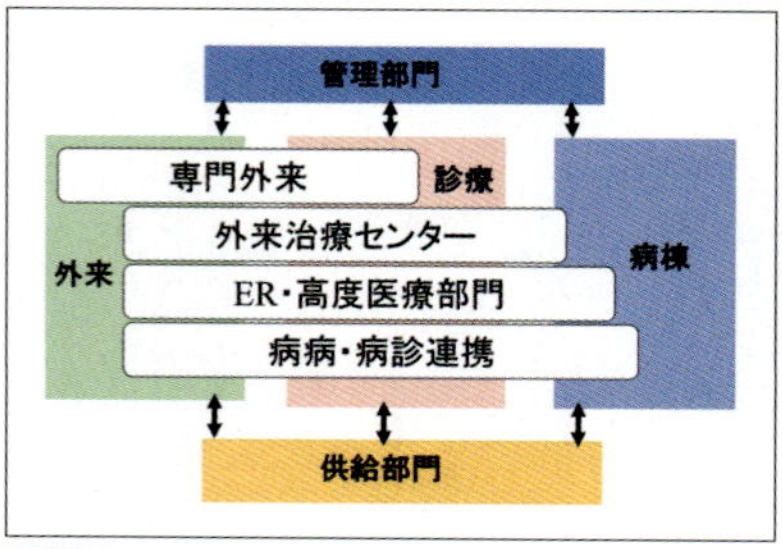

図23 新たな集約が進む５部門

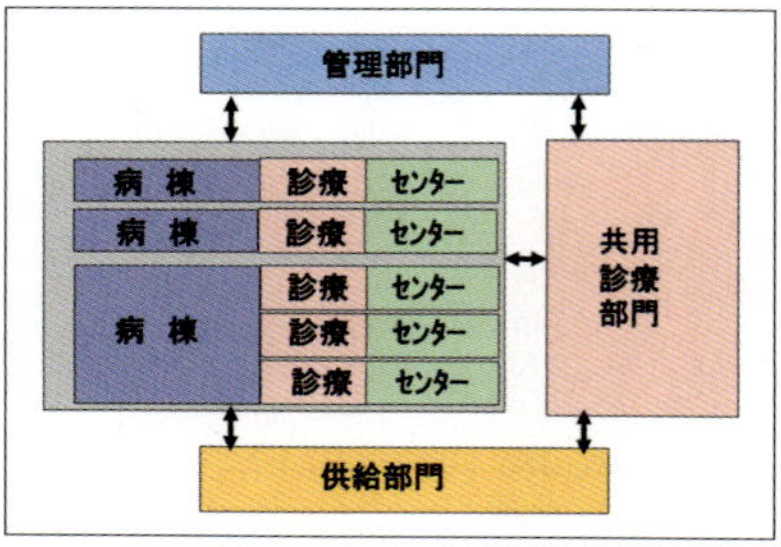

図24 医療モールを模した病院のイメージ

26 ゾーンにガラスの扉を ―患者もスタッフも安心なゾーン内の待合

病棟での盗難に困っている病院も多いが、わかりにくく延々と続く長い廊下、そして部外者が廊下にいても声をかけづらく、建物の奥深くまでセキュリティの低いのが病院の特徴である。

まず、通過動線[*1]が生じないような、明快なゾーンを構成し、その入口に扉をつけること。そして、診療部門であれば、廊下待ちをゾーン内の待合にすることにより、共用部分の廊下が少なくなり、セキュリティが向上し、案内のよいわかりやすい病院となる。

ゾーン扉の効果 ―わかりやすさと、セキュリティ、フレキシビリティ

ゾーンの扉は、開放したままでも、「扉があること」に意味があり、ゾーンを示すサインとなる。ゾーンであることが明確になると、中に誰かが入ってきても声をかけることができ、セキュリティがあがる。また、扉をガラス（写真62・63）にすると、ゾーンの中の様子が見え、安心して入ることができ、ゾーンの扉の外で困っている患者がいると、中のスタッフがすぐに気付いてエスコートできるなど、外来者へのサービスにもつながる。

また、時間外にゾーンの扉を施錠できるので、ゾーンの中は、間仕切りや扉のない部屋など、自由な平面が可能となり、フレキシビリティが高くなり、「小さい共有部分（23）」により面積の有効利用ができる。また、使っていない時は、

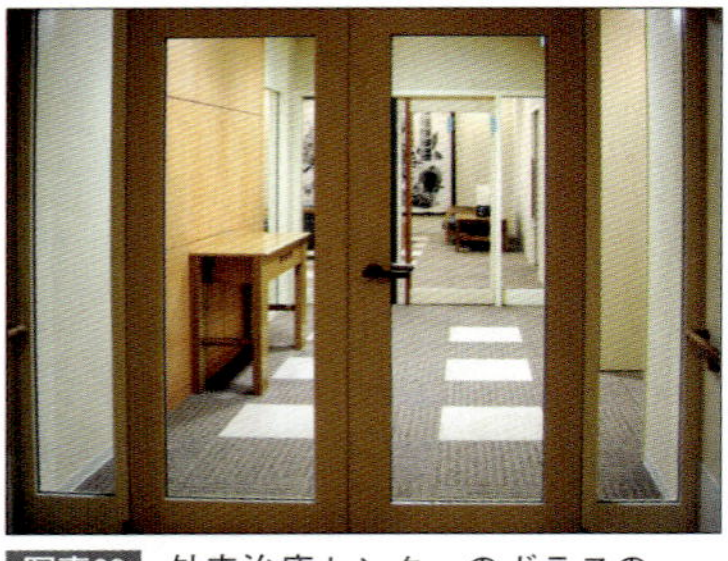

写真62　外来治療センターのガラスのゾーン扉（長谷川病院）

空調や照明も止めることができ、省エネとなり、オープンカウンターの上に出したままのパソコンもそのまま放置できる。守衛も、深夜の見回りに部屋の鍵を一つひとつ確認する必要がなくなり、ゾーン内の扉や錠なども省略できて経済的で、まさしく「患者によし、スタッフによし、コストよし」の実現である。

実際には扉を設けなくても設けられるように設計することで、ゾーニングと動線が明快でわかりやすい病院となる。

段階的なゾーン扉　―浜の町病院の場合

使用者や使用時間帯の違いにより、ゾーン扉を多重化する方法がある。

浜の町病院の管理部門階では、**図25・写真64**のように、廊下にある複数のガラスのゾーン扉で段階的なセキュリティをかけている。

また、入口付近にある事務室はガラス間仕切り（198頁**写真245**）で、さらにセキュリティを高めている。

＊1　通過動線：目的部所に行く途中でほかの部所を通り抜ける動線。

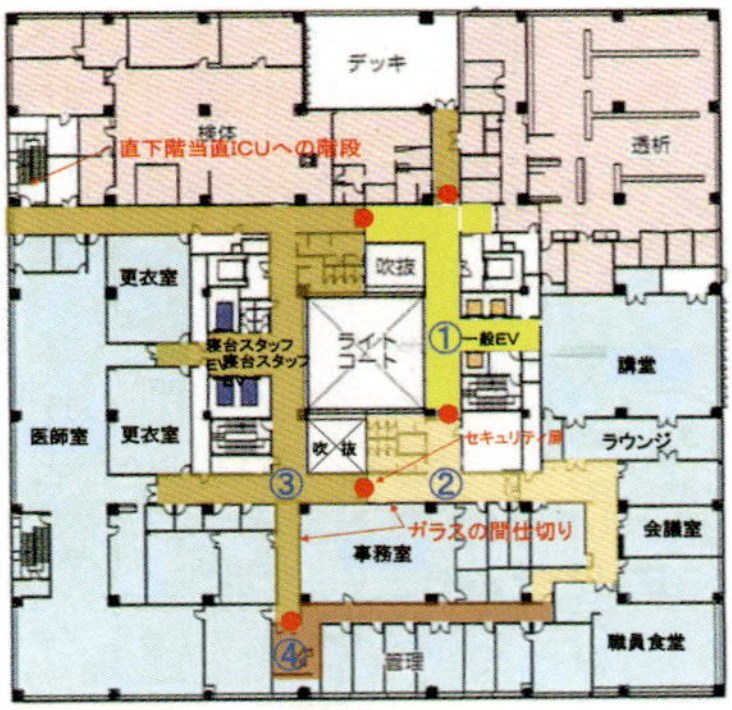

● ゾーン扉の位置
① 原則24時間オープンの部分の廊下
② 休日の利用や外来者のある講堂などのある会議センターの廊下
③ 休日利用もあるスタッフ更衣室や医局、事務室などの管理部の廊下
④ 休日利用の少ない管理諸室の廊下

図25　段階的なゾーン扉（浜の町病院）

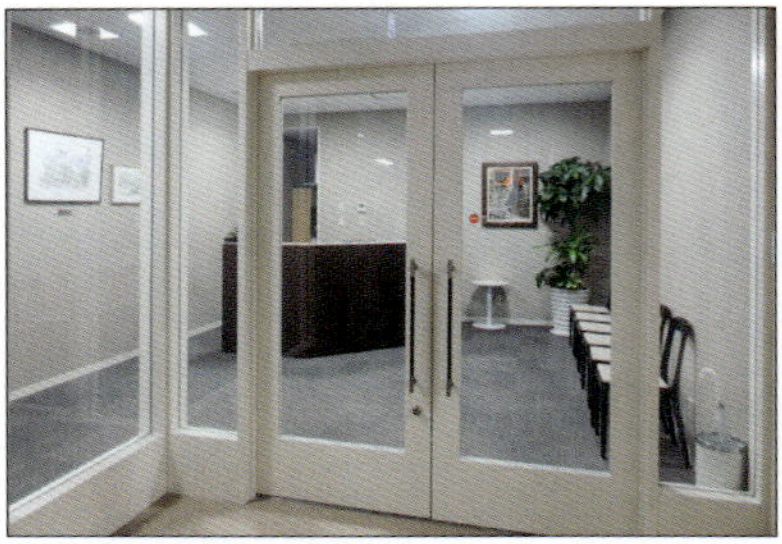

写真64　管理部門のガラスのゾーン扉（浜の町病院）

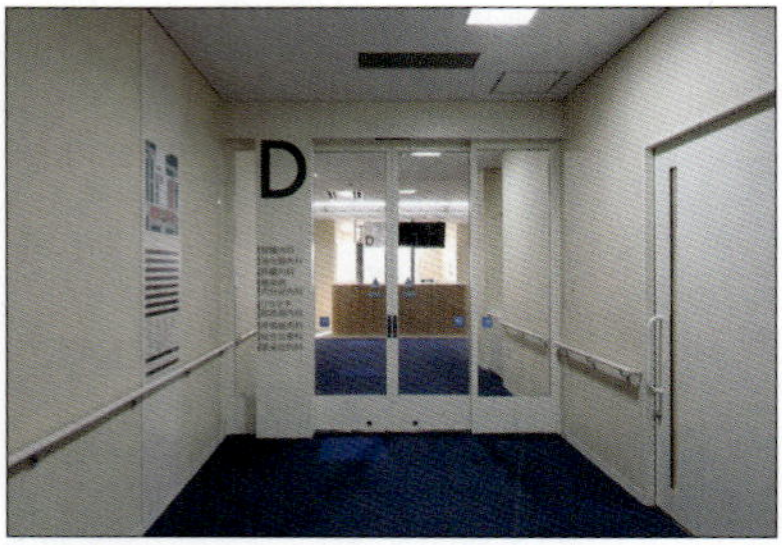

写真63　外来のガラスのゾーン扉（浜の町病院）

27 「病院の中の病院」
―病院にいることはプライベートなこと

病院には、外来患者のほかに見舞客、健診受診者、一般の来客などのさまざまな人が訪れるが、図26のように、多くの病院では玄関ホールを外来患者が占領していて、スリッパを履いた寝巻き姿の入院患者やストレッチャーの患者が横断している風景がある。病気であること、病院に来ていること、入院していることがプライベートなことであること、そして感染防止からも、病院の中に、患者のための「病院の中の病院」をつくっておきたい。

■見舞客もお客様「病院玄関と外来玄関」―病院に「時間外」はない

外来の診療時間外や休日でも、入院患者がいて見舞客も来るので、病院に休みはないにもかかわらず、どこにあるかもわからないような狭い時間外玄関から、見舞客が申し訳なさそうに出入りしている風景がある。屁理屈になるが、休日でも見舞いができるので、見舞客にとっても「時間外」ではなく「時間内」であり、正確に言えば外来の「診療時間外」となる。そして今、「家族サービス」として、外来がお休みでも正面玄関を開けている病院が増えているが、照明が間引かれた薄暗いロビーの片隅で、入院患者と家族が膝を寄せて話しこんでいるのは痛々しいし、どこまでも続く外来の大きな空間全体を冷暖房することも不経済である。

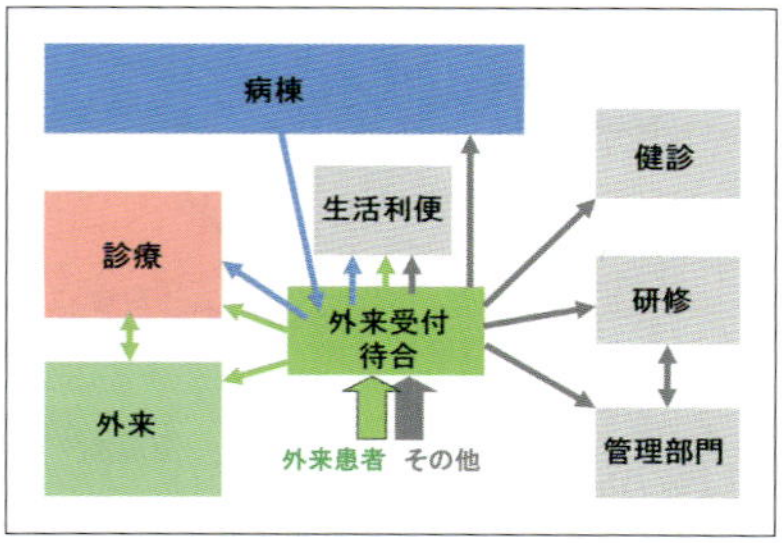

図26 従来型の「病院玄関」の動線

答えは簡単で、救急患者への対応などのクリアすべき課題は多々あるが、「診療時間外」には診療部門を閉鎖して、見舞客はお客様であることからも、正面玄関から入っていただくとよい（図27）。

浜の町病院では、「病院玄関ホール」と外来の受付がある「外来ホール」との間に診療時間外用の閉鎖扉があり、前者からは、「外来ホール」を経ずして直接一般エレベーターに、そして後者では、ホール内にあるエスカレーターで2階の外来診療部分（99頁図40）に直接接続し、それらともども、診療時間外に閉鎖ができる（図28・写真65・66）。また、入院患者は、「外来ホール」や外来診療部門を通らずに画像診断等にアクセスでき、コンビニも「玄関ホール」と「入院ラウンジ」の接続部にあり、外来者との交差がない。

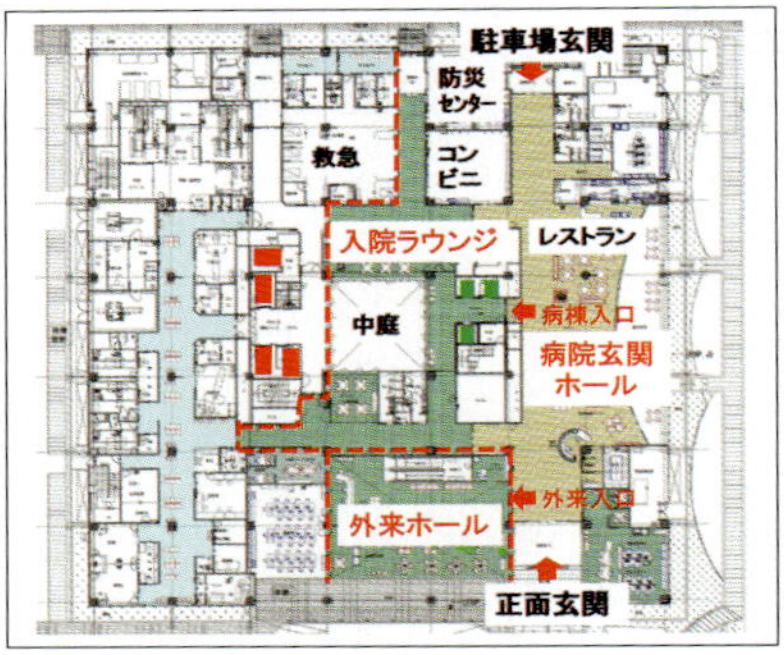

図28 「病院玄関ホール」と「外来ホール」（浜の町病院・1階）

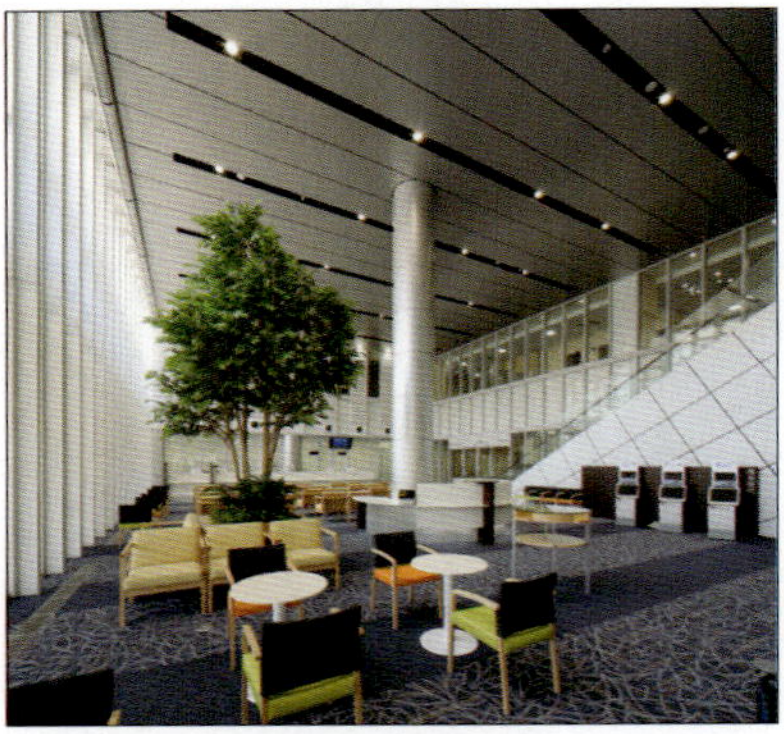
写真65 診療時間外に閉鎖できる「外来ホール」（浜の町病院）

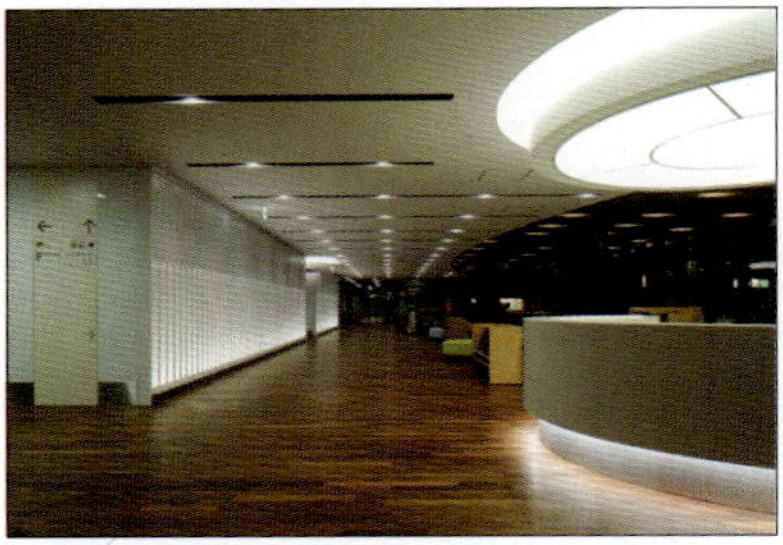
写真66 レストランやコンビニのある「病院玄関ホール」（浜の町病院）

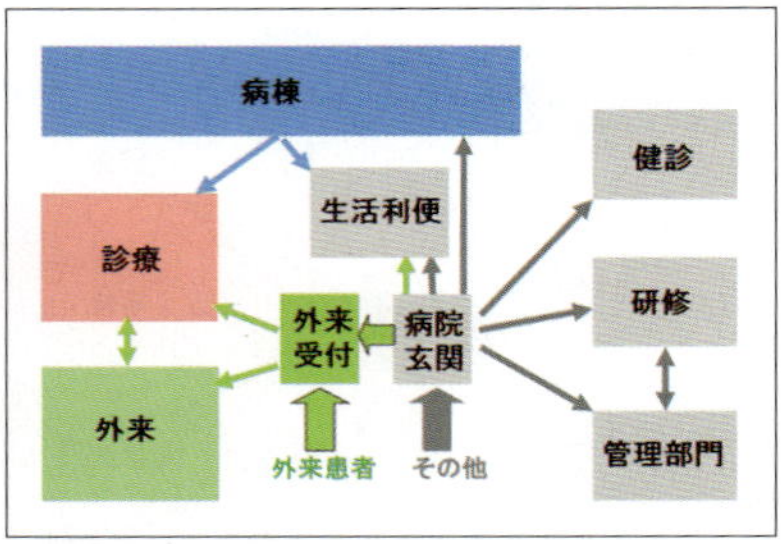

図27 「病院玄関」と「外来部門」を分けた動線

夜間透析のある高坂醫院では、図29のように、透析患者の送迎バスの待合を兼ねたアメニティラウンジ（写真67）を「病院玄関ホール」とし、診療部門を閉鎖することにより、玄関にスタッフがいない診療時間外や休日のセキュリティを得ている。

■診療時間外の「閉鎖扉」
—病院設計のキーポイント

診療部分を、外来の受付や待合を含めたゾーンとして閉鎖できる平面にすれば、患者以外の通過動線がなくなり、プライバシーのある静かな場とすることができる。

そして、閉鎖後の診療時間外にも、正面玄関を診療部分から独立した共用の「病院玄関」とすることができ、休日や診療時間外に、見舞客も堂々と立派な正面玄関から入ることができる。

これが、患者や家族へのサービスだけでなく、別項「26ゾーンにガラスの扉を」に掲げる多くのことを一挙に解決する病院設計のポイントであり、大小数々の病医院で実現している。

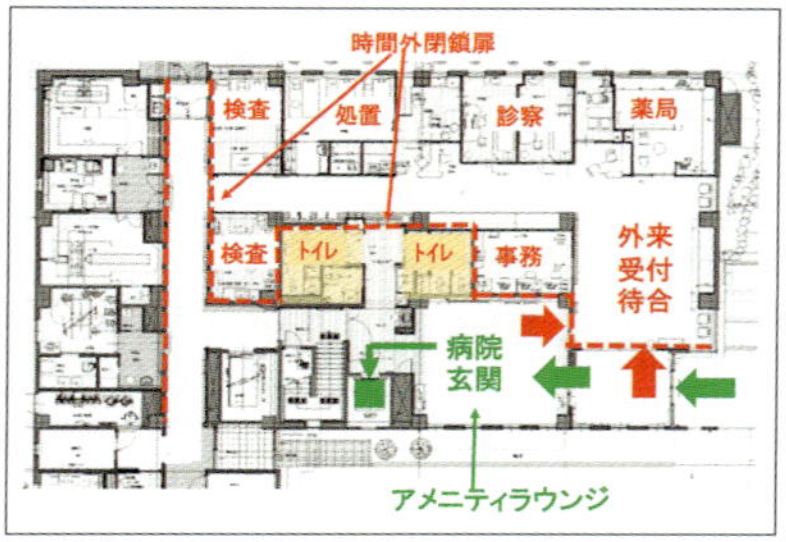

図29　「病院玄関」と「外来玄関」（高坂醫院）

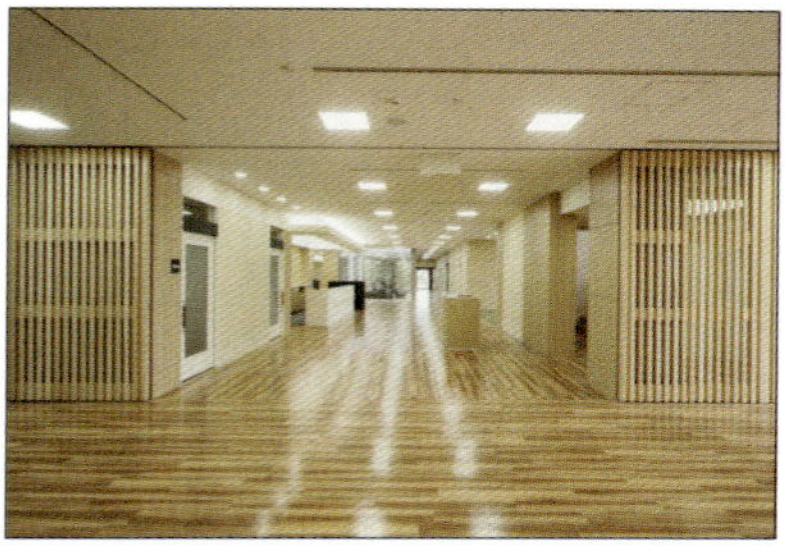

写真68　開けて美しく閉めて美しい閉鎖扉〈開〉（角田病院）

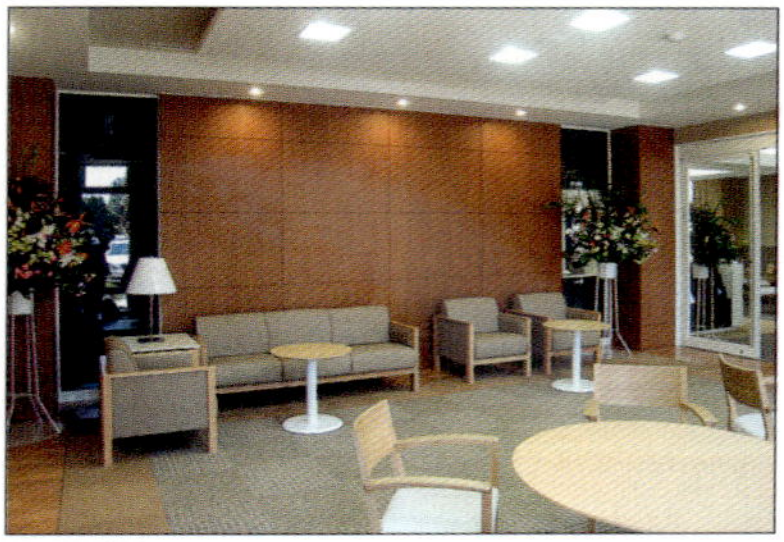

写真67　アメニティラウンジ「病院玄関」（高坂醫院）

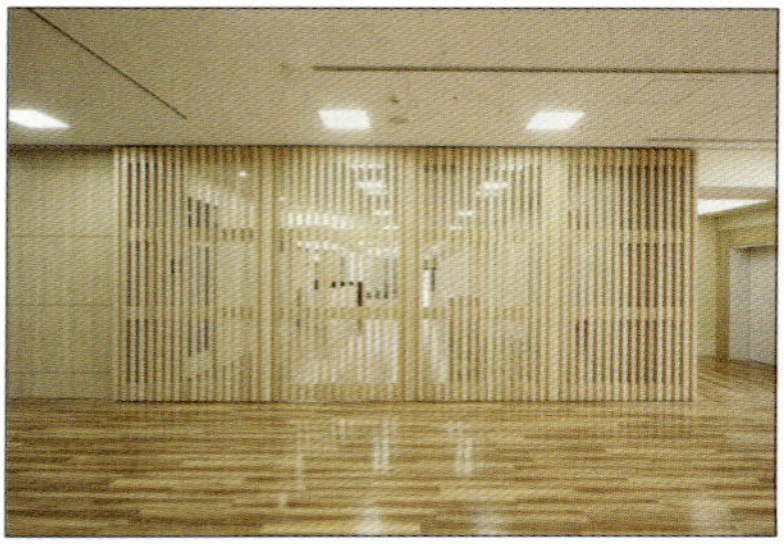

写真69　開けて美しく閉めて美しい閉鎖扉〈閉〉（角田病院）

そして、診療時間外に閉鎖感がないように、閉鎖扉はシャッターではなく、また、戸袋に収納するのでもなく、あえて見せることにより伝統的な日本建築の美の巧みである「開けて美しく、閉めて美しい」インテリアデザインの一つの要素にすることがポイントである（86・写真68〜73）。

「ホスピタルストリート」のつくり方

病院設計のキーワードの一つである「ホスピタルストリート」は、元来、病院の各部門をつなぐ廊下を「街路」に見立ててアメニティを高くすることが目標であったが、それにレストランなどが含まれ、診療部門間の患者の頻繁な移動と、一般外来者との動線混合を招くのであれば、要注意である。診療ゾーン内での診療部門間の移動のためのホスピタルストリートと一般の方々も通るホスピタルストリートは、分けておきたい。

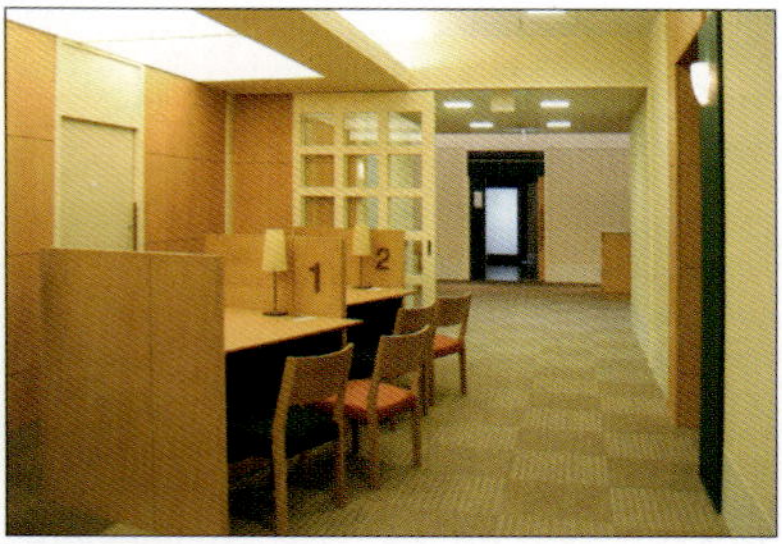
写真70　開けて美しく閉めて美しい閉鎖扉〈開〉（長谷川病院）

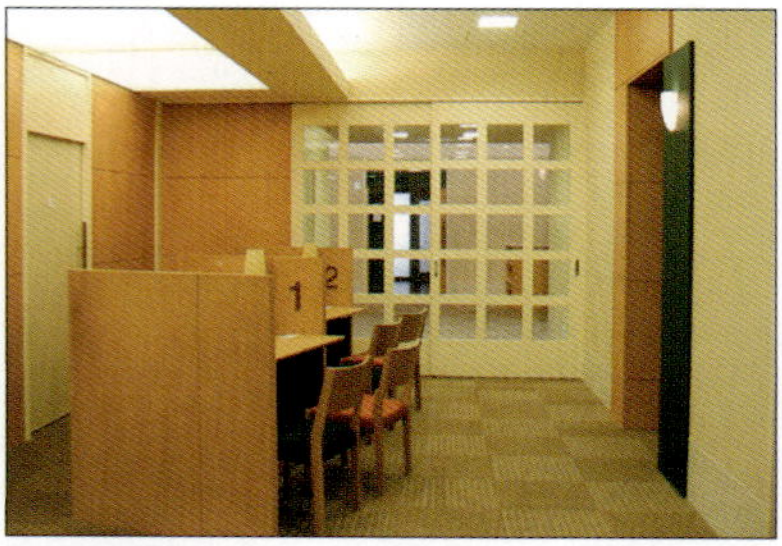
写真71　開けて美しく閉めて美しい閉鎖扉〈閉〉（長谷川病院）

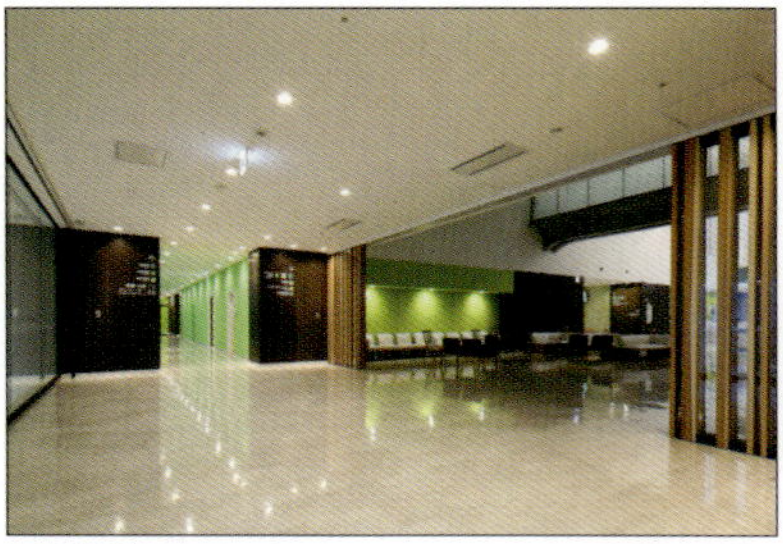
写真72　開けて美しく閉めて美しい閉鎖扉〈開〉（北九州総合病院）

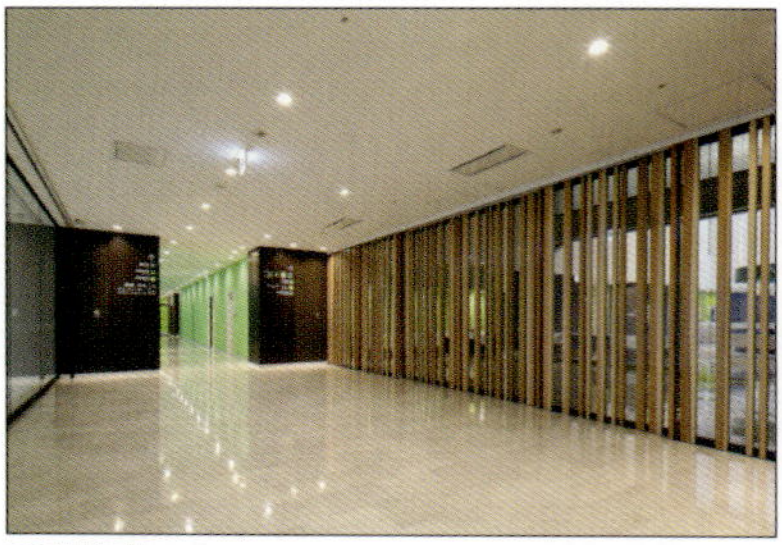
写真73　開けて美しく閉めて美しい閉鎖扉〈閉〉（北九州総合病院）

28 大スパンによるフレキシビリティ

これまでは、電話やLAN端子の位置の協議も一苦労であったが、配線のフレキシビリティについては、「FAF[*1]（フリーアクセスフロア）」が普及し、さらに無線LANにより、設計のわずらわしさから解放されることとなった。一方、空間や、使用上のフレキシビリティのためには、大スパン[*2]による柱や壁の少ない空間が、有効な設計手法の一つである。

なお、「フレキシビリティ」の追求は、[16]改修への対応、[23]貸しビルに倣う、[29]要らない間仕切り」など、本書を通じての共通課題である。

■大スパンによるフレキシビリティ ―「免震構造」を生かして

プランニングや家具レイアウトの妨げとなる柱や構造壁を、階段やエレベーターまわり以外には、できるだけ設けないことは、すでに病院設計の基本となっているが、診療部門と病棟が上下階で重なる重層構造の場合は、病室の大きさで決まる上層病棟階のスパン（通常廊下を含めて約6m×9m）よりも、下層階にある手術室や血管造影室などの診療諸室で求められるスパンが大きいことから、双方の整合性をとる工夫が、設計のポイントである。

浜の町病院では、隣地との窓の対面を避けるなどの諸条件をクリアすることもあり、病室の向きを45度振ることにより、診療階では四床病室で通常必要とされる間口スパン6m余の2室分を対角線とする9mスパンを基本とした（図30）。また、北九州総合病院では、特異な病室（[70]）にすることで、病棟階で採用した10m×10mの大スパンをそのまま低層の診療階で採用（図31）した。いずれも、「免震構造」による構造計画のメリットを生かすことで実現したものである（12）。図32は1990年に完成した大阪市大病院の、鉄骨造のメリットを生かして、18m×96mの無柱空間をつくった「近代的病院」の事例である。

＊1 FAF：Free access floor. 二重床としその間に配管や配線を敷設する設備対応の床。床のどこからでも接続できる。

＊2 スパン：柱間間隔の寸法。

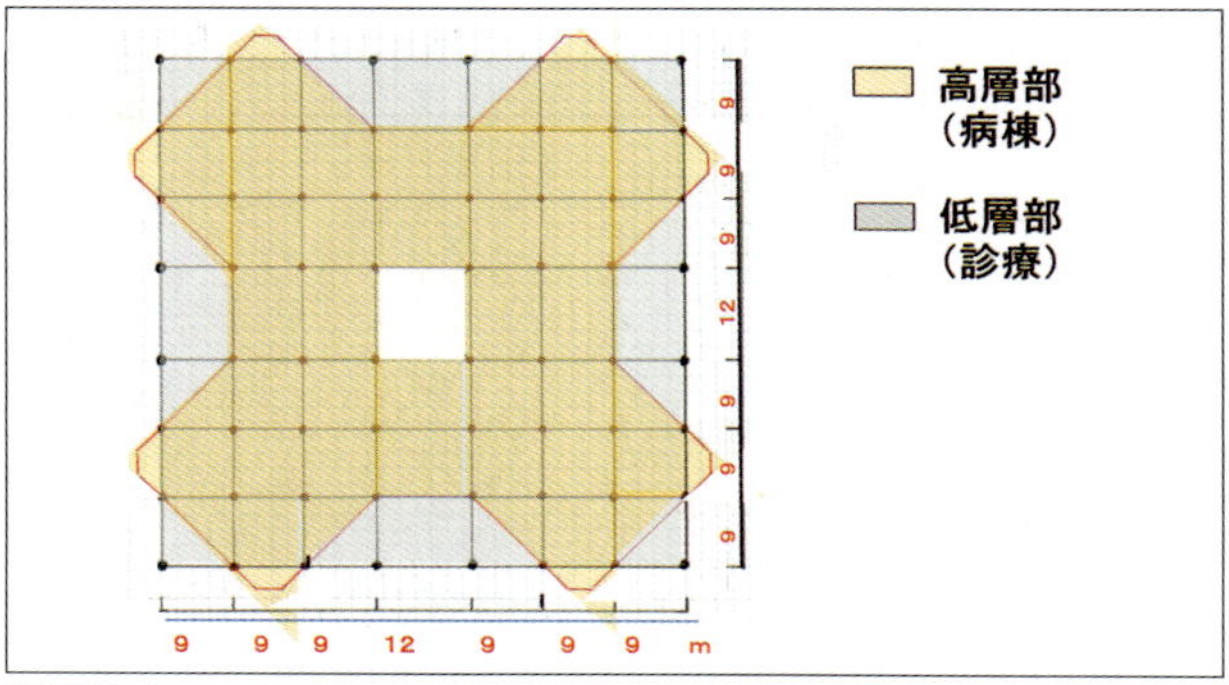

図30 大スパン（浜の町病院）病棟階　診療階

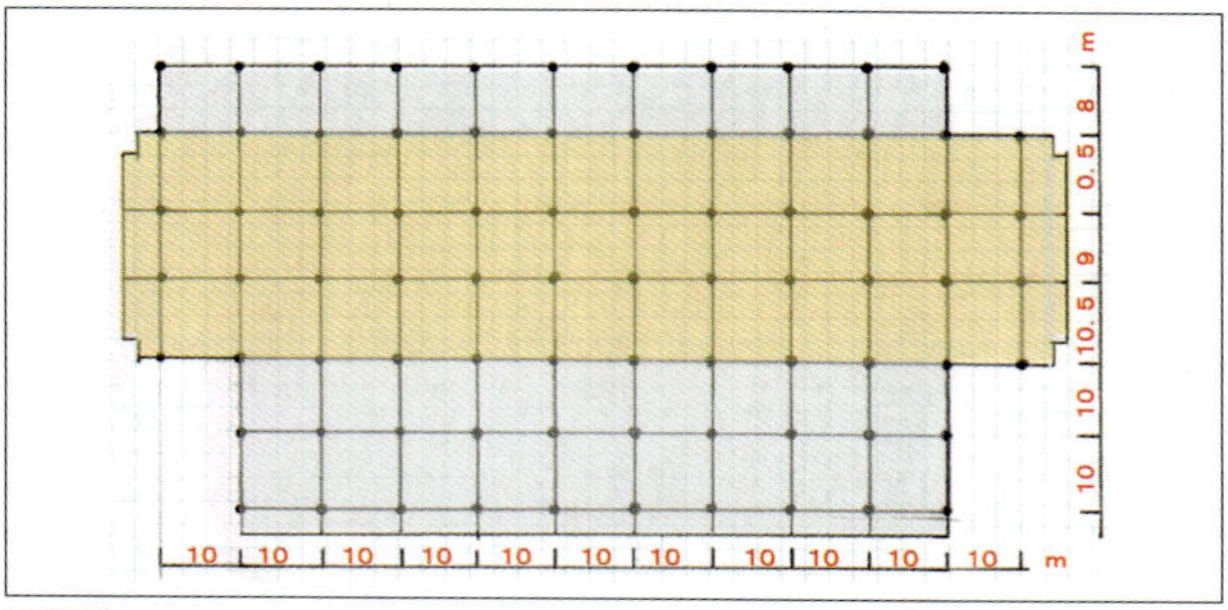

図31 大スパン（北九州総合病院）病棟階　診療階

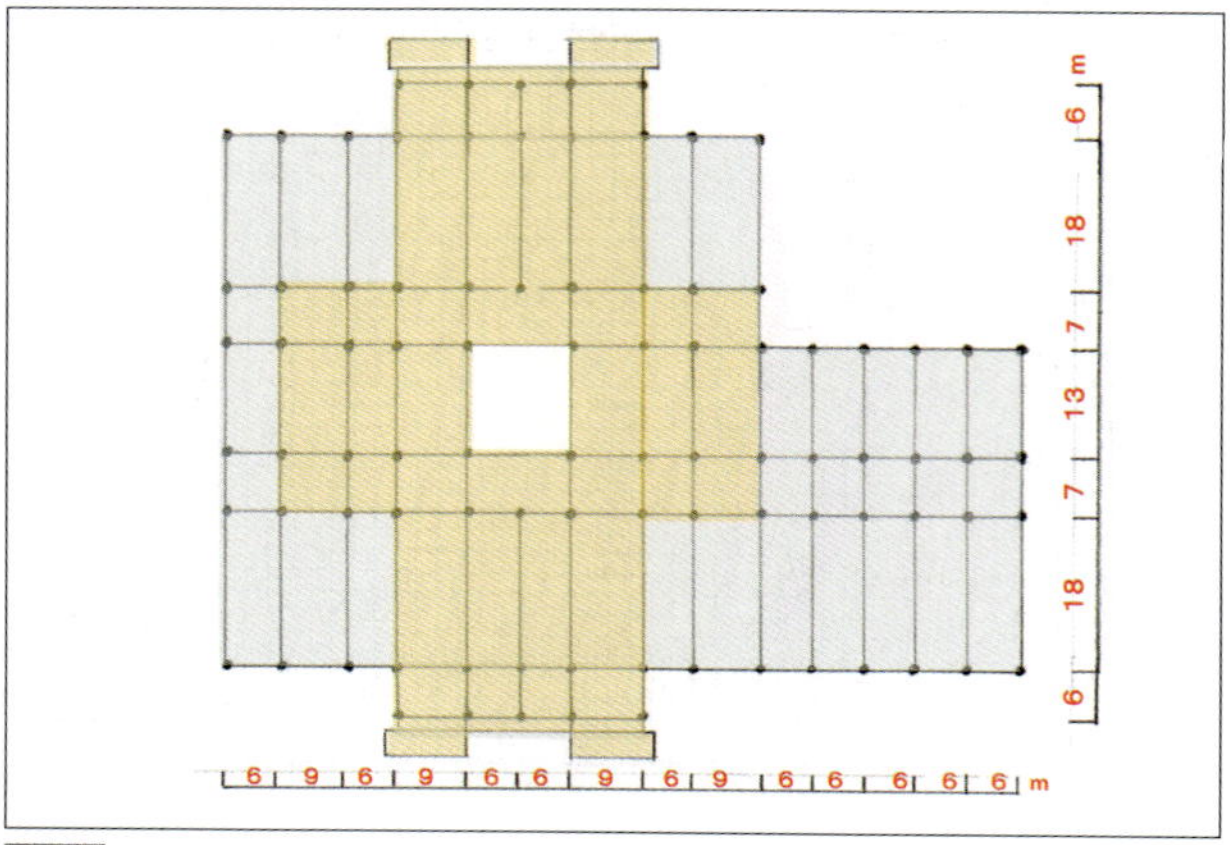

図32 大スパン（大阪市大病院）病棟階　診療階

29 「要らない間仕切り」と「欲しい間仕切り」

―金食い虫の間仕切り

病院ほど間仕切りが多い建物はなく、その多くがスタッフのためであることに驚く。間仕切りは、間仕切りの費用だけでなく、窓や扉、鍵、そして空調や照明、防災設備など、関連する工事費も大きい金食い虫である。また、間仕切りで空間の大きさが限定されることから、利用の不自由さもさておきながら、間仕切りがあるから改修工事が必要となることからは、間仕切りがなければ、改修の時期を遅らせることができ、経済的である。ここでは、間仕切りの要否を問う。

■「要らない間仕切り」―プライバシーの種類

①視線の遮断、②音の遮断、③空気の遮断、④放射線・電磁波の遮断、⑤セキュリティの確保などが、間仕切りを必要とする主な理由であるが、③と④以外は、必ずしも間仕切りでなくてもよい。視線であれば家具や隔てパネル、カーテンで済むし、音であれば、「声はするが内容は聞き取れない」レベルのことであれば、隔てパネルや「距離」でも解決できる。また、セキュリティについては家具で施錠、あるいはゾーンの扉で施錠ができる。スタッフのまわりで守るべきものは患者と患者情報のプライバシーであることからは、スタッフ関係の部屋に要らない間仕切りが多い。

それらを一部屋ずつ検証すれば、要らない間仕切りを多く発見することができ、必要な場合は、プライバシーの種類によって間仕切りの仕様が決まる。長谷川病院では、診療部分全体をゾーンで閉鎖することができるので、処置検査室や画像診断の撮影室には、視線を遮る工夫はあるものの、扉はない（図33）。

■「欲しい間仕切り」

一方、欲しい間仕切りとしては、やはり患者への「音」と「空気」のプライバシーである。「音」については、病室で電話をしたい、あるいは診療室でカーテン越しに隣の声が聞こえるなどであり、「空気」については、感染、臭い対策が対象となる。高坂醫院では、スタッフからの要望で、通常はオープンであることが多い、薬渡し（214頁**写真263**）と外来の呼吸器検査（130頁**写真142**）を、「音（声）」のプライバシーのために部屋とした。音のプライバシーなので、いずれも、ガラスの扉である。また、福井県済生会病院では、内科系外来の問診兼身体計測室をガラスの個室とした（**写真74**）。

■「患者によし、スタッフによし、コストよし」に向けて

間仕切りがなければ、患者スタッフの双方の顔が見える双方の安心が、そして、コミュニケーションがよくなり、動きやすく、汚染した手で扉を触ることもない。工事費も安く、さらに、利用のフレキシビリティが向上し、家具レイアウトの変更で、大方のことを凌ぐことができる。

一石五鳥で、ここにも「患者によし、スタッフによし、コストよし」がある。

あなたの身のまわりを見てみましょう。必ずしも天井まで届いてなくてもよい間仕切りがたくさん発見できます。

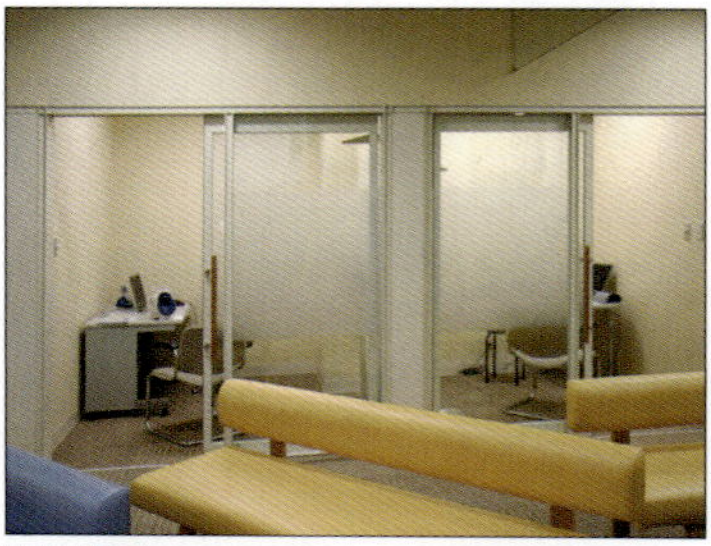
写真74　個室の問診兼身体計測室
（福井県済生会病院本館改修）

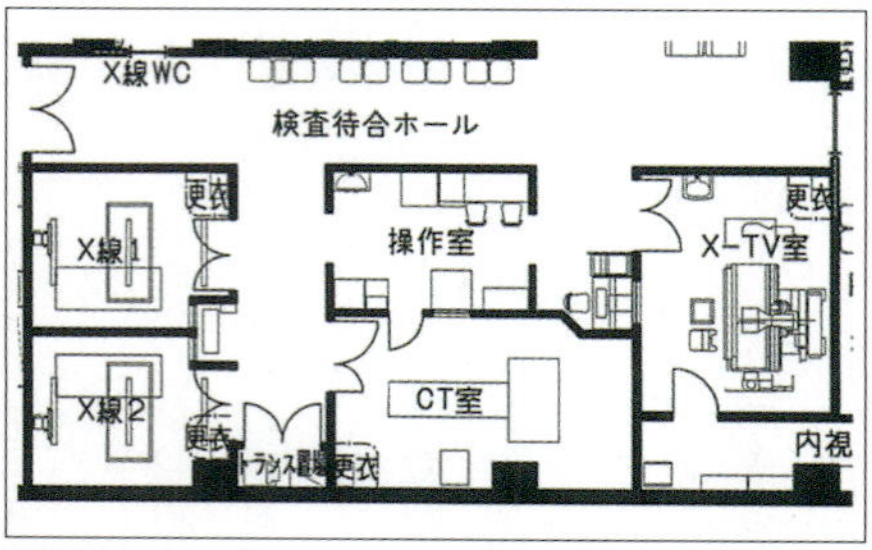

図33　画像診断の扉のない操作室（長谷川病院）

30 「FM」の視点から ―施設と什器備品の有効利用

「FM（ファシリティマネジメント）」は、一般の企業であれば当たり前のことであるが、病院にも必要なキーワードであり、その取り組みが進んでいる。病院では時間帯によって使っていない部屋や机がたくさんあるのが特徴で、それは診療時間内と診療時間外でスタッフの居場所が異なることが要因の一つであるが、一つひとつの仕事に対してそれぞれに部屋が欲しい、自分たちの専用の部屋を少しでもたくさん確保しておきたいというスタッフからの要望によるところもある。

部屋ベースではなく、行為と頻度からの計画を

設計者側の「何の部屋が必要ですか」という問いかけで、果たしてそれが部屋である必要があるのか、利用頻度や兼用の可否について、突っ込んだ協議をしないままに、また、理解を深めないまま、言われるままに設計してしまうことにも責任がある。まずは、何をするスペースか、そしてそのために必要な環境条件と使用頻度の確認が必要で、それによって、ほかの部屋と兼用でもよいか、部屋のコーナーでよいかを見定め、使用頻度を確認すれば、「共用利用」や「有効利用」の発想に至り、そこに「FM」がある。

四畳半一部屋で寝食団らんまでをし、共用する、あるいは一つの部屋を多目的に使うことは、もっとも日本人が得意とすることであり、少なくとも自分の

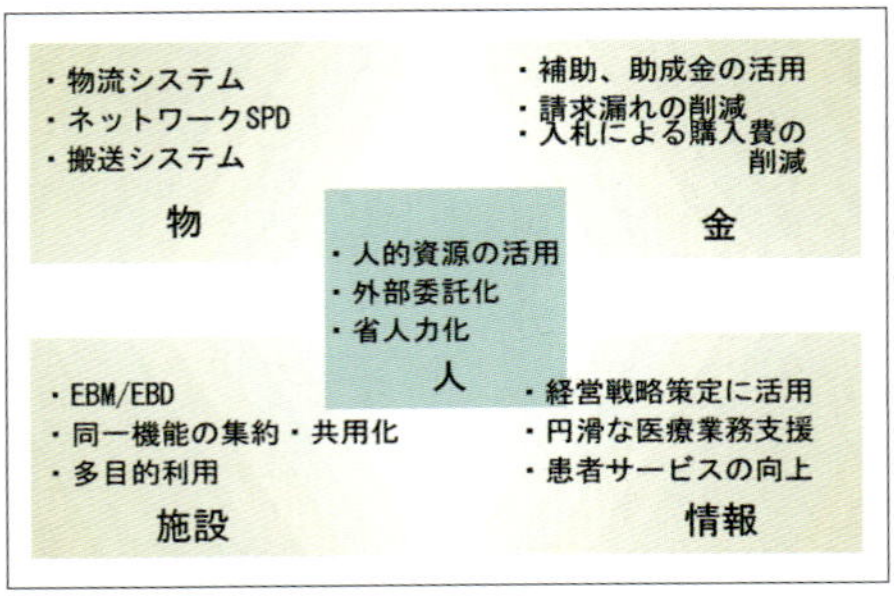

図34 「FM」の概念

家を設計しているのであれば、いろいろな工夫を考えるであろう。

■「大きな共用部分」―「小さな専用部分」

設計協議では、皆さんが自分の家だと勘違いしておられるのではないか、と思うことがある。それは大学も同じであるが、専門家集団であることから、それぞれが自分の専門に責任をもって、ということであろうが、ほかの専門分野のことは、知らない、口出しもしない一方で、自分のところは自分のものだ、自分の世界だという常識があるのではなかろうか。23の「小さな共用部分」とは一見矛盾する「大きな共用部分」とは、病院全体が「あなたのものではない」こと、そして「病院全体のこと、経営のことも考えて、FMの発想で考えてください。共用できるものは、占有しないで、部屋の有効利用を考えてください」という話である。

共用廊下に面して部屋を設ければ、他部門からも使える共用室となり、新しいニーズにも対応できる。そして、各部門の境界に共用の部屋を設けておけば、部門間での面積の増減の変化にも対応できる。

■什器備品の「FM」―できるだけ同じものを

病院の倉庫には、多くの備品家具類が保管されており、それがスペース不足の原因の一つでもある。シートが破れた椅子などは、シートを張り替えれば十分使えるものもあり、FMによる備品リストをさらに進めて、品番や購入価格だけでなく、損傷具合、色、写真等の情報を付加しておくと、有効利用ができる。また、各部署の要請で購入する時に、色は「あなたたちが好きなものを」と言う病院が多いが、病院全体で流用ができるように、共通なものは、できるだけ同じもの、同じ色で揃えるのがFMの原則である。

31 自然を取り込む「窓」の工夫 ―患者の目線と床までのガラス窓

1985年に完成した松下記念病院で、大きな植栽を玄関ロビーに置いた（写真75）。今でこそ普通のことであるが、当時は、切花以外は、「根付く」「不潔」として病院に持ち込むことが嫌われていた。自然はタダである。患者の「癒しの環境」のために、自然を最大限取り込みたい。

空しか見えない病室の窓 ―腰壁の低い窓とバルコニーの手すり

末期がんの高校時代の親友を病院に見舞った。ベッドからしきりに外を見ようとするのだが、病室の窓の腰壁は低いものの、その外側の高いバルコニーの手すりがコンクリート製で、空しか見えない。そこで、車椅子に乗せて瀬戸内海が見えるというデイルームに行くことになった。そこには、春の日差しに輝く瀬戸内海のパノラマが広がっていた。当然彼にも見えているものと思ったが、視線が定まらないので、どうしたのかと彼の目線まで屈んで見ると、座の低い車椅子からは病室と同じコンクリート製のバルコニーの手すりが邪魔で海が見えていなかったのだ。友人と一緒にしっかりと支えた点滴スタンドに寄りかかって立ち上がり、生まれ育ち、子供の頃には海水浴にも行った瀬戸内海をじっと見詰めていた。しばらくして、「もういいか」の言葉に「うん」と頷いて病室へ、そしてその2日後に逝った。「海を見ていた」その必死の目線が今でも脳裏をかすめる。小高い所で素晴らしい眺望があるの

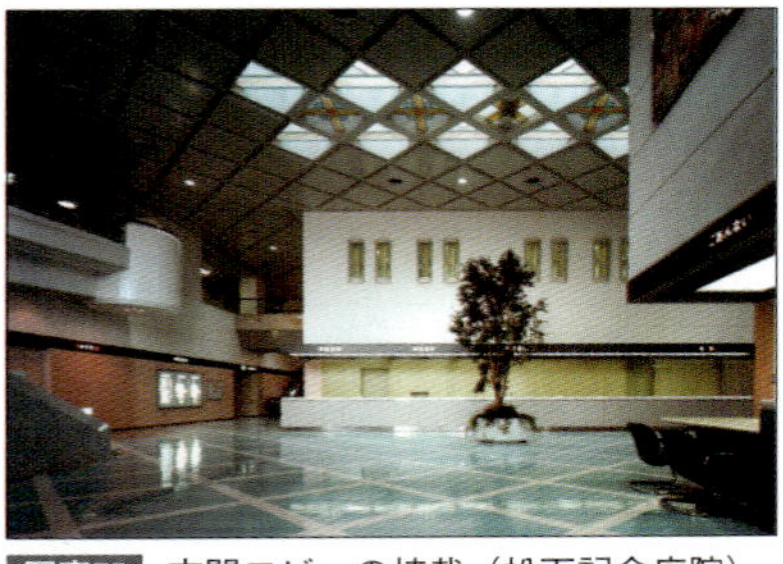

写真75　玄関ロビーの植栽（松下記念病院）

に、どうしてコンクリートの手すりなのであろうか。

景色を取り込む床までのガラス窓　―患者の目線の高さ

病医院では、窓面には流しや台があり、あるいは危険などの理由で、１ｍ程度の腰壁があるのが一般的であり、それがまた「病院くささ」となっている。あなたが今おられる部屋が高い腰壁のある窓であり、もし貴方がベッドに横たわっていたらどんな風景が見えているかを想像してみてください。

最近は、オフィスビルでも、熱線防御の高性能ガラスが開発されたことで、床までのガラスの窓が増えている。「自然はタダ」なので、自然を最大限取り込みたい。腰壁のある窓を床までの窓にはできないが、窓の一部を塞いで見えなくすることはできる。福井県済生会病院東館では、全館すべての窓を床までガラスの窓とした。春には稲の緑が、秋には黄金色に染まる田圃、そして冬には真っ白な白山の雪山を望むことができ、大きな窓に大きな景色が広がる（**写真76**）。

小さな窓と大きな窓

角田病院の窓は、大別して二種類とした。一つは、病室のように、外から覗かれたくない部屋の窓で、幅が狭く縦に長い窓とした（**写真78**）。ちょっと身を隠すこともでき、外から部屋の全体の様子を覗かれることがない。そしてもう一つは、外の景色を100％取り込みたい部屋で、天井までの高さの、柱から柱までの全幅が窓である（**写真80**）。そして、いずれも床までのガラス窓であり、それがそのまま外観の特徴になっている（225頁**写真279**）。

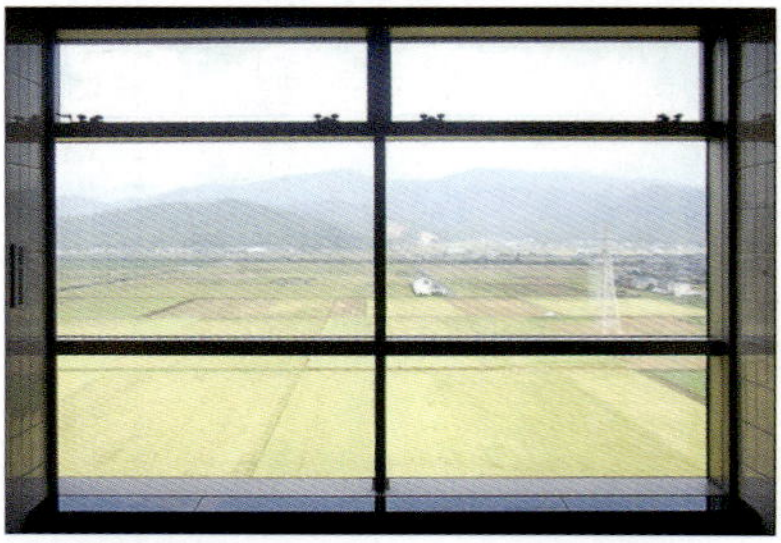

写真76　大画面に映る黄金色に光る田圃（福井県済生会病院東館）

日本建築の「坪庭」と「下地窓」は病院向け

日本建築には、小さな庭に独自の世界をつくる「坪庭」がある。診療関係の部屋では、患者が裸になることもあり、折角の窓を不透明のガラスとしたり、ブラインドを下ろしたままにしたりして、結局何も見えていないことが多い。まずは、プライバシーの必要な部屋を覗かれない位置とするプランニングの工夫が必要となるが、高坂醫院の診療室（**写真81**）やリハビリの浴室（168頁**写真201**）では、外に目隠し壁を立てて「坪庭」とし、ブラインドを閉める必要がない。

また、日本建築には、プライバシーのために目線の高さを隠して、下だけ見せる「下地窓」がある。**写真79**は、カウンターの上はプライバシーのために、ロールブラインドで障子のようなやわらかい光を取り入れ、カウンターの下を外の花が見える「下地窓」である。さらにこだわると、窓面に流し台やカウンターがあっても、その下をガラスにすると、外や緑を見ることができる。角田病院の病室では、ベッドからの視線の向きと高さから、洗面台の下の窓に田園風景が広がり、計算通りであった（**写真77**）。

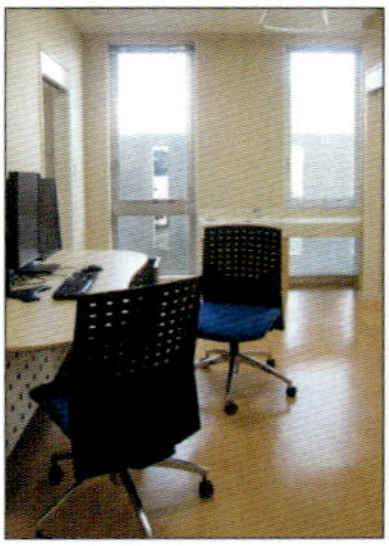
写真81　坪庭のある診察室（高坂醫院）

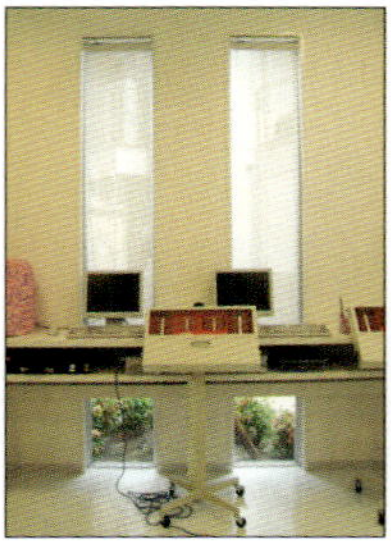
写真79　カウンターの下の窓（岡眼科クリニック）

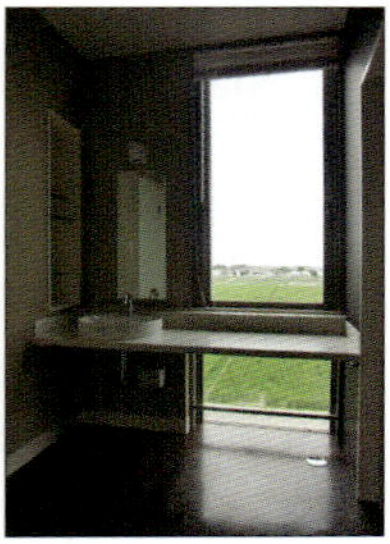
写真77　洗面カウンターの下の窓（角田病院）

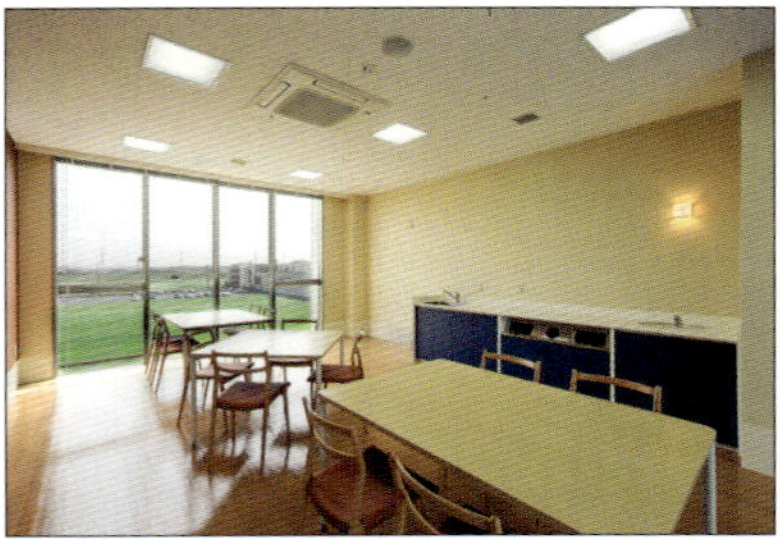
写真80　大きな窓の病棟食堂（角田病院）

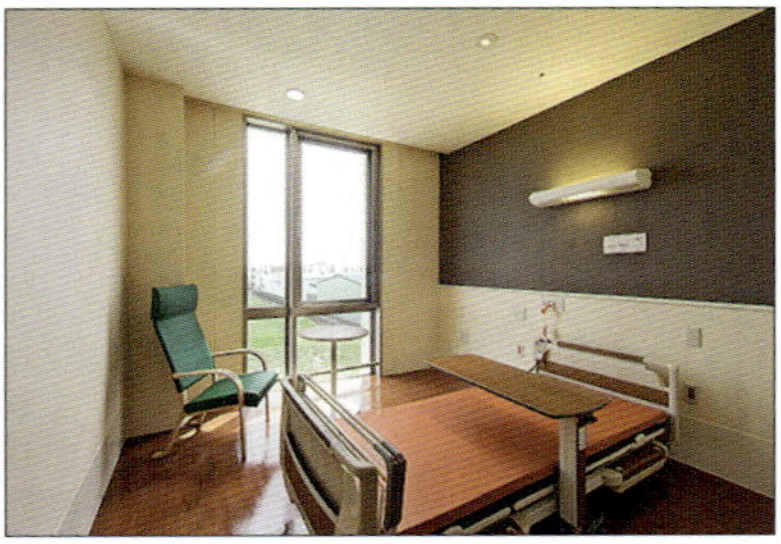
写真78　幅の狭い窓の病室（角田病院）

32 「癒しのアウトドアライフ」―自然はタダ

「自然」は患者を「癒す」ことができる。設計協議では、とかく建物内部の話が中心となりがちであるが、季節にもよるが、建物外での自然との関わりにも積極的に取り組み、外部空間を豊かにすれば、患者の療養環境と病院建築の価値を倍増することができる。

■ウッドデッキのテラス

今流行の「ウッドデッキ」の木の温もりは、昨今、内外装ともに治癒環境の「かけこみ寺」として採用されることが多く、それだけで外にリビングルームができる。

一級河川小丸川の土手に建つ木城クリニックには、外来患者の待合の外にウッドデッキのテラス（**写真82**）があり、気候のよい季節にはテラスで待っている人もいて、特に川面に映える夕日は母の温もりのある絶景である。高坂醫院の3階病棟のテラス（24頁**写真19**・60頁**写真56**）にも採用し、古墳跡の森が目前に広がる。

■もう一つの地面 ―屋上庭園

入院は人生を見つめなおす機会でもあり、患者もたまには一人になりたい。屋上は、もう一つの地球として、下界の喧騒を逃れた非日常的な世界を提供してくれる。

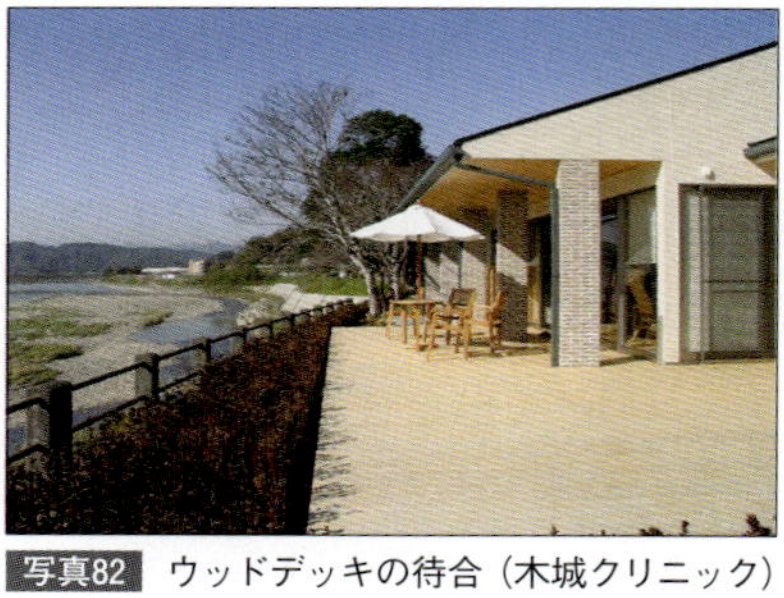
写真82　ウッドデッキの待合（木城クリニック）

ただ、屋上に患者が出ることができるようにしても、一度事故が起これば閉鎖することになるので、手すりの高さなどへの安全への十全な配慮と、院内のどこかから見えていることが設計のポイントとなる。あるいは屋上階に日常的に使う部屋を設けることも一案であり、屋上の利用を高めることもできる。

高坂醫院の屋上庭園（**写真83**）では、周囲に高い建物がないので遠く富士山までを望む素晴らしい眺望があり、隣接する古墳跡の森が屋上庭園の植栽と一体化し、小さいながらも無限の広がりがある。また、屋上階に多目的室があり、屋上庭園も多目的な利用ができる。

■注意しておきたい中間階の屋根の設計

病院建築では、上の階（病棟など）の面積が下の階より小さい場合には、その段差部分に、清掃も滞りがちになる陸屋根が、窓からよく見えていることがある。そしてその汚さが、病院スタッフの物を大切にしない、気配りがないことを患者に示しているように見える。中間階の屋根は、災害時の一時避難場所にもなり、ぜひ、屋上庭園などで積極的な利用をしたい。そして、見苦しい屋根をつくらない、あるいは患者から見えないようにするなどの設計上の配慮が欲しい。

また、得てして、エアコンの屋外機置き場になることが多く、折角の眺望も台無しになることがあるので、そのことを最初から見込んでおく必要がある。高陽ニュータウン病院のまわりの山々を望むことができる低層部分の大きな屋上は、リハビリにも面していて屋外訓練やその他の患者の憩いの場となっている（**写真84**）。

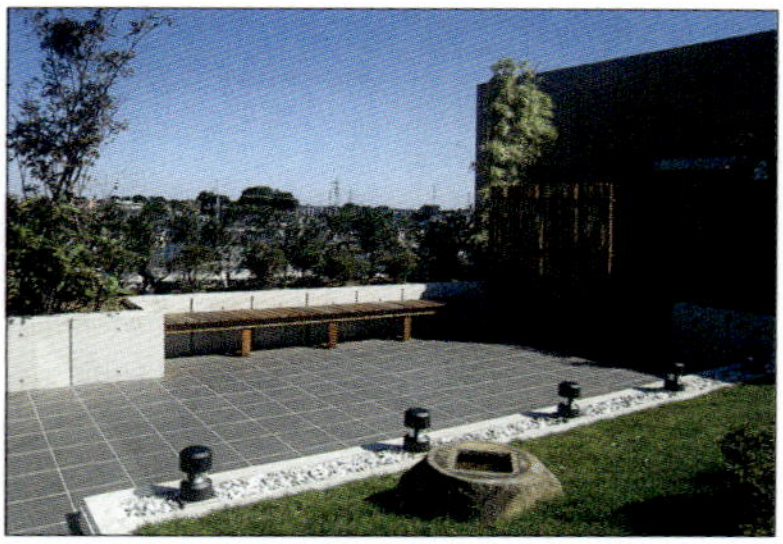

写真83 無限の広がりを見せる屋上庭園（高坂醫院）

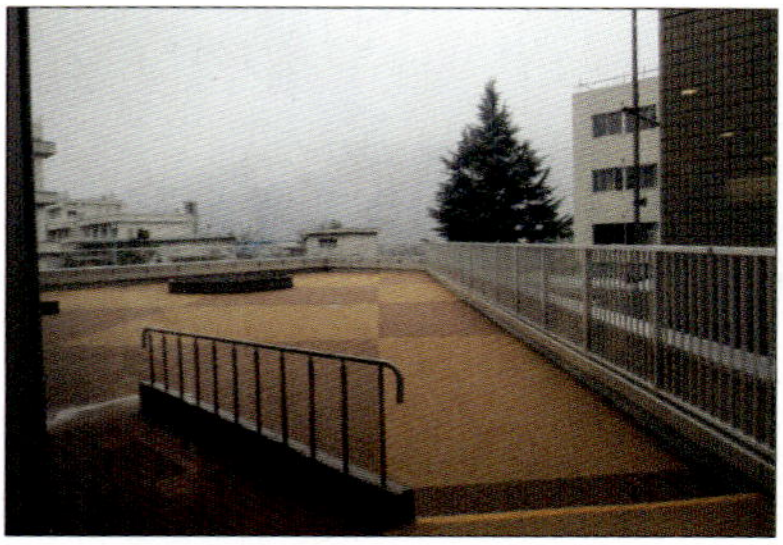

写真84 低層部の屋上を利用したテラス（高陽ニュータウン病院）

33 どこまでも自然に ―重要な「外構」の設計

「外構」は病院の顔であり、「外構」からも患者に送るメッセージがある。緑豊かな植栽（写真85）や外構デザインが、建築と一体に設計されることにより、建物を引き立て、窓からの景色を素敵にし、患者を癒すことができる。

■「せせらぎ」―水は生命の源

高坂醫院では、「水は生命の源」として、人工透析の排水を利用して、玄関前に「せせらぎ」をつくった（写真87）。玄関の車寄せやロビー、そして病棟の廊下からも臨むことができ、傍らには北川宏理事長筆による「水は生命の源」の由来を記した石碑が立てられ、設計者として著者の名前も刻まれている。これで、空、緑、水の自然の神が揃った。水をきれいに保つための維持管理が必要なので、採用に後ろ向きの病医院が多いが、患者にとっては、時には空を映し出す水によって、どれだけ、心が癒されることであろうか。

泌尿器科の長谷川病院では、風除室に面する池に小便小僧が立ち、シーズンで衣替えをして患者を迎えている（58頁写真53）。

島根県立中央病院では、玄関の前にある人工的な池（35頁写真36）のほかに、各所に自然形の池や滝、せせらぎがあり、患者の散策路となっている（写真86）。

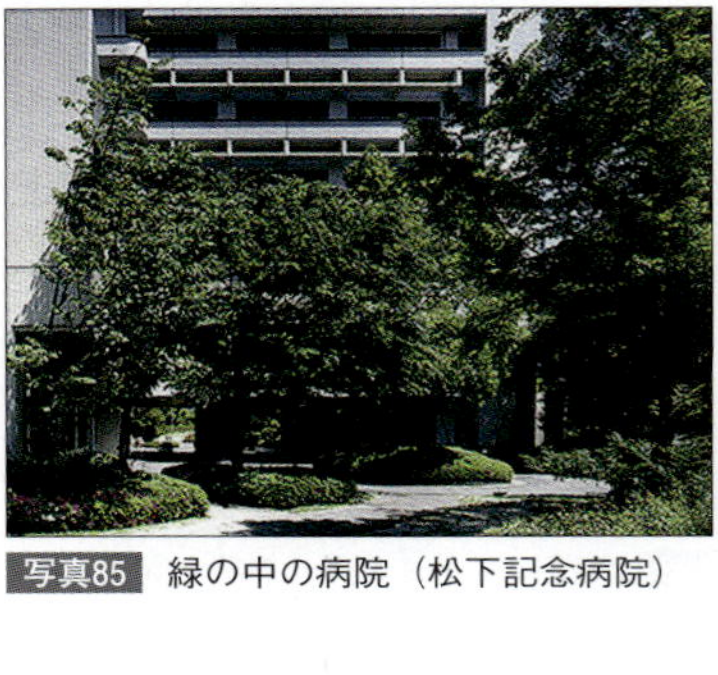

写真85　緑の中の病院（松下記念病院）

■どこまでも自然に　―自然の材料

陳腐化させないためには、建物の内外装だけでなく、外構にも自然の材料や色を採用するとよい。木城クリニックや高坂醫院では、駐車場に透水性の舗装を採用したので、コンクリート製の排水溝がなく、縁石などのコンクリートの既製品も一切排除し、自然石を使うことで、「自然」に近づけた（写真89）。

■歩道仕上げの車寄せ　―「車の世界」を「人の世界」へ

高坂醫院の車寄せを兼ねた大きなピロティでは、「車はアスファルト舗装」という既成概念を脱して、歩道の仕上げとした（19頁**写真9**・58頁**写真54**）。車は注意して走り、「せせらぎ」（**写真87**）のある多目的な利用ができる広場となった。車寄せも、タイルや石の硬い材料と柔らかいアスファルトの間では床の段差をなくすことが難しいが、硬い材料同士であれば、完全なフラットにすることができる。同じく、ガレージのためのピロティも歩道の仕上げとして、昼間は、ガラスと扉で隣接するリハビリの屋外訓練場として使い、夜はシャッターを閉めてガレージになる（**写真88**）。これもＦＭによる「兼用」の発想である。

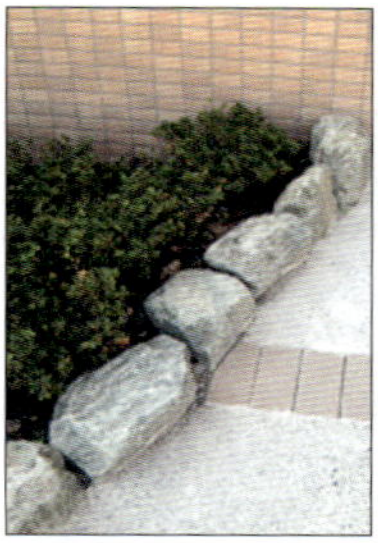

写真89　自然石を使った縁石（高坂醫院）

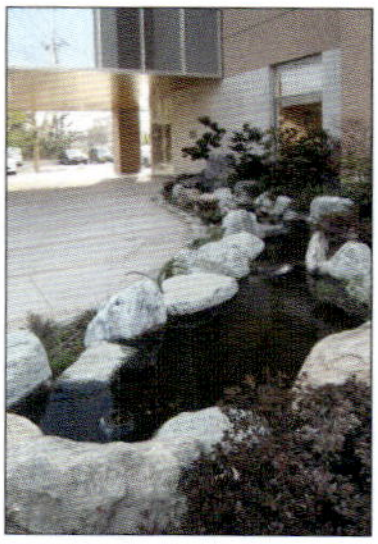

写真87　透析排水を使ったせせらぎ（高坂醫院）

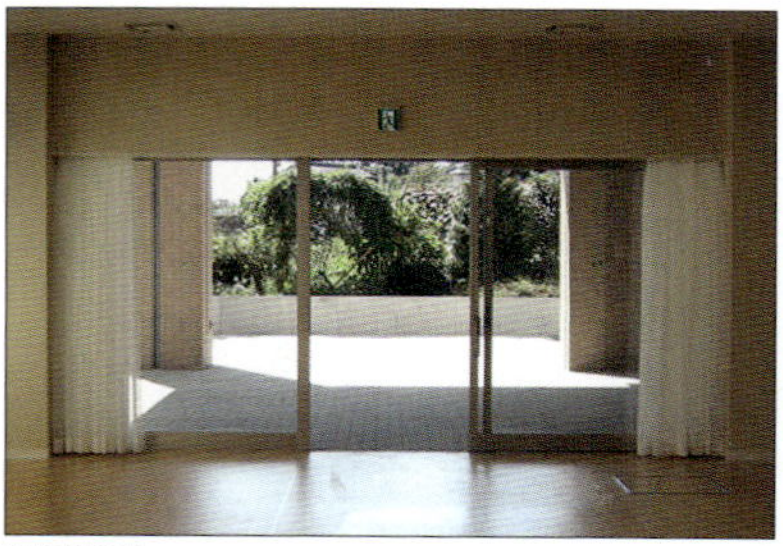

写真88　夜はガレージになるリハビリ屋外訓練場（高坂醫院）

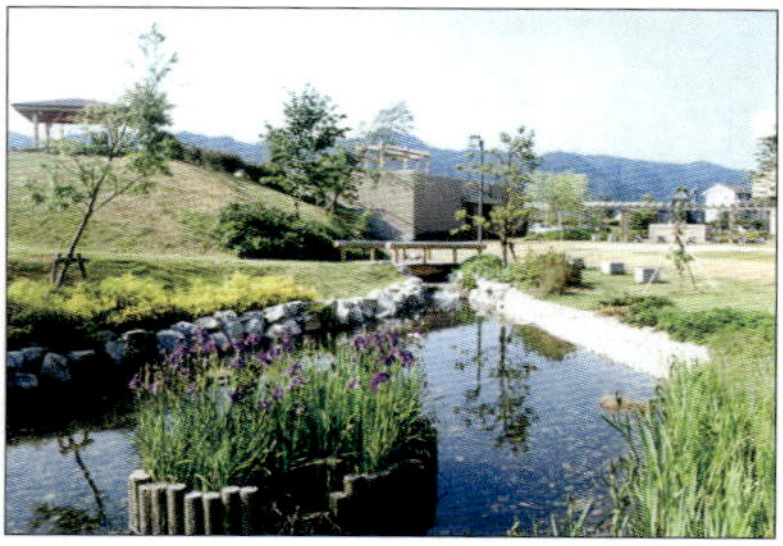

写真86　散策路にある池（島根県立中央病院）

34 「中庭」の効用 ―建物内への自然の取り込みと将来対応

建築基準法による自然採光の基準があった「前近代的病院」の時代では、各部屋に自然光を取り入れるために「中庭」を設けて回遊動線とするのが定番であり、自然を享受できる明るい病院であった。しかし、人工環境が普及し、採光基準が緩やかになった「近代的病院」の「ディーププラン」では、機能性と動線の短縮を目指す部分では、自然採光はあまり重要視されず、むしろ邪魔なものとして、プランニングの妨げとなる中庭のない設計になりがちである。

まわりの景色に関係のない、「中庭」による自前の環境づくり

そして、新たな課題と目標を目指す「脱近代的病院」では、「前近代的病院」に倣う「中庭」が有効な設計手法の一つである。

特に、周囲の環境や風景が良くない場合は、中庭により内側に向けた、プライバシーがあり外部の喧騒から遮断された、そして外の光をふんだんに取り込んだ、自然豊かな治癒環境をつくることができる。また、外が見えることにより「オリエンテーションスペース」として、案内のよい病院になる。

そのほかにも、自然採光や通風による省エネルギーなど、今の病院に求められる課題に合致するものが多くあり、「中庭」は環境にやさしく将来的でもある。

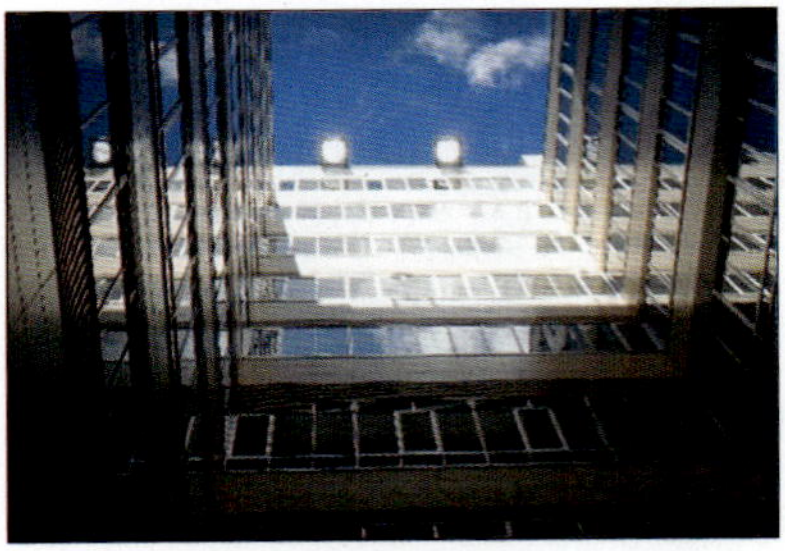

写真90 地下から10階までの大きな中庭と太陽光追尾装置（浜の町病院）

34

■建物の中に光を取り込む「中庭」

浜の町病院の中央にある中庭（写真90・63頁図17）は、地下から10階までの大きいもので、屋上の太陽光追尾装置により光を地下まで導いている。そして、誰もが通る共用の回遊廊下に面するので、病院全体が明るい（61頁写真58）。

■地下の「中庭」―地下の地価をあげる

「近代的病院」の「ディーププラン」では、どうせ窓がないので、地上も地下も同じとも言えるが、地下は地下であり、サービス部門や窓の要らない画像診断部門での利用であった。しかし、地下に中庭や「サンクンガーデン*1」があり、エレベーターホールや待合から外を見ることができれば、地下の地価があがり、案内もよくなり、地下の利用が広がる。松下記念病院の地下の中庭にはエレベーターホール、外来食堂、職員食堂、職員ラウンジ、当直室が面しており、中央の白い噴水壁で対面する目線を遮っている（写真91）。住友病院のサンクンガーデンは、自動販売機のあるラウンジと画像診断の待合が面する（写真92）。

■最上階の「中庭」

中庭は1階にあるとは限らない。特に最上階に設けた中庭（写真93）は、小さくても空が近くて明るく、地上にあるものと錯覚する。しかし、中庭では、集中豪雨時の排水を排水管に頼るしかなく、配管を太くしたり、複数の排水ルートを

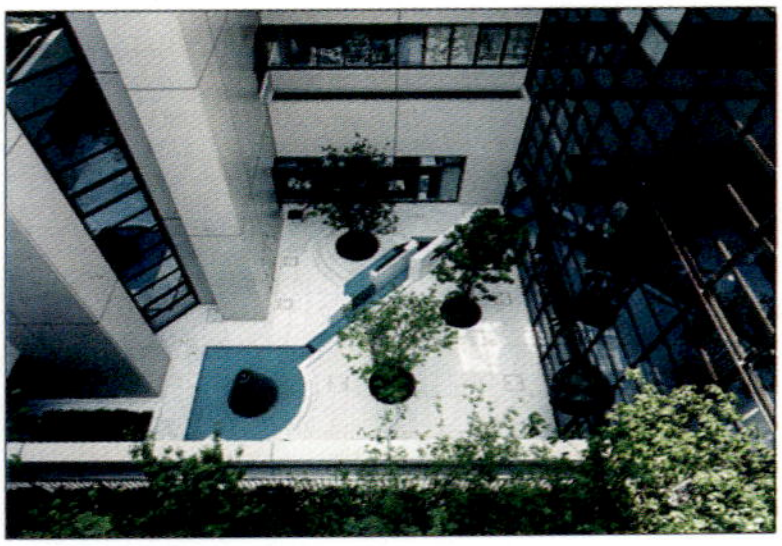

写真91　目隠しの噴水がある地下の中庭（松下記念病院）

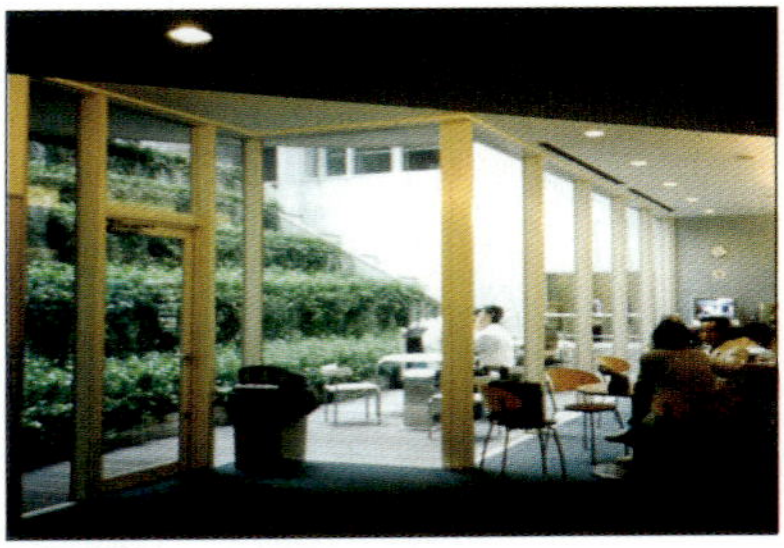

写真92　地下のサンクンガーデン（住友病院）

考えるなど、設計上の特別な配慮が必要である。

屋内の「中庭」

屋内の吹き抜けをアウトドア風に仕上げて、「中庭」のようにすることもできる。冬寒いヨーロッパには「ウィンターガーデン」という、ガラスの天井のある植栽の植わった温室のようなロビーやレストランなどの屋内空間があるが、外に出られない患者がいる病院向けの手法である。

福井県済生会病院東館では、健診センターの5階から8階までの吹き抜けを植栽も配して中庭風に仕立てた。センター全体を見渡すことができ、行き先が見えてわかりやすい。天井のガラスのトップライトから自然光が降り注ぎ、植栽とベンチのある待合と憩いの場となっている（写真94・222頁写真272・273）。

将来対応のための「中庭」

福井県済生会病院本館の外来部分の全面改修では、既存建物にあった複数の中庭が大きく貢献した。まず、2階にある中庭の建具を撤去し、ガラスの屋根を設け、屋内の待合室にした（写真95）。床の仕上げもその部分だけフローリングとし、サンテラスのアウトドア風に仕立てている。そのほか、駕篭内に中庭に面する窓があるエレベーターの増設（写真96）、自販機ラウンジ（写真97）の拡張やバイパス廊下（写真98）の増築など、中庭の一部への増築により、スペース不足への対応や動線改善のための改修を行うことができた。バイパス廊下のガラスの天井

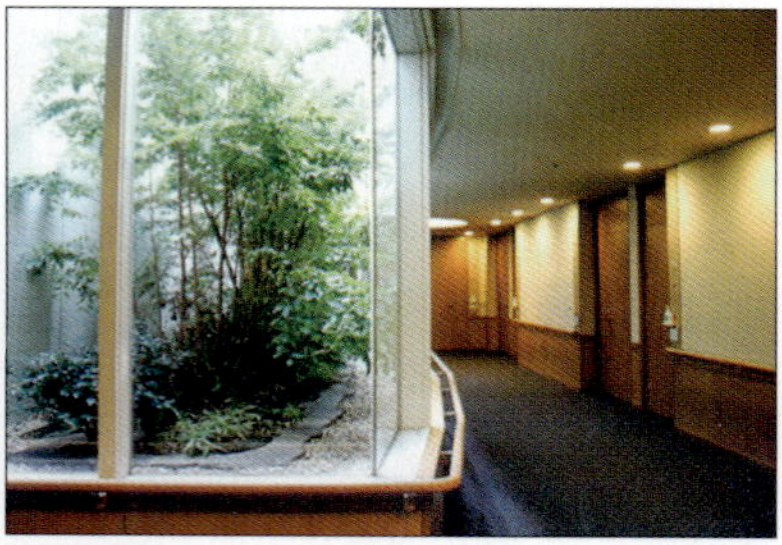
写真93　最上階の中庭（住友病院）

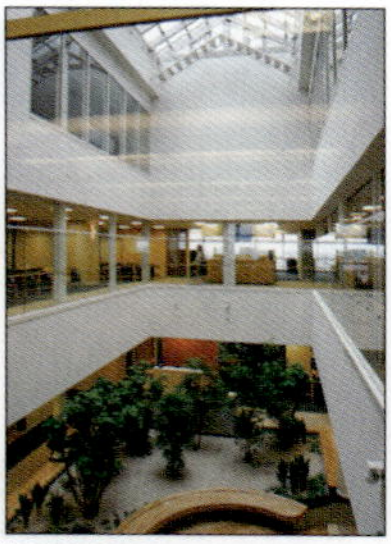
写真94　屋内の中庭（福井県済生会病院東館）

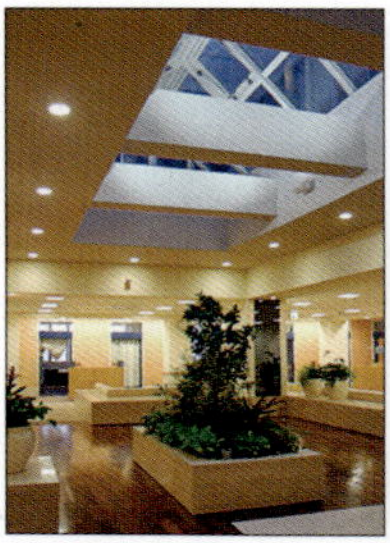
写真95　待合に改修した中庭（福井県済生会病院本館改修）

からは、道路からしか見えていなかった外壁の看板が、屋内の廊下からも見えることとなり、大層喜ばれた。建物の中から外観が見えるのも妙味である（写真99）。

中庭は、外観に関係なく建物の中に増築できるので、将来の改修に非常に好都合である。ぜひ各所につくっておきたい。

「中庭」の設計の「こつ」

「中庭」は、大きさの違いはあるとしても、各階で原則同じ位置に設けることになるので、各階で異なる平面の機能的要件を満たすには、設計者の手腕によるところが大きい。中庭の設計の「こつ」は、中庭をエレベーターホールや共用廊下に面して設ける方法で、各部門の機能的平面にあまり影響がないこと、そして建物内のすべての人が中庭の快適さを享受できることで、病院全体が明るい印象となり、その効果が大きい。

＊1　サンクンガーデン：地下まで掘り込んだ外部の庭。

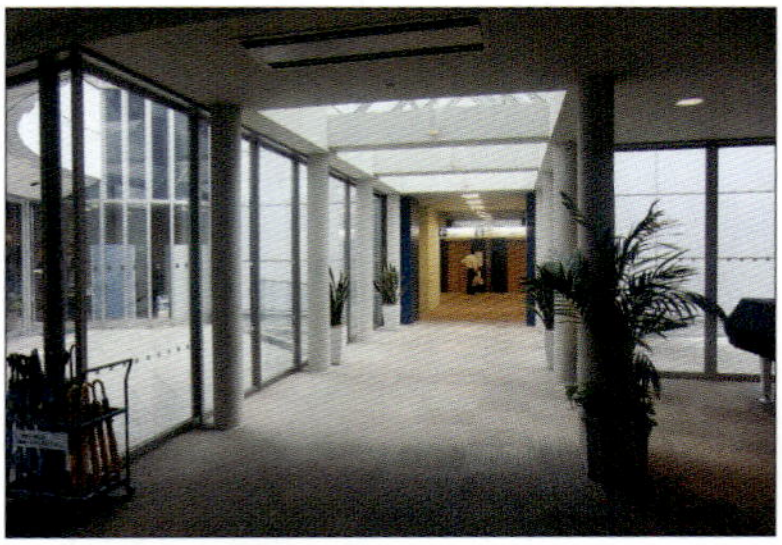

写真98　中庭に増築したガラス張りのバイパス廊下（福井県済生会病院本館改修）

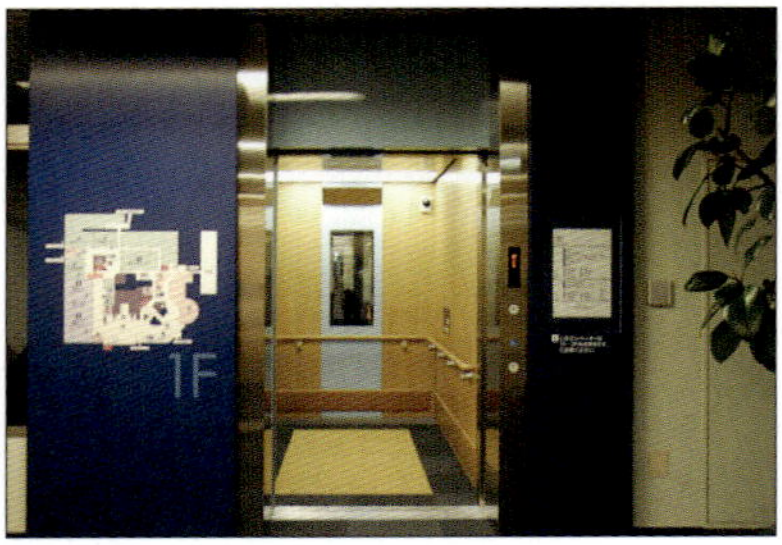

写真96　中庭に増設したエレベーター（福井県済生会病院本館改修）

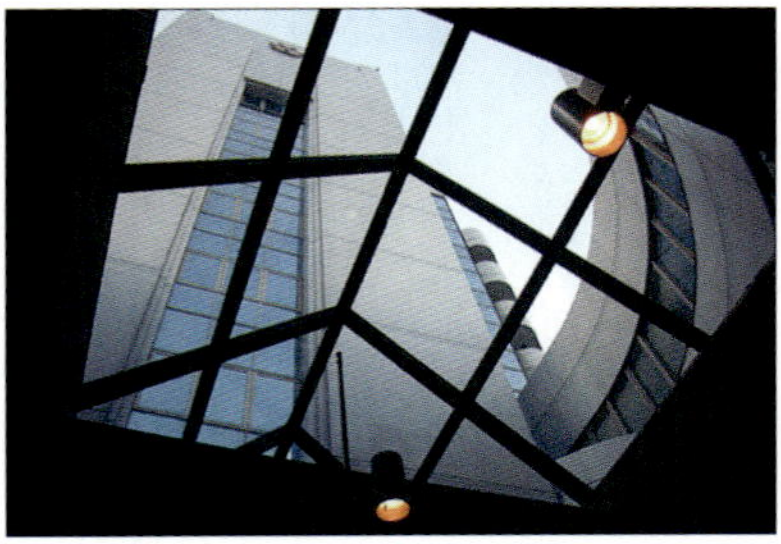

写真99　ガラス天井のバイパス廊下から見える看板（福井県済生会病院本館改修）

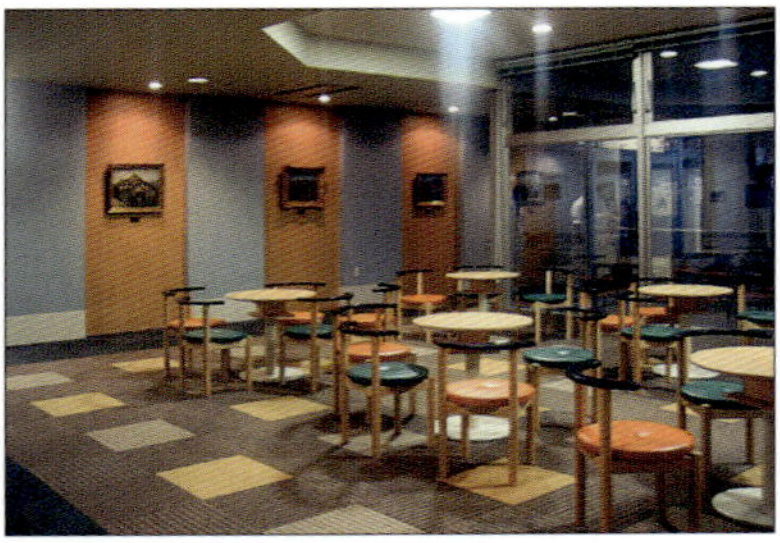

写真97　中庭に拡張した自販機ラウンジ（福井県済生会病院本館改修）

35 変わる受付
―「受付」から「相談」へ・PFMセンター

オーダリングと電子カルテの普及で、待ち時間が大幅に短縮し、その効果は大きいが、併せて患者が自分で操作する受付や会計の機械化が進み、玄関ホールでは、機械の前で困っている高齢者を助けるために、案内を兼ねたボランティアが大勢スタンバイしている風景がある。また、患者が使う機械は絶対に導入しないという病院がある一方で、それがなければ新しい病院とは言えないとして、機械化を進める病院もあり、患者が最初に体験する、受付のあり方に工夫がある。

■「受付」から「相談」「連携」へ ―「患者支援（PFM）センター」

受付や会計の機械化によって、従来の受付は、初診受付や、相談ごとが主となった。一方で「保健医療福祉」の関連サービスなど、各種の相談窓口が増え、どこに行けばよいかわからない病院がある。

それらをワンストップサービスとして集約したのが、患者支援（PFM）センター*1で、北九州総合病院では、従来の「中央受付」の名称も「患

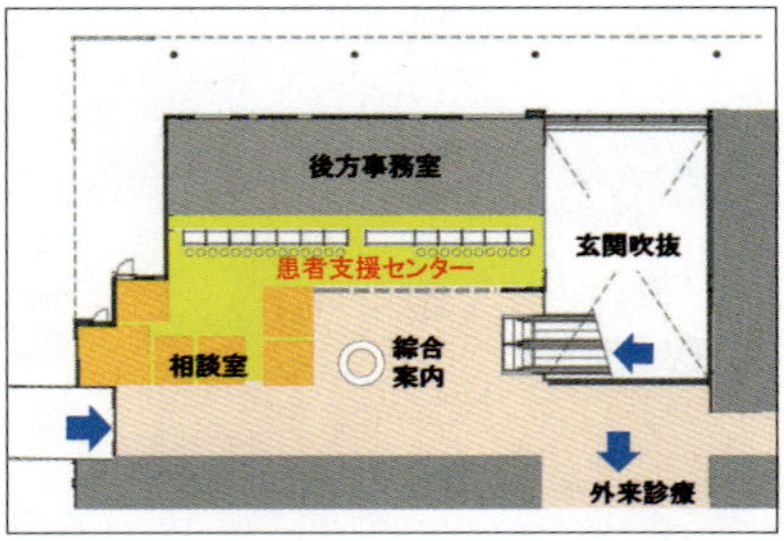

図35 患者支援センター（北九州総合病院）

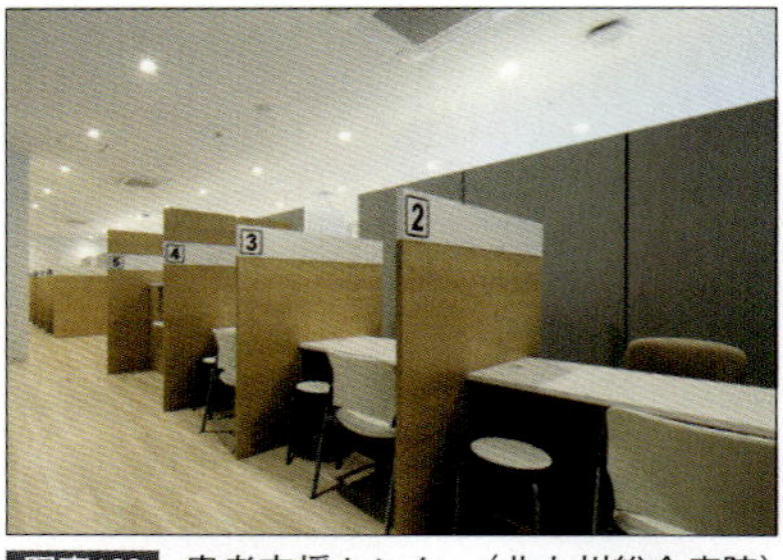
写真100 患者支援センター（北九州総合病院）

者支援センター」に変わった（図35・写真100）。隔て板によりプライバシーに配慮した、同伴者用を含めて二つの椅子のある全ローカウンターと、大小六室の個室群よりなり、背後に関連スタッフが待機する事務室がある。

■全個室の「患者総合支援フロア」

福井県済生会病院南館では、既存の中央受付は通常の診療受付業務に限定し、玄関ロビーに近接してつながる増築棟に、全個室対応の患者総合支援フロアができた（図36・写真101・102）。後方には、医事課のほか、医師や看護師なども待機する事務室があり、必要に応じて、関係スタッフが面談室に入る。そのほか、「肝疾患センター」「集学的がん診療センター」「メディカル情報サロン」「入退院センター」「検査説明センター」「よろず相談室」が集約された。

また、両事例とも、センター内とセンター外の両側に扉があるツーウェイ動線の面談室があり、センター閉鎖後にほかからも使えるように、工夫されている。

■ハイとローのカウンター　ー患者を動かさない受付

再診受付機を導入している「近代的病院」では、中央受付では初診が主となり、一見「患者本意」に見える椅子付のローカウンターを全面的に採用する病院が増

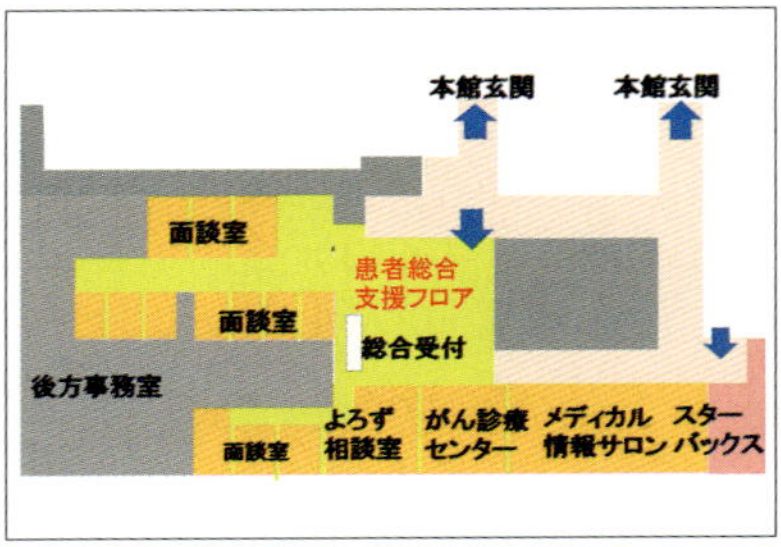

図36　全個室の患者総合支援フロア
（福井県済生会病院南館）

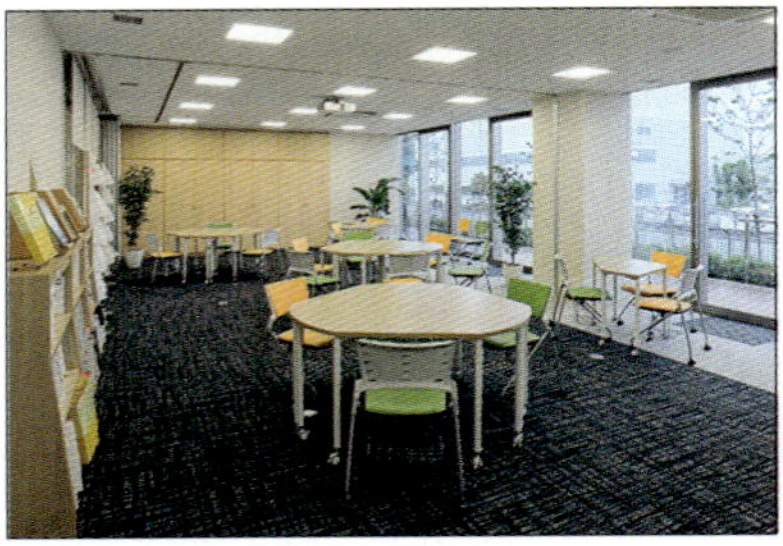

写真102　メディカル情報サロン
（福井県済生会病院南館）

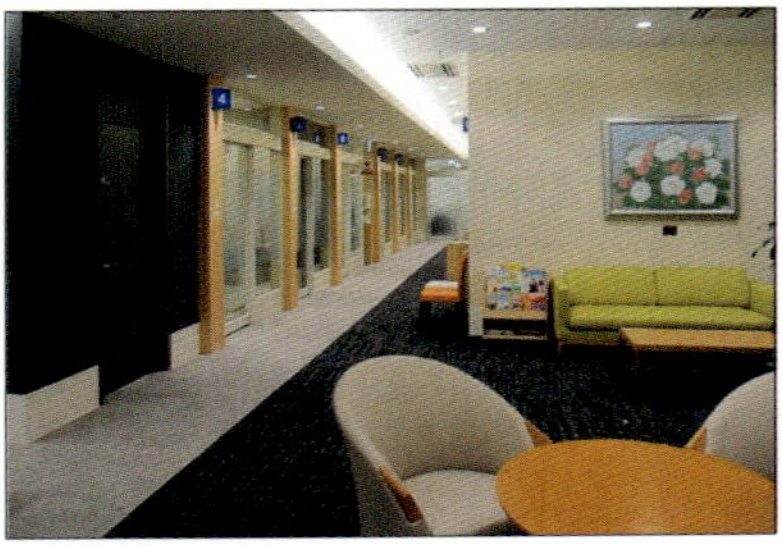

写真101　全個室の患者総合支援フロア
（福井県済生会病院南館）

えている。しかし、特に高齢者にとっては、「後ろの椅子でお待ちください」と言われて、立ったり座ったりするのは辛い。福井県済生会病院本館改修では、まず受付案内を兼ねたハイカウンターの総合受付「受付の受付」で、簡単に済む受付は立ったままで済ませ、時間のかかる患者をローカウンターに誘導している。さらに、よりプライベートな面談のために個室が用意されている（**写真103**）。

また、同病院では、スタッフの数よりも多いローカウンターが用意されていて、患者は総合受付で案内されてローカウンターの椅子に座り、そこでスタッフが来るのを待つ。個人情報保護で名前を呼ぶことが問題になっているが、「後ろでお待ちください」と、患者を動かすから名前を呼ぶことになるのであり、患者を動かさずにスタッフが動けば呼ばなくて済む。

受付スタッフは立つか座るか
―スタッフが移動する受付…ホテルに倣う

ＪＲの「みどりの窓口」でも、最初と最後は立って対応する時代となったが、立ったり座ったりすることで、それだけ時間がかかっていて、行列が長い時に客の望むことは、その「丁寧さ」よりも「スピード」ではなかろうか。立つのであれば、パソコンも立ったままで使える高さにすればよいのに、と考えてしまう。ローカウンターの病院でも、スタッフは診察券のコピーなどのために、立ったり座ったりしていて、同じことが言える。

また、いまだに受付がスタッフ側の担当別に分かれていて、順番がきたと思う

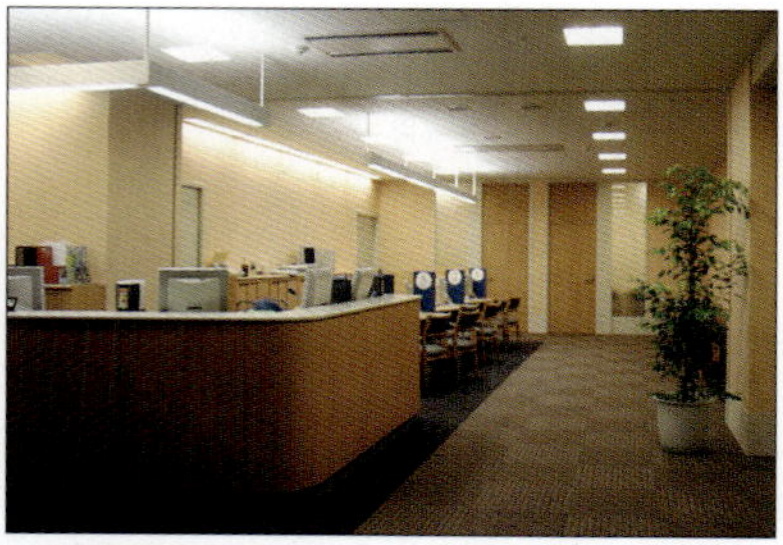

写真103　ハイとローのカウンターと個室の面談室（福井県済生会病院本館改修）

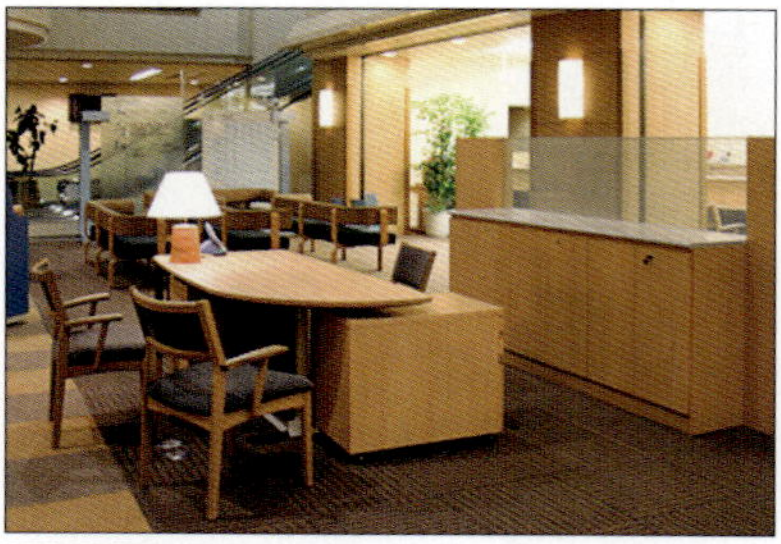

写真104　「相談の相談」コンシェルジュ（福井県済生会病院本館改修）

と「ほかの窓口です」と言われ、また別の窓口に並び直すなど、たらい回しにされて、受付や相談ツアーをしている患者もいる。ペーパーレス化により情報が見えない患者の不安もあり、そろそろ受付のあり方自体が変わってもよさそうだ。ホテルのフロントでは、原則誰でも何でも対応してくれ、たらい回しはない。小病院やクリニックではまさにそうなっているが、大病院でも見習いたいところである。また、いろいろな相談部門をもつ病院では、どこに相談してよいかわからず、「相談の相談」として、ホテルのようなコンシェルジュが欲しい（**写真104**）。

■同じスタッフが最初から最後まで ―外来ブロック待合室内の、医事受付

福井県済生会病院本館改修や北九州総合病院では、「できるだけ同じスタッフが最初から最後まで」を目指し、医事職員による外来ブロック内のブロック受付が、再診の受付から計算までを担い、待合室の中のアイランド型カウンターにより、同じ待合内の診察室前のカウンターを拠点とする診療スタッフと近距離で連絡をとり合いながら、お世話をしている（**写真105・106**）。

したがって、中央受付では初診と紹介患者の受付と会計の業務だけとなり、将来的に会計がなくなれば、病院玄関や受付まわりの風景が一変する。

＊1　PFMセンター：Patiet Flow Management Center．患者の受付相談業務をまとめて、ワンストップした患者支援センター。

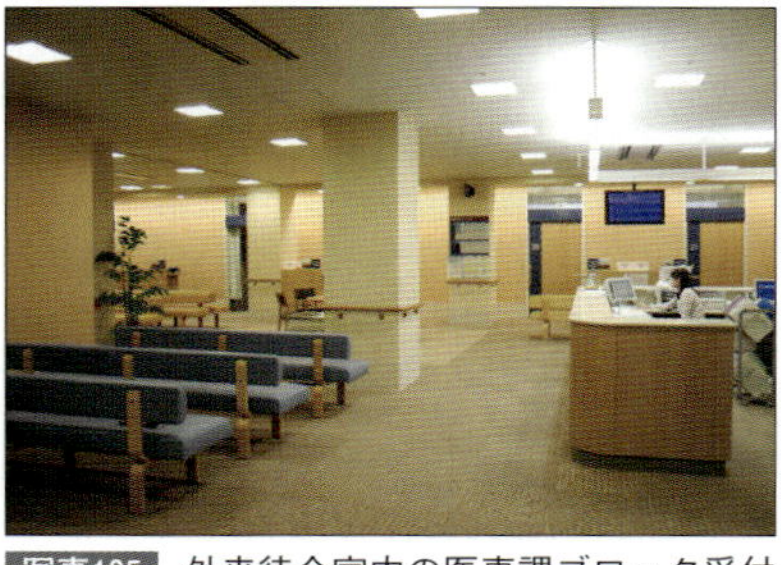

写真105　外来待合室内の医事課ブロック受付（福井県済生会病院改修）

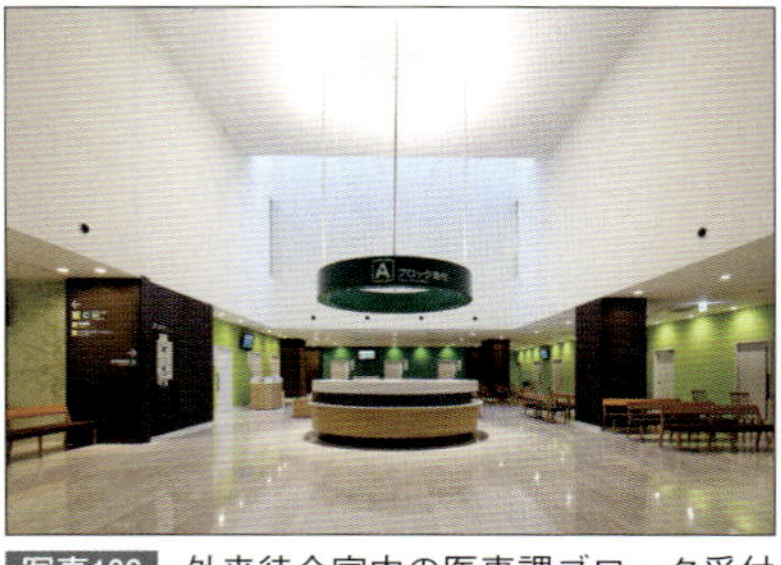

写真106　外来待合室内の医事課ブロック受付（北九州総合病院）

36 「フリーアドレス」と「ユニバーサルブロック」

診察室を特定の診療科で固定せずに、フレキシブルに運用する「フリーアドレス」は、1995年に完成した三田市民病院の伊藤芳久院長と命名してから、今や診察室の代名詞のように使われ、採用する病院も多い。それに併せて、外来の合理的な運用とフレキシビリティを追求した「近代的病院」の典型的な「ブロック型外来」の平面が、大中病院の定番となっている。そして、それに対する課題を解消すべく、それを「ユニバーサルブロック」型平面に展開させた。

外来全体を「フリーアドレス」に ―診察室を一つの単位として

浜の町病院、北九州総合病院、高陽ニュータウン病院ほかのように、診察室に限らず診療科特有の固定的な医療機器のない全室をフリーアドレスとすれば、更なるフレキシブルな運用が可能となる。また、大中小と大きさがいろいろある外来にある諸室に対しては、診察室を一つの単位として、診察室二つで中の部屋、三つ以上で大の部屋とし、照明やエアコンの配置も、単位に合致したものにしておくと、間仕切りの追加や撤去だけで、部屋の大小の変更がしやすい。室名表示は、全室を通し番号表示とし、診療科名や室名は、札差式の担当者の名札に付記することとした（**写真107・108**）。これは、診療科や室名が、部屋にではなく医師や担当者に付帯することによる。

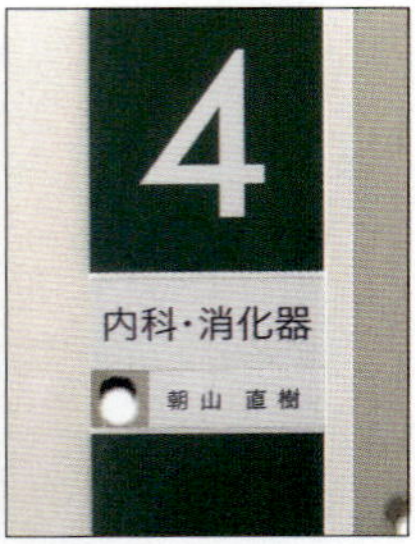

写真107 差し込み式の室名札（高陽ニュータウン病院）

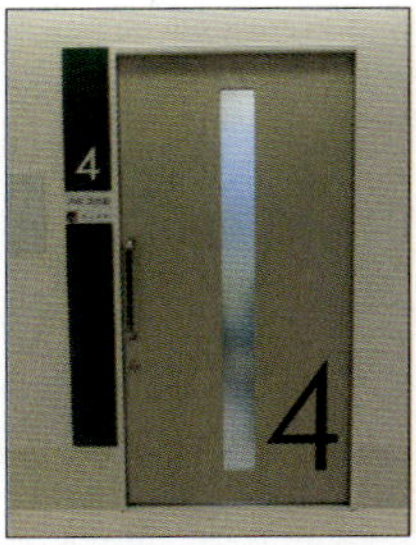

写真108 差し込み式の室名札（高陽ニュータウン病院）

■「ブロック型外来」平面の課題

「ブロック型外来」は、複数の診療科をまとめて一つのブロックとし、ブロック内を「フリーアドレス診察室」として、関連の深い診療科の一体的かつ融通のある運営と受付業務の合理化を目指したものであり、診察室の個室化に伴い、専用のスタッフ廊下で患者とスタッフの動線を完全に分離したものが多い（図37）。患者にとっても、数の少ないブロック受付の方が探しやすく、案内もしやすく、患者動線が短いなどの利点がある。しかし、「ブロック型外来」には、以下の課題を抱えたままのものが多い。

① 患者とスタッフの動線分離で、受付が廊下（外待）側を向いているので、待合室（中待）の患者にスタッフの顔が見えない。

② スタッフ廊下を挟む、各ブロックの診療科構成とスタッフグループが、待合室（中待）では、患者がスタッフグループの異なる隣のブロックの患者と同居するという不一致がある。スタッフにとっては患者の掌握が難しく、患者にも不安がある。

③ 一つのブロックの大きさが固定されているので、診察室の数などでブロック間の融通性がない。

「ブロック型外来」の平面にもいろいろなバリエーションがあり、それぞれにこれらの課題を解決しているものもある。島根県立中央病院（図38）では、①については、受付を待合室（中待）に面するまで広げる、②は中待に中庭を設けて隣のブロックの患者との混在を避ける、③は二つのブロックを連続させる、こととした。しかし、床面積が大きくなるので、広い敷地ゆえに実現できたことである。

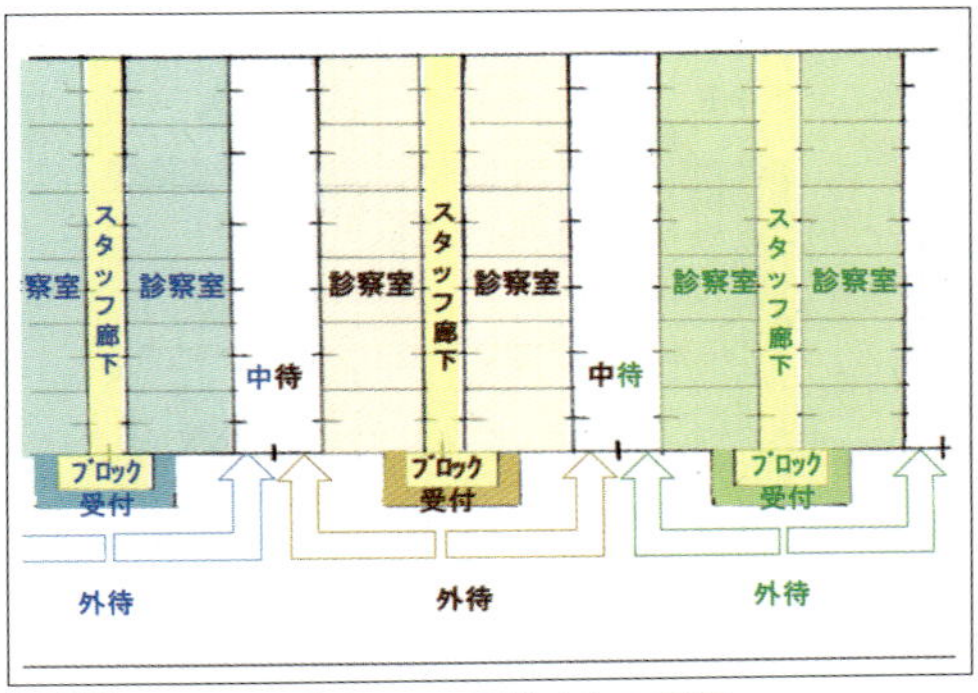

図37 典型的な「ブロック型外来」の平面

■「ユニバーサルブロック」の外来　―連続するブロック

福井県済生会病院の本館では、外来部分の全面改修にあたり、拙著『患者に選ばれる病院づくり*1』をお読みいただいた当時の三浦将司院長より、拙著の内容で設計して欲しいとの依頼があり、「患者にスタッフの顔が見える外来」「フリーアドレス診察室」「廊下待ちから待合室へ」「窓のある診察室」などの課題に加えて、ブロックの大きさの変化に対応できるように、ブロックが連続する「ユニバーサルブロック」の外来を実現した（図39）。つながっているものは、いつでも仕切って独立させることができるが、その逆はできない、という単純な発想である。ガラスで区画した待合室にブロックごとに出入口があり、中に入ると診察室も待合も連続しており、区画が必要であれば、移動できるプラントボックスなどで任意の位置で容易に区画することができる。

実際は、既存建屋の改修としての制約があり、すべてが連続しているわけではないが、診療室が連続できない部分には「小児外来」「女性診療センター」「産科外来」「精神神経科外来」などの、待合を独立させておきたい診療科を配置した。

各室の室名も、各ブロックの境界や診療科名、各室の用途が変わることを前提に、全体で連続する通し番号とし、診療科名と室名は、

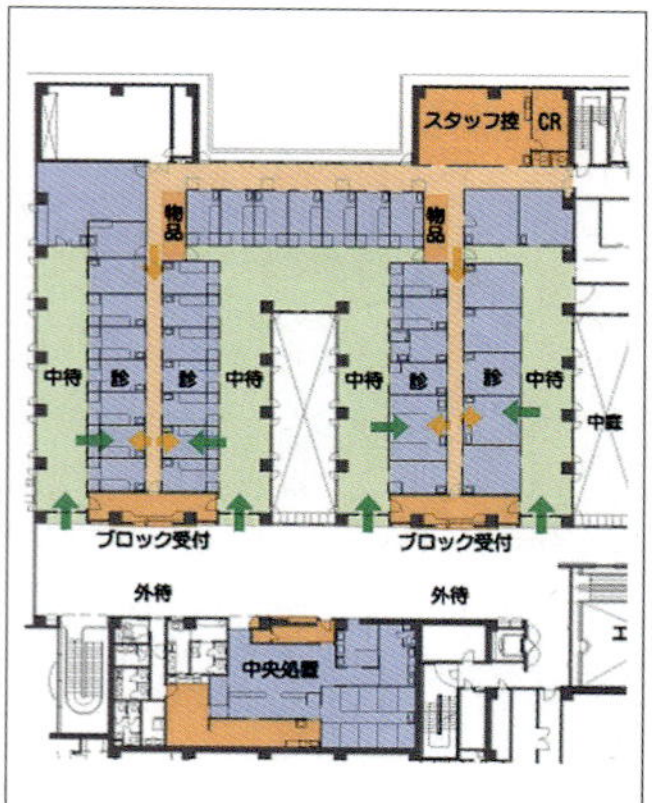

図38　ブロック型の問題点を処理した外来（島根県立中央病院）

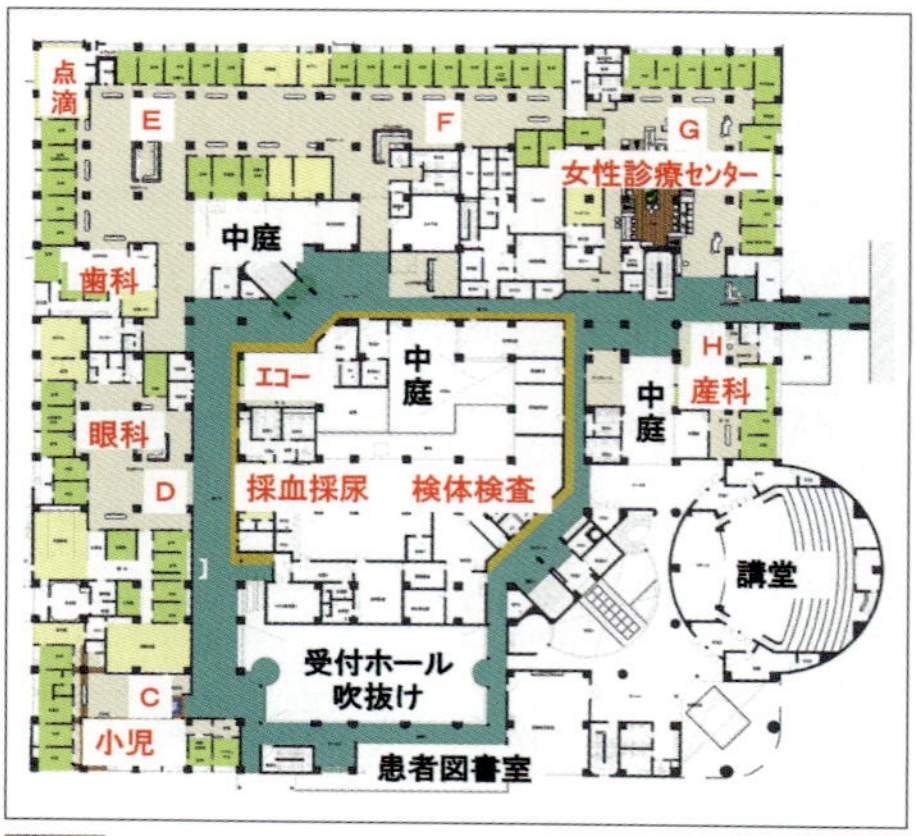

図39　「ユニバーサルブロック」外来（福井県済生会病院本館改修）

部屋の前にあるスタッフカウンター上の差込札に、「担当医師」名などと一緒に示されており、自由に変更することができる（写真109）。

廊下待ちをブロック内の待合室にすることにより、共用廊下が非常に短くなり、わかりやすく案内のよい外来になった。

■ 浜の町病院の「ユニバーサルブロック」外来

1階の「外来ホール」から、エスカレーターで上がった2階の1フロアに集約され、玄関ホールから独立した、診療受付のある「外来ホール」とともに、診療時間外に閉鎖できる。エスカレーターのある吹き抜けにより診察室が連続しない部分は、産科や耳鼻咽喉科、小児科などフリーアドレスにしにくい診療科とし、そのほかは、全ブロックで診察室が連続しているので、境界は自由に決めることができる（図40）。

中央の中庭を囲む、見通しがよく明るい共用廊下からは、六箇所の入口があり、一周するだけで、目的のブロックに到達でき、案内がよい。

■ 北九州総合病院の「ユニバーサルブロック」外来

画像診断、生理検査、内視鏡、人工透析、リハビリ、化学療法を含め、外来患者の診療が1フロアで完結する。大きく外科系、内科系、その他の三つのブロックがあり、診察室はブロックを越えて連

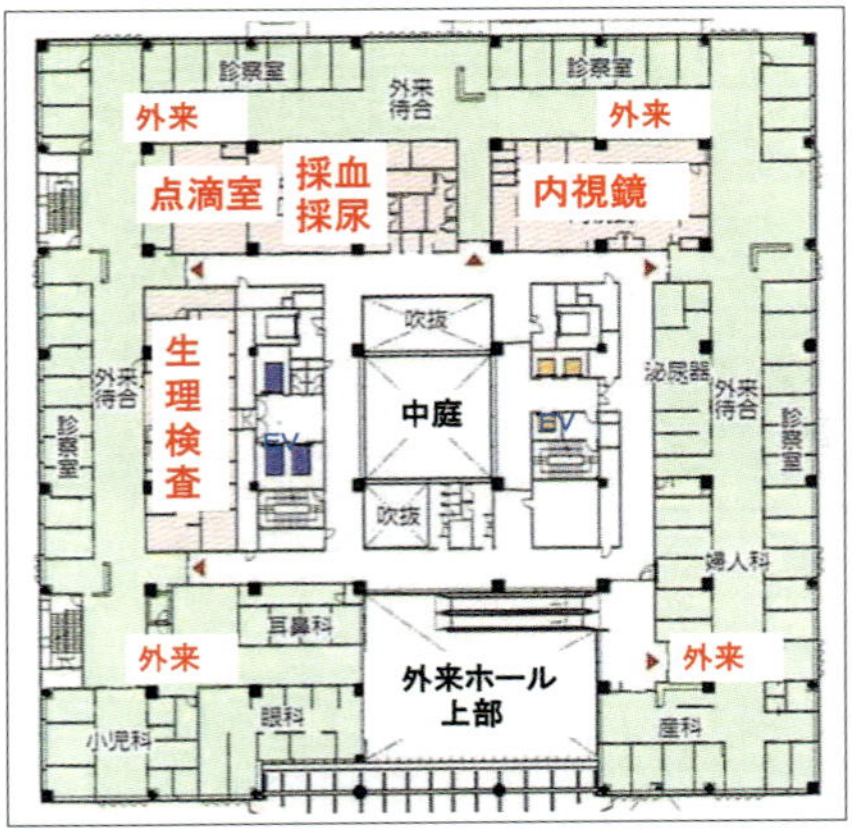

図40 「ユニバーサルブロック」外来（浜の町病院）

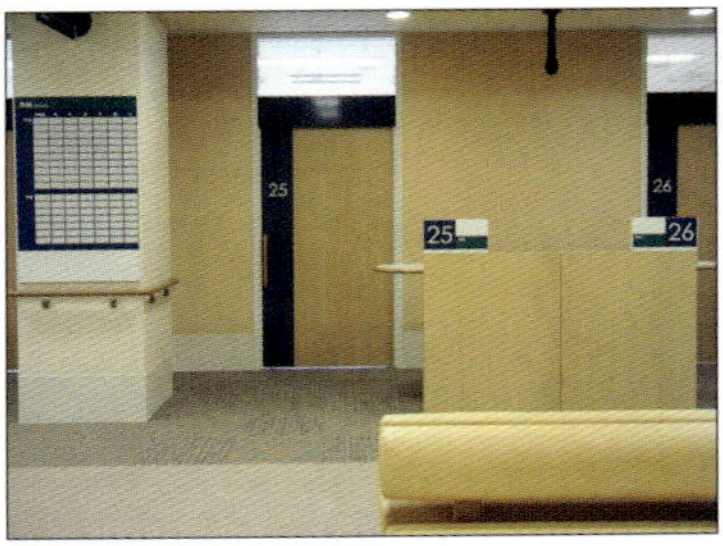

写真109 診察室前スタッフカウンター上の診療科表示（福井県済生会病院本館改修）

続し、ブロックの境界を自由に変えることができる（図41・写真110）。

三つのブロックには、医事課スタッフによるブロック受付があり、計算まで受けもつ（写真111）。

また、生理検査、採血採尿、点滴室を内科系Bブロックの最寄りに配置するなど、それぞれのブロックに関連の深い各検査を配置している。

＊1 『患者に選ばれる病院づくり』2001年発行。じほう

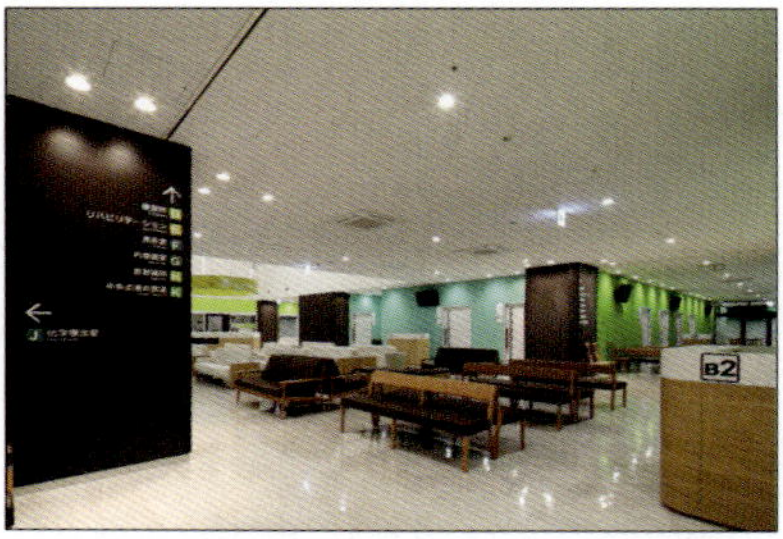

写真110 連続する待合（北九州総合病院）

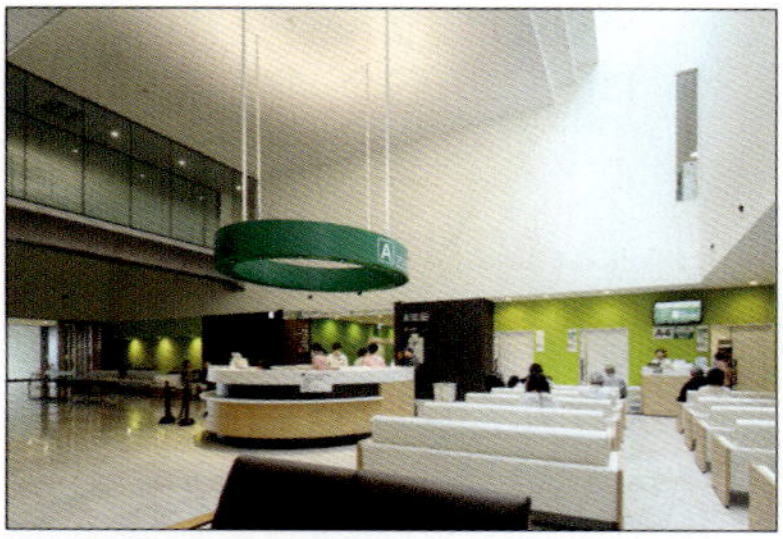

写真111 医事スタッフによるブロック受付（北九州総合病院）

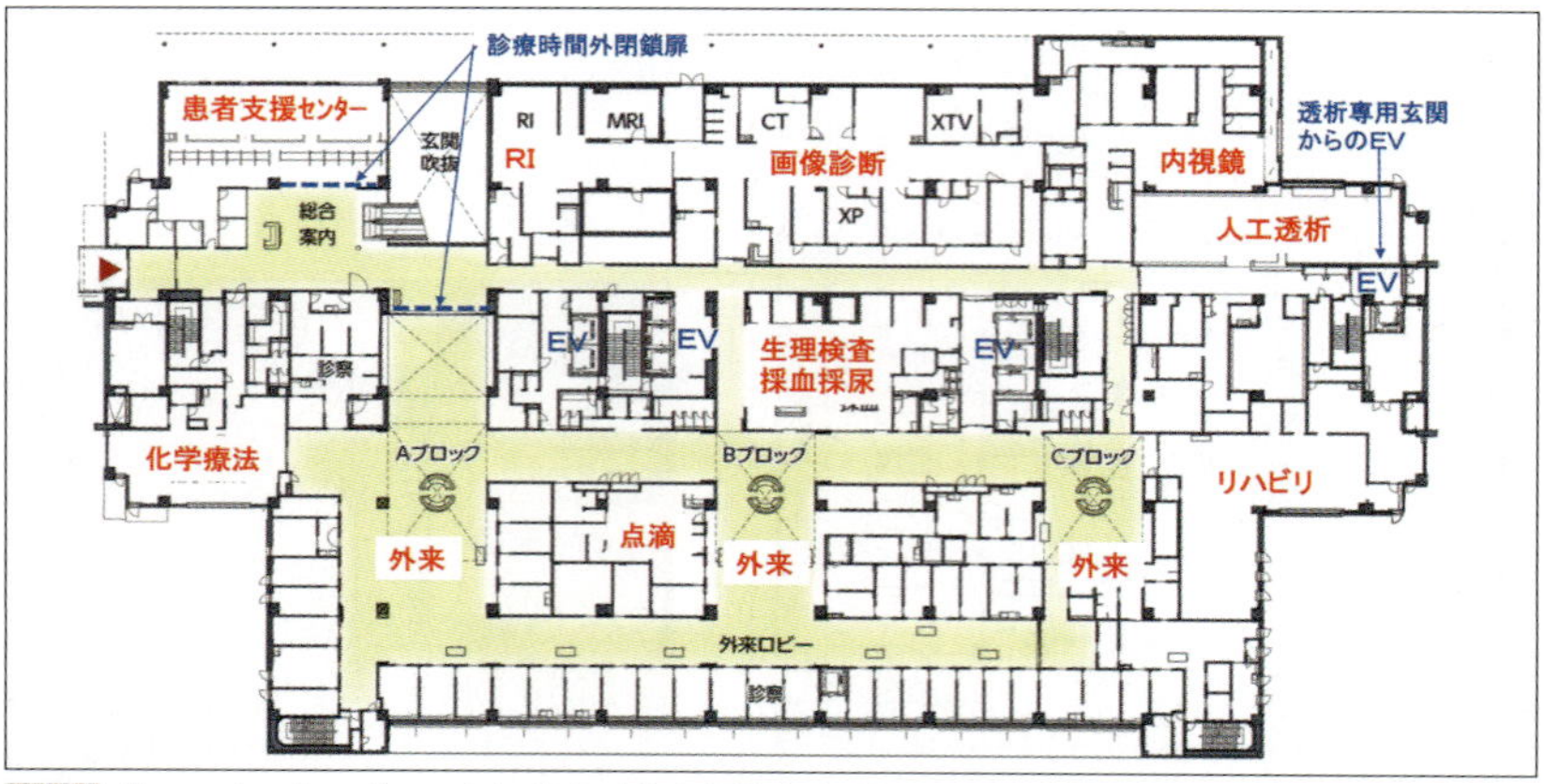

図41 「ユニバーサルブロック」外来（北九州総合病院）

37

スタッフの顔が見える外来 ―患者とスタッフの双方の安心

「3時間待ち3分診療」と言われた「近代的病院」では、動線分離で患者にスタッフの動きが見えず、いつ呼ばれるかとずっと耳を傾け、忘れられているのではないかと心配しながら、トイレにも行きづらい状態があった。今は、診療の待ち状況が表示されることで、大きく改善されているが、スタッフの動きが見えれば、患者にとっては、退屈さも解消され、スタッフにとっては、患者の状況を掌握でき、患者スタッフの「双方の安心」がある。

■「スタッフ廊下」の是非 ―「動線分離」から適度な「動線混合」に

後方に「スタッフ廊下」がある病医院では、診察室前の待合からスタッフの顔が見えない病医院が多い。設計協議でも、「スタッフ廊下」の要望が当たり前のように出てくるが、電子カルテでカルテ搬送がなくなりつつある今、「なぜ必要ですか?」と問うと、それに対する答えは曖昧である。

「急患で病棟や救急に行く時に、長い時間ずっと待っている患者に申し訳ないので、患者の前を通りたくない」「急いでいる時に声をかけられて困る」という医師の話に、著者は「患者は、いつ呼ばれるかと緊張して耳を傾けて待っている。おられないことを知らせていただければ、もっと気持ちを楽にして待てる。そして何よりも、急な患者に駆けつけられる医師の姿に患者は感動するはずです。また、医師の方から声をかけていただくと、以降は会釈だけで済み、声をかけられなくなりますよ」と患者の立場を話す。

「前近代的病院」の時代から、外来診察室の背後がカルテ運搬のスタッフ通路になっていて、外来スタッフは、診察室の後ろと患者が待っている診察室の前との間を行ったり来たりして、まさに医師の椅子を中心にグルグルまわっていてスタッフも大変であった（110頁**図45**）。そして、電子カルテが普及し、背後からのカルテなどの書類の運搬が少なくなりつつある今、スタッフ動線を長くしている診察室背後の動線をスタッフの主動線とすることの是非を今一度検討しておく価値がある。

後方のスタッフ廊下がなくなれば、スタッフ動線が短くなり、面積も小さくなり、診察室の奥の部分の有効利用もでき、「患者によし、スタッフによし、コストよし」が実現する。なかなか抵抗もあろうが、考え方の切り替えですぐに慣れる。某病院では、医師会議で「スタッフ廊下は絶対に必要」と決議されたものが、それを受けての看護師会議で「診察室のスタッフ廊下は不要」と決議され、その後どういう経緯を辿ったかはご想像の通りである。

患者に見える、待合の中にあるスタッフカウンター

福井県済生会病院本館改修、角田病院、高陽ニュータウン病院、浜の町病院、北九州総合病院ほかでは、窓側のスタッフ廊下をやめて、スタッフは、待合の中にある診察室２室程度に一箇所設けたスタッフカウンターを拠点にしている（112頁**図50**・**写真112**・**113**）。また、同じ待合室内に医事課ブロック受付カウンターがある病院では、患者の目の前で、両スタッフ間の連携をとることができる（95頁**写真105**）。

長谷川病院でも、待合室の中にあるスタッフカウンター（**写真114**）で診察から処置までの患者のお世話をしており、さらに、受付、問診を含む三つのカウンター

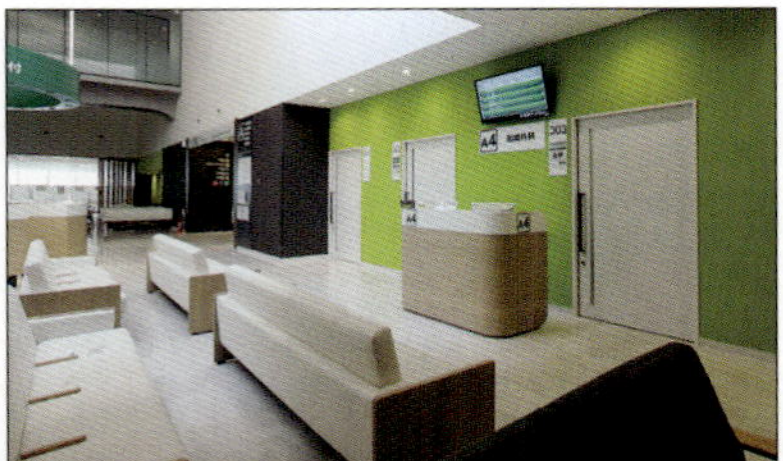

写真112　診察室前のスタッフカウンター（北九州総合病院）

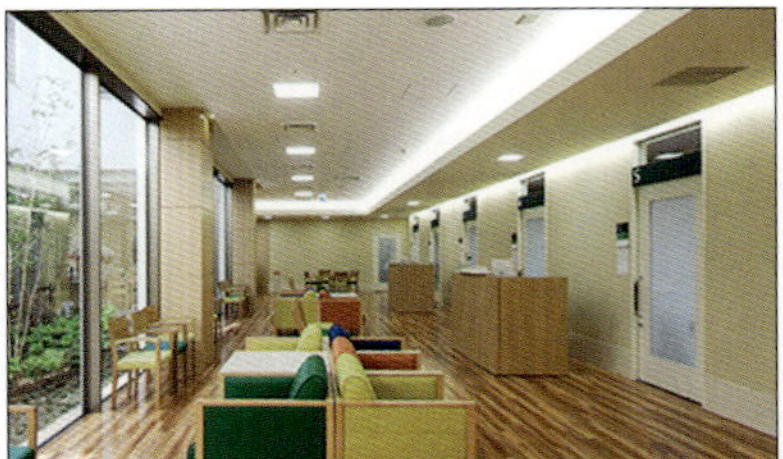

写真113　診察室前のスタッフカウンター（角田病院）

が、スタッフ同士の顔が見え連携がとれる位置にある。

クリニックと小病院の場合

特に、大病院の勤務からクリニックに転向された医師の場合は、「スタッフ廊下」や「後方通路」を希望されることが多い。クリニックでは通常、受付の背後に診察室から処置室などをつなぐスタッフ動線があり（図42）、非常に合理的で便利であるが、それはスタッフ側からのニーズであり、それに加えての、「患者によし、スタッフによし、コストよし」の工夫がある。

M病院（計画案）や木城クリニックでは、診察室の前に設けたスタッフカウンターを中心にして、スタッフを患者と同じ前入りを原則としている（図42・43・写真115）。診察室間の扉は、医師間の連絡や診察が終われば隣の診察室に医師が移動するための扉であり、患者はゆっくり更衣をすることができる。外来は補助スタッフによって回っていることから、スタッフを中心とする病医院づくりである。

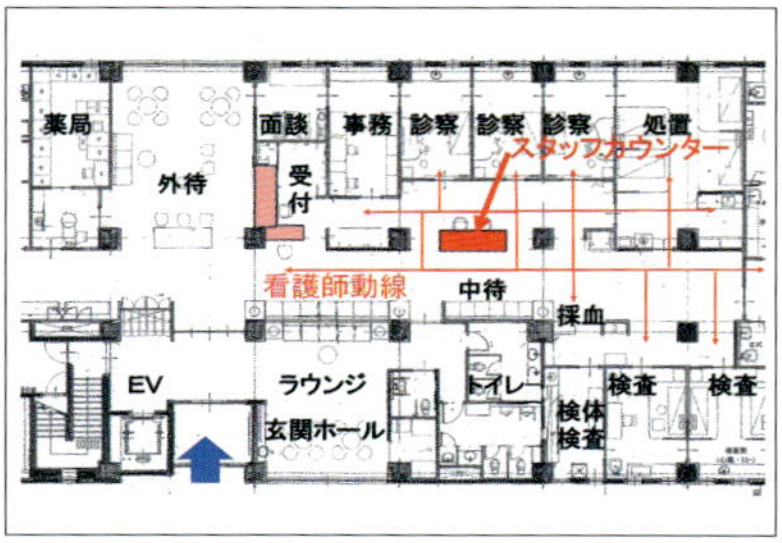

図42 中央にあるスタッフカウンター（M病院計画案）

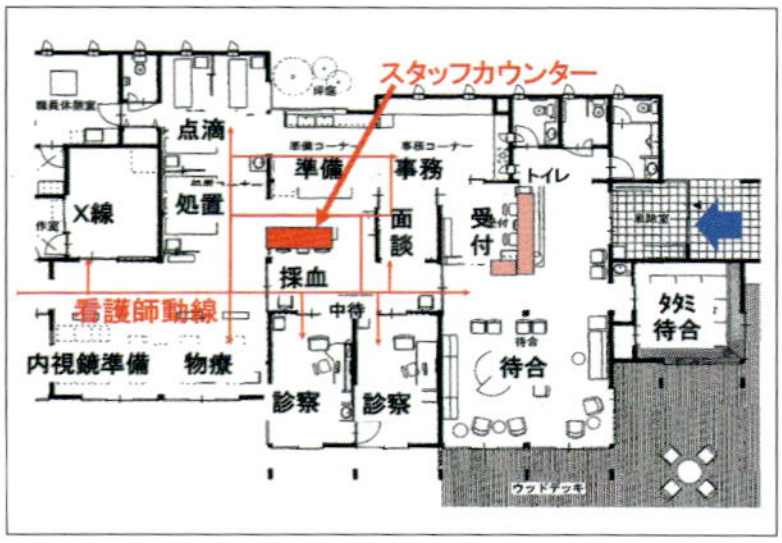

図43 中央にあるスタッフカウンター（木城クリニック）

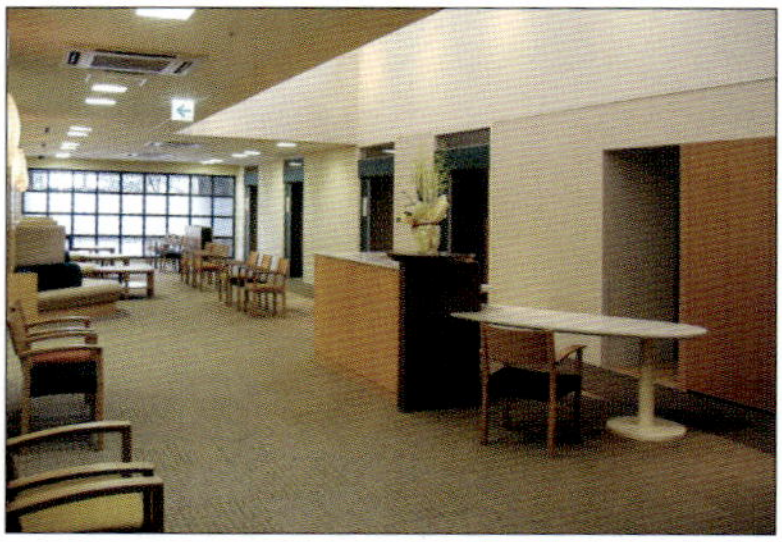

写真114 待合の中にあるスタッフカウンター（長谷川病院）

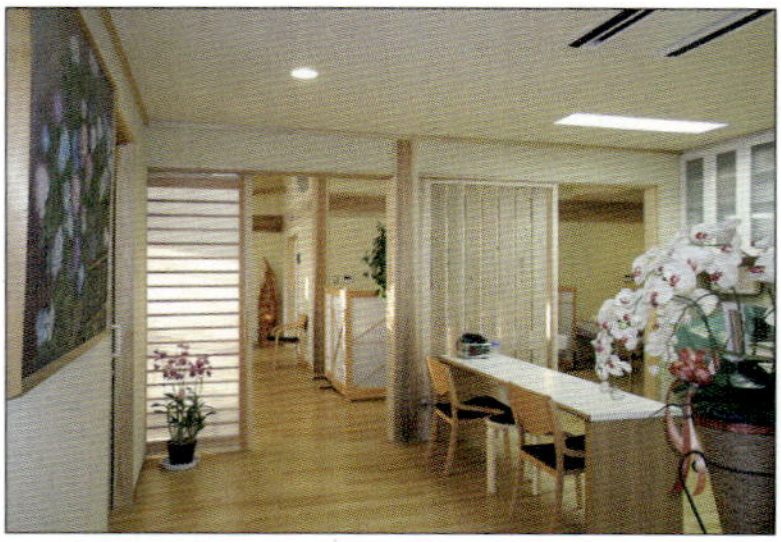

写真115 診察室の前にあるスタッフカウンター（木城クリニック）

38 窓のある完全個室の診察室 ―「スタッフ廊下」から「診察室間扉」に

「近代的病院」への過程で、診察室から窓が消えた背景には、まずは、動線短縮を目指したこと、そして患者が裸になることがあるので窓があってもブラインドを開けられないこと、技術開発により自然光に近い照明色が得られるようになったこと、窓面の診察室であっても、完全個室の場合に、後方に「スタッフ廊下」があると、診察室には窓がとれないこと、そして、長い待ち時間のために、待ち環境の方を優先しようとしたことなどがある。

診察室に窓は必要か

これまでの医師が奥に座る配置は、医師から患者の顔色が窓からの順光でよく見えるように、と教わった。その一方で、患者にとっては医師の顔が逆光で暗く見えて怖い、という課題もあった。今では、「窓はなくてよい」という医師も多いが、医師は窓に背を向けて座っているので、窓は関係ないのかも知れないし、患者も外の景色を見る余裕はないであろう。したがって、診察室に窓があることが絶対条件ではなく、窓がとれる工夫もできるのに、というところまでの話としておくが、窓の可否の検証をしていくと、窓がとれない根拠がくずれ、次なる展開が見えてくる。

窓のある診察室

「ユニバーサルブロック」型の平面（98～100頁図39～41）は、いずれも後方のスタッフ廊下をやめて、窓のある診察室を目指したものである（写真116）。窓を生かすためには、外部からの覗き込みのない位置に診察室を配置するのがよいが、1階などで覗き込みのある場合は、外に目隠しの植栽をしたり（写真118）、壁を設けて坪庭とし（83頁写真81）、いずれも植栽が見えるように床までガラスの窓としている。

入口側の診察室間扉　―スタッフ廊下から診察室間扉へ

診察室に入口の扉以外のもう一つの扉を、緊急時の逃げ道として希望されることが多い。それは病院だけのことなのかと疑問に思うところでもあるが、医師同士の連絡に、あるいは、研修医の診察に隣室の診療部長が一言添えることができれば患者は安心である。また、待ち時間短縮のために、一人の医師が二つの診察室を使うこともあるので、診察室間の扉があるとよい。そして、補助スタッフも診察室間を移動することがあるので、それを待合に近い側に設けることを提案している（写真117）。それにより、待合の患者との接触が多い補助スタッフの、待合にあるスタッフカウンターを拠点とする短い動線を実現できる。また、診察室の窓側に通過動線がなくなるので、窓側にエコーを置くなど、診察室の奥を有効に使うことができる（写真118）。

北九州総合病院では、診察室間の扉の位置を工事中のモデルルームで決めることになり、モデルルームでは入口側と窓側の二箇所につくったが、病院スタッフによる検討の結果、二つとも設けることになった。待合側は補助スタッフ用、窓側は医師用となる（写真116）。

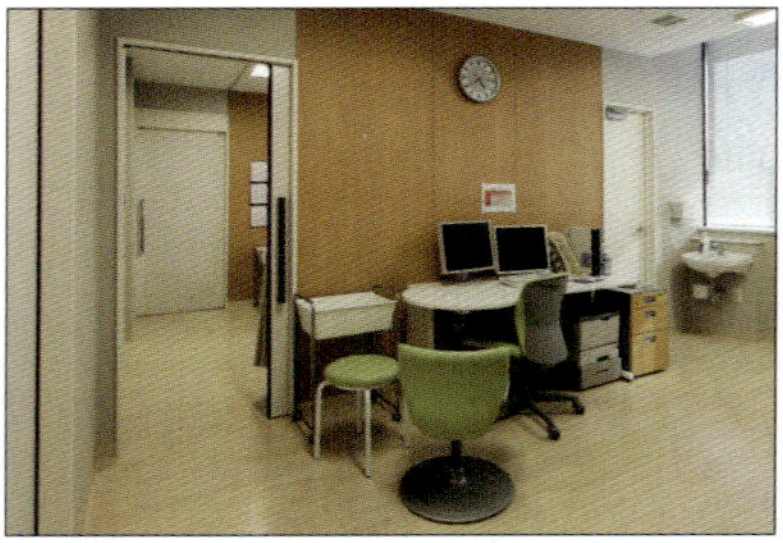

写真116　診察室間の二つの扉（北九州総合病院）

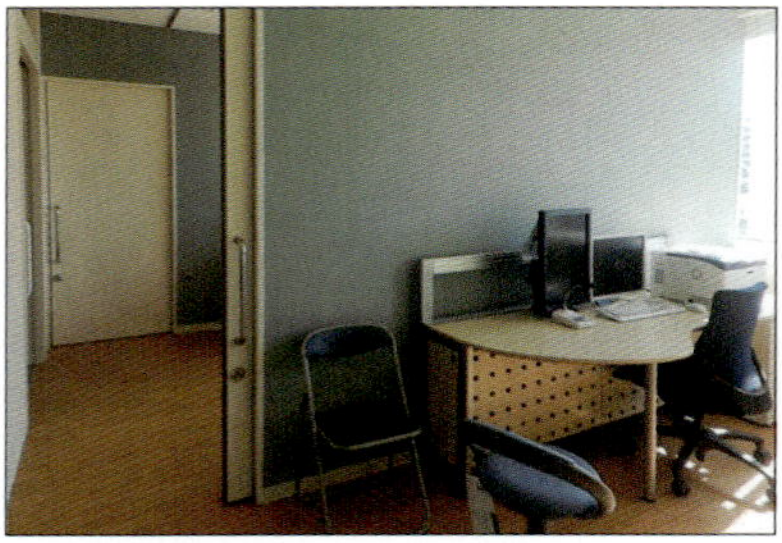

写真117　待合側にある診察室間扉（角田病院）

医師が入口側に座り、患者に「奥にどうぞ」

補助スタッフの診察室への出入りや診察室間の移動が入口側になると、これまでの医師の背後からの補助スタッフの作業が、逆の方向となるので、これまでの診察室内の配置では不便な場合がある。

玄関先の丸椅子ではなく、米国の病医院で見られるように、患者に「奥にどうぞ」と、入口側に医師が座ってはどうであろうか。そうすれば、医師もスタッフも動線が短くなり、特に、最近増えている医師が待合に出て患者をエスコートする病医院では、合理的であり、患者にもやさしい。ちなみに、角田病院の診察室では、将来、医師がどちらに座っても使えるように、設備の位置や診察机の形状を対称形にしている（写真118）。図44は、医師の椅子を入口側とし、家族の椅子を設けた提案中の計画案である。抵抗もあろうが、医師と患者の座る位置が変われば、いろいろなことが一挙に解決する。

木城クリニックでは、診察室（写真119）に入った患者が、まず窓際まで行って「いい眺めですね」と言ってから席に戻られる患者がいると聞いた。診察を受けるという緊張の中で、このような「ゆとり」があってもよいのではなかろうか。

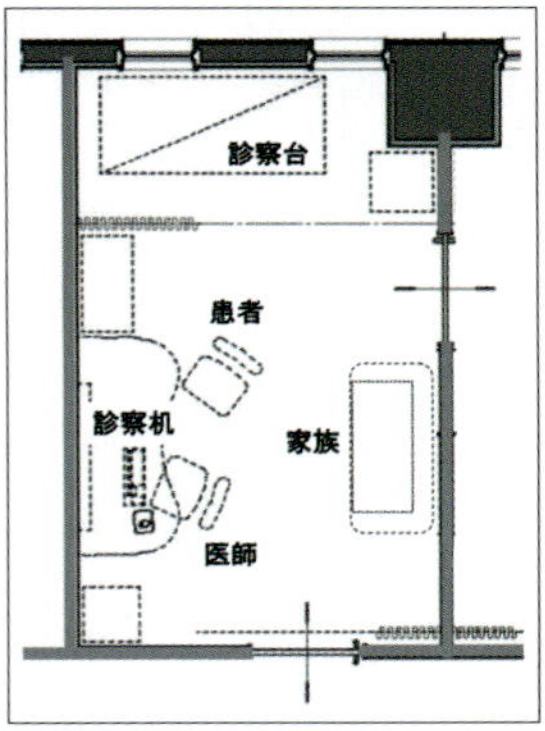

図44　医師が入口側に座る診察室（M病院計画案）

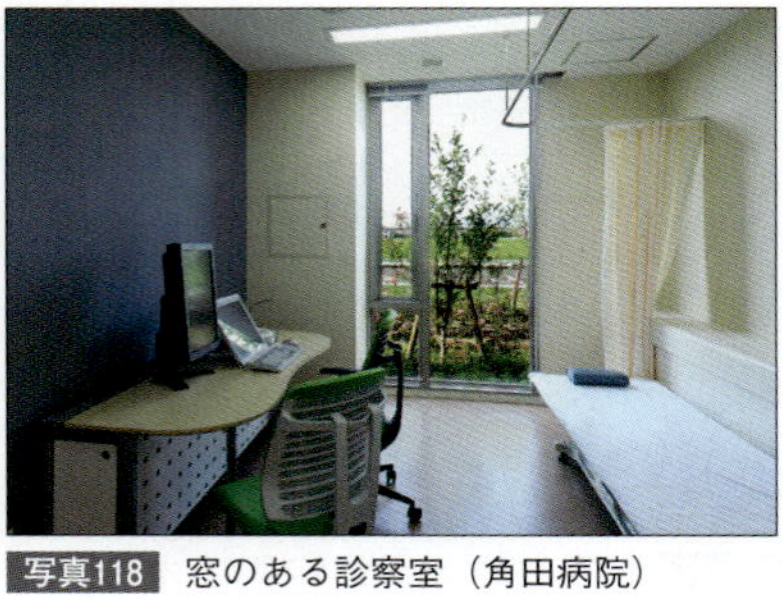

写真118　窓のある診察室（角田病院）

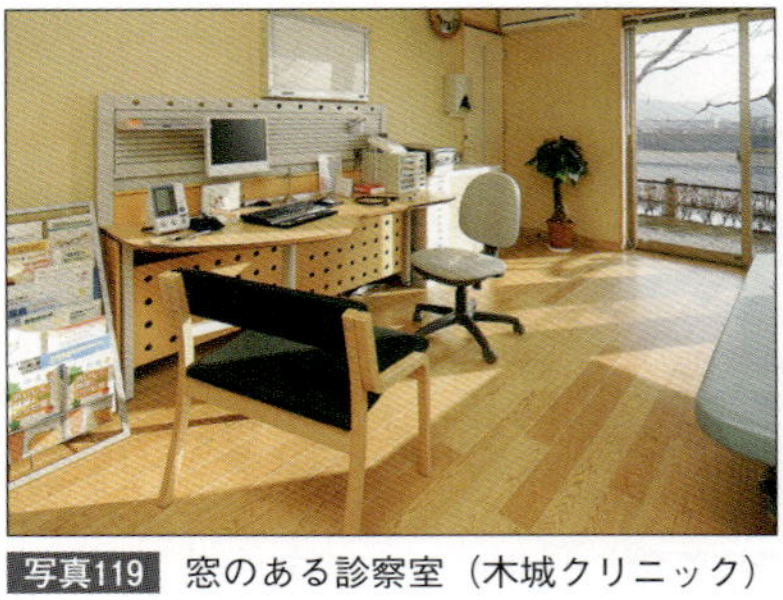

写真119　窓のある診察室（木城クリニック）

39 選べる待合 ―「廊下待ち」から「待合室」へ

「病院くささ」の一つとして、廊下に長椅子がたくさん並んで、大勢の患者が待っている「廊下待ち」の風景がある。待っている患者には、「いつ呼ばれるかわからない」「長く待っていることを知ってもらえているか」の不安があり、前を通る人も気になる。また、スタッフには、患者以外の人も座っていることから、「自分がお世話をすべき患者を掌握できない」不安がある。予約制が進み、これまでのような混雑は見られなくなったが、患者スタッフ双方に「安心」な待合としたい。

「廊下待ち」から「待合室」へ ―扉一枚で廊下が待合室に

診察室前の狭い「中待」の環境の悪さが問題となり、「医療機能評価」の診察室のプライバシーに関する評価より、中待で患者を待たせない病院が増えている。しかし、「中待」がなくなれば、従来の中待の機能を外待にもたせる必要があり、外待のつくり方も変わる。

福井県済生会病院本館改修では、外来の待合をすべて待合室として区画した（98頁**図39**・**写真120**）。待合室に通過動線がなく、診療に関係ない人がいないので、患者とスタッフの双方の安心がある。そして、改修前の廊下待合を、待ち時間の長い患者や家族のための診療ゾーン外のラウンジ（59頁**写真55**）とした。

待合室にすれば、診療時間外にそれを含めて施錠ができるので、ゾーン内の各

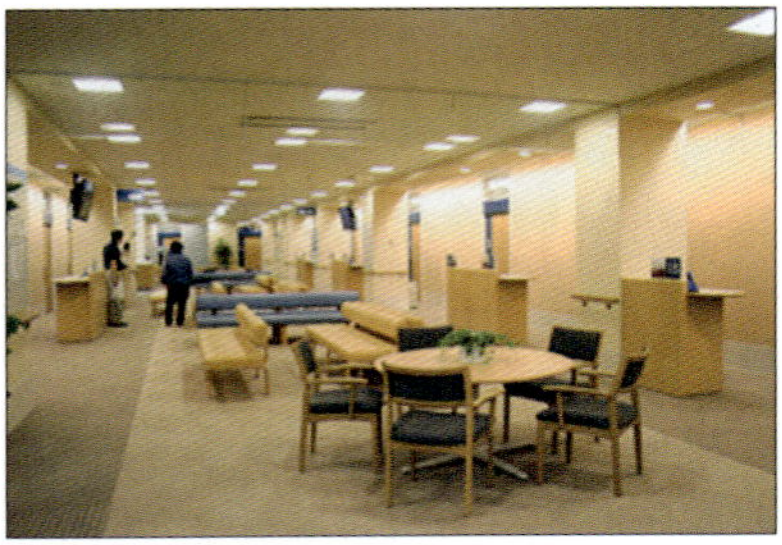

写真120 ガラスの扉で区画された待合室
（福井県済生会病院本館改修）

部屋の施錠が不要となり、オープンカウンターへのパソコンの放置も問題ない。

また、連続する「廊下待ち」の、患者数の季節変動に対して融通がきくことについては、「ユニバーサルブロック」型平面の待合室では、待合も各ブロックで連続しているので、同様な効果があり、区画が必要な場合は、プラントボックスなどを移動して席数を調整できる（98～100頁図39～41）。

また、通過動線がなければ、廊下に扉を設けるだけで、廊下を待合室にすることができる。角田病院の画像診断部門では、廊下に扉を設けるだけで、待合室としての体裁が整い、受付を兼ねた操作室も扉なしとすることができた（写真121）。

待ち時間を過ごすいろいろな場所

情報化により、各所で診察の進行状況や呼込み画面が表示され、また、呼び出し携帯（ページングシステム）を患者にもたせる病院では、患者は、レストランなど、どこでも待つことができるようになった。

福井県済生会病院本館改修と南館では、待ち時間が長い患者や家族が、別の場所でゆっくり快適に過ごせるように、コーヒーショップ（写真122）や屋外テラス（写真123）、自販機コーナー（91頁写真97）、患者図書室（写真124）などを新設、拡

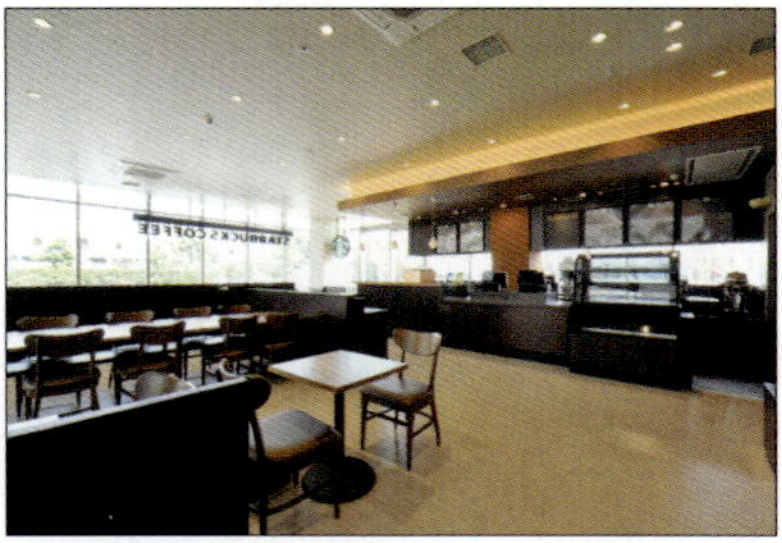

写真122　新設したコーヒーショップ（福井県済生会病院南館）

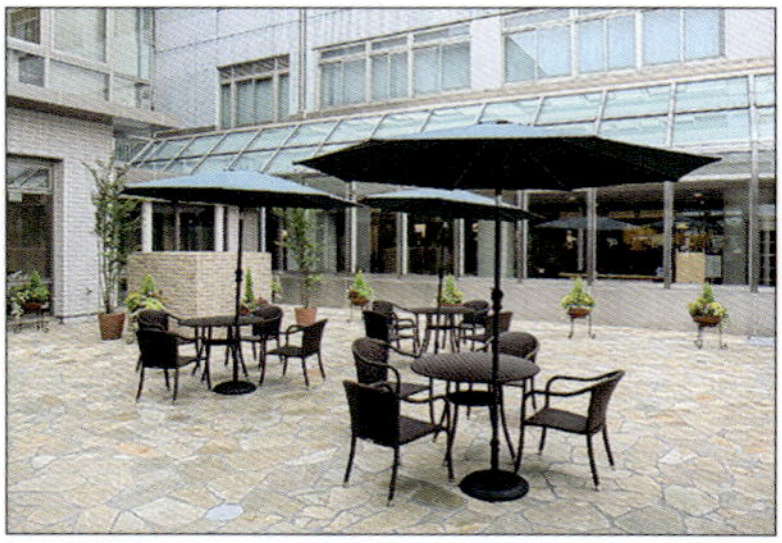

写真123　新設した屋外テラス（福井県済生会病院南館）

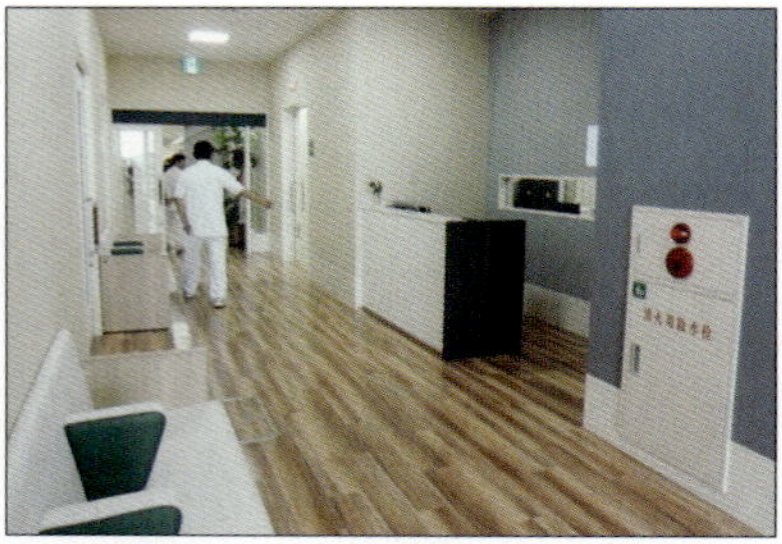

写真121　廊下に一枚の扉で「待合室」に（角田病院）

張した。

狭い待合に風邪の患者が溢れるクリニックでは、それだけで病気になりそうで、受付だけ済ませて入口の外で待っている人もいる。木城クリニックでは待合室の外にウッドデッキのテラスがあり、気候のよい時にはデッキチェアに患者が座っている（84頁写真82）。

感染待合、診察室にもなる和室

木城クリニックには、高齢者や子供連れのための和室の待合室があり、時には、感染患者の待合にもなる。移動が困難な患者や小児の場合は、医師が和室まで来て診察する（写真125・103頁図43）。

医療モールの共用の待合

メディプラ城野の、ガラスの太陽光発電パネルが仕込まれたトップライトのあるコンコースの各階には、各クリニック内の待合で溢れた患者と家族のための、共用のベンチや椅子があり、クリニックによる季節変動にも対応している（写真126）。

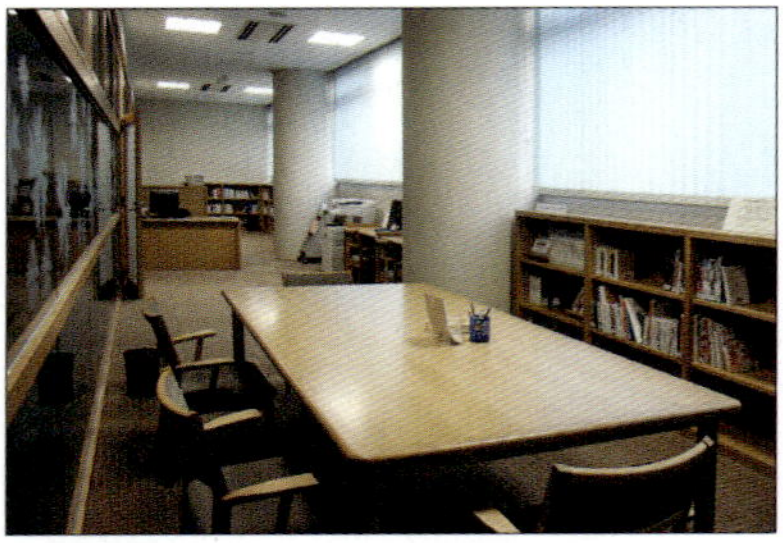

写真124　拡張した患者図書室（福井県済生会病院本館改修）

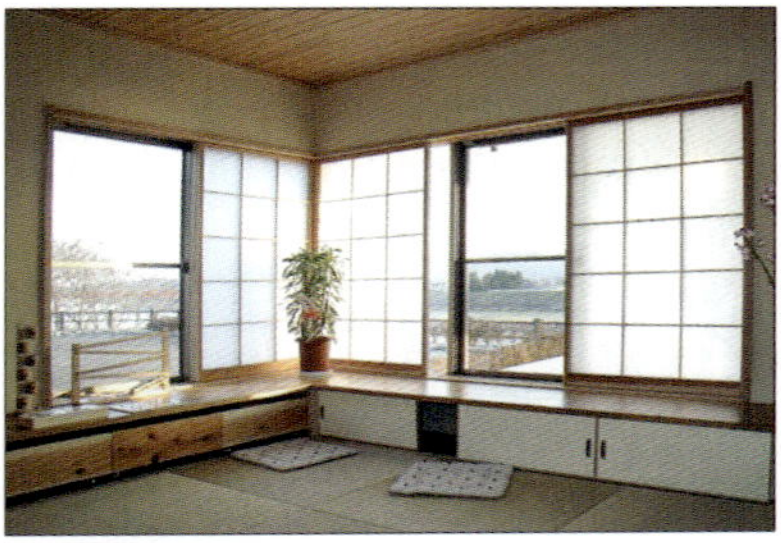

写真125　和室の待合室（木城クリニック）

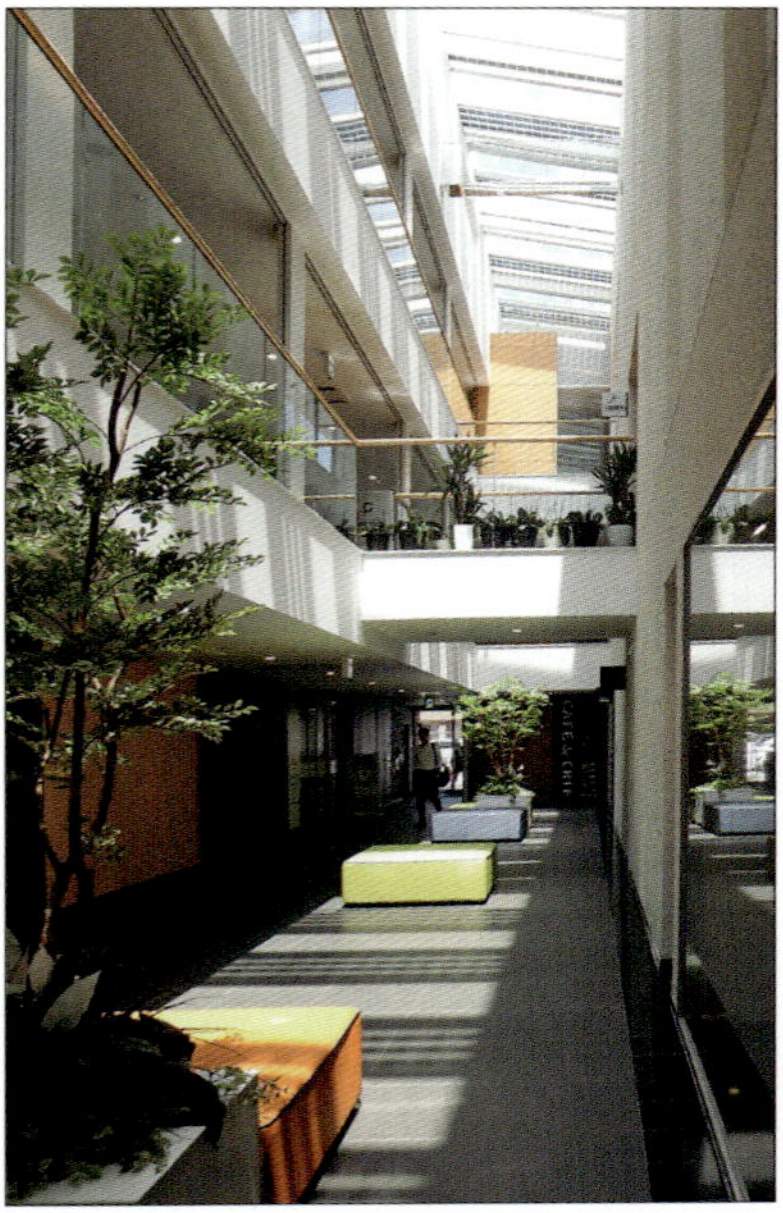

写真126　共用の待合（メディプラ城野）

40 〈既存改修〉中待をスタッフ動線に ―「前近代的病院」から「脱近代的病院」へ

冷房がない時代から、長い間プロトタイプであった「前近代的病院」の外来の平面（図45）は、建築基準法による自然採光基準によるものでもあったが、各診療科が中庭を囲うように連続して配置されていて、診療科や診療室数の変化に対して融通のある平面であった。また、診察室に窓があり明るく、季節のよい時には窓を開けて自然の風を取り入れることができ、今風のエコ建築として将来的でもあった。病院の規模によるが、ここに「脱近代的病院」を導くヒントがある。

中待をスタッフ動線に ―「前近代的病院」に学ぶ

予約制により、中待の位置づけが曖昧になりつつあるが、「医療機能評価」でも、診察室の声が中待に聞こえるかどうかを評価しており、今、図47のように既存の「前近代的病院」の診察室のカーテンを扉に替え、さらに中待に患者を待たせない運用をしている病医院が多い。

そこでは、図でも明らかなように、診察室の待合側と窓側の両側にスタッフ動線（黄色）があり、処置が中央化されて診察室だけが並ぶと、スタッフが前後を横断することもままならず、さらに診察室を完全な個室にすると、自ずと図48の改修案が浮上してくる。診察室間に扉を設ける場合は、それを入口側にすると、スタッフの動線が短くなり、診察室奥の有効利用もできる（38）。すなわち、狭い中待のある「前近代的病院」の平面（図45）のままでスイッチを切り替えるだけで、「近代的病院」を飛び

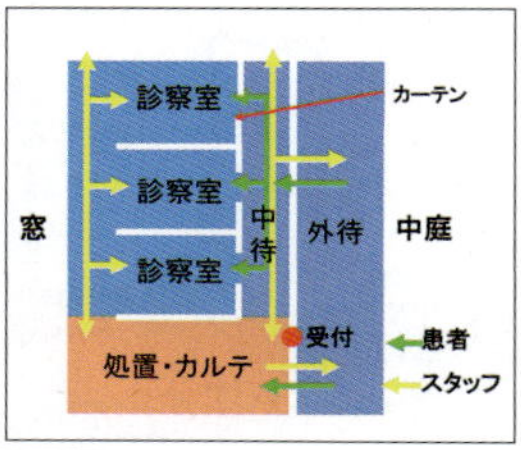

図45 「前近代的病院」の外来平面

越えて「患者によし、スタッフによし、コストよし」の「脱近代的病院」の外来が実現する。さらに、図49のように、廊下待ちをやめて、待合室とすれば、更なる課題も一気に解決できる。

■「前近代的病院」外来改修のバリエーション

奇しくも図49は、2002年の「国際モダンホスピタルショウ」の主催側のテーマ「患者に選ばれる外来」のために設計し、会場に設営されたモデルルーム（図46・写真127・128）に通じる。「患者にスタッフの顔が見える」「患者を動かさない」外来を目指したもので、ちなみに、角度をつけた待合のソファーの配置は患者同士の正対面を避けるためである。

「前近代的病院」に多い耐震性の課題はクリアしなければならないが、今のインテリアデザインの技術を駆使して、しゃれた椅子でも置けば、診察室に窓があり、廊下が中庭に面する、快適で新しい「脱近代的病院」に生まれ変わる。既存の改修に限らず、新しい中小の病院の新築でも、ぜひ「温故知新」として参考としておきたい。

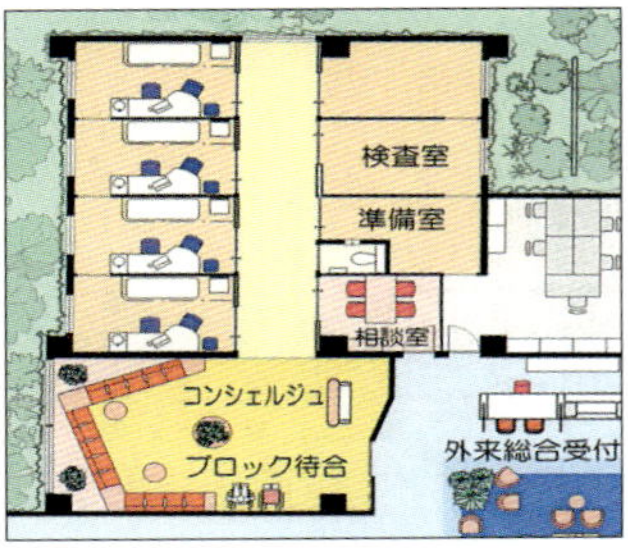

図46　外来のモデル平面（国際モダンホスピタルショウ）

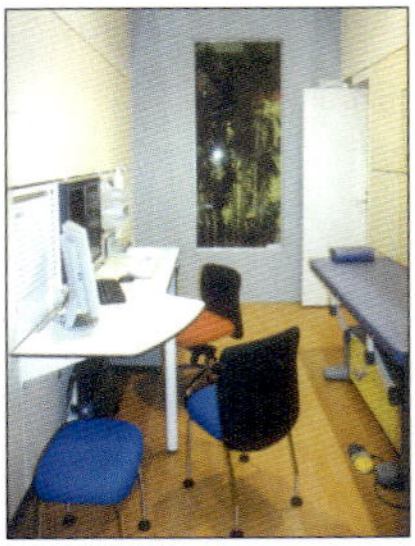
写真127　診察室（国際モダンホスピタルショウ）

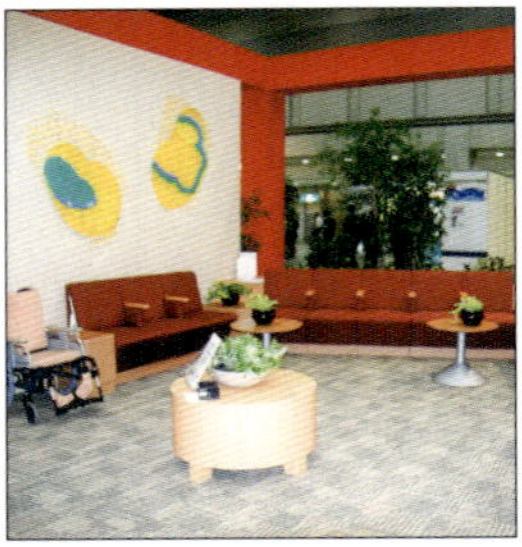
写真128　待合（国際モダンホスピタルショウ）

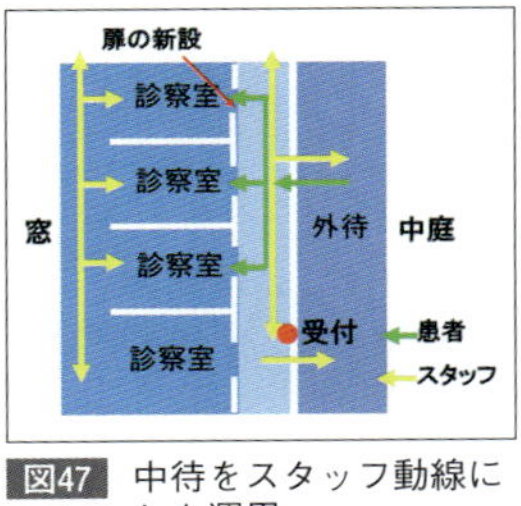

図47　中待をスタッフ動線にした運用

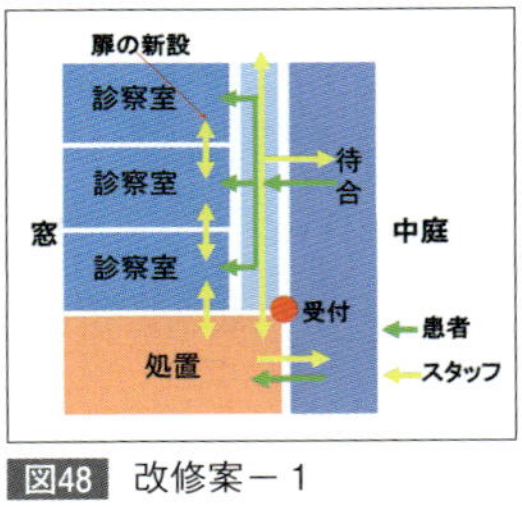

図48　改修案－1

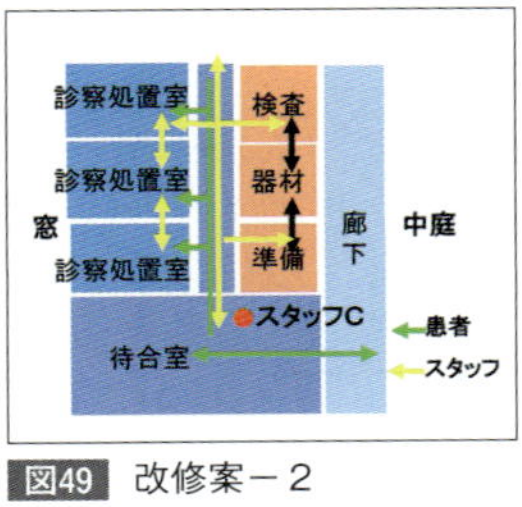

図49　改修案－2

41 患者を動かさない外来 ―同じベッドで処置も検査も

「近代的病院」では、スタッフの業務を中心に考えられた「中央化」により、患者が、何度も服を脱いだり着たりして「院内ツアー」をすることとなった。情報化により情報の「中央化」ができれば、患者を動かす「中央化」が必ずしも必要でない場面があるのではなかろうか。

■分散処置室、分散検査室

処置や検査を、利用が最も多い診療科に近接して配置し、それをほかからも使うようにすれば、全体としての患者の移動を少なくすることができる。福井県済生会病院本館改修では、採血採尿は、外来の1階と2階に一箇所ずつと、女性診療センター、生活習慣病センター、産科、小児科の内部に分散して設置し、点滴を含む処置も分散して配置している（42）。また、改修前に分散していた生理検査も、あえて中央化せずに、患者の移動を最小限にすべく、例えば心電図室は、最も利用の多い循環器センターに隣接したままとして、センター内とセンター外のダブルアクセスとし、救急部門にも近接する。情報化が可能とする「分散化」を経て、「患者によし、スタッフによし、コストよし」の新たな「集約化」を検討したい。

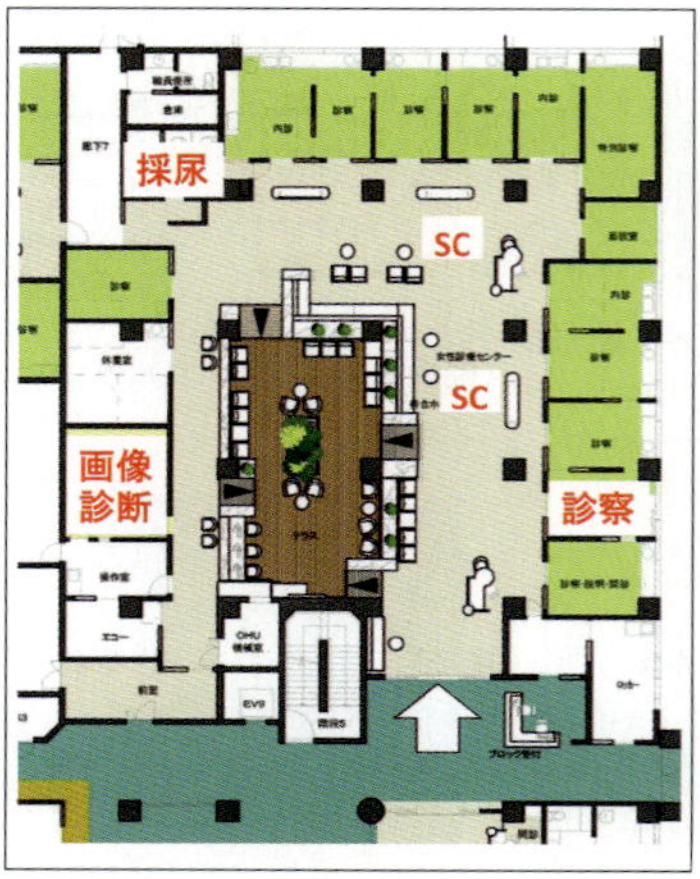

図50 女性診療センター（福井県済生会病院本館改修）

■検査もセンター内で完結する女性診療センター
―福井県済生会病院本館改修の場合

新設された女性診療センター（図50・90頁写真95）では、改修前が健診センターであったことから、放射線を含む各検査室が揃っており、センター内で診療を完結させることができた。病院内のミニ病院であり、センター制のあり方を示唆している。ちなみに、入口の前には、男性待合とキッズコーナーがあり、診療時間内は、設計者である著者でも中に入ることができない（写真129）。

■機器やスタッフが移動する処置と検査
―同じベッドで処置も検査も

心電図や超音波の検査や点滴では、ベッドは同じなので、患者は、どうしていちいち移動して何度も服や靴を脱いだり着たりしなければならないのか、と思う。長谷川病院の処置検査室には、同じベッドが並び、点滴、ベッド採血、心電図、エコーまでをフレキシブルに使い、ベッドのピークカットによる有効利用と省スペースを実現している（写真130）。クリニックならではの運用であるが、救急やICUでは実際に行われていることである。いわゆる「前近代的病院」や町医者の古きよき時代への「温故知新」であり、診察室に機器やスタッフが移動してくる、アメリカで体験した「原風景（2）」である。

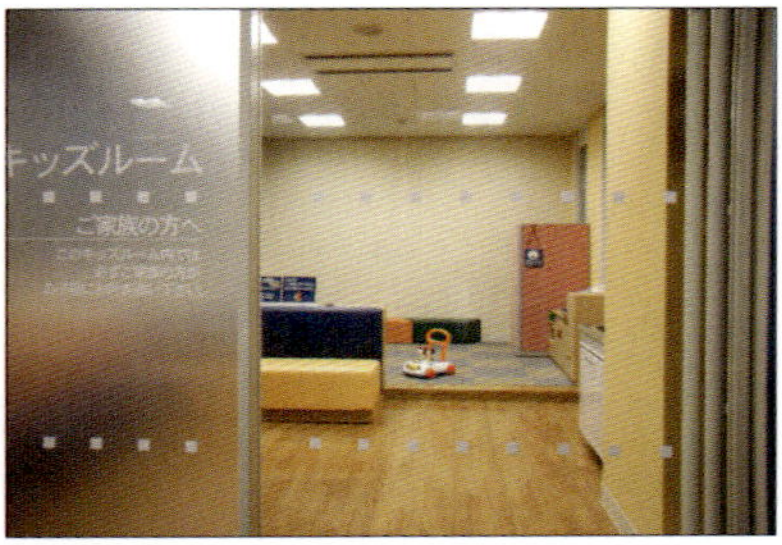

写真129　女性診療センター前にあるキッズコーナー（福井県済生会病院本館改修）

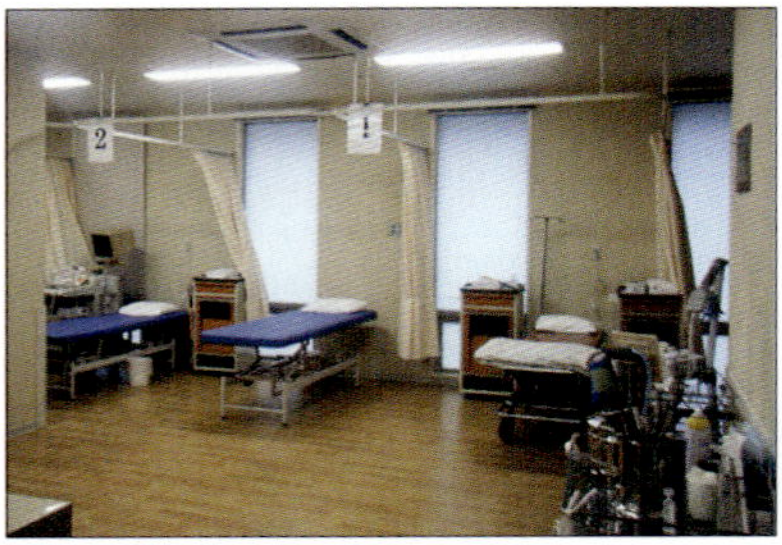

写真130　同じベッドが並ぶ処置検査室（長谷川病院）

42 「処置室」の中央化と分散 ―点滴患者への気配り

患者を動かす最たるものの一つとして、「前近代的病院」では各診療科内で完結していた処置が、その後、会計後に患者が薬局から注射薬を受け取って「中央注射室」で注射を受けるなどの経緯を経て、「近代的病院」では、それらが中央化され「中央処置室」となった。通常は、採尿採血から、注射や点滴などまでを含む。そしてその画一的な「中央化」に対して、「患者を動かさない外来」を目指して、今一度そのあり方を探っておきたい。

「中央処置室」の効果

処置の「中央化」は、各科外来での看護師業務の見直しと、検査技師の専門性と責任の明確化、検体搬送の省力化などにより普及した。

特に点滴については、器材や輸液の準備が集約でき、また点滴の頻度の少ない診療科への対応や、時間がかかる処置であることから、診療時間後に各科で一人でも点滴の患者が残っていると、誰かが待機しなければならないという不合理を見事に解決したものである。検体搬送などの機械化や関連機器の自動化を促進し、スタッフ側でのメリットが大きいが、患者にとっても「移動」するという不便はあるものの、集約されていることによる案内の良さがある。

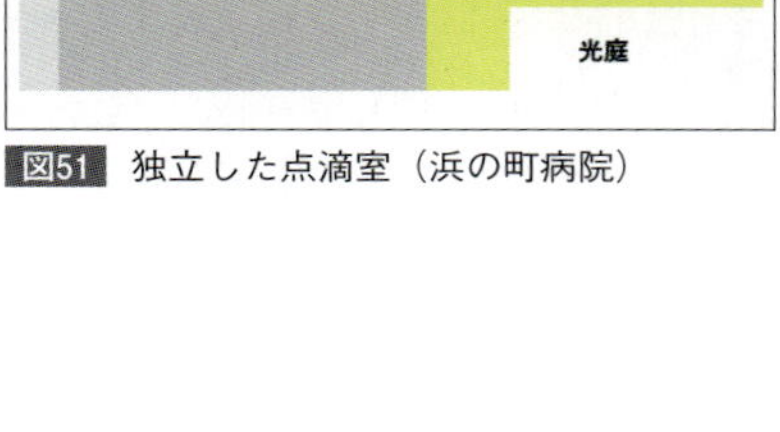

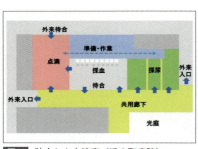

図51 独立した点滴室（浜の町病院）

「中央処置室」の位置　―中央化と分散配置

採血採尿は、速やかな検査結果が求められる総合外来や救急、頻度の高い、あるいは患者の移動を避けたい、小児科、産科、泌尿器科、そして「糖尿病センター」内などでは、分散対応となり、「患者を動かさない外来」の片鱗を見ることができる。「中央処置室」は、内科系の患者が主な対象であり、内科系の診察室の近くに配置することが多い。そして、検体搬送のために、検体検査室に隣接するか、離れている場合は、別の階の同じ位置として安価なダムウェーターで結ぶ場合が多い（127頁図60・61）。患者の移動を最小限に、そして患者にわかりやすく便利な位置とするために、中央処置と内科系診察室、そして検体検査室の位置を相互に睨みながら計画することになる。

北九州総合病院では内科系のブロック受付の前に（100頁図41）、そして浜の町病院では、1フロアで外来診療が完結することから、共用廊下の内科系ブロックに近い位置に、そして点滴室については、使用頻度の高い内科系の待合から直接入れるダブルアクセスの入口としている（図51・99頁図40）。

福井県済生会病院本館の改修では、1階と2階に中央採血採尿室を設けたが、点滴室は、各ブロック内で最も使用頻度が高い診療科に隣接して各ブロックに分散して配置し、ブロック内で完結することとした。これは点滴患者には観察が必要ない患者がいるので、診察時と同じスタッフが声かけできること、そして「患者を動かさない」外来を目指したものである（98頁図39）。

外科系の処置は診察室で

中央処置室がクローズアップされた当初には、外科系の中央処置室を内科系と同じ考え方で設けた病院があったが、最近は見かけない。包帯を解いてまた巻いて、移動してまた解いて巻く、という不合理からも、診察室内か従来のような診察室に隣接した処置室で対応するところが多い。特殊な機器を使う場合以外は、スタッフが動き患者を動かさない診察室内処置が原則であろう。そしてそれには診察室の大きさや、処置準備室などへの配慮が必要となる。

見直したい点滴室の環境　―異なる患者環境

大病院では、採血採尿室と点滴室は別室（図51）とすることが多いが、中小病院やクリニックでは、スタッフィングにより、採血採尿と点滴を同じ部屋に、そして、点滴ベッドを看護師から全体を見渡せるように配置されることが多い。しかし、それはスタッフ側の論理によることであり、患者側に求められる環境は異なる。

採血や注射は短時間で終わるが、点滴は長時間かかり、患者のための音環境や光環境が異なる。ベッドの上の点滴患者は、多くの患者が訪れる中央処置室の中で、まわりのいろいろな会話もよく聞こえ、目のやり場もなく、カーテンは閉めるとしても、多くの人の目にさらされている。「カーテンに耳あり」で、スタッフ同士の患者のプライバシーに関わる会話もままならないという問題がある。できればガラスの間仕切りを、あるいはせめて距離だけでも離しておきたい。

また、照明もベッドごとに点滅ができるようにしておきたい（写真131）。どこで操作するか、間違えない点滅のためにどうするかは、プランニングと一緒に考えておく必要がある。また、患者の様子見や声かけが、メインの照明を点灯せずにできること、そしてベッド間のカーテンの上部が空いている場合は、隣のベッドの照明が見えないように、器具の配置と型式への配慮が必要となる。

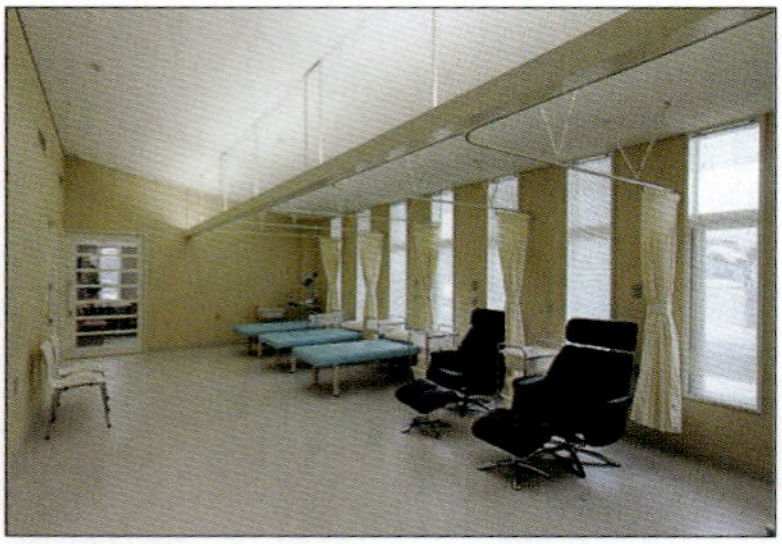

写真131　カーテンレール上の間接照明とベッドごとの処置灯（まつおか内科医院）

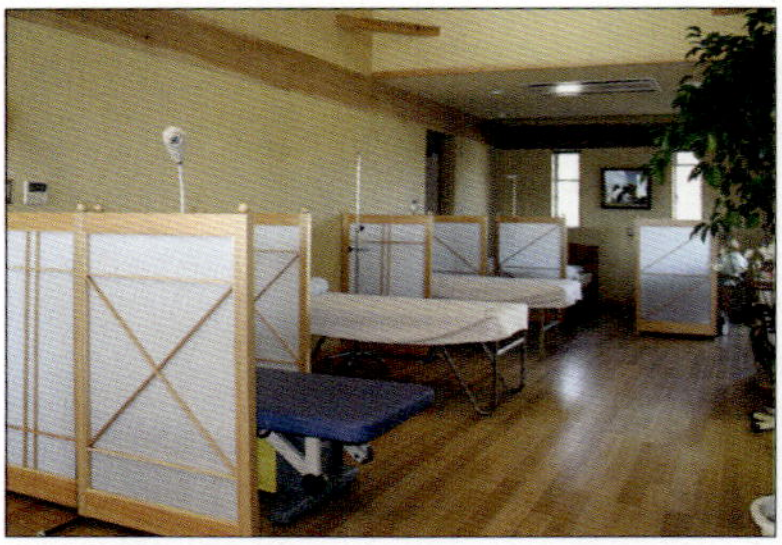

写真132　処置ベッドの障子スクリーン（木城クリニック）

木城クリニックでは、天井が高くベッドまわりのカーテンを吊ることができなかったので、ベッドの間に可動式の障子スクリーンを設けた（写真132）。「病院くささ」を払拭でき、好評なので、その後の病院でも採用している。そのほか、天井照明が逆光になって本が読めない、ネットをしたいなど、これらのことは、「透析センター」や「化学治療センター」のベッドまわりへの配慮と同じである。

■中央化のメリットを生かす「点滴センター」

中央化し、専任のスタッフを配置することにより、長時間を過ごす点滴患者に相応しい環境にできないであろうか。今「化学治療」の環境改善（52）が進んでいるが、患者の状況こそ違うものの、同じような配慮ができる。静かで、外が見える窓やテレビ、リクライニングチェアの併用、あるいは家族の付き添いへの配慮など、いろいろな工夫がある。また、病院の規模にもより、患者の移動を伴うことになるが、窓のある快適なところに「点滴センター」として独立させる方法もある。

■救急との共用　―「FM」の発想で

診療時間内に、救急諸室をほとんど使っていない中小の病院が多い。救急室の隣に中央処置室や検査室などを配置することにより、諸室の有効利用や、検査諸室への救急動線の短縮、スタッフィングなど、合理的な運用ができる。S病院の計画案（図52）は、診療時間外に閉鎖する部分と救急で使う部分とに分けて配置し、夜間の省エネやセキュリティにも配慮した案である。

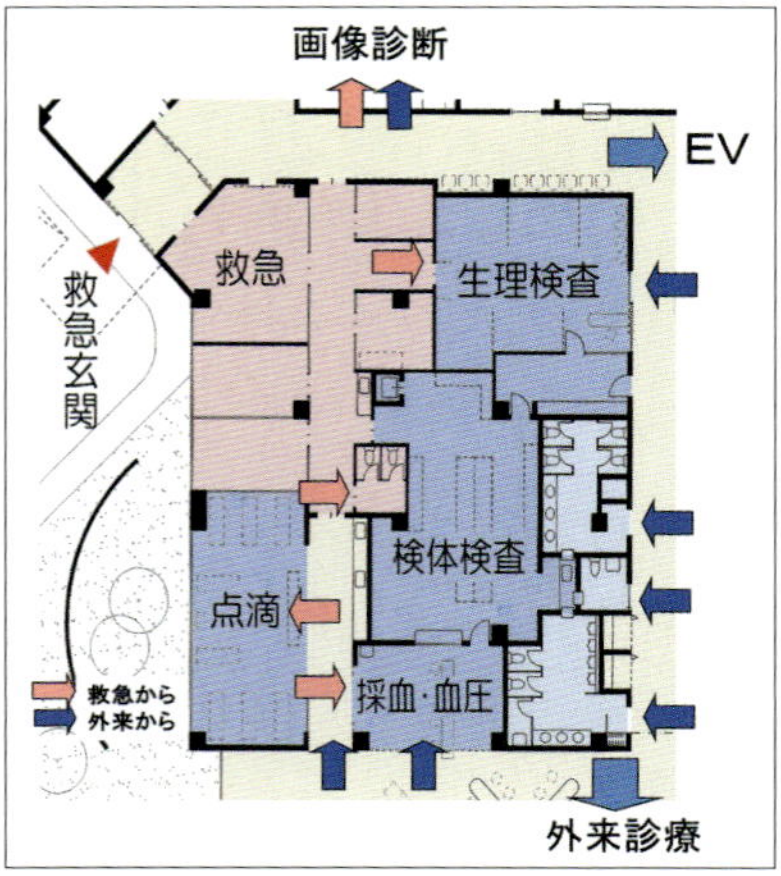

図52　救急と兼用する処置検査室（S病院計画案）

43 「採尿室」の工夫 ―赤外線センサーによる検尿コップ感知

検尿コップは、空であっても、通行の多い廊下での患者による持ち運びは避けたい。オーダリングに連動したコップへの印字があるので、どこで誰が用意し、患者に渡すかを含めての検討となる。

また、採尿コップを棚に置いた時に、置いたことを知らせる術がないので、特に検尿の頻度が少ない小病院やクリニックでは、患者はすぐに検査してもらえるかどうか不安である。外来のプランニングは、トイレの位置、検査室の位置、採血室の位置から始まる。

■採尿室の位置

診察前の採尿が多いので、診察前の患者動線からわかりやすく近いこと、そして、検体検査室に隣接し、検尿コップをトイレ内の棚に直接置くことができる位置がよい。「トイレ」の表示がある前で「採尿室はどこですか」、そして「採尿室」の表示がある前で「トイレはどこですか」と聞く患者がいるが、それは、両方の室名を併記すればそれで済む話として、一般トイレと兼ねる場合と、専用の採尿トイレを設ける場合があり、前者の場合は、一般トイレとしてのわかりやすさへの配慮も必要となる。また、糖尿病の月1回の検査のように、採血と同時の場合が多いので、採血室にも近く、わかりやすい位置としておきたい。

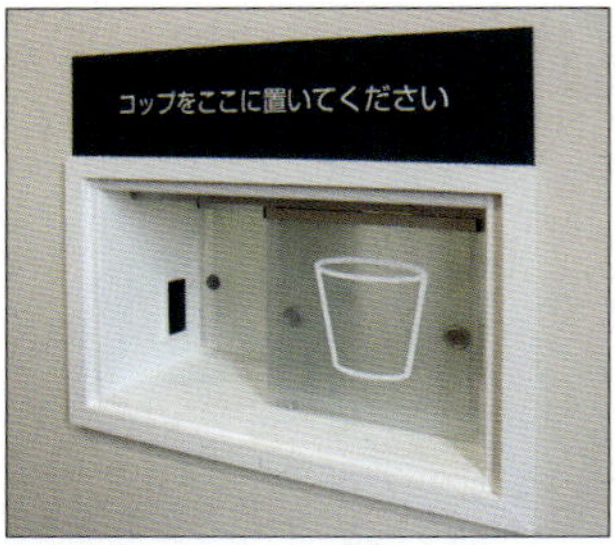

写真133 検尿コップ棚の赤外線センサー（高坂醫院）

採尿コップ検知のための、「赤外線センサー」

検尿コップを検体検査室の窓口に出す時に、早く検査をして欲しくて、先に置かれているコップの奥の検査室側に置いたり、置いたことに早く気付いてくれるかどうか不安になったりすることは、誰でも経験することである。

検査頻度の高い大中の病院では、棚に採尿コップを置くと、すぐに気が付いてくれて検査が始まるが、頻度の少ない小病院やクリニックでは、心配でつい「置きました」と声をかけることがある。

棚にコップを置くとスタッフがいるところでブザーが鳴り、ランプが点灯するように、棚に赤外線を仕込む方法を高坂醫院で開発し、その後角田病院でも採用した。ブザーはすぐに止まるが、ランプは、スタッフがコップを取り出すまで点灯したままで、取り出した時点で、自動的に消える（**写真133**）。

空の採尿コップをもたせない工夫　―スピッツによる採尿

K病院では、採血の際に、印字された検尿用スピッツを渡され、患者自身がスピッツに尿を入れるのを体験し、「これだ！」と思った。握った手の平に隠れるので、もっていることを人に見られることがない。トイレに置かれている注ぎ口に細工のあるコップにいったん採って、それをスピッツに入れ替えたものを出すことになる（**写真134**）。ただ、手の不自由な方には難しいので、賛同を得ることが少ないが、不自由な方にはスタッフがお助けすればよく、そこに会話が始まる。

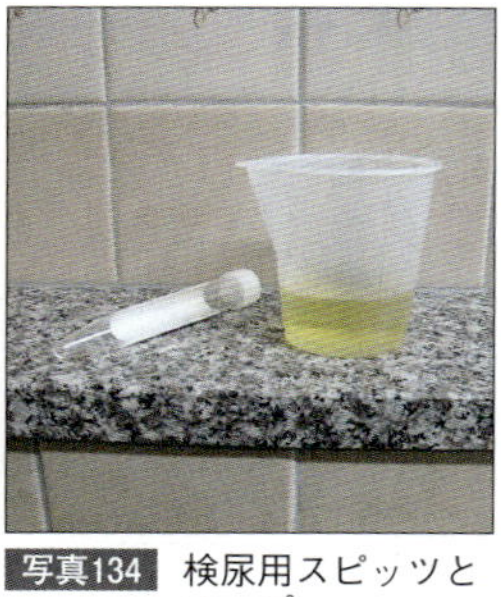
写真134　検尿用スピッツとコップ

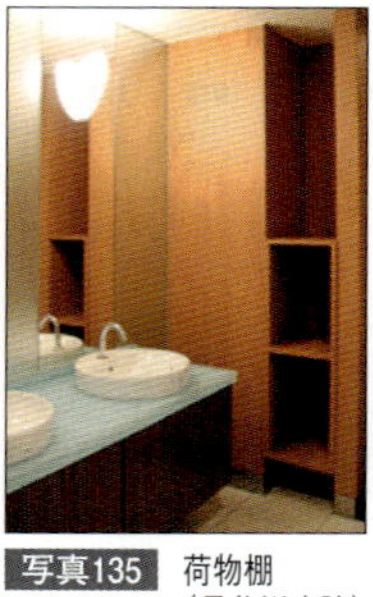
写真135　荷物棚（長谷川病院）

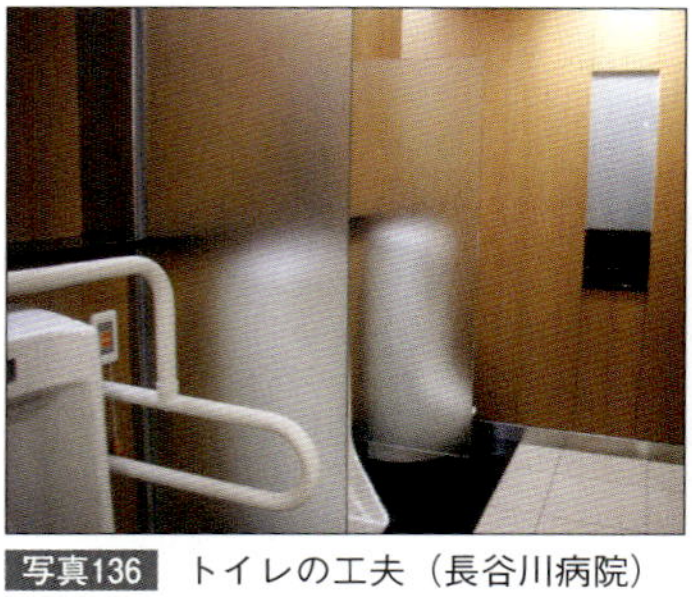
写真136　トイレの工夫（長谷川病院）

トイレの工夫 ―長谷川病院の場合

泌尿器科専門病院であることから、特にトイレのイメージアップを図って欲しいとの要望があった。まず、ほかの患者に見られないように、尿コップを受付カウンターで渡す位置と向きへの配慮とトイレとの位置関係、そして、トイレ内では、小便器前から見える位置に荷物棚（写真135）を、そして隣の人が採尿しているのが見えない小便器間の隔てスクリーン、小便器前やブース内に、採尿コップや診療ファイルが置ける棚を設けた（写真136）。また、採尿コップ棚は、まず手で棚の扉を触らないこと、コップの中が見えないこと、また、棚の向こうのスタッフに「尿が出ませんがどうしましょうか」と声かけする患者のために、コップ棚とは別にお話用のスリットを設けた（写真137）。

採尿トイレと一般トイレ、共用の工夫

「玄関ホールと外来部分の分離（27）」を実現するためには、クリニックや小病院では、その両方にトイレ一式を設けることは過剰投資となるので、玄関ホールを透析患者の送迎バス待合と兼ねている高坂醫院（73頁図29）とM病院（計画案）（図53）では、双方からトイレへのスムーズな動線がとれるその境界の位置にトイレを設けた。診療時間外には閉鎖時刻が早い外来側の入口に、時間外閉鎖扉を設けて、セキュリティを確保した。

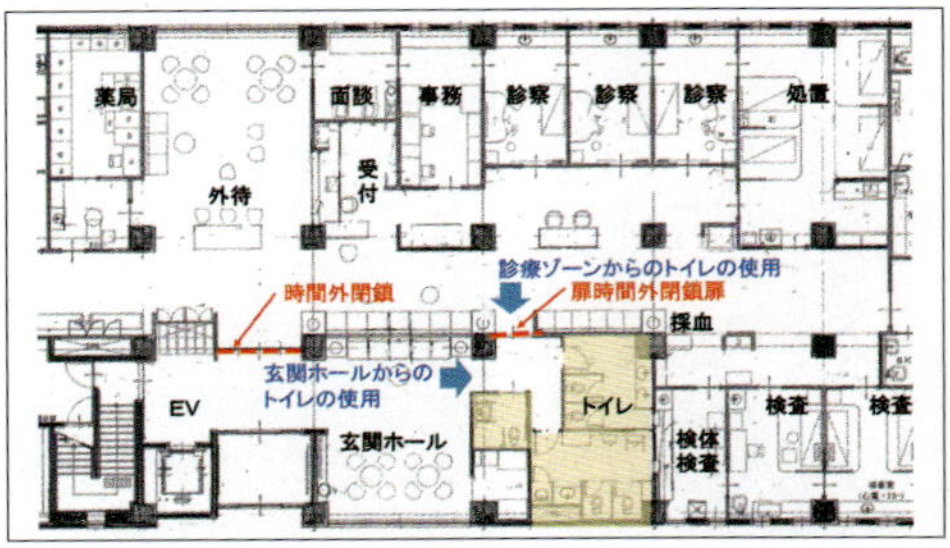

図53　玄関ホールと外来部門の境界に設けたトイレ（M病院計画案）

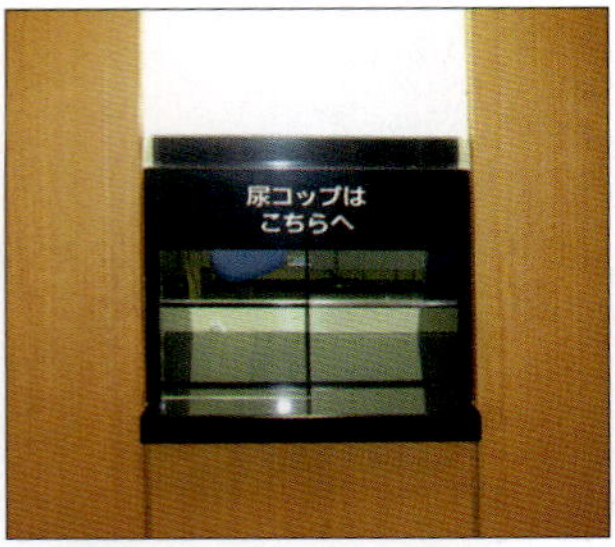

写真137　お話スリットのある採尿コップ棚（長谷川病院）

44 一体化した「時間外診療」と「救命救急センター」

病院それぞれの役割によるが、スタッフィングなどの負担から、救急に積極的に取り組む病院と取り組まない病院がある。昼間は外来で対応して、救急室を使っていない病院や、すぐ隣に昼間はまったく使われていない「休日夜間診療所」があるなど、施設の有効利用を目指す「FM」の視点からは、目のつけどころである。「休日夜間診療所」には、設立の違いや診療所と病院との異種用途区分の問題をクリアしておく必要がある。

■位置と内外動線への配慮

外部動線としては、まず、救急車が来る頻度が高い道路の方向の見定め、そして信号待ちなどの渋滞を避けた入口の位置と、ほかの動線に遮られない安全で速やかな動線への配慮となる。

そして院内では、外来ホールや待合を通らない動線や、寝台（緊急）エレベーター（ＥＶ）と画像診断に近接、そして救急患者用の投薬窓口などを、コンパクトな夜間動線とセキュリティの検討を経て、それらが合致するところで、位置が定まる。

■救急車の寄り付きへの配慮　―冷たい「北風」を避ける

大中規模の病院では、安全のためと興味本位の人が集まらないように、ウォークインのアクセス動線と分けること、そして前進だけでバックをしない動線などのほか、裏動線として北側に面することも多く、特に寒冷地では、寒い北風が吹き抜けない工夫や救急車ごと車庫に入れるなどの配慮がある。写真138は、西北方向に防風林（築地松）のある風景が有名な出雲平野にあり、救急車の寄り付きに、風が通り抜けない配慮をした例である。これは40年前のドイツの病院を視察した際の、著者の病院設計の原風景の一つである。その病院では、一方通行の救急車寄せの前後にシャッターがあり、内部には、急速暖房設備が備えられていた。

施設の有効利用　―「FM」の視点から

診療時間内は、外来診察室に医師がいるので、外来に行くように言われ、救急のために用意された諸室が使われていない病院がある。また、外来の点滴処置のベッドが足らないのに、救急部分の点滴処置室が使われていないことがある。また一方では、救急外来に備えのない検査機器を使うために、夜間も外来部門を開けざるを得ない場合もある。「FM」の出番だ。

図54のように、救急でも使う機器がある部屋を、夜間の閉鎖が可能な外来診療と救急の間に配置すれば、夜間の外来部門の閉鎖、施設の有効利用、そして動線の短縮が同時に実現できる（117頁図52）。特に、中小規模の病院で採用ができる案ではなかろうか。また、この図式は、感染症病患者の院内動線を最小限とする場合にも使えそうだ。

救命救急センターを有するJA広島総合病院を含めた「廿日市市地域医療拠点等整備事業」（10頁図3）に、「休日夜間診療所」を移転し近接させる計画が含ま

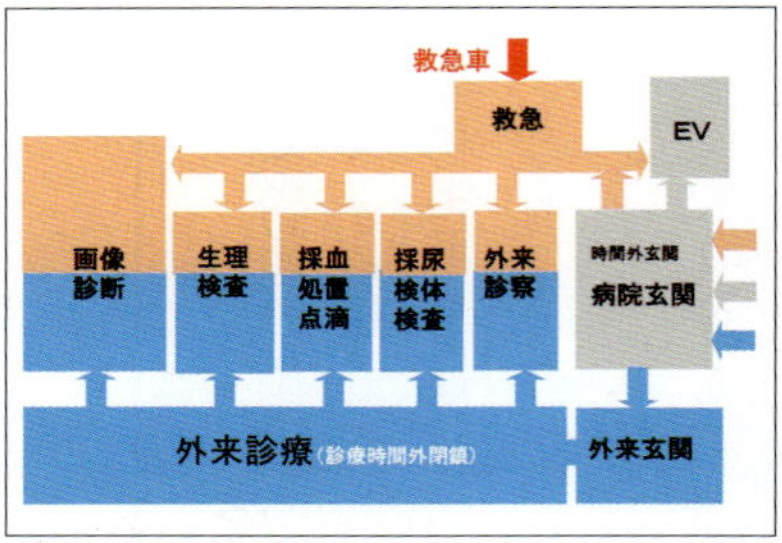

図54 「FM」の視点から考えた、外来と救急

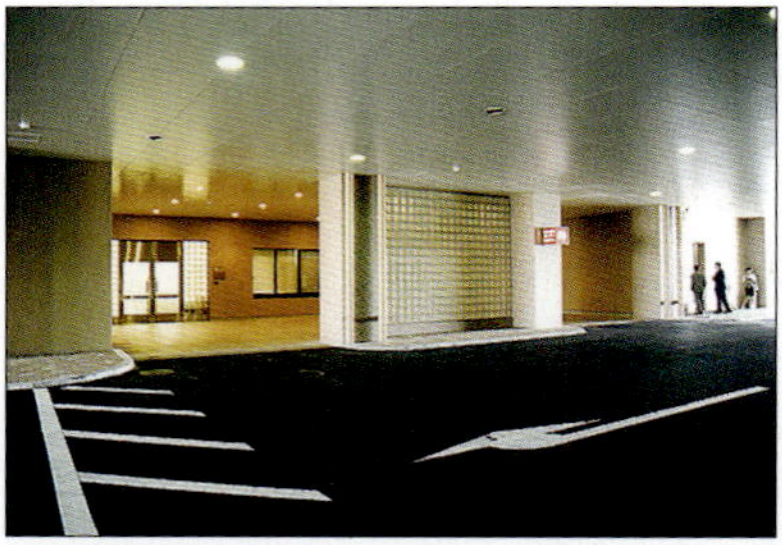

写真138 西北からの季節風を防ぐ救急車寄せ（島根県立中央病院）

れていたが、病院側から「ER」として一体的な運営をしたいとの提案があった。完成を待たずして、すぐに運用することになり、センターに隣接し夜間の利用がない外来診療科を、夜間に「休日夜間診療」としてタイムシェアすることになった。病院側の運用となるがこれも空室の有効利用を目指す「FM」である。

■時間外診療と救命救急センターの一体的運用 ―北九州総合病院の場合

北九州総合病院では、時間外診療から救命救急センターまでの連続かつ一体的な運用を目指している。ウォークインと救急車それぞれの入口があり、患者も迷うことなく、救急レベルに即した診療を受けることができる。夜間開放ゾーンが明確かつコンパクトにできていて、薬局の救急用窓口も動線上にある。近接する寝台用EVは上階の救急病棟、手術、アンギオに直結する（図55・66頁図21）。

■救急内の寝台用EV呼びボタン

通常のEVでの緊急呼びでは、呼びボタンを押した時点で、最寄りの階で停止し、皆様に降りていただいてから、呼び階に向かうので、時間がかかることがある。浜の町病院では、専用EVの呼びボタンを救急内に設けた。EV前に到達した時点で、すでにEVが到着していることを狙っている。

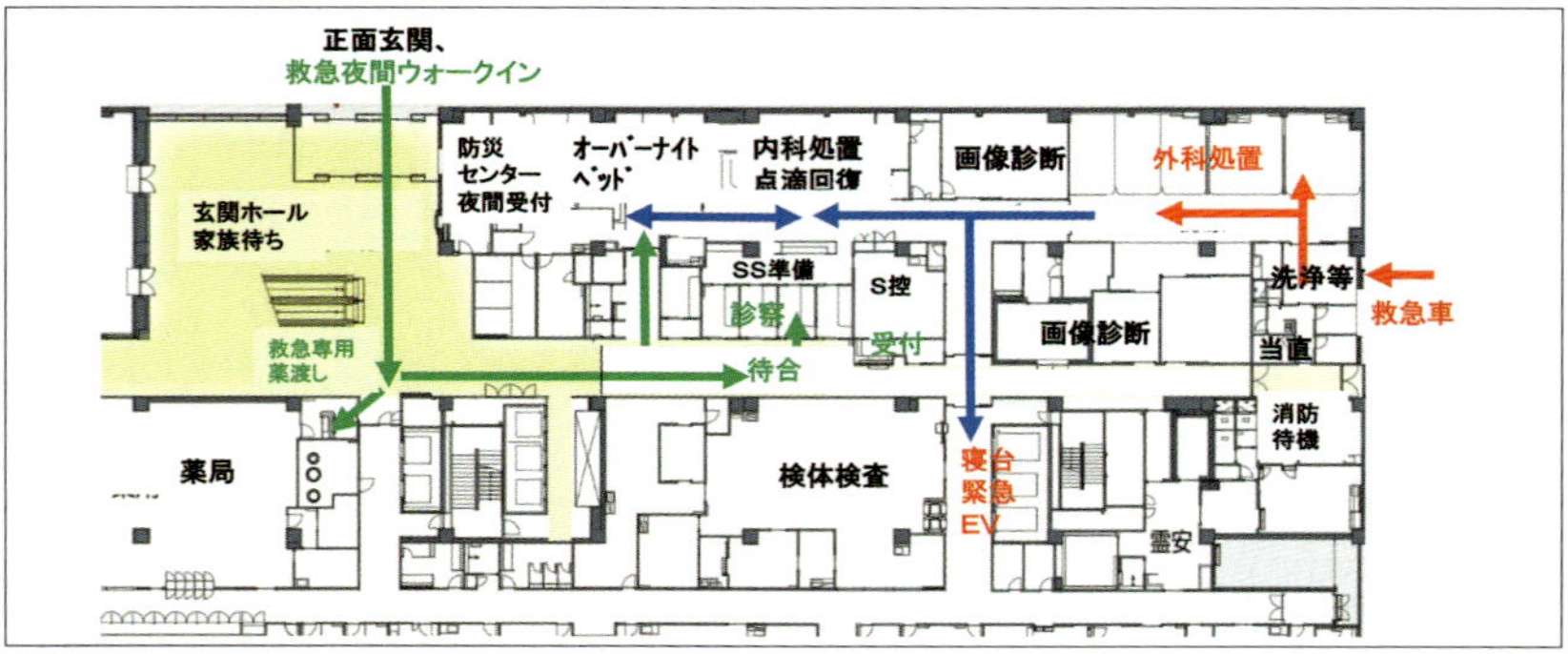

図55 時間外診療と救命救急センター（北九州総合病院）

45 患者スタッフ双方の顔が見える画像診断 ―「新動線混合型」平面

「近代的病院」では、「操作廊下型*1」や「操作ホール型*1」の平面がプロトタイプであった。しかし、それは、患者の呼び込みがマイクによった時代の平面であり、高齢者の多い今では、重い鉛入りの扉を二枚開けて待合まで患者を呼びに出ていくというスタッフの不便がある。また患者側からも、スタッフの顔が見えず、トイレにも行きづらいという「害」があった。「PACS*2」によるフィルムレスが普及しても、平面に大きな変化が見られないのは、不思議である。

■画像診断の位置

外来患者、入院患者の双方からわかりやすく便利な位置であることはもとより、特に救急部門内に画像診断設備を有しない病院では、救急部門と、そして寝台エレベーターや緊急搬送エレベーターとの近接が条件となる。そして、病棟からの動線が、玄関ホールや外来の待合を通らないことが、設計のポイントである。

■「操作ホール型平面」から「新動線混合型平面」へ（図58）

広島国際大学の院生（丸山雄太）の修士論文（2010年）で、浜の町病院の運用データを元に、二つの平面型（図57・58）を比較した結果、前者に対して後者が、患者動線の長さ34％削減、スタッフ動線の長さ15％削減、高価な鉛扉の数

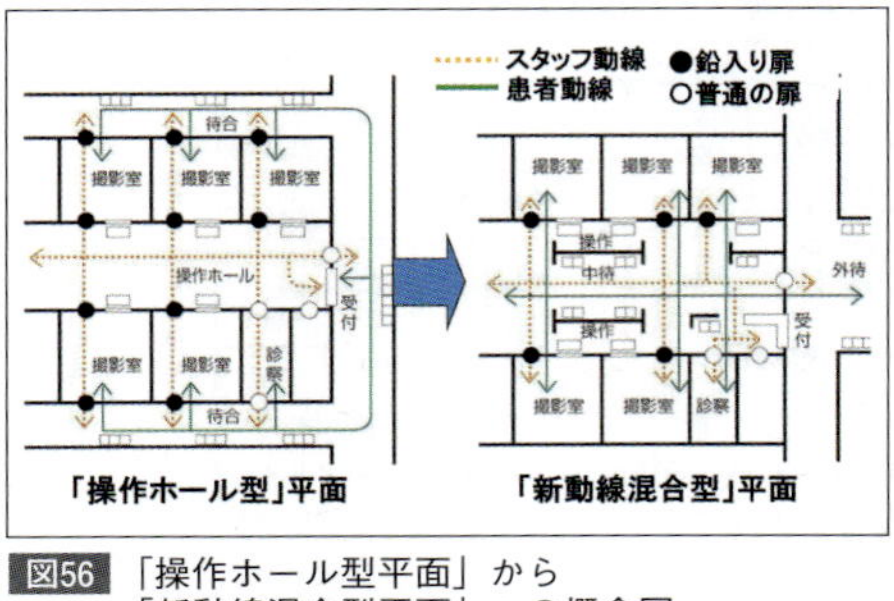

図56 「操作ホール型平面」から「新動線混合型平面」への概念図

50%削減、部門面積16%の削減となった。そして、患者とスタッフの動線混合により、患者スタッフ双方の顔が見える双方の安心を伴うことから、これを「患者によし、スタッフによし、コストよし」の代表例として、大規模から小規模までの病医院で実践している（図59）。

扉のない操作室

最初に適用した長谷川病院（78頁図33）では、診療ゾーン全体の診療時間外閉鎖を可能としたので、操作室に扉がない。そして、操作コーナーには患者待ちに向けてスリットの開口があり、患者スタッフ双方とも状況が把握でき、安心がある（写真139）。

操作卓まわりでの医師と技師の、患者のプライバシーに関係する会話に支障がない場合には、目線のプライバシーを確保しつつ、操作室の扉をやめて、さらに便利にすることができる。

技師がつくった「新動線混合型」平面

浜の町病院では、改築前の「前近代的病院」の既存施設を視察した時に、「PACS時代の最新平面ですね」と申し上げところ、驚かれたが、説明するとすぐにご賛同いただき、平面のつくり方の原則だけお伝えして、技師の方々に平面づ

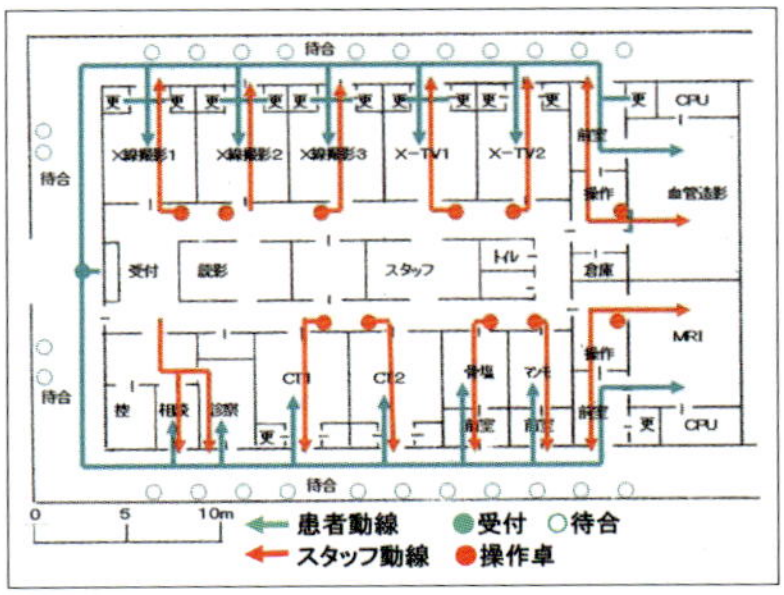

図57 「操作ホール型平面」の動線（丸山雄太・修士論文）

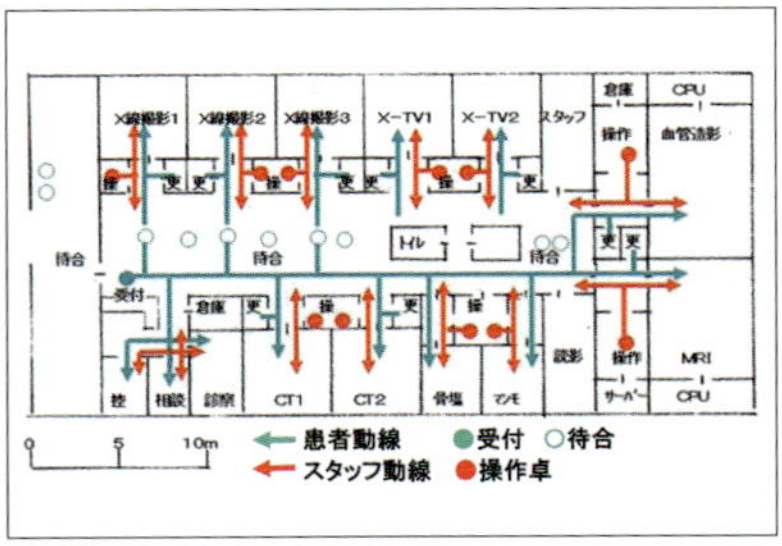

図58 「新動線混合型平面」の動線（丸山雄太・修士論文）

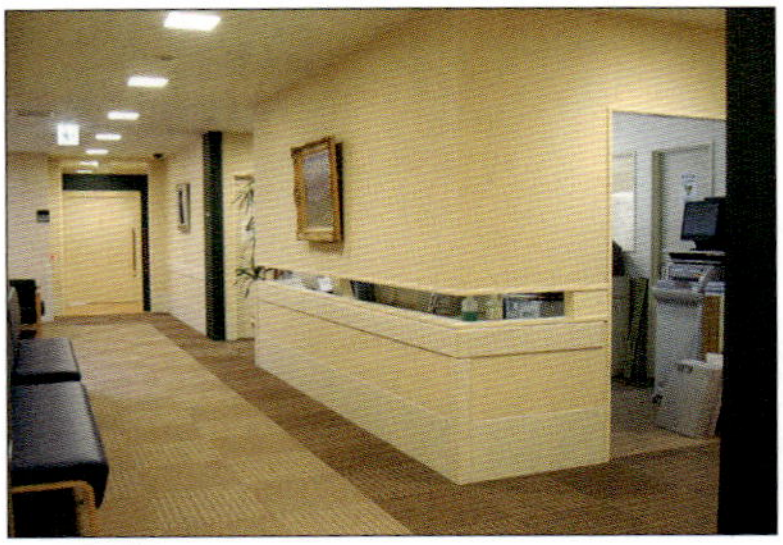

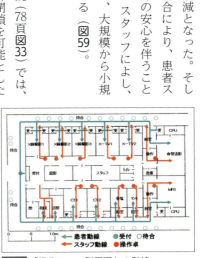

写真139 操作コーナーのスリット窓（長谷川病院）

くりをお願いして、ものづくりの楽しさを味わっていただいた。一見、既存の「前近代的病院」の平面に似た「温故知新」であり、ほぼそのままの平面で完成している（図59）。

その途上で、「『操作ホール型』平面も比較のためにつくれ」との指示があったが、すでに遅く、「新動線混合型」により面積が小さくなっていたので、そこに「操作ホール型」をあてはめることはできなかった。

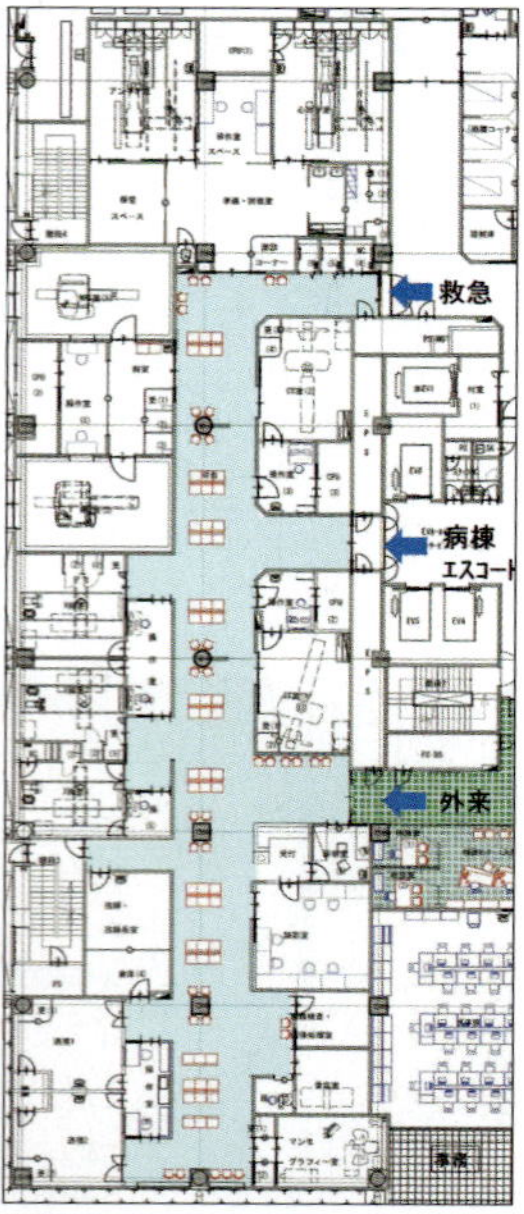

図59　「新動線混合型」平面（浜の町病院）

■「廊下待ち」から「待合室」に

ただ、「前近代的病院」との違いは、通過動線のない廊下としてゾーンに扉を設け、廊下を静かで、患者スタッフ双方が安心な「待合室」としていることである。ゾーンの扉の施錠だけで済むセキュリティのある廊下が、素敵な「待合室」になった（写真140）。

受付は、2階に集約された外来診療からのエスカレーターに近い入口側にあり、そのほか、病棟からのエスコートによる患者のための寝台エレベーターホールに直結する出入口と、救急に近い三つの出入口がある（図59）。

＊1　「操作廊下型」「操作ホール型」平面：フィルム時代にフィルムの運搬や現像機器の共用利用のために撮影室群背後に作業エリアを設けた平面。幅の細いものを「廊下型」、ホール状のものを「ホール型」と言う。

＊2　PACS：Picture Archiving and Communication System.　フィルムレスの画像情報管理システム。

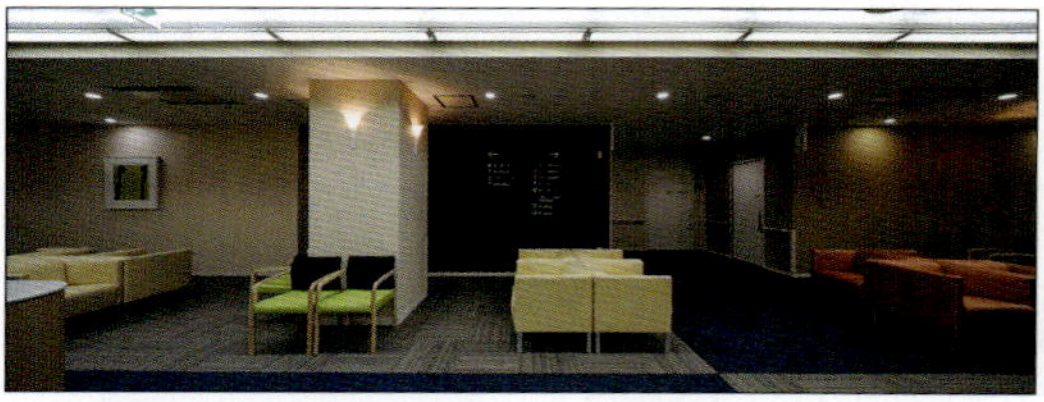

写真140　画像診断の待合室（浜の町病院）

46 検体搬送を重視した検体検査室 ―安価なダムウェーターでつなぐ

検体搬送は、情報化が進んでも、物の移動として残る。「近代的病院」では、検体以外の大量物品の移動のための大がかりな垂直水平搬送設備や大型エアシュータ、搬送ロボットが導入され、どこへでも機械力による搬送が可能であった。そして、「SPD[*1]」によるシステム的な運用により、「人力搬送」が見直されたこともあり、緊急搬送もある検体搬送は、「前近代的病院」で一般的に使われていた安価な垂直搬送（ダムウェーター）による「温故知新」としておきたい。

■検体検査室の位置

病院の規模により、外来の採血採尿室に隣接する場合と、階を変える場合がある。クリニックや小規模病院では前者が可能であるが、大中規模の病院では、検査室も大きくなるので、プランニングにもよるが、外来診療の中に取り込むのが難しい場合は、後者が多い。いずれの場合も、外来、救急、病棟、健診などの検体発生元からの検体搬送の利便性が優先課題となる。

浜の町病院では、図60のように、関係部署を安価な垂直搬送（ダムウェーター）で結ぶ位置とし、中間階にある。

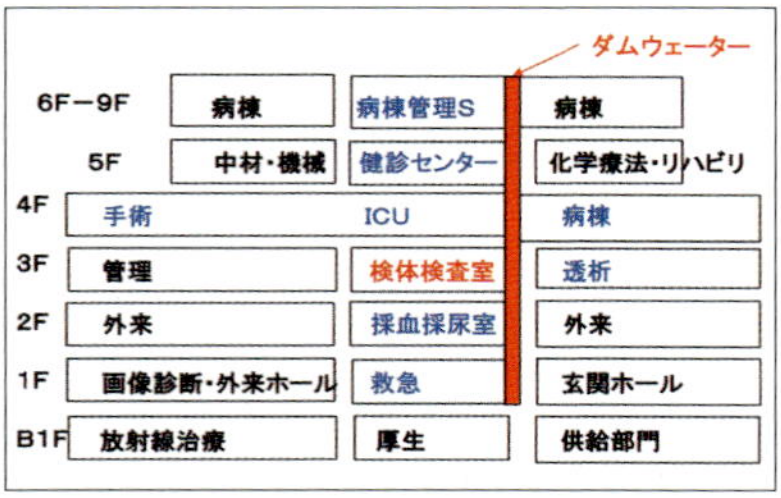

図60 検体搬送と検査室の位置（浜の町病院）

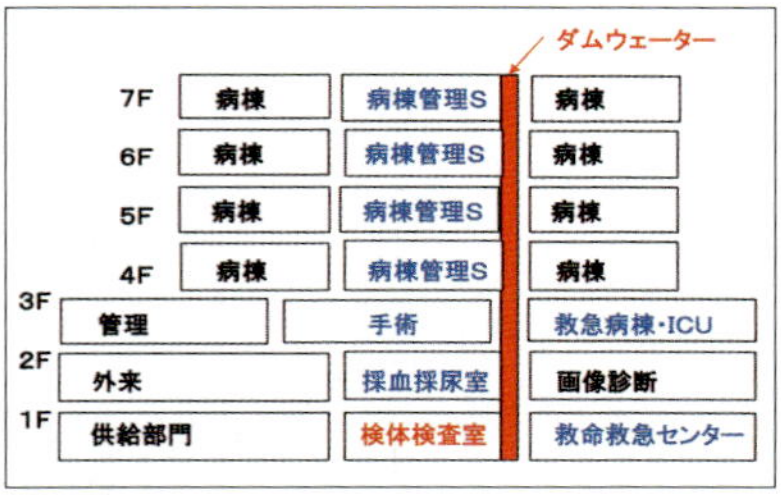

図61 検体搬送と検査室の位置（北九州総合病院）

北九州総合病院では、図61のように、1階の救命救急センターと供給部門に近接する位置にあり、同じく、ダムウェーターで結んでいる。

中央化と分散

島根県立中央病院のような大規模の病院では、診察前検査への迅速な対応のために、外来部門に外来専用の検体検査室を設けることがある。ちなみに、この病院の「（中央）検体検査室」は、トラックドックやサービスエレベーターに直結する物流センターである供給部門の、院内（病棟ほか）や院外（精密検査等の外部委託）との動線が便利な位置にある（212頁図102）。

また、従来「検体検査」として「中央検査」に集約されていた「病理検査」は、検体発生元である手術室のある「高度医療ゾーン」内に配置することが多い。輸血部門は、献血採血や血液検査は検査部門で、また管理と保管だけの場合は薬剤部管理による運用の両方がある。

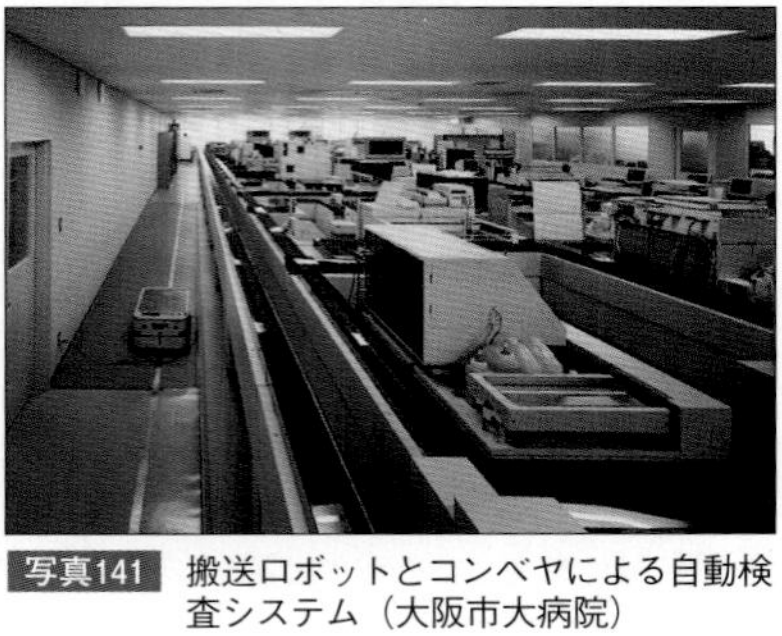

写真141　搬送ロボットとコンベヤによる自動検査システム（大阪市大病院）

小さくなる検体検査室

大中規模の「近代的病院」では、こぞって自動検査機器（写真141）を導入し、それを誇っていたが、今や、情報化と相まって、院外の検査センター（検体検査、画像診断、病理診断など）の高度化などにより、検査の外部委託が進み、併せて検査機器の多機能化と小型化により、検査室が縮小傾向にある。富山市民病院の改修では、2／3に縮小して、空いた部分を診療部門の不足室に転用した。

＊1　SPD：Sopply Procesing Delivery.　物品管理配送システム。

47

個室の生理検査室と身体計測

外来が二層の場合は、生理検査は内科系外来の階に、そして画像診断が外科系外来の階に中央化して配置されることが多かった。そして、エコーは産科などの検査の頻度が高い診療科や、聴診器代わりに使う診療科に分散配置され、あるいは画像に関わることとして、画像診断部門に集約する病院もある。それぞれの検査を医師がするのか、看護師がするのか、検査技師がするのかを含めた条件整理が必要で、病医院の規模とスタッフィングにより運用が異なる。

中央化と分散、位置 ―患者を動かさない検査・服装の違い

福井県済生会病院本館の改修では、患者の移動を最小限とするために、それまでに分散されていた生理検査を、利用の多い診療科に近く、あるいは隣接させて、分散のままとした（41）。身体計測、生理検査とも、内科系からの利用が多いことからは、内科系の診療科に近く、そして、スリッパなどの服装が違う病棟からの患者が、外来の待合を通過しないようにしておきたい（図62・63）。

異なる環境への配慮 ―個室で対応

例えば、スタッフから見れば同じ心電図であっても、安静状態での検査と、負荷（階段の乗降を繰り返すなどで心臓に負荷をかける）をかけての検査では、患者自身の熱環境が違うので、同じ温湿度環境では、前者では寒く、後者では暑い。また、ベッドに仰向けの患者には、天井照明が眩いし、エコーでは暗くする必要があ

る。そして呼吸器検査では、スタッフの「もっと吸って！もっともっと」の大きな声が飛び交っているが、聴力検査では静寂さが求められる。

高坂醫院では、スタッフから「大きな声で患者に申し訳ないので」という相談があり、呼吸器測定をガラス張りの個室とした（写真142）。静寂が必要な聴力検査と兼用とし、さらに、ガラスの扉を開ければ、視力検査の３ｍを確保できる。また、身体測定コーナーは、待合にいるほかの患者に見られないように、待合からは見返りとなるように壁の裏に配置した。

音と空気環境への配慮の場合は、ガラスの間仕切りとすれば、見えることによる患者とスタッフの双方の安心のある、見通しのよい大部屋の良さを維持することができる。

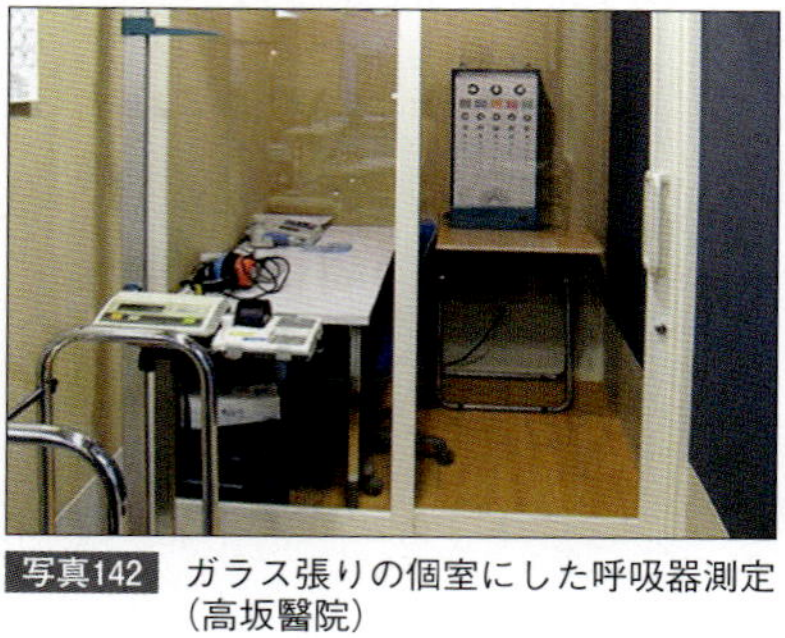

写真142　ガラス張りの個室にした呼吸器測定（高坂醫院）

待合にセルフ血圧計が置いてある病医院も多いが、測定結果をおしゃべりする機能があり、まわりの患者にも聞こえているので、そのことを指摘させていただくと、次回の訪問時には音声が消してあった。

■個室の身体計測室　―福井県済生会病院本館改修の場合

診察室や処置室の中、あるいは待合の中で計測する病院もあり、いまだにプライバシーへの配慮が乏しいが、身体計測や視力検査などは、ほかの患者には見られたくない、聞かれたくない個人情報である。福井県済生会病院の本館改修では、身体計測を看護師による問診を兼ねて、ガラス張りの全個室とした（78頁写真74）。

■外来のフリーアドレスに取り込んだ全個室の生理検査　―浜の町病院の場合

「ユニバーサルブロック型」平面の内科系の近くを、部屋の大きさは診察室よりも小さいが、全個室の生理検査室とした。フリーアドレスの一部なので、検査室の増減に対応しやすい。また、寝台EVホールに直結しており、病棟からのストレッチャーや車椅子によるエスコートの場合は、一般廊下を通らずに直接アクセスできる（図62・99頁図40）。

■採血採尿室と一つの受付にまとめた生理検査室 ―北九州総合病院の場合

点滴処置室は、温湿度や光環境が異なるので、別室として、利用の多い内科系の最寄りに配置した。一方、採血採尿室と全個室の生理検査を一つの受付でわかりやすく集約した。当病院でも、一般EV、寝台用EVによる生理検査への病棟からのアクセスが、外来待合を通らない位置としている（図63・写真143・100頁図41）。

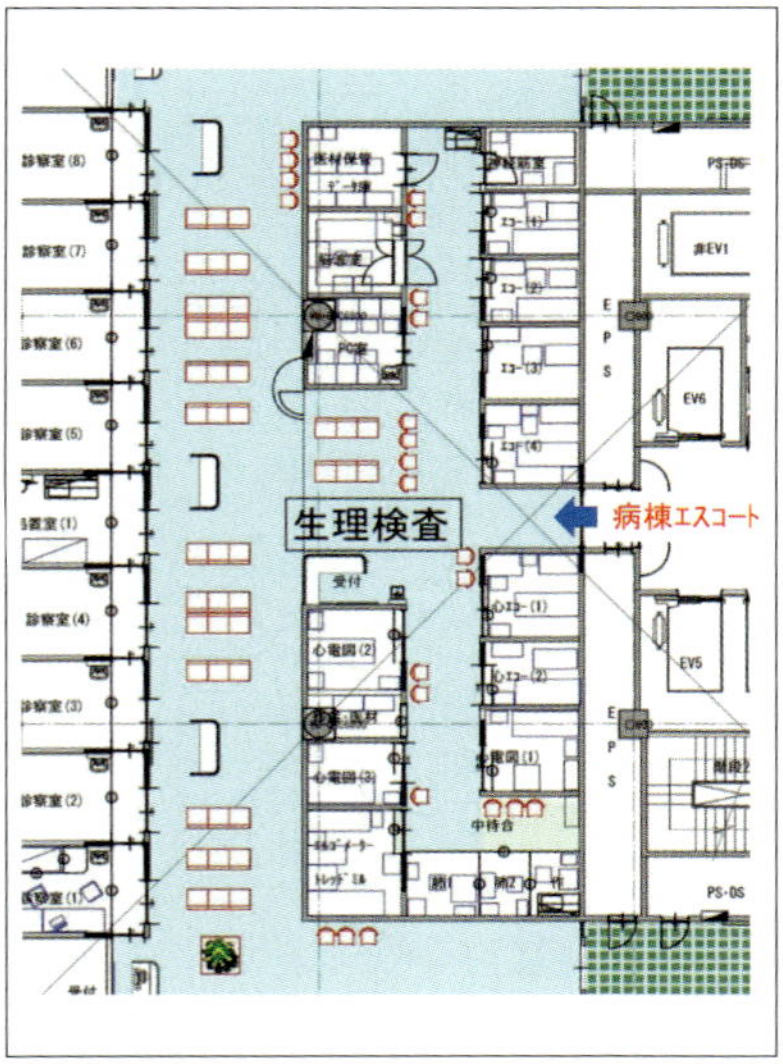

図62 外来のフリーアドレスに取り込んだ生理検査（浜の町病院）

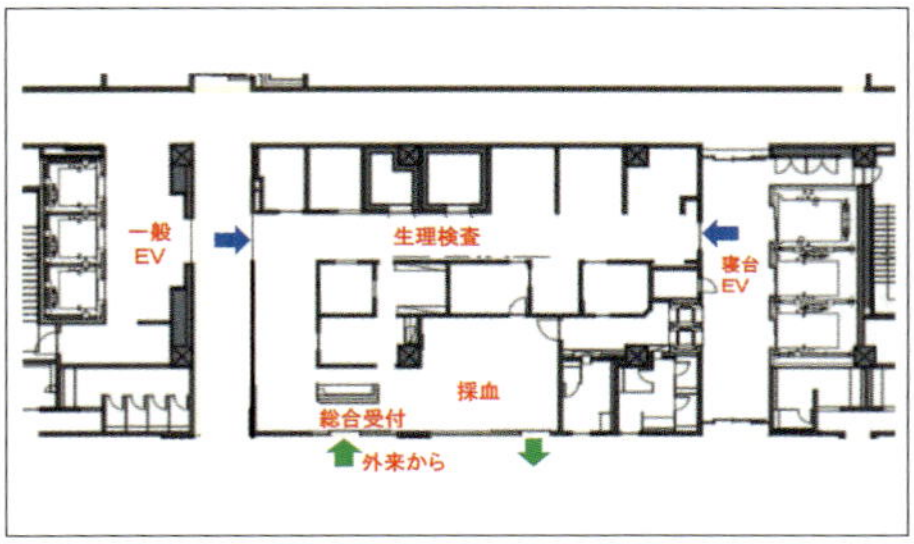

図63 採血採尿と生理検査をまとめた検査室（北九州総合病院）

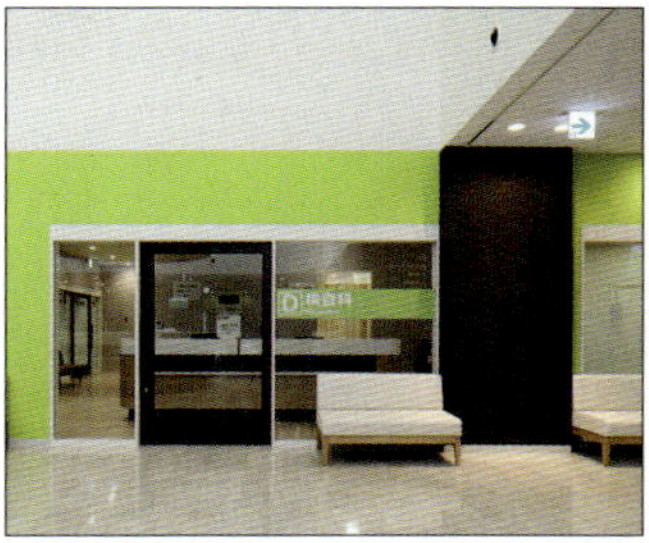

写真143 採血採尿と生理検査をまとめた入口（北九州総合病院）

48 変わる手術部門 ―「一足制」と器材の「コンテナ化」で変わるプランニング

「ハイブリッド手術室」「ロボティック手術」などの先進技術を駆使した手術や、内視鏡下の「低侵襲手術」「日帰り手術」への対応が迫られている中、平均在院日数の短縮により、手術室が足らなくなり、増築する病院がある。手術部門のプランニングは、これまで、滅菌器材の動線による「廊下型」で語られてきたが、履物を替えない「一足制」の普及と、滅菌済器材が完全に密閉された「コンテナ化」により、大きく変わった。

■「一足制」と器材の「コンテナ化」で変わるプランニング

「一足制」は、床を不潔なものと見なす「ＥＢＭ」により、日本でも採用する病医院が増えている。空間的な清汚分離の考え方も「局所清汚」に変わり、合理的なスタッフィングや運営が可能となる。そして、病棟のベッドがそのまま手術室の中まで入ることも可能となり、乗り換えの回数が減り、患者とスタッフ双方の労力を軽減している。

また、滅菌器材を密閉した容器に入れたままで滅菌から保管までができる「コンテナ化」（**写真144**）は、「容器内清潔」や「局所清潔」の考え方を可能とし、プランニングが多くの制約から解放される。そして、マニュアル化や多種多様であった器材の統一など、手術部門特有のこれまでの課題を解決する糸口にもなる。

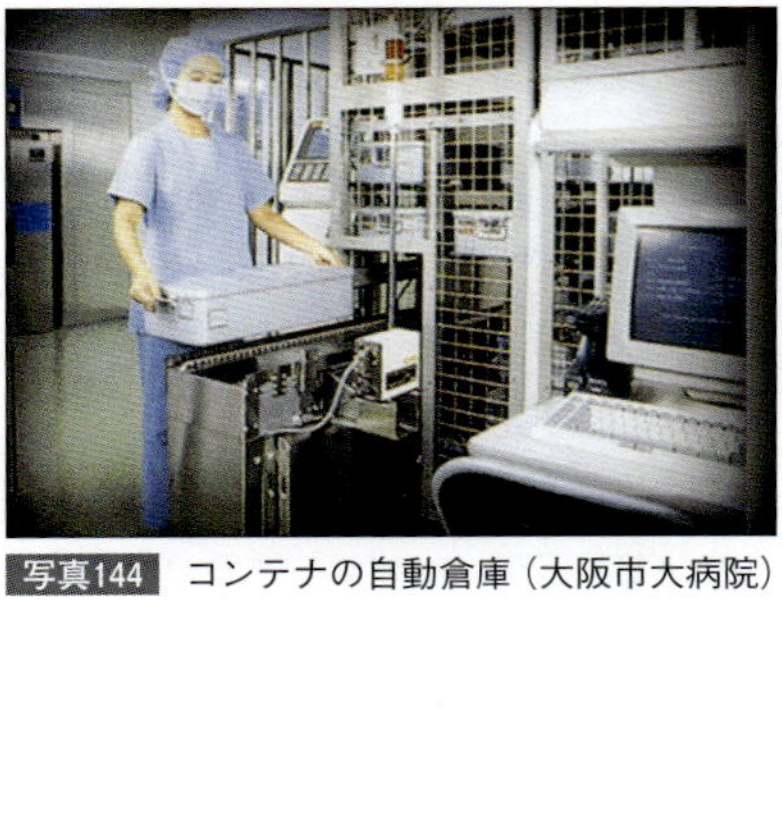

写真144 コンテナの自動倉庫（大阪市大病院）

■「前近代的病院」の「中央ホール型」平面に

「近代的病院」のプランニングの基本であった「廊下型」は、大別すると、滅菌済み清潔器材の動線を分ける「クリーンホール（廊下）型」と使用済み器材の動線を分ける「改修廊下型」によっていたが、「一足制」と「コンテナ化」により、清汚動線混合の「中央ホール型（図64）」の平面が、「前近代的病院」の「温故知新」として見直されている。マンパワーも省力でき、スタッフ相互の顔も見える。

■手術室の改修 ―「回収廊下」から「改修廊下」へ

清潔ゾーンであることから、改修するにはいろいろな制約がある。「ＩＳＳ」を設けて上や下の階から工事をする方法があまり普及しなかったのは、そこまでのニーズがない、あるいは費用対効果が低いからであろうが、建物を長く使うためにはそれに代わる改修のストーリーをつくっておく必要がある。

床面の厳密な清潔管理が必要なくなったものの、唯一、各手術室につながる不潔（一般）エリアである「回収廊下」に目をつけない手はない。「中央ホール型」平面による動線混合を可とするならば、「回収廊下」を、改修工事の一定期間、一定範囲を閉鎖して「改修廊下」として使用できる（図65）。外部からの動線など、若干の配慮をしておくことで可能となる。

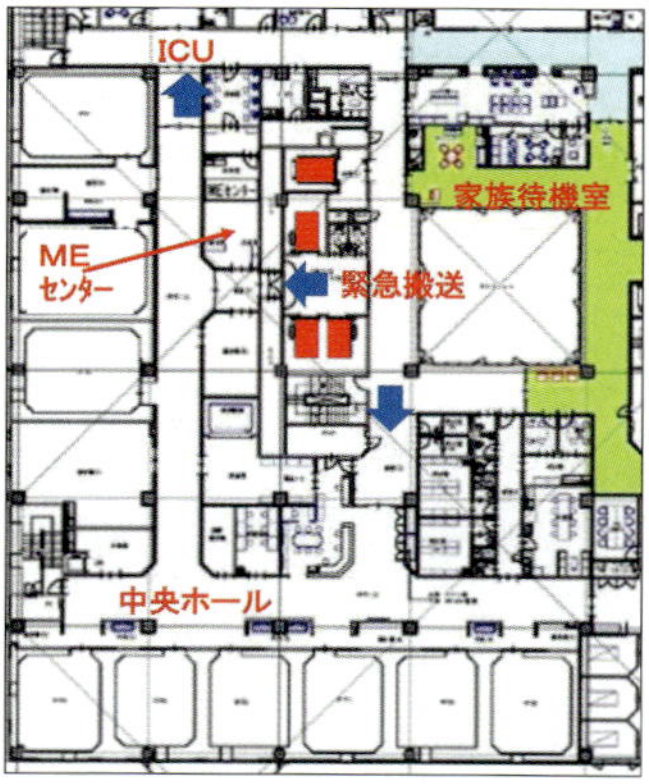

図64 「中央ホール型」の手術部門
（浜の町病院）

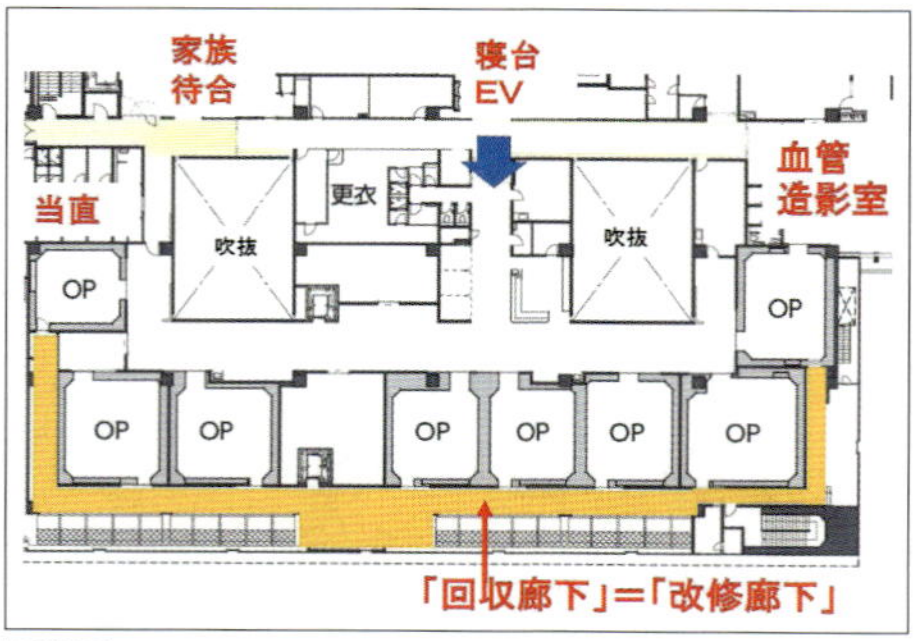

図65 「回収廊下」から「改修廊下」へ
（北九州総合病院）

■ 手術室の内装と色

血液の色が鮮明に見えるようにと、補色の緑色が定番であったが、耐薬品性などの条件さえクリアすれば、色は問わないようだ。北九州総合病院では、「回復への希望」をもって、手術室に入る時の緊張感を、そして部屋を間違えないように、という永田直幹院長のご意見により、カラフルな色を使い分けている（写真145・146）。なお、床の色については照明の反射による全体への演色が大きいので、演色性の高い色を使う場合は、その範囲を限定しておいた方がよい。

■ 窓のある手術室

「近代的病院」の手術室では、不潔の原因となる冬季の窓面の結露や、内部の壁面の有効利用ができない、また術者の「明暗順応」への配慮などの理由で、窓がない手術室が定番となった。しかし、それらは技術的に解決できることであり、清潔管理や壁面収納のあり方も変化している今、改めて手術室の窓について考えておきたい。

テレビの取材番組で、戦時下にあるアジアの国の手術室に窓があることが話題になった時の、「何が起こっても手術ができるから」という現地側からのコメントは重い。執刀医には不要であっても、覚醒している患者には不安な密室であり、ちょっと入室する場合にも照明の点灯が必要、そして、手術が全日稼働の病院では、常勤スタッフが窓のない部屋で多くの時間を過ごしている。

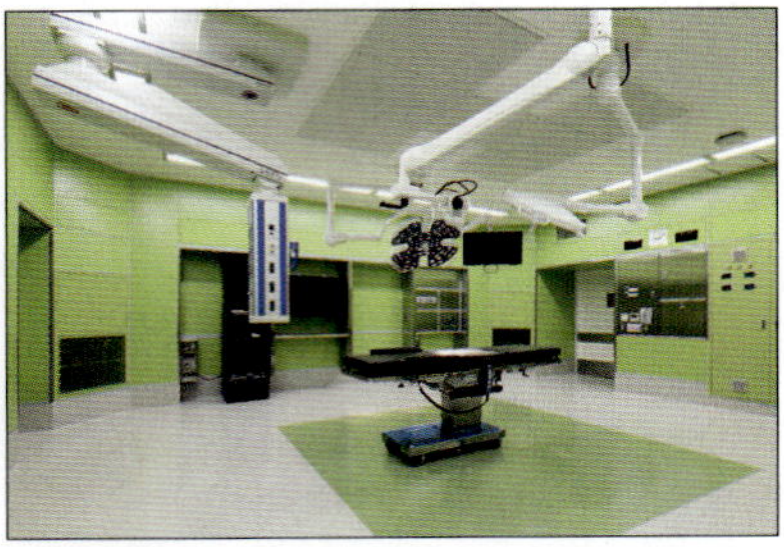

写真145　手術室の内装（北九州総合病院）

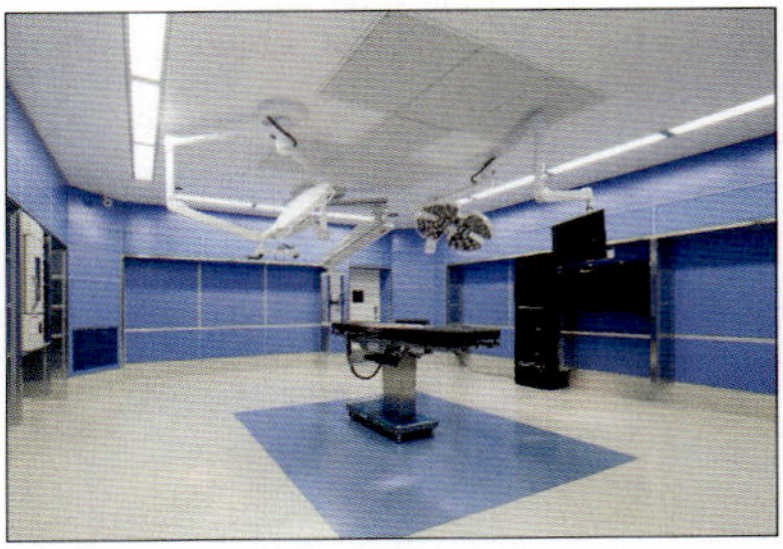

写真146　手術室の内装（北九州総合病院）

長谷川病院では、窓面の結露やドラフトを避けるために設けた二重のサッシの間に、電動暗幕ブラインドがあり、その空間に観葉植物などを入れることも想定している（写真147）。空気層をつくることが目的なので、内側の建具に耐候性や耐風性能も不要で、安価に窓をつくることができる（写真148）。岡眼科クリニックでは、外部への窓（写真149）に加えて、家族待合側にも窓がある。家族は、手術室全体の様子を見ることができ、希望をすれば回転するアームによって窓面に現れるモニター（写真150）により、術野まで見ることができる。

窓のあるリカバリー室

「ディーププラン」の大中規模の病院では、窓のないガラス張りの部屋や廊下のコーナーにあることが多いが、覚醒時点まで看守るのであれば、患者も目のやり場がなくて、不安なままに耳だけが冴え、まわりのスタッフ同士の厳しい会話も聞こえているかも知れない。ぜひ、ガラス間仕切りとしておきたい。

日帰り手術の岡眼科クリニックでは、窓側に向く

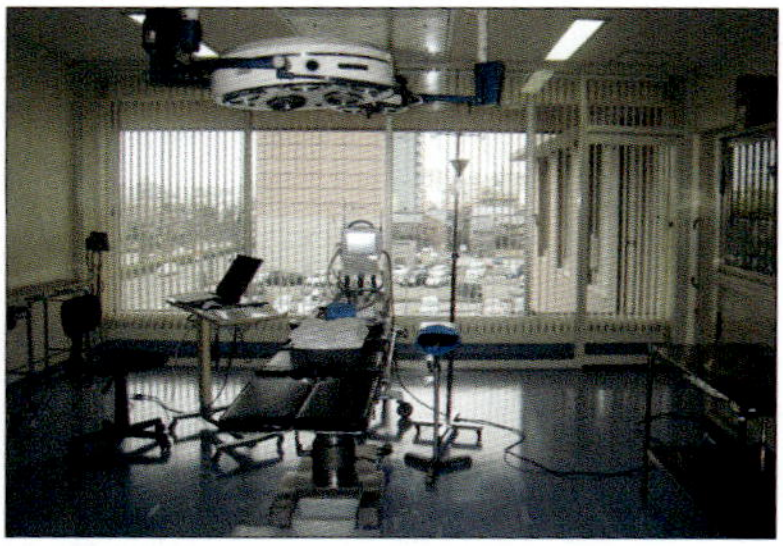
写真147 窓のある手術室（長谷川病院）

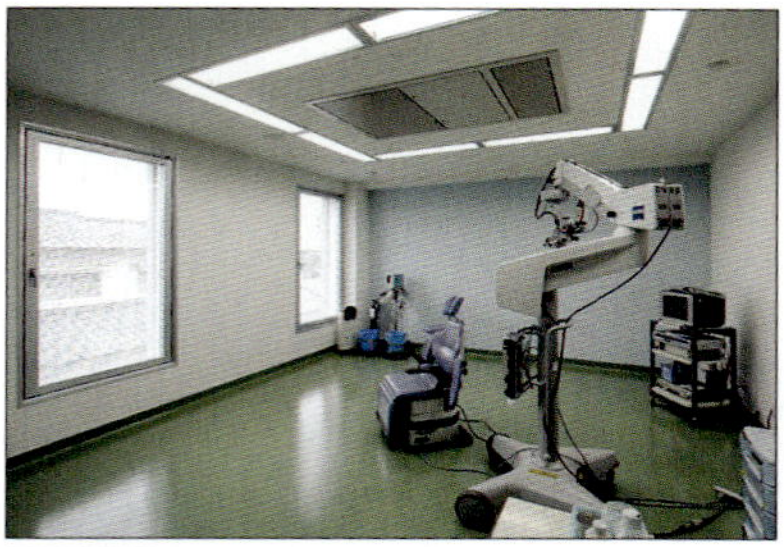
写真149 窓のある手術室(岡眼科クリニック)

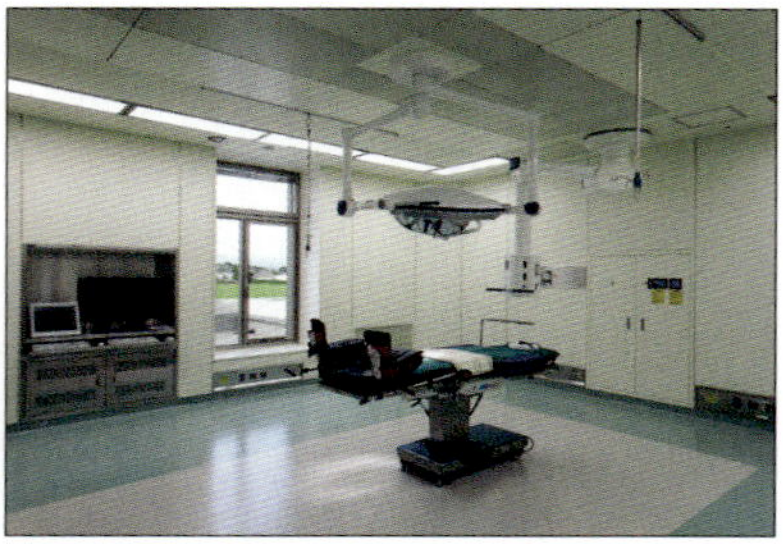
写真148 窓のある手術室（角田病院）

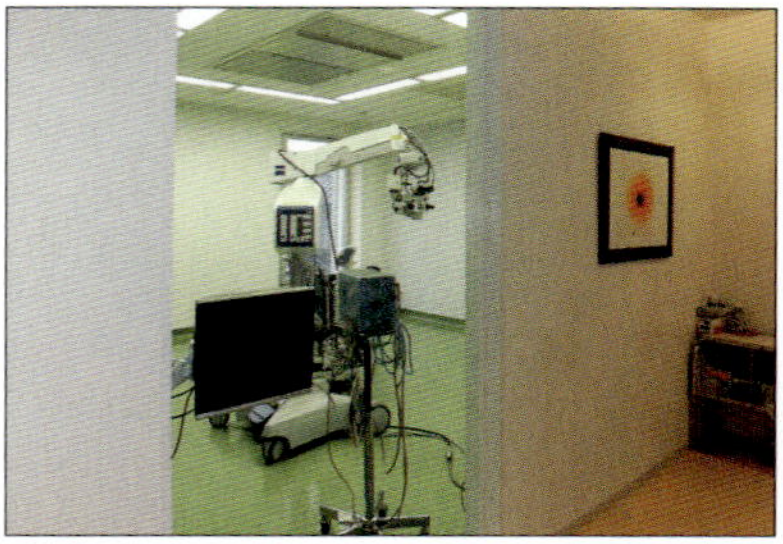
写真150 家族のための見学窓と術野モニター（岡眼科クリニック）

オープンな準備・リカバリー室（写真151）と、吹き抜けに面するガラス張りの多目的な使用のための部屋がある（写真152）。暗くすることもできる「選択できる環境」にあり、吹き抜けを介して外の景色まで見えて心地よい。

■ 手術とICUの家族待ち

以前は、スタッフが手術室から出る時に、入口の前を通らないように、という要望があったが、その時代には、経過を少しでも早く聞きたく、扉の近くでスタッフが出てくるのを、じっと立ったままで待っている家族の姿があったことによる。「病棟でお待ちください」という病院が多いが、居場所を変えた場合の連絡など、家族もスタッフも気を使うことが多く、ページング端末を家族に渡している病院が増えている。

急性期病院の手術やICUの家族待機室も、平均在院日数が短くなればなるほど、そのニーズは高くなる。福井県済生会病院の本館改修では、家族待機室を拡張した。ラウンジ風の待機室（写真153）、ファミレスのような三つのファミリーコーナー（写真154）、そして宿泊もできる二室の和室が用意され（166頁写真199）、ニーズによって使い分けることができる。また、専用の自動販売機、湯沸室、トイレ、ページングシステムなどがあり、深夜に暗い廊下を探し回ることもない。

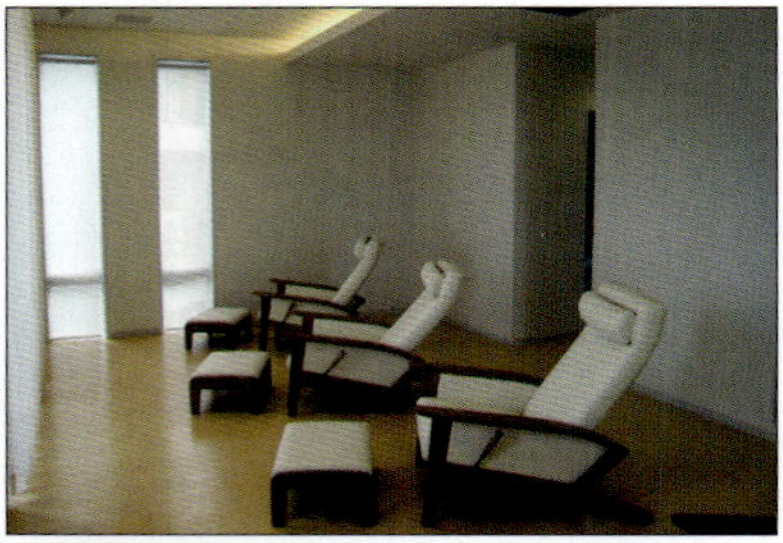
写真151　準備・リカバリー室（岡眼科クリニック）

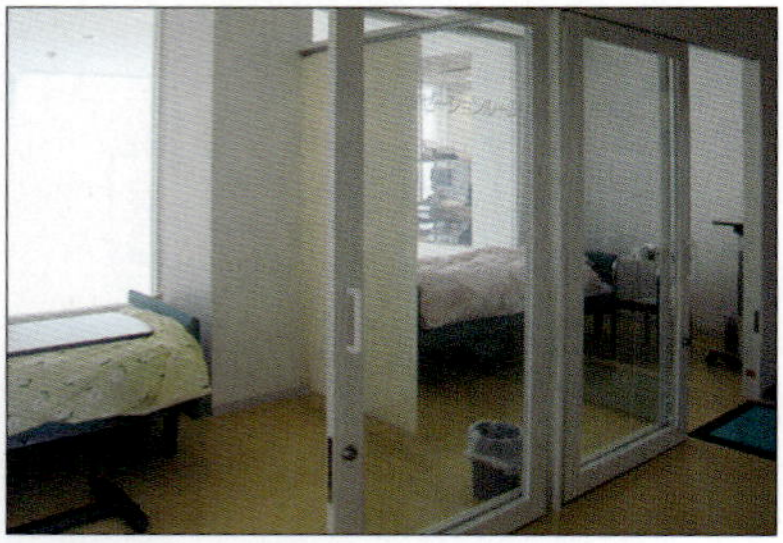
写真152　多目的室（岡眼科クリニック）

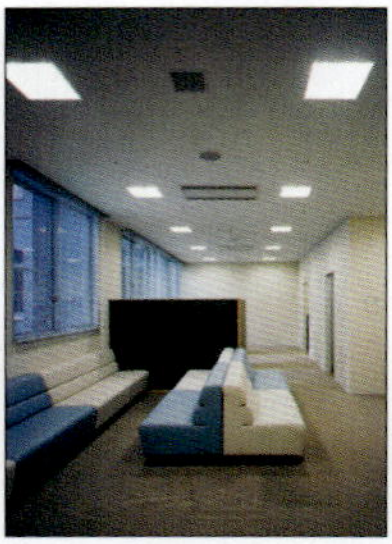
写真153　ラウンジ風の家族待機室（福井県済生会病院本館改修）

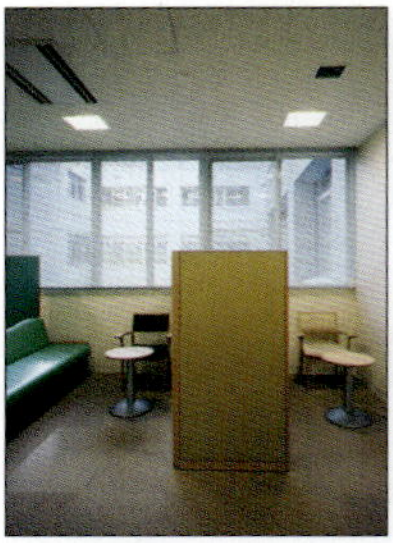
写真154　家族単位で座れる家族待機室（福井県済生会病院本館改修）

49 変わるリハビリ ―外来から病棟へ

リハビリは、段階的に、①急性期リハ、②回復期リハ、③維持期リハ、に区分され、①は急性期病院での術後早期離床などの早期リハ、②は主としてその後の「回復期リハ病床」、③にはデイケアも含まれる。また、診療報酬の施設規準も、療法区分から「心大血管疾患リハ」「脳血管疾患等リハ」「運動器リハ」「呼吸器疾患リハ」などの疾患区分となり、それぞれの病医院の役割において、どの部分を担うかが決まる。

■外来から病棟へ

リハビリは、これまで外来の一部として、外来にあることが多かったが、急性期リハを担う病院では、外来の喧騒の中の入院患者の往来を避けるべく、病棟階、あるいは外来と病棟の中間階に設ける場合が増えている。島根県立中央病院や浜の町病院では中間階に、そして、北九州総合病院では、外来のリハビリを縮小しながら、病棟に分散配置されている（63）。

■敷地全体がリハビリ

写真155は、健康リハビリ器具もある広大な公園「健康プラザ」に建つ病院で、「健康」をテーマとし、併設する健康増進センターには健康博物館、健康食レストラ

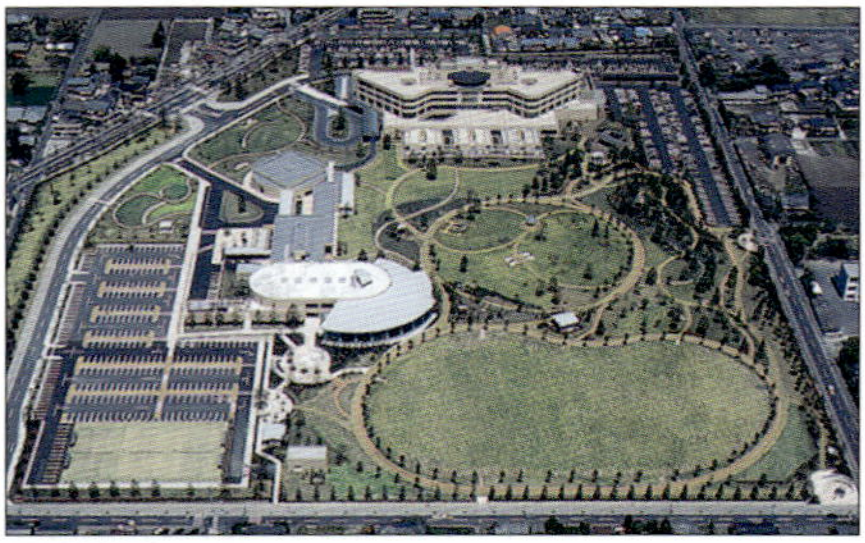

写真155 健康プラザに建つ病院
（健康づくり医療センター）

ンなどがあり、病院と連絡通路でつながる。

建物内外に歩行訓練用の回遊動線があるとよい。特に幅の広い扉が多い病院では、扉により手すりが分断されるので、中庭のまわりを回遊するなど、扉のない廊下を予め計画しておきたい。

屋外訓練を積極的に取り入れるためには、グランドレベルに設ける（写真156）か、低層部の屋上テラスにつながる位置となる（写真157）。

異なる温湿度環境と音環境

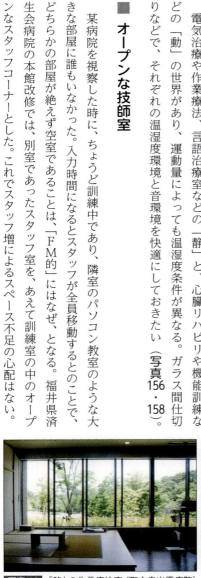

電気治療や作業療法、言語治療室などの「静」と、心臓リハビリや機能訓練などの「動」の世界があり、運動量によっても温湿度条件が異なる。ガラス間仕切りなどで、それぞれの温湿度環境と音環境を快適にしておきたい（写真156・158）。

オープンな技師室

某病院を視察した時に、ちょうど訓練中であり、隣室のパソコン教室のような大きな部屋に誰もいなかった。入力時間になるとスタッフが全員移動するとのことで、どちらかの部屋が絶えず空室であることは、「FM的」にはなぜ、となる。福井県済生会病院の本館改修では、別室であったスタッフ室を、あえて訓練室の中のオープンなスタッフコーナーとした。これでスタッフ増によるスペース不足の心配はない。

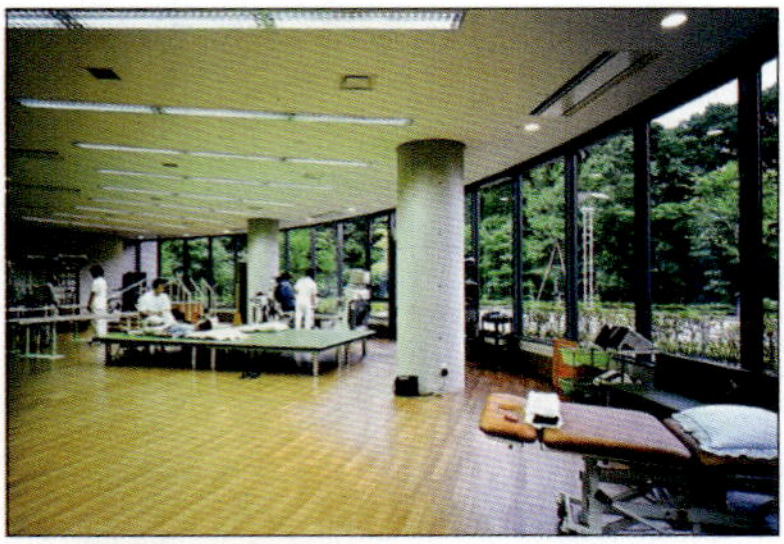
写真156　屋外訓練につながる「動」の機能訓練室（町立奥出雲病院）

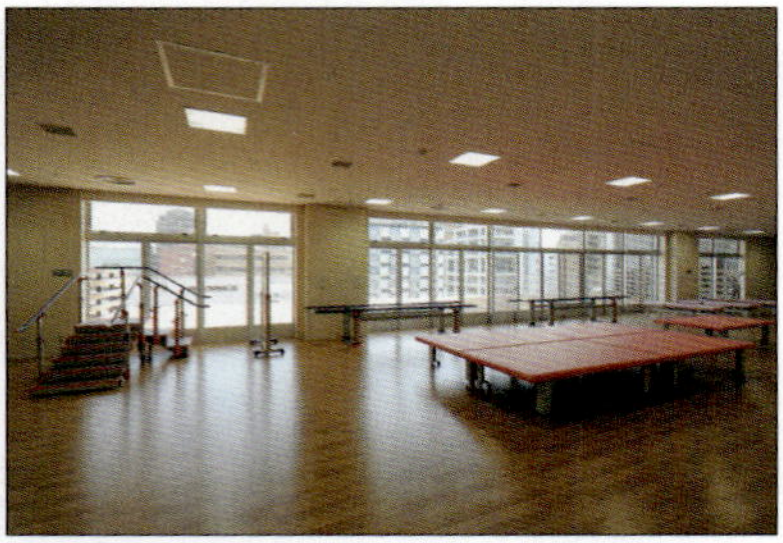
写真157　屋外テラスにつながる中間階のリハビリ（浜の町病院）

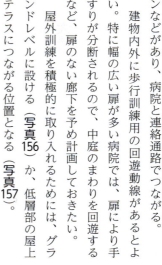

写真158　「静」の作業療法室（町立奥出雲病院）

50 内視鏡センターの環境改善

生理検査や画像診断の一画にあった内視鏡は、「検査」から非侵襲の治療へと存在感が増し、また、健診での利用も増えていることから、大きな病院では「内視鏡センター」として、一つの部門を構成する。主として、上部検査（胃カメラ）と大腸検査があり、特に後者については、長時間の準備と待機があり、検査や治療前後の患者環境への配慮が設計のポイントである。

■「内視鏡センター」の位置 ―高度医療階に

画像を扱うこと、そしてX線透視撮影と近接させたいことから、画像診断部門内に、あるいは、高度医療や外来治療センターとして手術階に配置されることもある。また、高価な器材であることから、健診での内視鏡に病院施設を使っている場合が多く、その場合は、健診着動線への配慮をしておきたい。本格的に健診に取り組んでいる病院では、健診内にも内視鏡室を設けている。

■大腸検査の準備待機室と待ち環境 ―男女への配慮

上部検査では、短時間の準備と回復となるが、大腸検査の場合は、長時間の準備と待機で、何度もトイレに行くことから、その環境への配慮が欲しい。男女で曜日を変える病医院もあるが、同時進行の場合は、男女への配慮も必要となる。以下は、「FM」の視点より、できるだけ少ない器材で、かつ空きスペースがないように、時間プログラムを想定しながら計画し、さらに自然環境を取り入れた、規模の異なる事例である。

角田病院の場合

図66の①が上部検査兼共用待合（写真159）、②が大腸検査準備待機ラウンジ（写真160）である。当院では、男女比が日によって異なることから、②では、同室でありながら、椅子の向きや観葉植物を移動してプライバシーを確保している。トイレは、男女それぞれ逆の方向に向けて進むこととし、トイレの入口は見えず、さらにトイレに行ったことがわからないように、パウダールームや手洗いなどを同じ動線上に配置した。排便チェックのスタッフは、①から②のラウンジを通らずに直接トイレにアクセスできる通路があり、ほかの患者には進行状況などの患者とスタッフの会話も聞こえにくい。なお、このことは、①にいる患者のトイレ利用も可能とし、施設の有効利用である。また、準備、検査からリカバリーまで同じストレッチャーを移動し、乗り換えがない。

まつおか内科医院の場合

上部検査の準備は、図67の①の処置回復室とし（写真161・116頁写真131）、大腸検査の準備と待機室を②とした（写真162）。当院は、男女は曜日別であり、前事例のような男女別への配慮はない。①には、複数のベッドとリクライニングチェアがあ

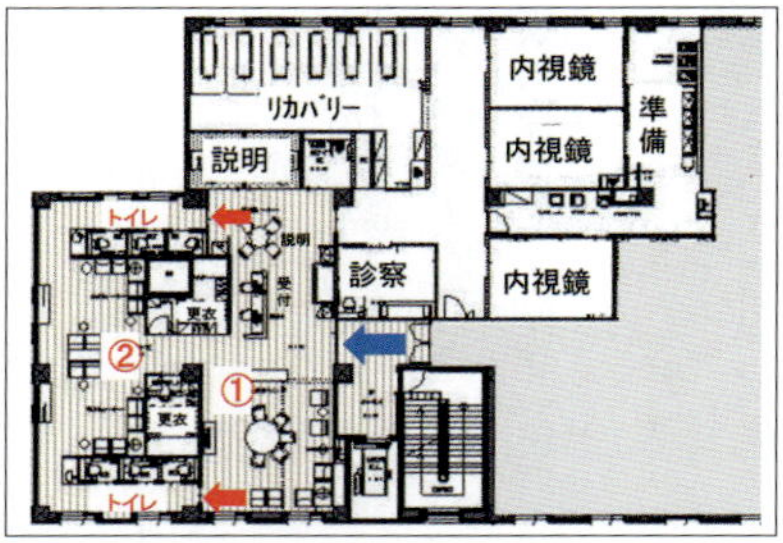

図66　内視鏡センター（角田病院）

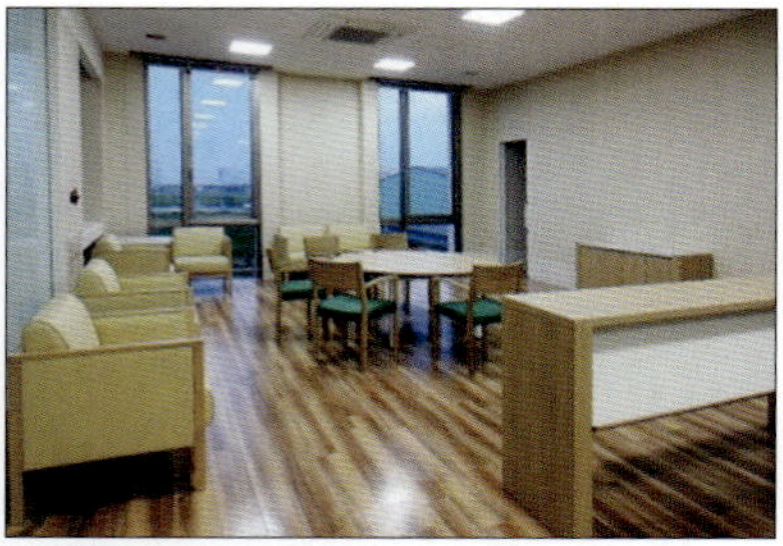
写真159　①上部検査兼共用待合（角田病院）

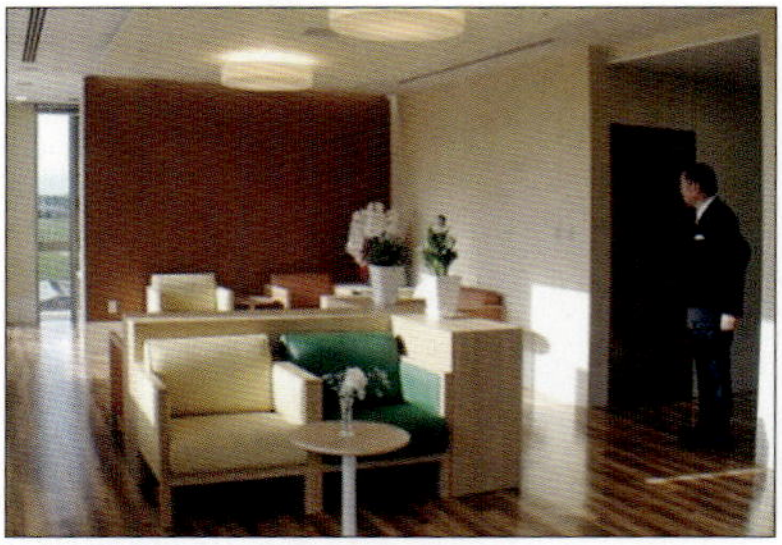
写真160　②大腸検査準備待機ラウンジ（角田病院）

り、処置、点滴、内視鏡の準備とリカバリーにフリーアドレスで使用し、時間割により、効果的なベッド利用をしている。

②での座り方については、「関東風」と「関西風」があるとのこと、前者は、プライバシー重視で、お互いの顔が見えないように、それぞれが壁や窓に向かって座るスタイル（**写真162**）、そして後者はテーブルを中心に、お話ができる座り方とのこと。本書執筆中に大腸検査を受けた時、神戸の病院では「関西風」であったのが最近「関東風」の座り方に変わったとのこと。本を落ち着いて読めるので「関東風」がよいと隣にいたおばさんが話していた。いずれにしろ、使っていない時間帯があるので多目的に使えるように可動式のテーブルにしておくとよい。排便チェックのスタッフは、内視鏡室から直接トイレ前の廊下に通じる扉があり、待機室を通ることはない。

■ 窓のある内視鏡室

内視鏡も検査時には暗くするので、通常は窓のない暗室仕様が多い。木城クリニックでは、検査前後の患者の緊張を和らげるために、診察室同様に、川面の絶景を望む、はき出し窓を設けた（**写真163**）。

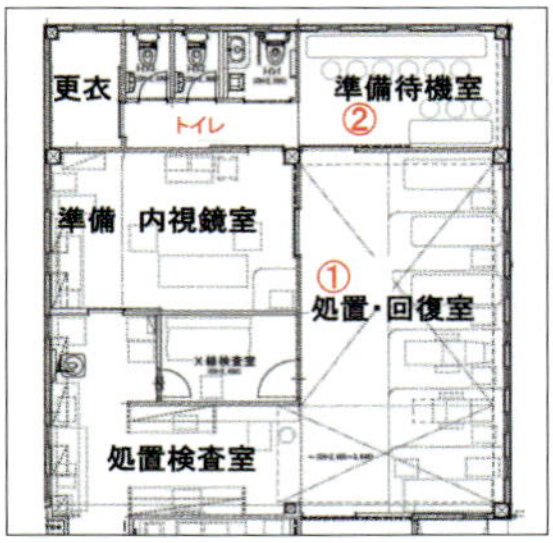

図67 内視鏡平面（まつおか内科医院）

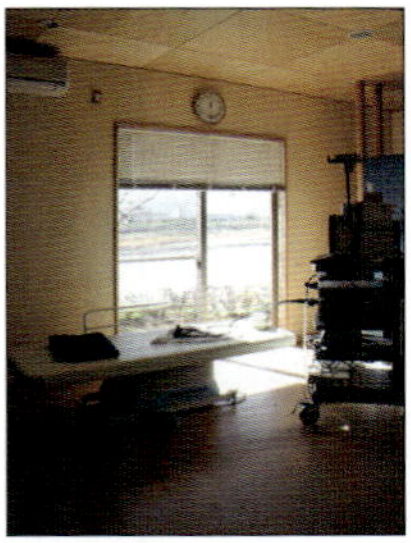

写真163 はき出し窓のある内視鏡室（木城クリニック）

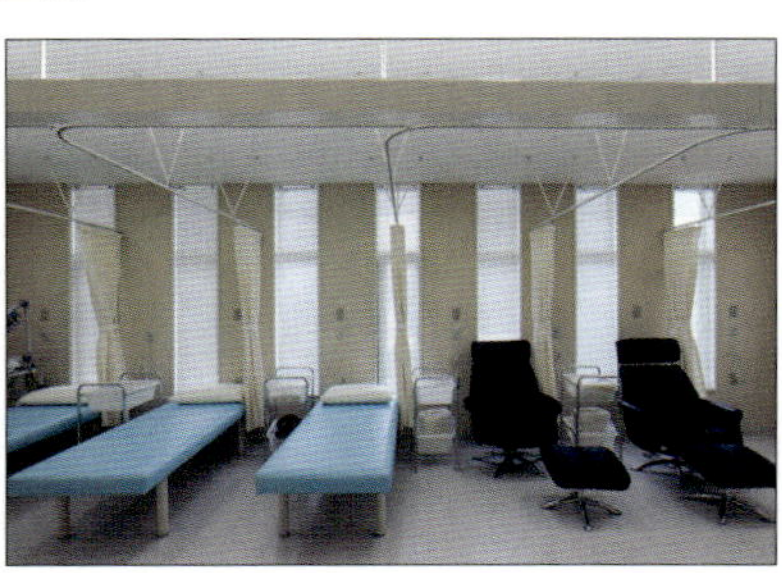

写真161 ①多目的な利用ができる処置回復室（まつおか内科医院）

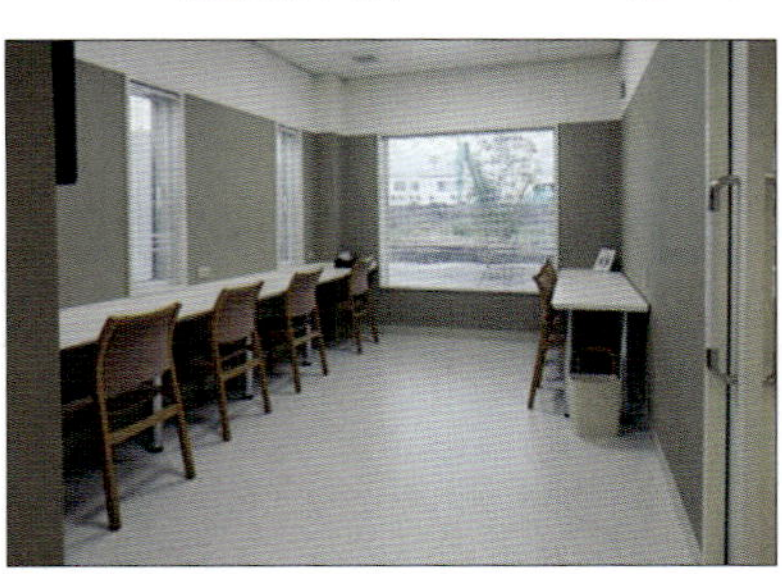

写真162 ②壁に向かって座る大腸検査準備待機室（まつおか内科医院）

51 透析センターの環境改善 ―仰向け患者への気配り

透析患者にとって、週3回の長時間にわたる治療が、一生付き合わなければならない厳しい場面であることから、建築側でできることをしておきたい。在宅透析、災害時の発電機対応など、話題に事欠かないが、ホテル感覚で就寝中に透析が完了し、朝仕事場に出勤できるという深夜透析を売り物にしている透析センターもある。

■位置と動線

透析の前後には、体がかなり弱っているので、駐車場や玄関からの動線を短くしておきたい。北九州総合病院では、透析患者専用の駐車場の最寄りに、2階の透析センターに直結する専用エレベーター（EV）のある専用玄関がある（**写真164**・100頁**図41**）。

送迎バスを運行している高坂醫院には、送迎バスの待合を兼ねた病院玄関（73頁**図29**・**写真67**）があり、外来診療部分を通らない最短距離で、病院玄関のEVで、透析階の専用のラウンジ（**写真165**）にアクセスできる。

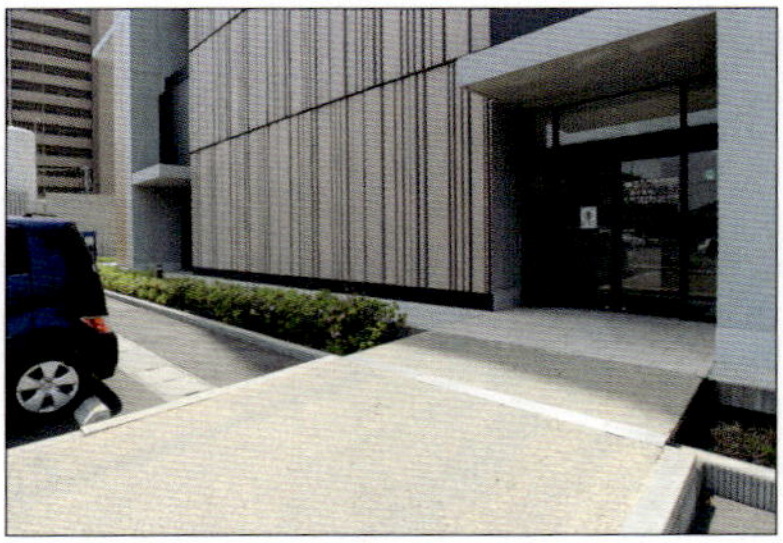
写真164 透析専用玄関（北九州総合病院）

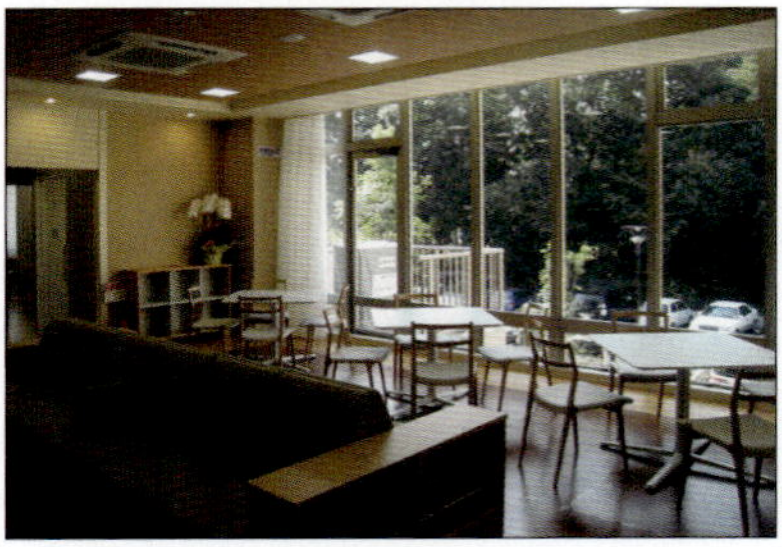
写真165 透析階のラウンジ（高坂醫院）

そのほか、ウォークインの外来患者とストレッチャーなどの病棟からの動線分離や感染患者の個室透析室への動線が設計上のポイントとなる。高坂醫院では、病棟からの寝台EVと一般EVのツーウェイで動線分離をしている（図68）。

■ 窓側を向いた透析ベッド

ベッドの向きは、スタッフから患者の顔が見えるように、患者の頭が窓側にある配置として、スタッフだけが外の風景が見えている病院が多い。福井県済生会病院東館では、田園風景や白山の素晴らしい眺望を享受すべく、床までのガラス窓として、患者が窓側を向くベッドの配置とした（図69）。これは、患者の顔がスタッフ側を向いていても、遠すぎて結局は巡回しないと見えないことから、窓側にも巡回用の通路を設けることで実現した。窓から二列目のベッドも、図のように窓際のベッドとベッドの間に配置して、ベッドの間から外の景色を見ることができる（写真166）。実際はベッドから体を起こさないと外を見ることはできないが、いつも寝ている顔を見られていたことからは、少しプライベートな空間になった。

長谷川病院の病室と同じ雁行型の窓（153頁写真181）のある透析ベッ

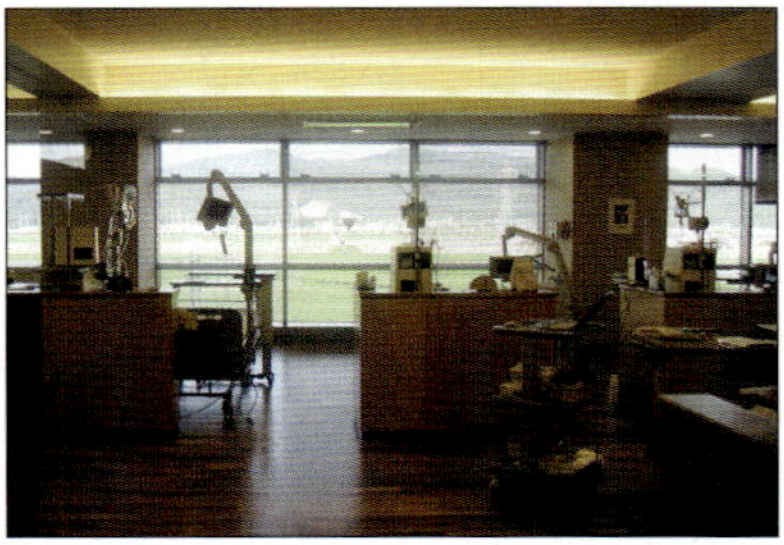

写真166　奥のベッドからも見える風景（福井県済生会病院東館）

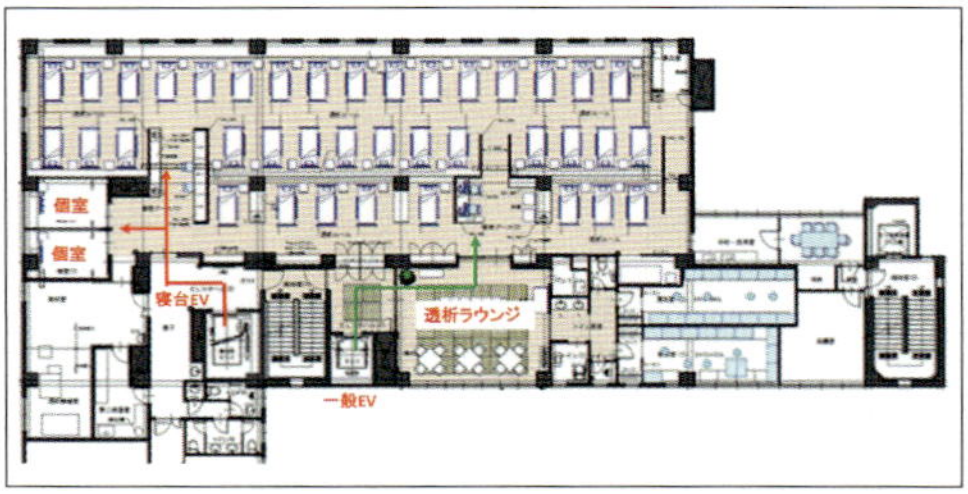

図68　動線分離をした透析室（高坂醫院）

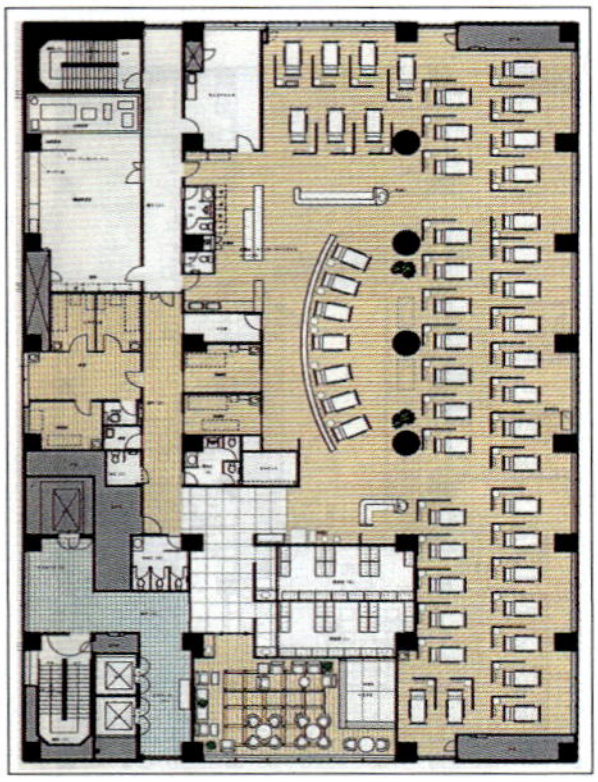

図69　窓側を向いた透析ベッド（福井県済生会病院東館）

ドでは、横を向けば外が見えるマイウィンドウがあり、患者の状況によって、個別にブラインドで光環境を制御できる(写真167)。

■分散スタッフステーション(SS)

各病医院とも、スタッフが近くにいる患者の安心とスタッフの動線を短くするために、スタッフステーションを分散して配置している。

■ベッドまわりのプライバシー

福井県済生会病院東館では、隣の患者とのプライバシーのために、各ベッドの上半身まわりを低いパネルで囲んだ(写真169)。ベッドサイド部分が引き出し式のパネルになっていて、スタッフがベッドまわりで作業をする時や患者の希望によって、開閉ができる。

また、各病院とも、近くを通る人の高い目線からベッドへの覗き込みに対して、通路との仕切りのパネルの上部を、見え隠れのガラスとしている(写真168)。

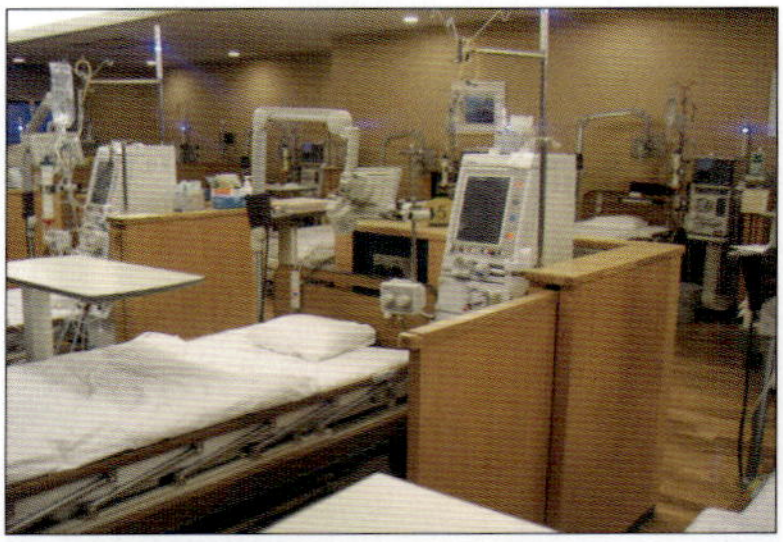

写真169 透析ベッドまわりの隔て板(福井県済生会病院東館)

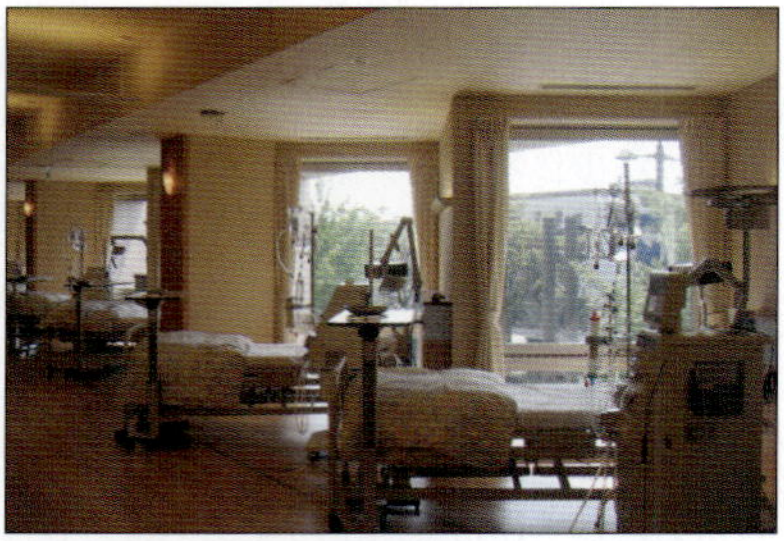

写真167 マイウィンドウのある透析ベッド(長谷川病院)

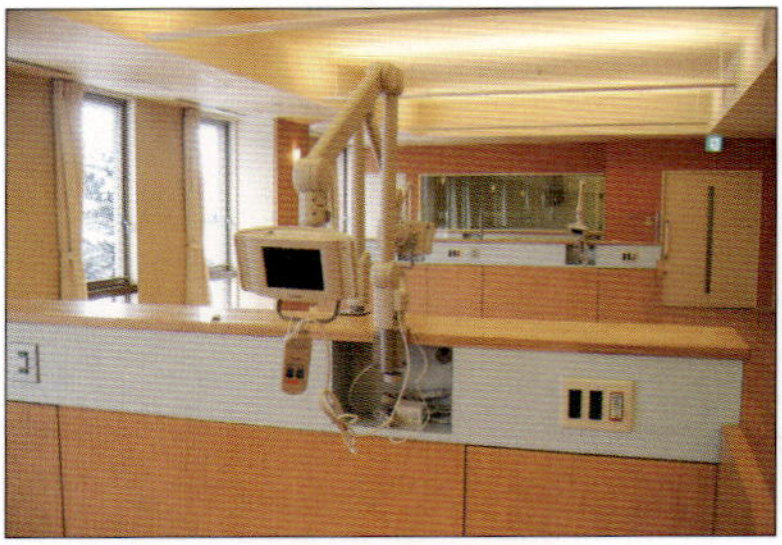

写真170 ベッドサイドの液晶テレビ(長谷川病院)

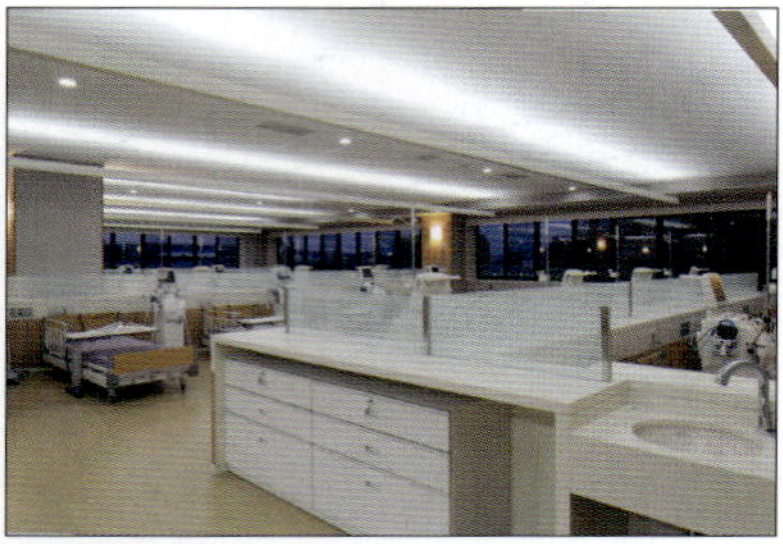

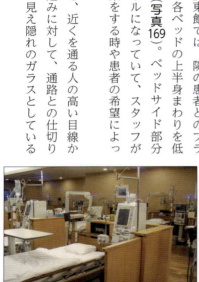

写真168 目線を遮るパネル上のガラススクリーン(浜の町病院)

■透析中にできること　―テレビの位置

コストも下がったアーム付きの小型の液晶テレビ（写真170）をベッドサイドに取り付けることが多い。

高齢患者が多い高坂醫院では、患者の希望もあり、画面の大きさと見え方を優先して、従来のベッドごとの天井吊りの液晶テレビとなった（写真171）。角度も疲れない位置となり、液晶なので重圧感もない。隣の患者が見ている番組の方が面白そうなのでと、まわりを見ながら、チャンネルを切り替える患者が多いと聞いたことによる。患者同士の会話のきっかけにもなり、それなりの物語がある。また、ＤＶＤを用意したが、いまだに使った人はいないとのこと。それでも、本を疲れない姿勢で読みたいとか、パソコンを使いたいとか、患者の要望は尽きない。

■患者は天井を見ている　―難しい照明計画

透析を受けている友人に何か建築でできることはないかと聞くと、「天井しか見ていないし、ほとんど眠っているので」とあまり関心がなさそうであったが、それではと、高坂醫院では、上向きの目線の部分の天井を木製とした（写真171）。

天井照明は、仰向けの患者に対して、間接照明などでやさしく、そして、処置の際の照度も必要、という難しい設計条件がある。そして、命綱であるポール上のランプの点灯がよく見えることが設計のポイントである。各病院とも、工事中に点灯テストを繰り返し、事前に照度を確認してから進めた（写真168・172）。

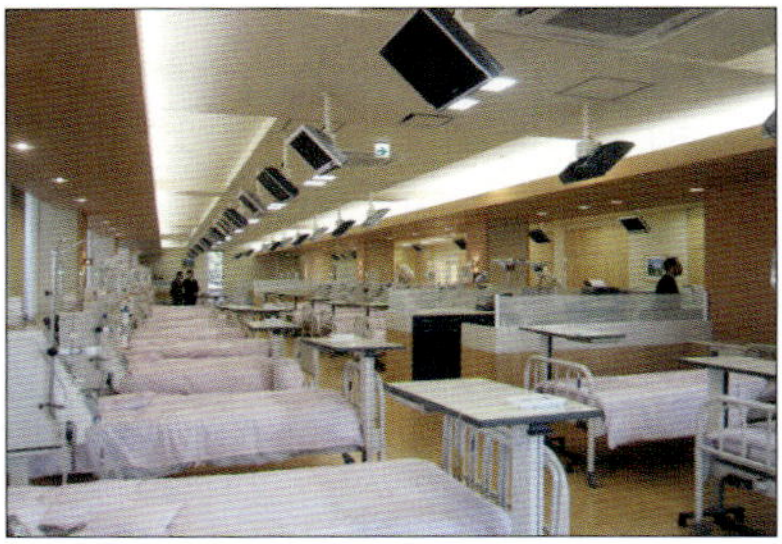

写真171　天井吊りのテレビと木質の天井（高坂醫院）

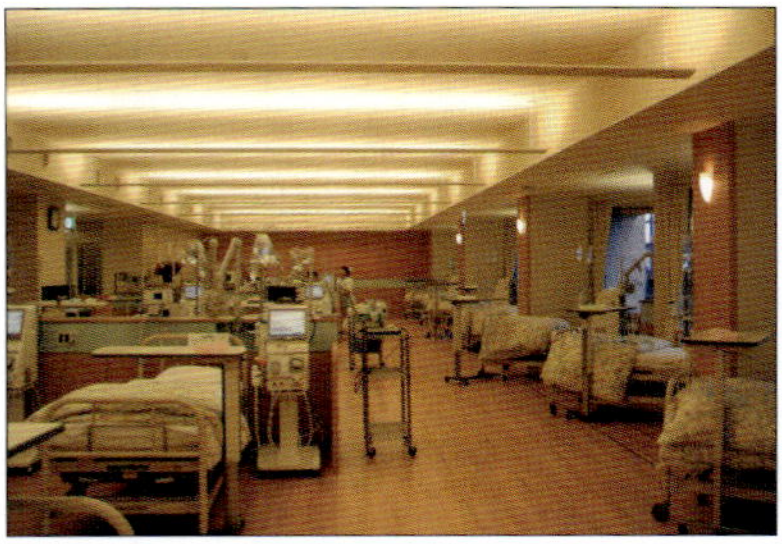

写真172　間接照明の天井（長谷川病院）

52 化学治療の環境改善 ─障子のスクリーン

「入院から外来へ」の流れの中で、化学治療のベッドを増やす病院がある。外来エリアを通らない動線など、患者の環境に対する思いやりの気持ちを、建築で最大限表現しておきたい。

また、一番環境がよいであろうという「既成概念」から、優先的に南向きに配置する病院が多いが、静かに目を閉じておきたい患者には明るすぎることもあり、更なる検討が必要だ。

■いろいろな姿勢で ─「個への対応」

配管の制約のある透析ベッドよりは、位置や姿勢に制約がないので、点滴中に、患者が何をしていたいかに注目し、それが無理なくできる環境と装備を備えておきたい。化学治療部門の拡充と環境改善の改修をした福井県済生会病院本館では、リクライニングチェアとベッド、さらには個室、テーブルに座ってお茶でも飲みながら、と患者の状況や嗜好によって選べる、バラエティに富んだものとなった。

また、前を向くことができるリクライニングチェアを南側の窓に向けて配置しがちであるが、眠っている患者も多く、目線の先が明るすぎるのも問題である。イメージアップのために採用しがちな窓面の障子やレースのカーテンは、「障子効果」で光が拡散して室内全体がさらに明るくなることがあるので、「簾効果」があり光の制御がしやすいブラインドを採用する方がよい。また、対面する窓から覗きこまれないこと、そして図書館の閲覧室がそうであるように、光環境が緩やかで、窓外の景色が美しい北向きの窓も検討に値する。

滞在時間の違いこそあれ、病室のベッドまわりの環境改善が進む中で置き去りにされていることの多いＩＣ

Uや透析、化学療法の「人間工場」のような風景には、一考を要する。個人で外光の調整ができる人工透析のマイウィンドウ（144頁写真167）も一案であり、「マス」ではなく「個」への対応をしておきたい。

■障子のスクリーン　―患者間のプライバシー

治療中は目を閉じて寝ている患者が多いが、プライバシーへの配慮をしておきたい。写真173はリクライニングシート用の障子調の可動スクリーンで、スタッフが近くに寄れば中が見え、かつ患者間にプライバシーがある高さとし、お知り合い同士など、希望すればスクリーンを移動することもできる。

■家族への配慮

できるだけ、家族はベッドサイドやそのエリア内で雑誌でも見ながら付き添っていたい。各病院で、簡便なベッドサイド用の可動の椅子のほかに家族も使えるラウンジを、治療室内に設けている（図70・写真174）。

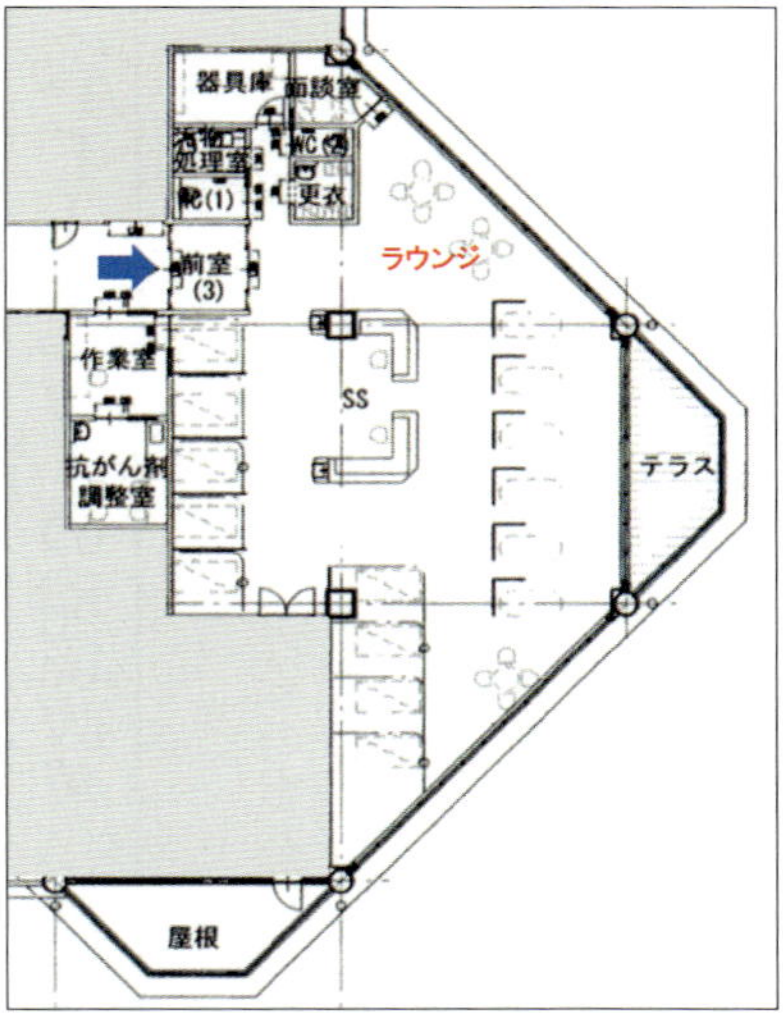

図70　化学治療室（浜の町病院）

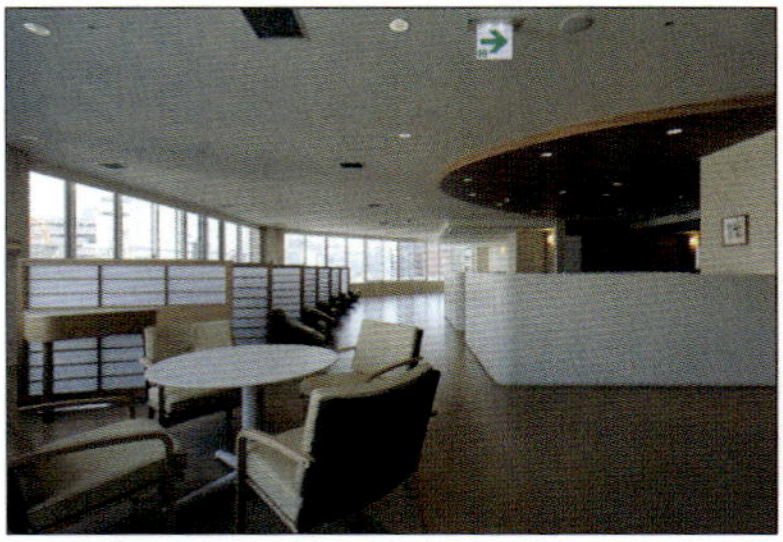

写真174　化学療法室の家族の居場所（浜の町病院）

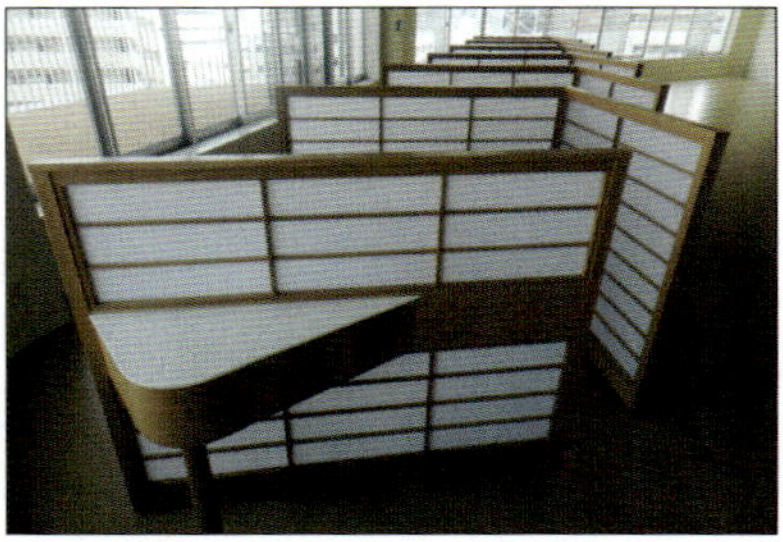

写真173　化学療法のチェア間の障子のスクリーン（浜の町病院）

53 放射線治療・RI・PETセンターの環境改善 ―「二重扉」により「普通の建築」に

敷地にゆとりのない市街地の病院の放射線治療は、ほかの患者との交差を避けるために、人通りの少ない寂しい廊下を通り、金庫扉のような分厚い扉の奥の、孤独の世界にあることが多い。放射線という怖いイメージがあるにもかかわらず、外来や病室などがどんどん素敵になっているのに比べて、気配りが及んでいないのではなかろうか。厳めしさや冷たさを消した「普通の建築」としたい。

放射線治療室の、気配りの「二重扉」

２０００年完成の兵庫県粒子線医療センター以降、治療室の扉には、二重扉を設けて、分厚い遮蔽扉は壁に仕込み、見えないようにしている（写真175）。治療室にエスコートして入室する際には、もう一枚の「普通の軽い扉」を開いて入り、患者が扉が見えない位置に入ってから、重い扉を閉鎖する。そして部屋を出る時はその逆となる。

市街地型病院の浜の町病院の地下にある治療室（写真176）では、将来の増築ができないことから、当初より増設用のスペースを用意し、当面は、近い将来にはなくなるであろう書類保管庫としている（図71）。なお、この部分は、免震構造の構造的なバランスと地下が深くなることを避けるために免震構造外としている。

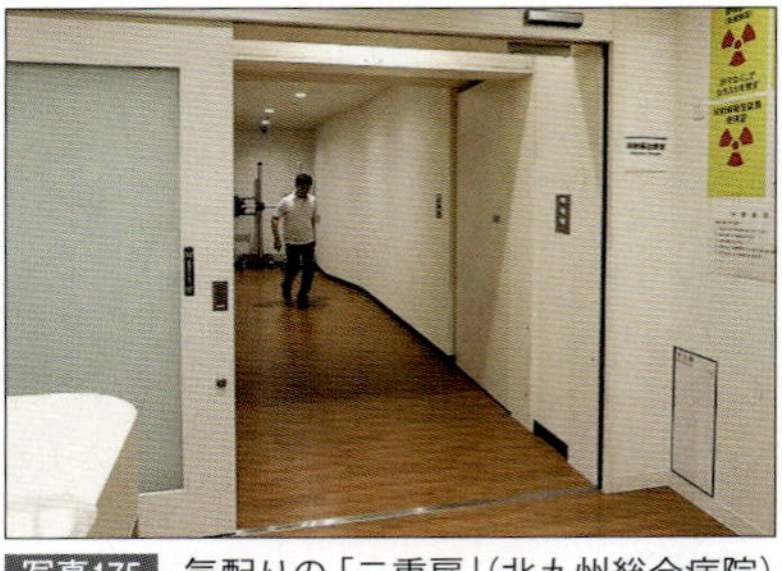

写真175　気配りの「二重扉」（北九州総合病院）

■おいてきぼりの「RI」検査

汚染除去のために、仕上にも制約があり、設計者としては技術に走り、冷たいイメージになりがちである。ビル内の料亭のように、屋内に坪庭を設けるなど、やれることはまだまだある。

■快適なPETセンター

民間のセンターもあり、検査費用も高額なので、それに見合うよう、アメニティに配慮されたものが多い。福井県済生会病院東館では、上階に本館から移設した健診センター（80）があり、併設されたMRIとともに、「脳ドック」に対応する。まず、ガラス扉の受付ロビーで入りにくさをクリア、管理区域の内部も「普通の建築」を目指した（図72・写真177）。

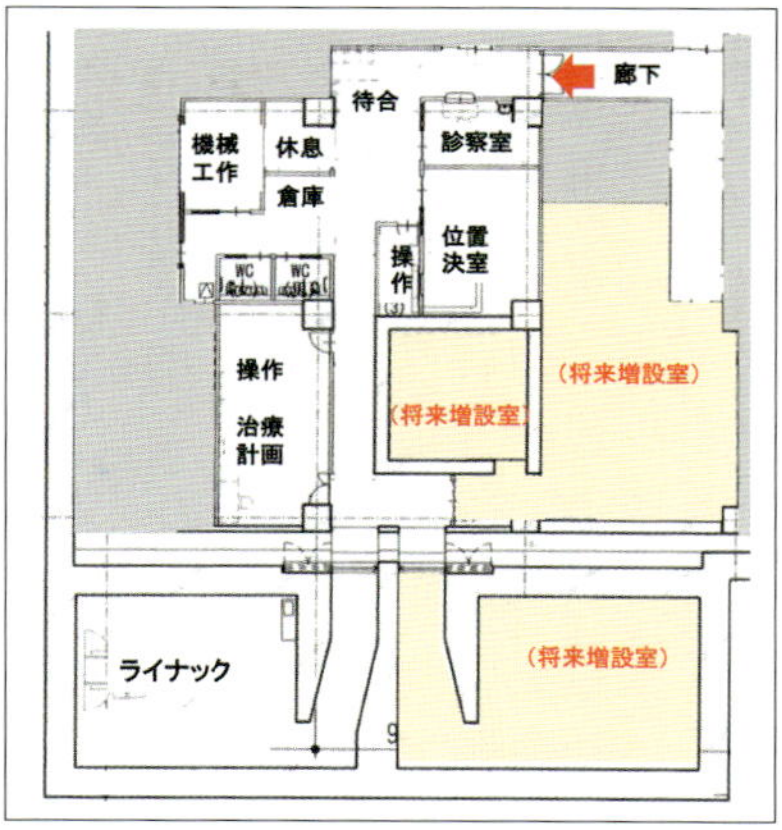

図71　放射線治療（浜の町病院）

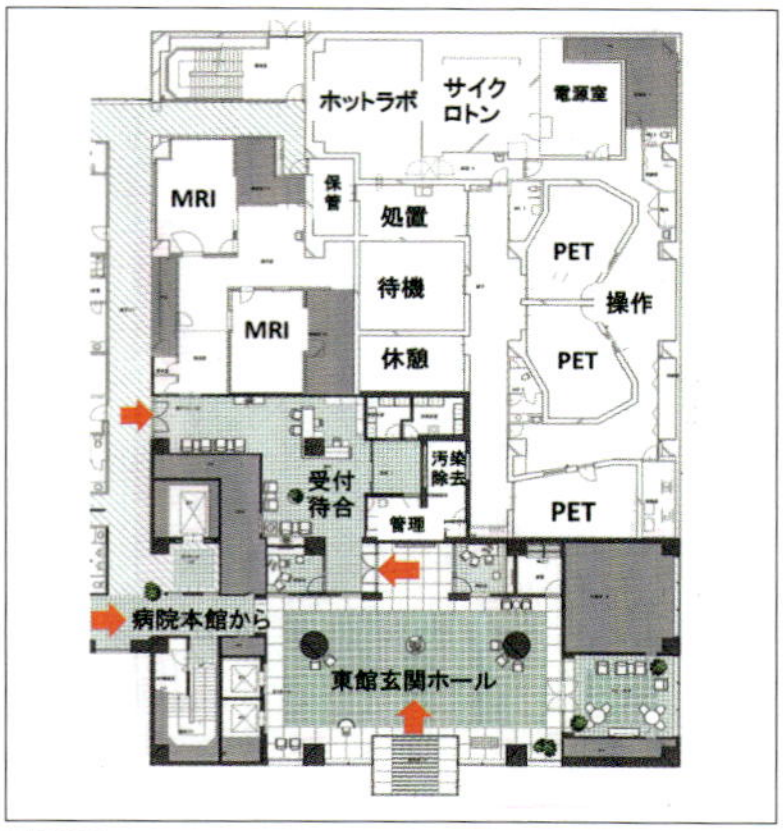

図72　PETセンター（福井県済生会病院東館）

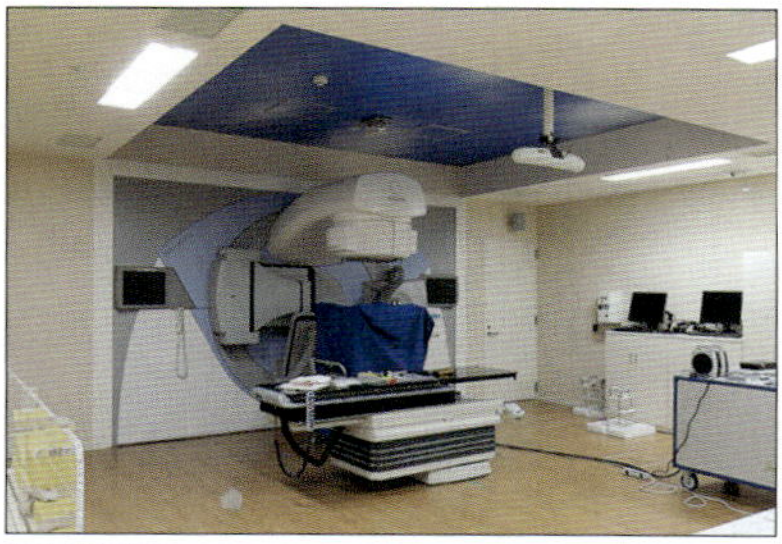

写真176　放射線治療室（浜の町病院）

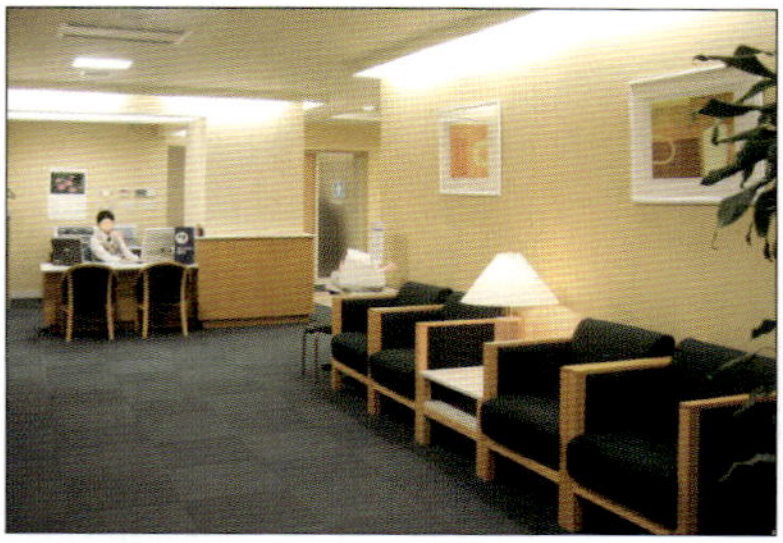

写真177　PETセンターの受付ロビー（福井県済生会病院東館）

54 分娩の環境改善 ―「畳の分娩室」

夫の分娩立会がまだ一般化していない昔の話。家内が出産した時に、著者は近くの廊下で待っていたが、分娩室から、この世のものとは思えない悲鳴が聞こえてきて、心配も極地に達していたが、家内の分娩はすでに終わっていて、「すぐに終わったよ」と言い、ほかの患者であったことが判明した。分娩は新しい「生」を授かる、人生の最大の喜びと驚きの場である。まずは患者にとって、「天国と地獄」の関係にある婦人科との位置関係を含めて、配慮すべきことがある。

■動線への配慮 ―「男」の動線にも配慮

民間の産婦人科の病院では、外来から病棟まで、院内でのベビーの泣き声が婦人科の患者に聞こえない配慮はもとより、至福の退院玄関を別に設けるなどの配慮を見かけるが、公的病院でも見倣いたいところである。

分娩は、救急対応を含めて、病棟階に設けることが多い。まずは、医師は共通の場合が多い産科と婦人科や、新生児室と小児科との位置関係、感染防止、セキュリティ、そして、救急時の夜間動線、手術部門との間のスムーズな動線が課題となる。また、昨今では、夫の分娩立会のための更衣室や、不妊治療の精子採取室や培養室等の諸室が加わり、「男」の動線への配慮も必要となっている。

浜の町病院の、1フロア120床の病室が連続し、四つの入口がある病棟では、入

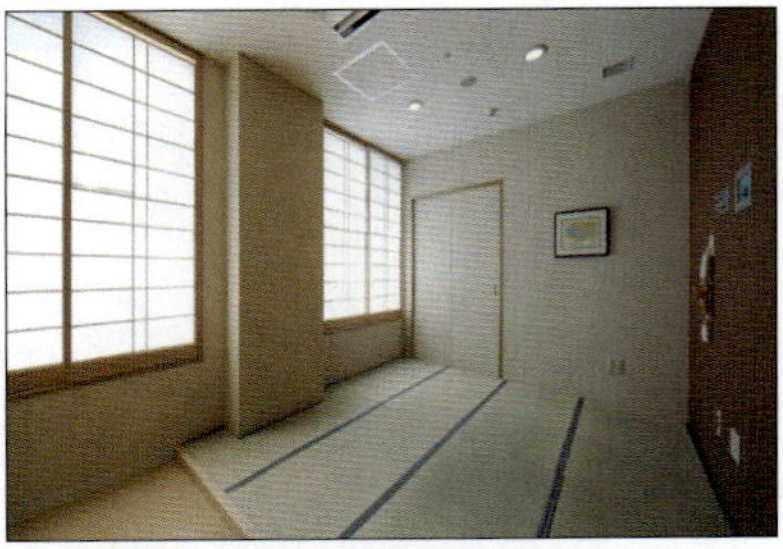

写真178 「畳部屋」による自然分娩（浜の町病院）

口を分けながら婦人科と産科、小児科の分離と連携への配慮と、救急や手術への緊急動線（寝台エレベーター）に直結する平面としている（図73）。

■「畳の分娩室」―「選択できる分娩」

「温故知新」として、昔の産婆による畳の部屋での自然分娩が、病院でも注目されている。浜の町病院には、「選択できる分娩」として、畳の分娩室（**写真178**）、「LDR*1」、従来型の分娩室がある。畳部屋には「たらい」も用意されているとのこと。

■患者を動かさない分娩 ―「LDR」

「LDR」はその典型である。福井県済生会病院南館の「LDR」には、**写真179**のような色の変わる環境設備がある。また、立ち入り制限のある病棟には、セキュリティ外にキッズコーナーや新生児との対面窓がある面会ラウンジ（**写真180**）がある。

*1　LDR：Labor Delivery Recovery. 陣痛から分娩、回復までを一室で行う部屋。

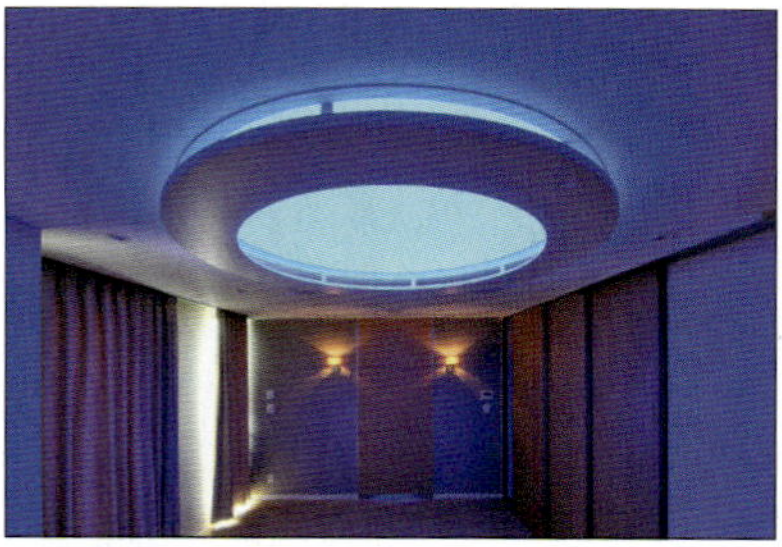

写真179　LDR（福井県済生会病院南館）

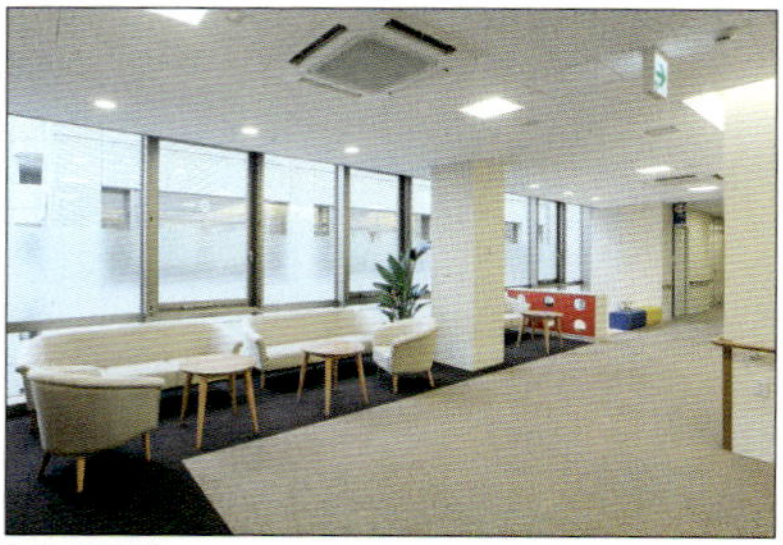

写真180　セキュリティ外の面会ラウンジ（福井県済生会病院南館）

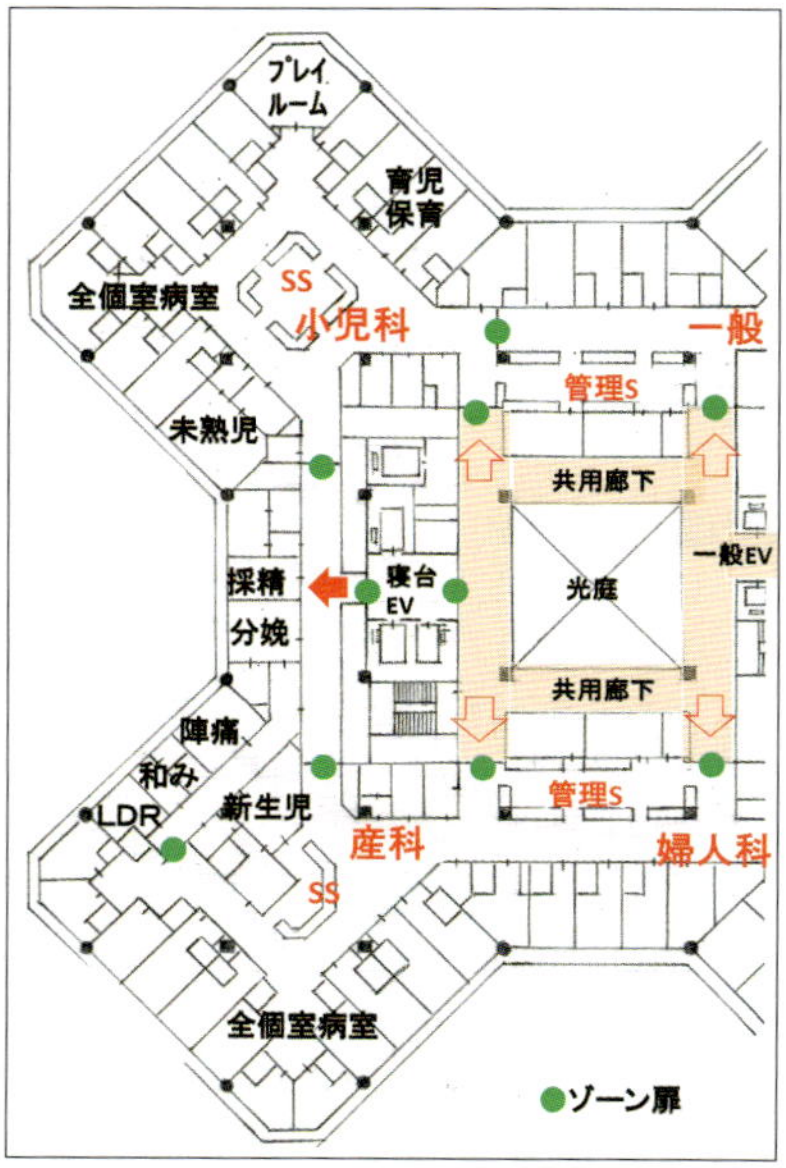

図73　動線に配慮した、産科、婦人科、小児科（浜の町病院）

55 病棟の平面計画
―病室と病棟の平面を先に考える

病室の窓を確保するために外壁線をできるだけ長く、そして看護動線（廊下）をいかに短くするかの追求が、これまでの病棟の平面型の歴史である。看護動線の長い設計をした設計者は「看護師に一生恨まれる」と言われてきた。

設計では全階の平面を同時に検討するが、特に、診療階の上に病棟階がある「重層型」の場合は、病室と病棟の平面と、その構造計画を先行しながら進めたい。それは、下階の診療部門で必要とするスパンの大きさが、上階の通常の病棟のスパンより大きいことによる（28）。

■病棟の「廊下型」と、建物の向き

冷房設備がない時代の病院は、通風のために、「片廊下型」や一本の廊下による「単廊下型（図74）」が原則であった。そして冷暖房が完備してからは、看護動線の短縮のために、二本の廊下による「複廊下型（図75）」が主流となり、その延長上に「ホール型（図76）」などがある。そして、それらの複合型や三角病棟、中庭型などのいろいろなバリエーションがある。

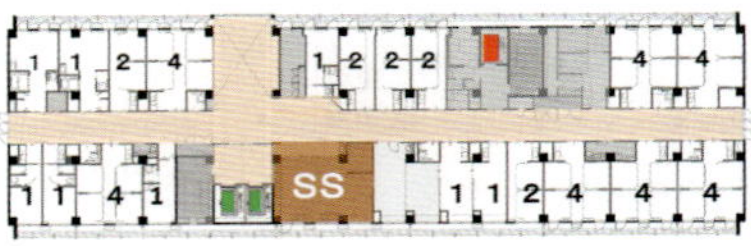

図74 「単廊下型」の病棟平面（高陽ニュータウン病院）

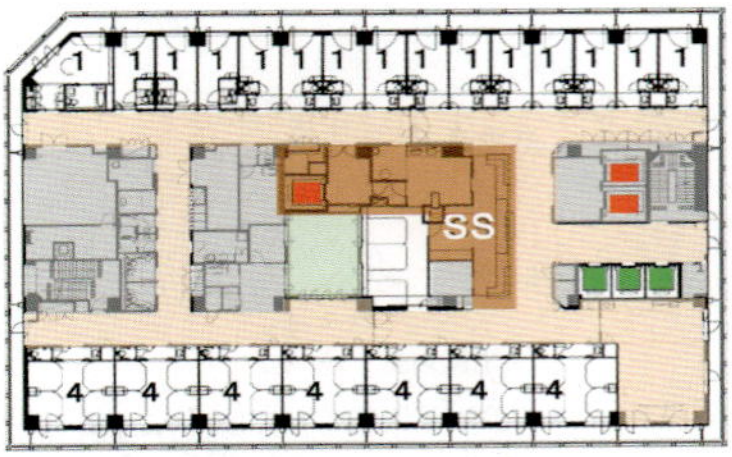

図75 「複廊下型」の病棟平面（大阪中央病院）

そして、医療スタッフの見回りやフレキシブルな病室構成のために「回遊型」平面（図75・76）が好ましいとされ、西日を避けるなどの建物の向きへの配慮が高温多湿のわが国の病院建築をつくってきた。

そして今、在院日数の短い急性期の大中病院では、回遊性や方位よりも、小さい看護グループを前提とした「ウィング型」平面（図77）や、小さな病室グループが葡萄の房のように並ぶ「クラスター型」平面が見られる。しかし、小さい単位の大きさが将来変化していくかは、その大きさについての検証を要する。

■窓のプライバシーと眺望を考える

周辺環境の検討により、病室や窓の向きが決まる。長谷川病院では、西日対策と対面する建物との窓の正対面を避けるために、病室の窓を雁行させ（写真181）、浜の町病院でも同じ理由により、病棟全体を45度振り（写真182）、それらが外観の特徴になっている。そして、両病院とも、斜めの視線が眺望を広げている。

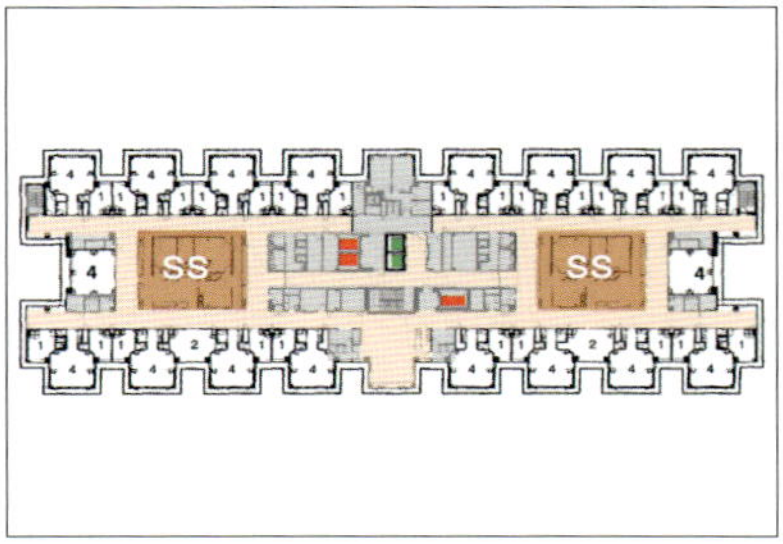

図76 「ホール型」の病棟平面（久留米大学医療センター）

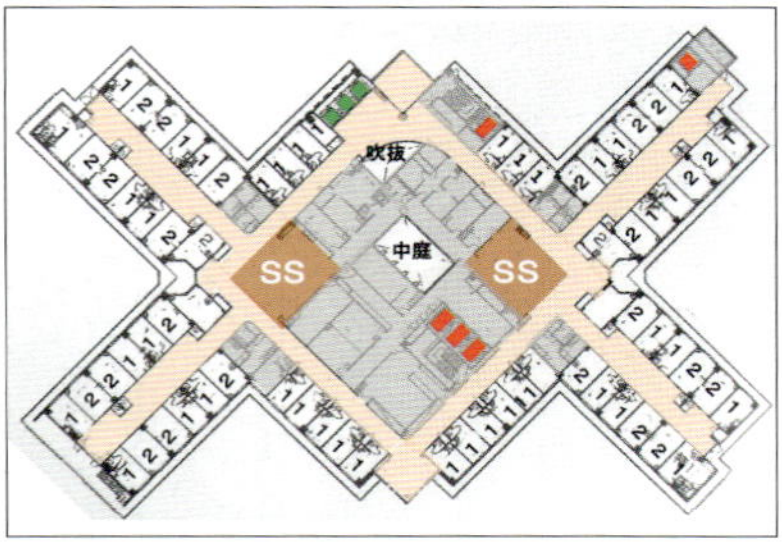

図77 「ウィング型」の病棟平面（徳島赤十字病院）

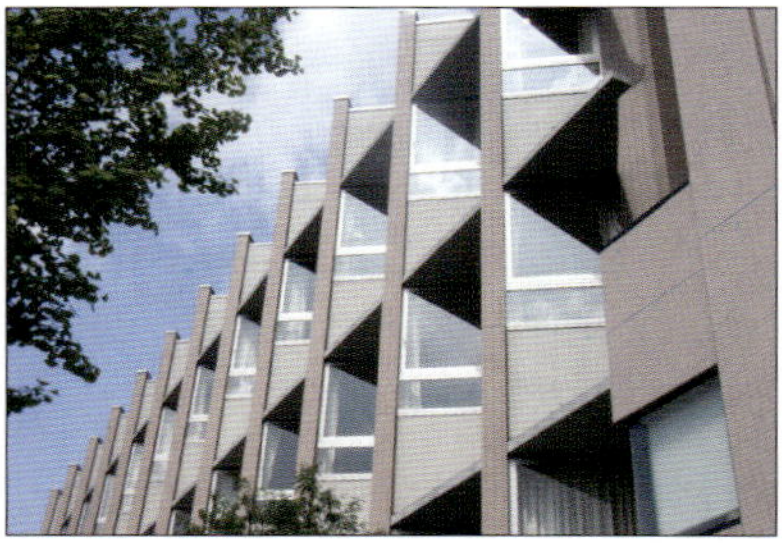

写真181 雁行した窓の病棟（長谷川病院）

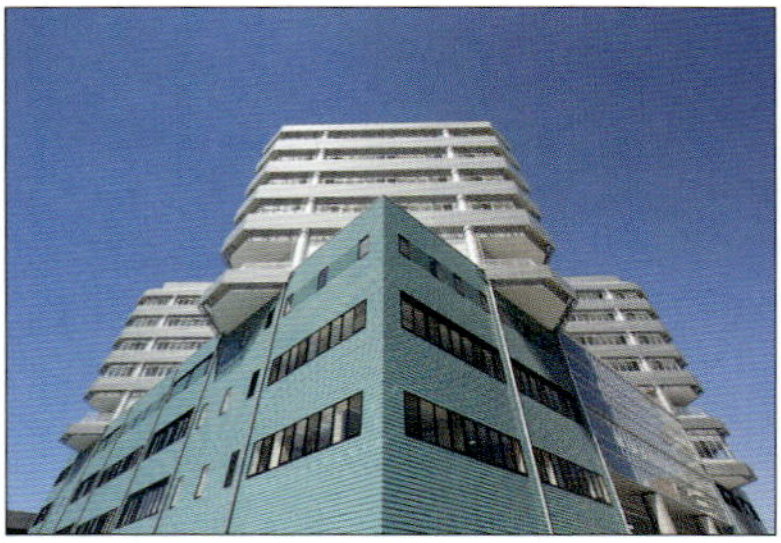

写真182 45度振った病棟（浜の町病院）

56 「病棟管理S」と「看護S」―ベッドに近い看護

看護師が何でもしていた時代の詰所の位置は、看護のために「ベッド（病室）に近く」、そして、出入管理のために「エレベーター（EV）に近く」というジレンマの中で、複数の看護単位でEVを共用する場合では、詰所が各病棟の端になることがあった。そして今、病棟にはクラークの配置や薬剤師、リハビリ技師などの出入りも頻繁となり、それぞれの専門や資格を生かす「チーム医療」として、「看護師詰所」も「スタッフステーション（SS）」と呼称が変わった。

■「病棟管理S」と「看護S」―大中病院の場合

病棟へのクラークの配置で、いわゆる病棟の管理業務と、患者に対する直接の看護業務を分けて考えることができるようになった（図78）。そして、それらの業務内容の違いから、「病棟管理S」をEVに近く、そして「看護S」を病室群の中心に設けることにより、「ベッドに近い看護」を実現できる。「病棟管理S」には患者や外来者の出入り管理や病棟薬局、作業室、物品保管、カンファレンス室、休憩室などの、病棟共用の諸室が含まれており、管理単位はより大きく、看護単位はより小さくという、それぞれに適した大きさにすることができる。なお、これらの、各ステーションの大きさは、いわゆる「看護単位」に一致する場合もあるし、「看護単位」内の「看護グループ」の場合もある。

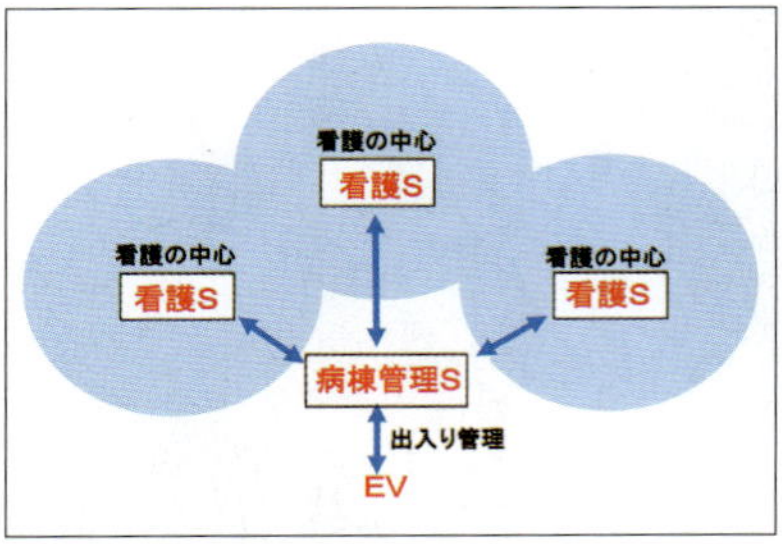

図78 「病棟管理S」と「看護S」

見舞客の、わかりやすくスムーズな動線　―何でも相談できるスタッフ

不審者や見舞客の状況をSSで把握するために、見舞客には、該当病棟のSSで病室番号を伝える病院が多いが、看護スタッフが多忙なのでなかなか声をかけづらいことがある。また、「病棟管理S」で伝えた場合は、「看護S」で状況の把握ができないという問題がある。浜の町病院の「病棟管理S」では担当する「看護S」の位置を伝えて、再度担当「看護S」に声をかけていただき、そこで病室番号を伝えている。このことは、プランニングと病室の誘導サインの位置や内容にも関係するので、事前にその運用を決めておく必要がある。

患者や家族には、「看護師は忙しいので」という気持ちがある。昨今の外来の受付まわりのボランティアによるサービスのように、「病棟管理S」に何でも相談できるフリーのスタッフがいると心強い。

使われないスタッフコーナー（SC）　―SCから「看護S」に

SSから遠い病室のために設けたSCを、積極的に使っている病院と使っていない病院があるのは、運用方法がそれに合致していないことによる。

従来の「SS」に対する「SC」ではなく図78による「病棟管理S」に対する「看護S」としての役割分担をすれば、その運用方法が見えてくる。島根県立中央病院の稼動後の看護師へのヒアリングでは、病棟管理Sとの役割分担も明快で、SCが病室群の中央にあることから非常に便利であるとの評であった。

また、当面は倉庫の利用であっても、将来設置ができるようにしておきたい（157頁図79）。また、ナーサーバーなどの看護関連物品の分散配置や、進化するモバイル対応による「SSに戻らない」運用も、それらを含めての将来を見越した設計としておきたい（58）。

57 看護単位の大きさを変えられる病棟 ―「ユニバーサル病棟」

設計を始めるにあたり、「看護単位」の大きさと「個室率」が平面計画に大きく関係することから、「それらが決まらなければ設計できない」と設計者は言う。しかし、それらが、医療環境の変化によりこれまで変わってきたこと、そしてそれが将来も変わるであろうという中で、将来の変化に対応できる設計を目指しているのであれば、設計中でも変更ができるはずであり、前の話と矛盾することになる。もっと自由度を高めた病棟を考えたい。

「看護単位」も「個室率」も変わる ―「何とでもなる病棟に」

重症度別病棟などの病棟構成が変わろうとしている今、「看護単位」の大きさも「個室率」も絶えず変わっていくものと考えておかなければならない。個室が増えることと看護単位が小さくなることが同時に進むとすれば、今、52床単位30％個室の病棟を全個室の病棟に改修すると看護単位が32床になり、これからの小さな単位に合致する、という短絡的で楽観的な試算もあるが、そのためには、減少分をどうするか、あるいは改修のための設備的な先行投資など、その検討がどこまでなされ、実際の設計にどこまで盛り込まれていて合理的であるかどうかは疑問である。

また、療養病床や病床区分の見直しのほか、医療法人が老人ホームを経営できるなどの動きは、看護単位の話どころではない。病棟（病院）自体のあり方まで変わることを想定することは、建築設計としては非常に厳しい話であり、「何とでもなる建築」を目指すことになる（23）。

看護単位の大きさを変えられる病棟 ―「ユニバーサル病棟」

病室を1フロアの中で連続して配置し、複数の「看護単位」や「看護グループ」の間で病床数の自由な配分ができることを目指した病棟を「ユニバーサル病棟」とする。

住友病院の場合（図79）

一看護単位の最大限度である60床の病棟。60床では単位として大きすぎるとの指摘もあったが、小さいグループでの運用を前提としていることを説明して実現した。中央のSS（写真183）のほかに、一つのSC（写真184）があり、二つのグループによる運営を可能としている。また、将来的にもう一つのSCを設け、三つのグループにすることができるように、将来のSCの想定位置を、SCに改修できるように「倉庫」としている。

榊原記念病院の「コンセプトプラン」の場合（図80）

1フロア120床一管理単位の病棟。実際完成したものとは異なるが、コンセプトプランの考え方は踏襲されている。中央の一般EVホールに面して、「病棟管理S」を設け、「看護S」の候補地を病室群に近い各所に分散して配置した。

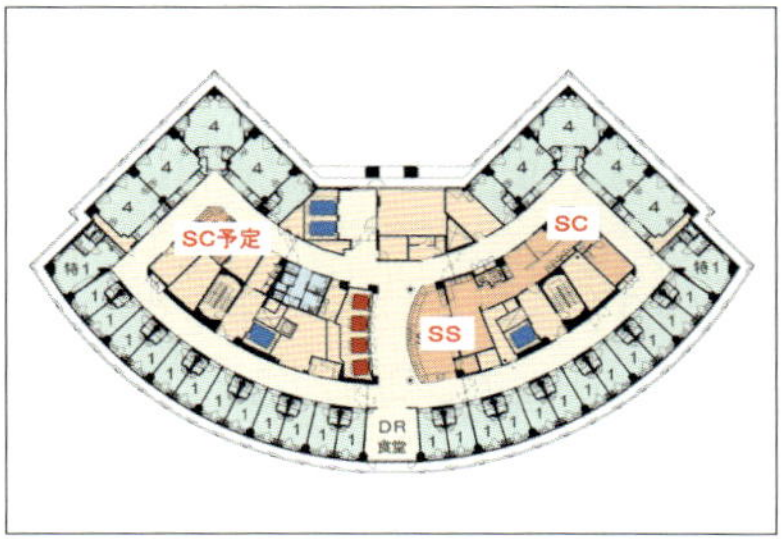

図79　1フロア60床のユニバーサル病棟（住友病院）

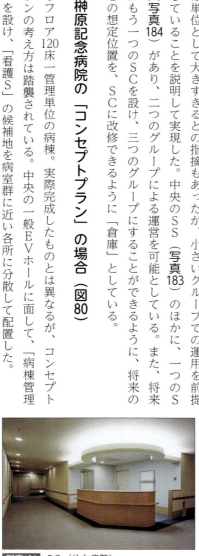

写真184　SC（住友病院）

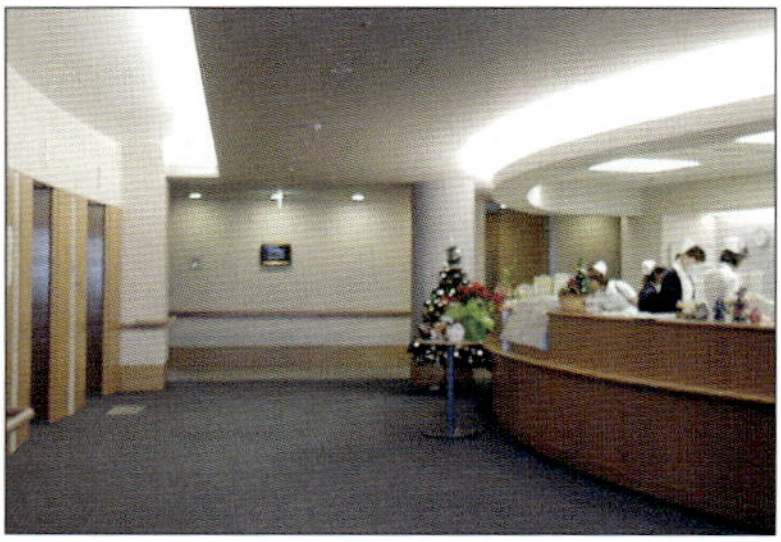
写真183　SS（住友病院）

「病棟管理S」には、寝台サービスEVが取り込まれ、訪問者の出入り管理と受付、物品管理、病棟薬局、検査室、カンファレンス室、休憩室などの階での共用諸室が含まれ、この段階では、「病棟キッチン」も計画していた。一方、「看護S」は、連続する病室により、各看護グループの床数を自由に構成することができ、その結果として、不要な「看護S」があれば、患者用のアメニティコーナーなどとして使うことを想定している。

■浜の町病院の場合（図81）

1フロア120床の病棟。中央の光庭を優先したことにより、「病棟管理S」（**写真185**）は1フロアに二箇所ある。60床の二つの看護単位にすることもできるが、中央の光庭を回遊する共用廊下からの四箇所のアクセスにより、専用の出入口がある看護単位あるいはグループとして四分

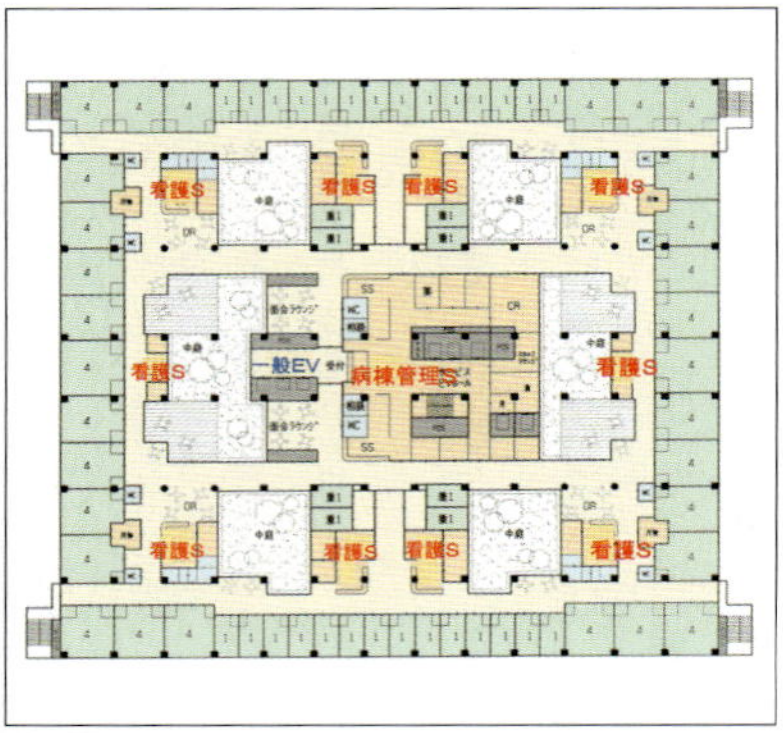

図80　1フロア120床のユニバーサル病棟「コンセプトプラン」（榊原記念病院）

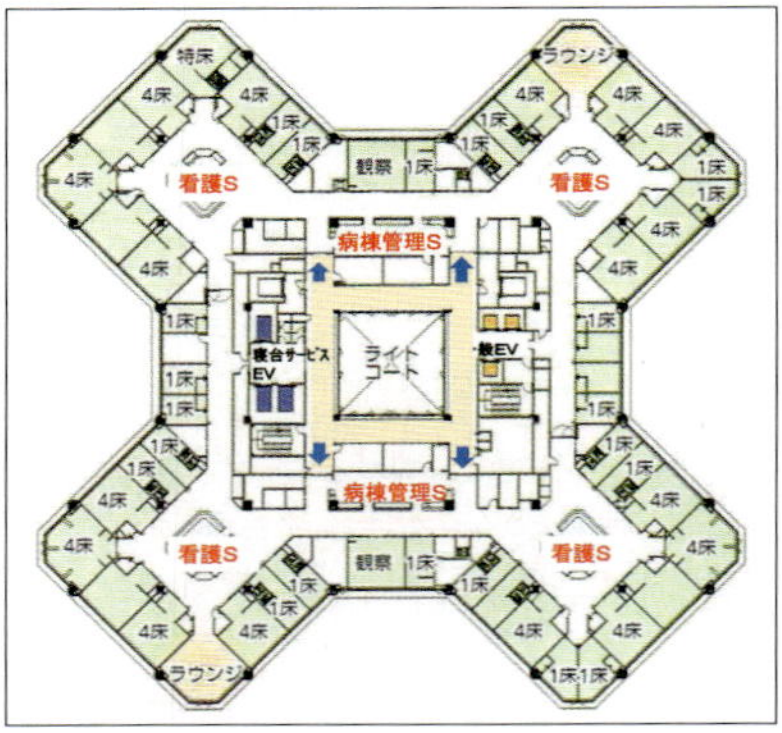

図81　1フロア120床のユニバーサル病棟（浜の町病院）

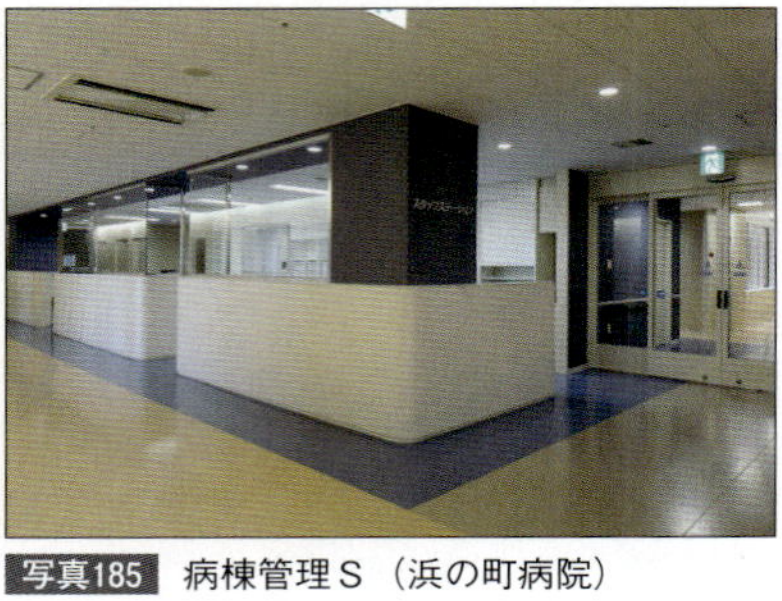
写真185　病棟管理S（浜の町病院）

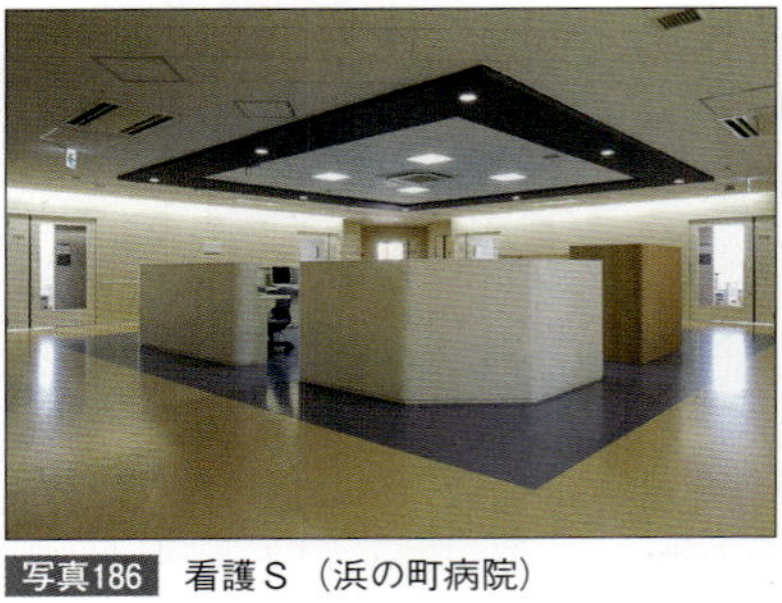
写真186　看護S（浜の町病院）

割ができるように四箇所の「看護S」（写真186）があり、連続する病室群により、各単位の床数区分を自由に設定できる。

婦人科病棟⇓産科病棟⇓分娩・新生児⇓小児科（151頁図73）や、レベルの違う無菌病棟を、スタッフの連続した動線を内部で確保しながら、それぞれに単独の入口のある病棟とした。

■ 北九州総合病院の場合（図82）

1フロア81～83床の全個室病棟で、一つの「病棟管理S」と三つの「看護S」よりなり（写真187・188）、連続した病室群により、各単位あるいはグループの床数と区分を任意に設定できる。

中央の「看護S」を兼ねた「病棟管理S」には、物品管理や病棟薬局、カンファレンス室、休憩室などの階で共用する諸室があり、寝台サービスEVと物品搬送ダムウェーターを取り込んでいる。

なお、これらの事例は、いずれも敷地形状や環境などの、種々の制約条件の中で工夫した結果であり、敷地や各条件が違えば、異なる結果となる。

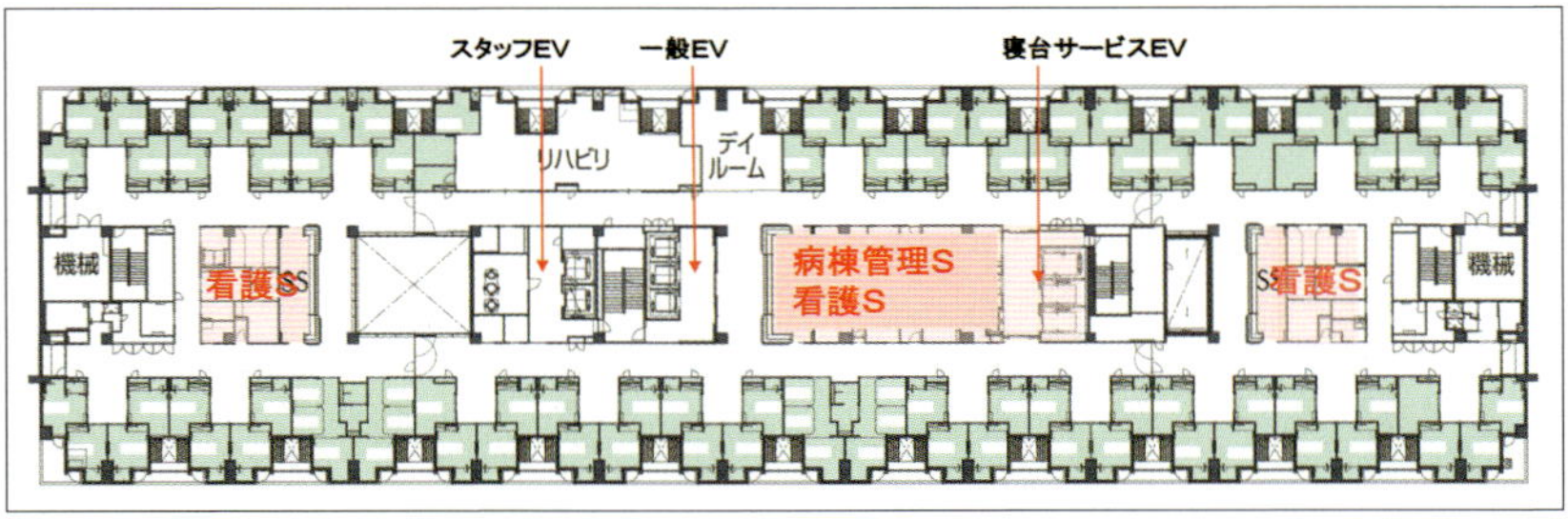

図82　1フロア81～83床のユニバーサル病棟（北九州総合病院）

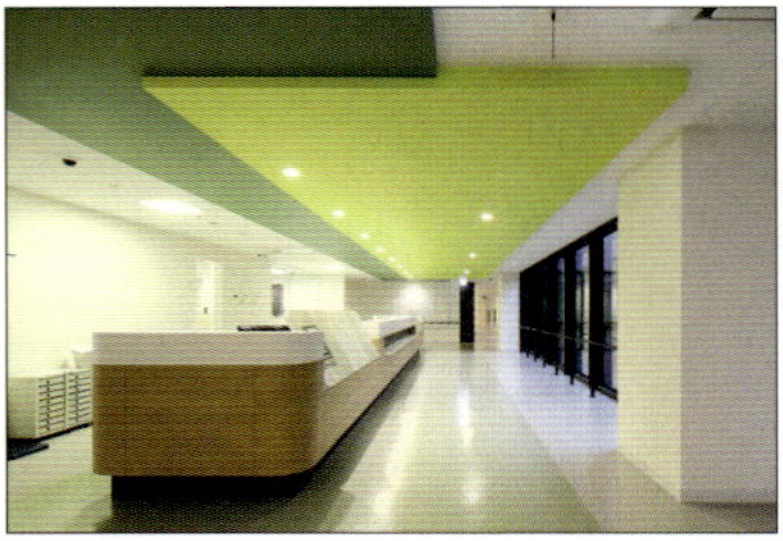

写真188　看護S（北九州総合病院）

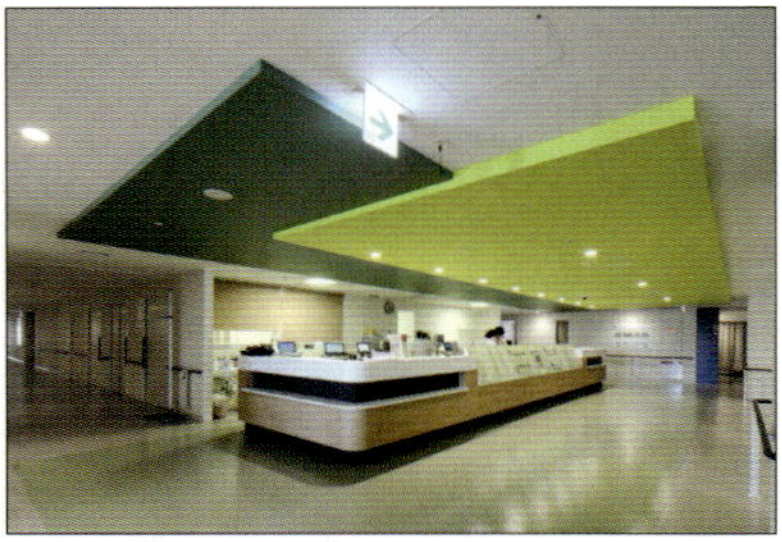

写真187　病棟管理S兼看護S（北九州総合病院）

58 SSのオープンカウンターとクローズカウンター

今、看護スタッフからは「カウンターは当然オープンよね!」という要望が出る。これまでの「オープンカウンターにしませんか」という設計者側からの提案に対して、「絶対にクローズ」と主張されていたことが嘘のようである。

SS内の業務には、オープンカウンターがよい業務とクローズにしておきたい業務があり、それを同じ場所でしているところに問題がある。病棟管理業務と看護業務を分担し、別の所に配置するとなれば、それぞれに適した位置に、それぞれに適したカウンターにすることができる。

オープンかクローズか

なぜオープンかをお聞きすると、「近くにできた新しい病院がとても素敵」とか「患者とのお話によいのでは」という返事が返ってくる。前者は、見せかけだけのことであり、後者であれば、患者のいる病室にスタッフが行ってお話をするのが基本ではなかろうか。そして、「車椅子用に低いカウンターを」については、「どうしてカウンターの外に出て、屈んで目線を揃えてお話をされないのですか?」となる。そして最後には、「SSの中での、患者情報に関わるスタッフ同士の話が廊下に聞こえませんか?」の質問には、「小さな声で話しているので大丈夫です」「え!だから間違うのでは!」というところで、話は終わる。特にローカウンター部分では、中のデスク部分まで丸見えになるので、「整理整頓」がオープンカウンター採用の条件である。

守るべき患者情報

病室の室名札から患者の名前が消え、ナースコール盤やパソコン画面も廊下から見えないように、その位置や向きに配慮しなければならない時代にあって、SSには、パソコンやカルテ、掲示、会話などの多くに患者情報が溢れている。患者情報の保護には、まずSSのつくり方への工夫から考える必要がある。

気候の違いもあるが、米国ではオープン、欧州ではクローズが基本で最近はオープンも、という傾向にあるが、そこにはクラークが座っており、看護スタッフは、病室や作業室、そしてカンファレンス室や廊下にいる。まずは、これらのカウンターが患者のためではなく、スタッフのためであるという、その前提条件の違いを理解しておきたい。

オープンとクローズ折衷型のSSカウンター ―引継ぎをどこでするか

角田病院（図83・写真189）では、後方のクローズ部分がオープン部分の約3倍の広さがあり、オープン部分は記録スペースだけである。浜の町病院のように、「病棟管理S」内に、階で共用する薬剤、物品、カンファレンス室などが集約されている場合は、「看護S」は主として記録だけの業務となり、患者とスタッフの顔が見える双方の安心のためにも、オープンカウンターがよい。

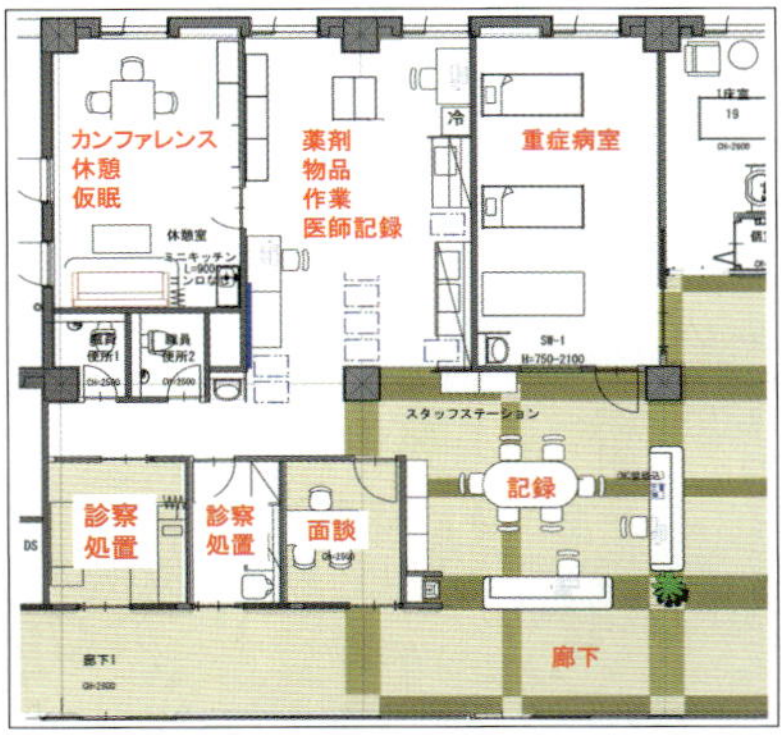

図83　SS（角田病院）

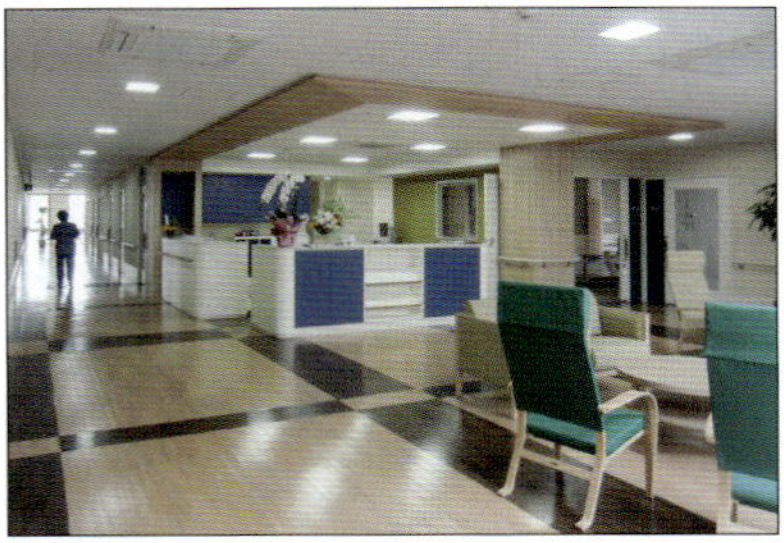
写真189　オープンカウンターのSS（角田病院）

そして、それらが一体の場合の、わが国の現状を加味した現時点での答えを、オープンとクローズのそれぞれの長短所に配慮した、その「折衷型」とした。それは、オープン部分とクローズ部分の間を、開けたままにもできるガラスの引き戸とし、常時は開放したままで、引継ぎの時や寒い深夜などに、必要に応じて閉鎖できるようにしたもので、長谷川病院、高坂醫院、福井県済生会病院南館、高陽ニュータウン病院などの各病医院で採用した（写真190）。

■「廊下がSS」―要らないSS

エレベーターホールに扉を設け、病棟のセキュリティを高めた病棟での、患者に近い看護を目指すSSの究極の姿は、「廊下がSS」である。徳島赤十字病院では、廊下とSSとの境界のためのカウンターがなく、廊下の延長として「廊下がSS」になっている（写真191）。

■廊下側に座るスタッフのためのカウンター
―米国のSSの「原風景」

米国の医療施設視察で見たSSの中にはクラークがいて、看護スタッフがカウンターの廊下側に座って端末を操作する姿があり、それが著者のもう一つの「原風景」である（図84）。このことは、看護スタッ

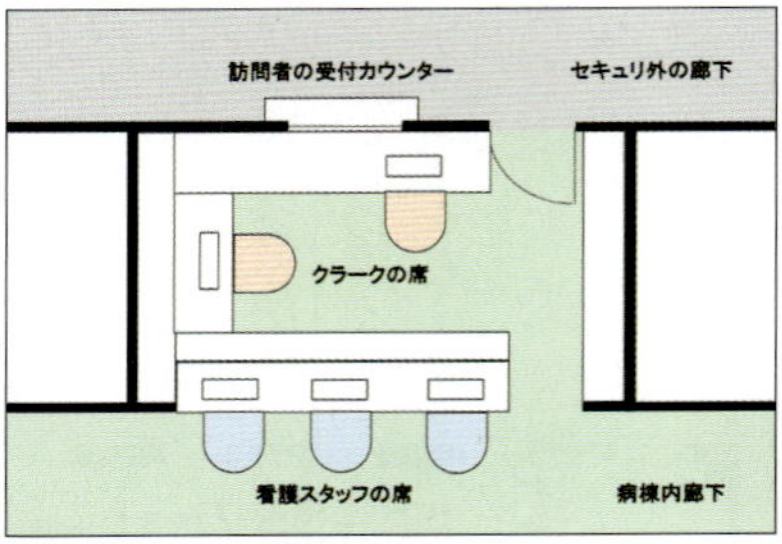

図84　米国のSSの原風景

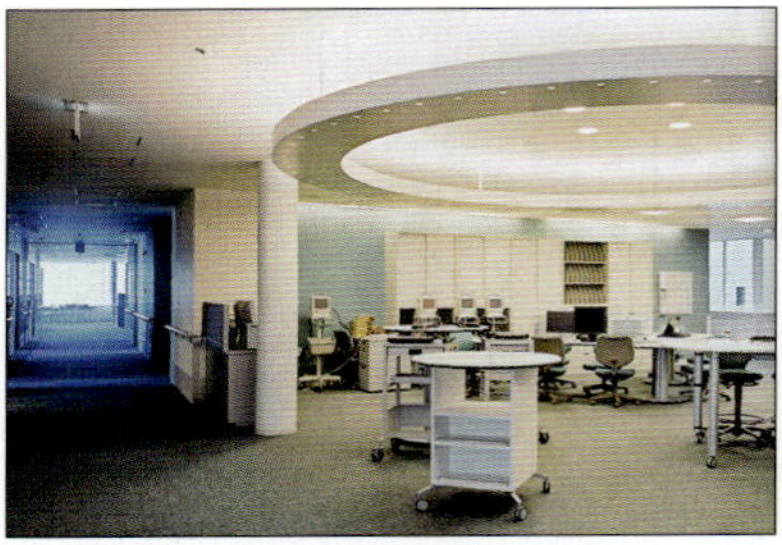

写真191　カウンターのない廊下のSS（徳島赤十字病院）

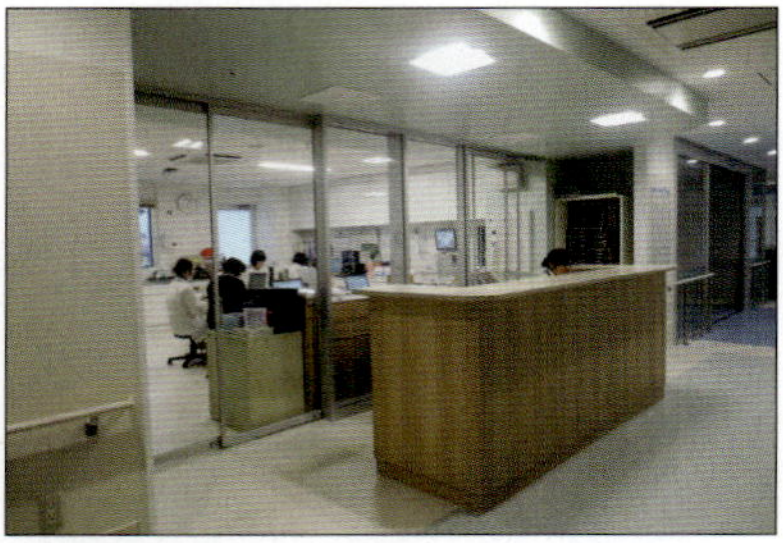

写真190　オープンとクローズ折衷型のSS（高陽ニュータウン病院）

フの業務場所が廊下（病室）側にあることを示しており、セキュリティが低く、マナーの悪い見舞客のいるわが国では採用が難しいかも知れないが、将来の姿として考えておきたい。スタッフの業務エリアをカウンターの廊下側にすると、看護動線を短縮でき、廊下を有効に使うことで、SSの省スペースにもなる。患者や家族への対応のためのカウンターではなく、あくまでもスタッフ業務の機能性を追求するところに、これからのカウンターのあり方が見えてくる。

■ベッドに近い看護に向けて　ー廊下と病室がSS

看護スタッフの担当グループ分けの運営にも合致する「看護S」は、中央SSへの往復動線を減らし、ベッドに近い看護を目指したものであるが、すでに病室に出かけているパソコンカート（写真192）の、モバイルによる更なる進化により、場所を問わない「廊下と病室がSS」が実現する。

加えて、廊下の収納棚への物品やリネン類の分散配置（写真193）と各病室のナーサーバー（写真194）への物品管理システムの運用が進めば、廃棄物の処理や汚物流しの作業拠点を分散配置することで、病室と廊下で看護業務が完結する。

したがって、「病棟管理S」は来訪者の受付や複数の「看護グループ（看護S）」をサポートする薬剤などのセンターとして、そしてスタッフ間の報連相の場として、クローズ部分のあるSSに、そして「看護S」を病室を現場とする廊下のSSとして位置づけることができ、ここに、「患者によし、スタッフによし、コストよし」のベッドに近い看護の新しいSSの姿が見えてくる。

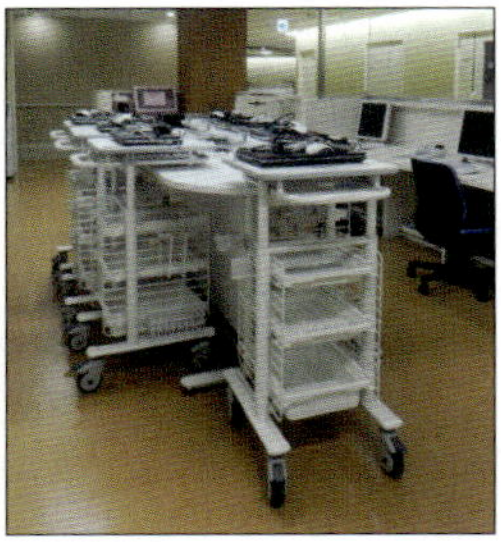
写真192　パソコンカート（北九州総合病院）

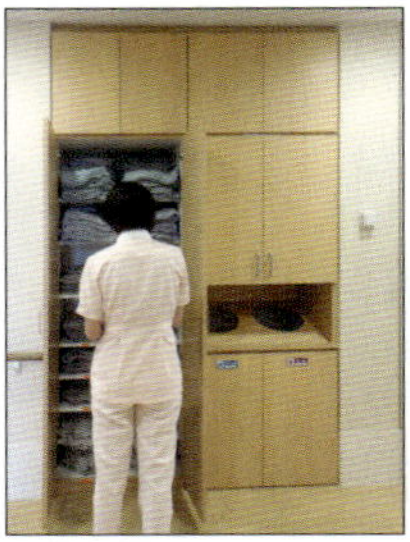
写真193　廊下の収納棚（福井県済生会病院南館）

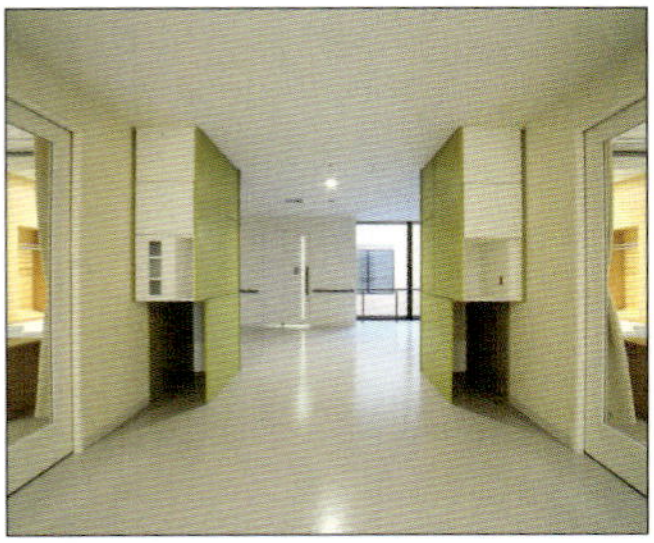
写真194　「多床的多床室」の前室とナーサーバー（北九州総合病院）

59 入院患者と家族の居場所 ―「患者サービス」から「家族サービス」へ

入院中の患者には自由な時間があり、人生を振り返り、生きる希望を育むチャンスでもある。また、患者同士にも、社会的な立場を越えて、悩みなどを分かち合うふれ合いが生まれ、同窓会を開く患者仲間もあると聞く。個室の患者は、病室内で家族とも時を過ごすことができるが、多床室の患者には、一人で、そして家族と静かに過ごし、語らう場がない。

プライバシーのないデイルーム（DR）―一人で静かにいたい

家族との話には、プライベートなことが多く、人には聞かれたくない。多床室のベッドまわりには、プライバシーがなく、見舞客もほかの患者の迷惑になるので、病室の外で会いたい。

DRの位置は、通常、SSから見通しがきく位置に、とのスタッフからの要望があり、SSがEVホールの前にあることが多いことからは、結果的にDRも、EVの前の通行の多い騒々しい場所となる。食堂兼用のものも多く、また、狭いところに人が溢れていて、プライベートの話どころではない。

浜の町病院では、出入り管理は「病棟管理S」が担うことにより、DRは病室群の中にある。患者間のプライバシーを保つためには、（写真195）のような、ゆとりのあるスペースと椅子の配置が望まれる。

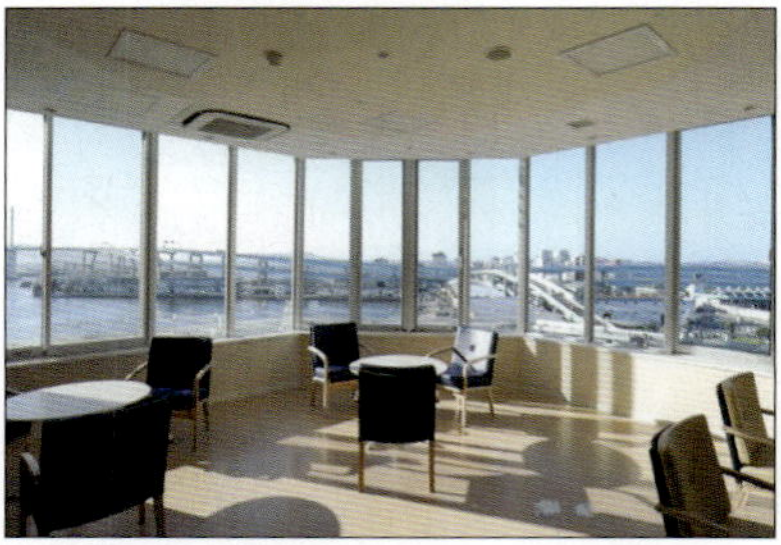

写真195 ゆったりしたDR（浜の町病院）

■廊下を居間に　―大きなDRと小さなDR

昼と夜のすべての生活を過ごす場所が病室のベッドまわりにしかない患者にとって、廊下は、息抜きやくつろぎ、そしてコミュニケーションの場となる。

個室の家族室が好ましいが、大きなDRのほかに、病院ならではの幅の広い廊下の突き当たりに椅子を置けば、通過動線もなく、静かでプライバシーのある小さなDRとなる（**写真196**・60頁**写真57**）。**写真197**は三角形病棟の廊下端部の、廊下として不要な部分を吹き抜けとした小さなDRで、直角三角形の斜線部分にあるので、廊下の幅より窓の幅の方が大きく、上下階より田園風景を満喫できる。

■病棟セキュリティ外での面会

まずは、「入院したら親戚が増えた」という「病院に見舞う」こと自体を考え直す必要があるが、まわりの迷惑も気にかけずに、多床病室の患者を大勢が病室に見舞うのは問題である。隣のベッドの患者に声をかけてよいのかどうかも迷うところであり、椅子が足らない時に隣の患者の折り畳み椅子を借りる時が、声をかけるきっかけになるが、それが吉とでるか凶とでるかには、当たりはずれが多い。結局のところ、皆さんがベッドまわりのカーテンを閉めることになり、多床室の良さが失われていて、何のための多床室なのかわからなくなる。

わが国でも、病棟にセキュリティをかけて、見舞客を管理する病院が登場しているが、患者が移動できる場合は、家族以外には、病棟のセキュリティ外で面会

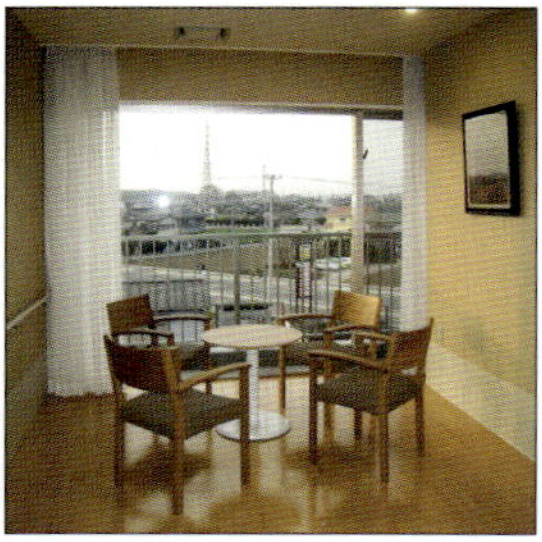

写真196 廊下端部のDR（高坂醫院）

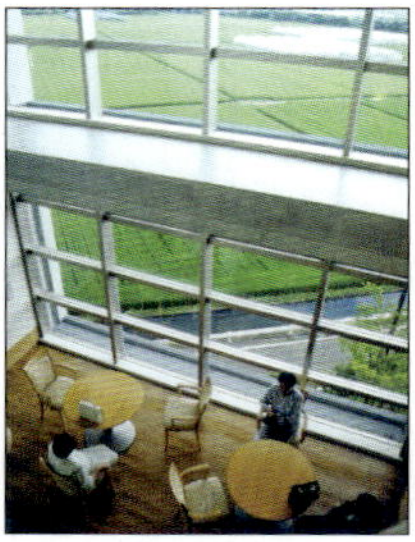

写真197 廊下端部のDR（古賀病院21）

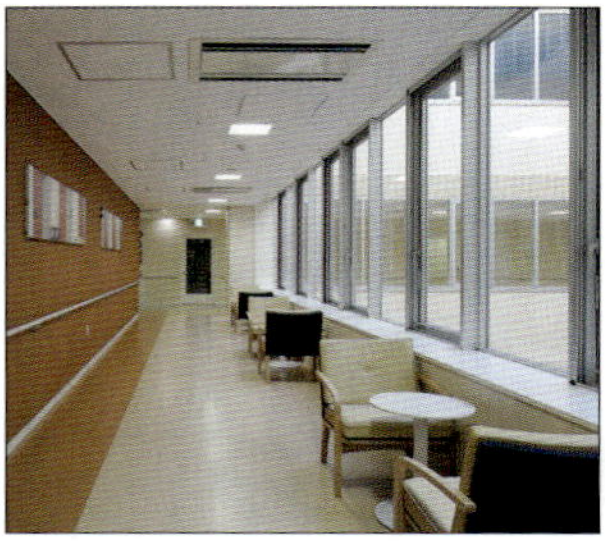

写真198 セキュリティ外の面会ラウンジ（浜の町病院）

ができるとよい。福井県済生会病院南館が、その典型的な事例の一つであり、SSの受付で来訪を告げることができるよう、SSに面する位置にある（151頁写真180）。また、浜の町病院にも、中庭を囲むセキュリティ外の明るい共用廊下に面会ラウンジがある（写真198）。移動できない患者には、個室病室での面会ができるように、個室の充実（69）が期待される。

■家族の宿泊室　―FMの視点から

これまでは「完全看護ですのでお引き取りください」と、家族の居場所に力を入れていなかったが、最近では、家族の宿泊施設も不可欠な家族サービスとして考える病院が増えている。特に小児科では付き添いを入院の条件としている病院もある。

母の緊急入院で病院に泊まった時に、各階の病棟に家族用の宿泊室があったので、事前に申し込みをしていたが、すでに知らない女性が寝ておられ、一緒にというわけにはいかず、デイルームのソファーで寝た。各階にあることとは、全体では複数の宿泊室があることであり、病院全体で調整すれば、男女への配慮くらいはできるのに、と思った。手術ICU部門での家族の待機室と宿泊室は、136頁写真153・154・写真199で紹介しているが、病院によってそのニーズが異なり、本格的な宿泊室が必要な場合もある。

ところで、病院には、各所に夜間は使用していない面談室などの多くの個室がある。災害時のスタッフ宿泊室の確保を含めて、FMの視点から、夜間の空き部屋の有効利用ができる運用と、夜間にも使用しやすい個室群の位置のプランニングへの工夫が期待される。

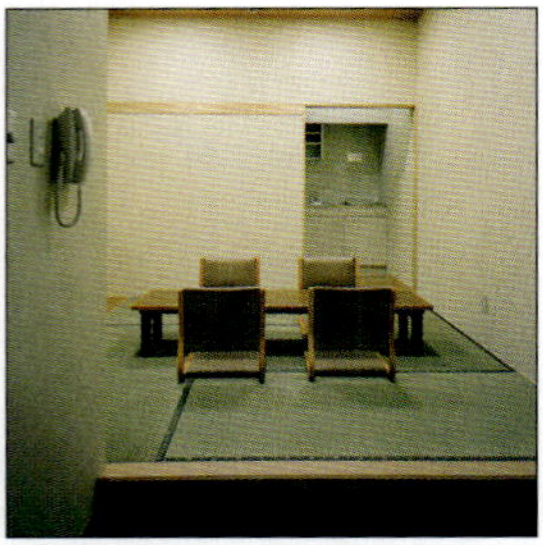

写真199　家族の宿泊室（福井県済生会病院本館改修）

60 お風呂へのこだわり
―入院患者の楽しみ

「風呂に入れるぐらいなら退院できる」在院日数がどんどん短くなる病院など、浴室の考え方は、病院により異なり、それぞれの病院で考えることになる。

好きなものが食べられない人、好きな風呂に入れない人がいるのが病院ならではのことであるが、入院生活の中での楽しみが、食事とお風呂の患者がいる。完全冷暖房で汗をかくこともなかろうが、粗相をした時にお尻を洗うとか、せめてシャワーだけでも、いつでも自由に使いたい。

■「浴室」から、いつでも使える「シャワー」へ

入院患者の入浴は、「前近代的病院」では、地下に大きな患者浴室を、そして「近代的病院」では病棟各階に数人同時に入れる浴室を設けた。そして今、高齢者が増える中で、浴槽内で粗相をしてしまう、あるいはしたかも知れないので、それらは個人使用となり、一回ずつお湯を張り替えるなどの不合理が生じている。スタッフも入浴時間割をつくり、タイミングを測ってのエスコートも大変で、入浴中も心配から逃れられない。まずは、体の不自由な患者のために機械浴室を共用として設けること、そして、車椅子でも使える、いつでも使える複数の共用シャワー室、そして介助スペースのある個人浴室を設けることが基本である。個人浴室は、家庭復帰前のＡＤＬ、薬浴、家族との入浴など、いろいろに使える。

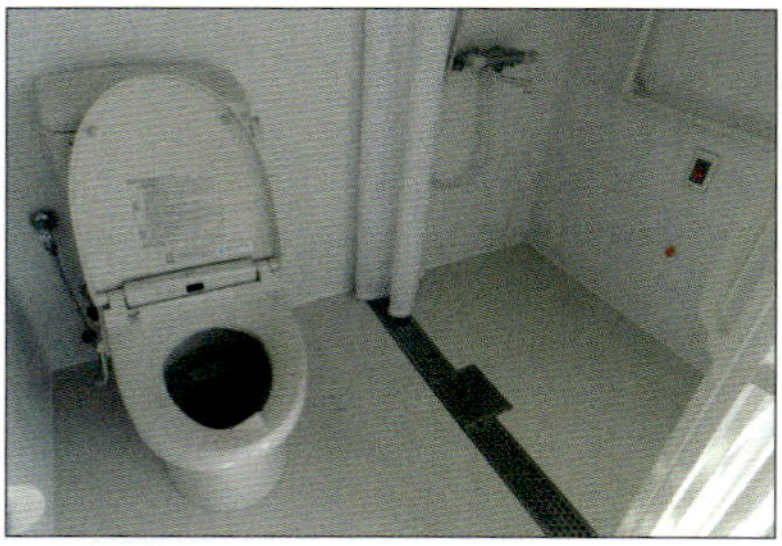
写真200　個室のシャワートイレ（浜の町病院）

■個室用の「シャワートイレ」

そして今、個室病室用として、コンパクトにして廊下からベッドまでの距離をできるだけ短くするために開発された、シャワーとトイレが同室で三枚引き戸の「シャワートイレ」が普及している（写真200・171頁写真209・図85）。実際の利用と清掃などの煩雑さからは、「それしかないのか」と思うが、少なくとも、粗相した時に、その場でお尻を洗ってもらえるのはありがたい。

■個人風呂へのこだわり　―やはり木風呂に！「選べる浴槽」

高坂醫院では、風呂は病院の中で患者が心身を休める数少ないところなので、という北川宏理事長のお考えで、リハビリにある浴槽が坪庭のある木風呂となった（写真201）。写真左の、ベンチに座って移乗して入る高さが高い木風呂と、右の、手すりをもって歩いて入る、ちょっと温泉気分の高さの低い木風呂の二つがある。そして、病棟階には三方介助の個人風呂と機械浴槽があり、19床に対して四つの浴槽を選んで使うことができる。角田病院でも、各病室に狭いシャワー室や浴室をつくるよりは、素敵な浴室を患者に楽しんでいただこうという当時の角田紘二理事長のお考えで、28床の病棟に対して、内装の異なる二つの個人浴室（写真202・203）と車椅子でも使えるシャワー室がある。

浴室は病院の中で、最も建築単価の高い部屋であり、インテリアデザイン、特に色への配慮をした浴室づくりは、費用対効果が高い。

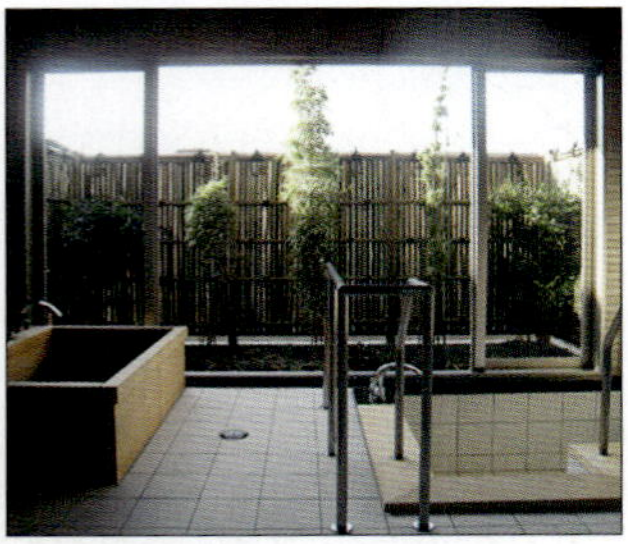

写真201　坪庭のある木風呂（高坂醫院）

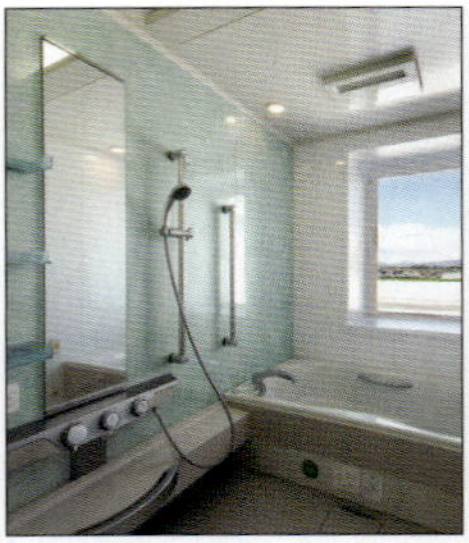

写真202　内装の異なる浴室（角田病院）

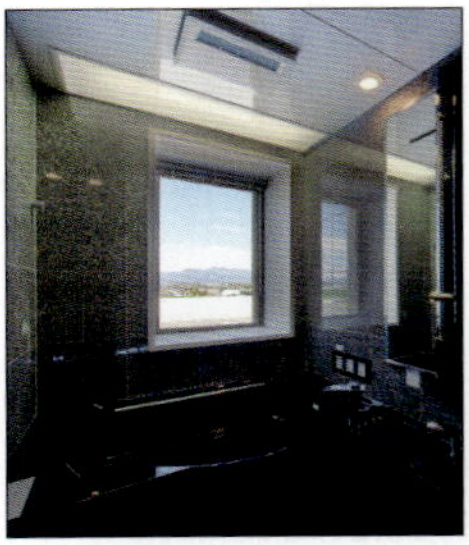

写真203　内装の異なる浴室（角田病院）

絶景を楽しむ展望浴室

お湯が多く、それなりの魅力がある「大浴室」であれば、若い人でも大丈夫のようだ（**写真204**）。各階に浴室を分散すると、スタッフは各階での対応となるが、集約すれば、スタッフが交代で見守り体制を組むことができる。福井県済生会病院東館の最上階には、白山の雪山を望む三つの展望浴室がある（**写真205**）。健診ゾーン内の専用EVでアクセスできる男女二つの浴室とあんまチェアもあるラウンジは、一般EVからのアクセスも可能で、時間を分けて健診以外からの利用もできる。また、もう一つの浴室は、病院からの利用を主とし、家庭復帰訓練やホスピスからの家族との入浴など、いろいろな患者の、いろいろなニーズのためにつくられた。ただ、病院それぞれのニーズと運用を明確にしておかないと、宝の持ちぐされとなる。

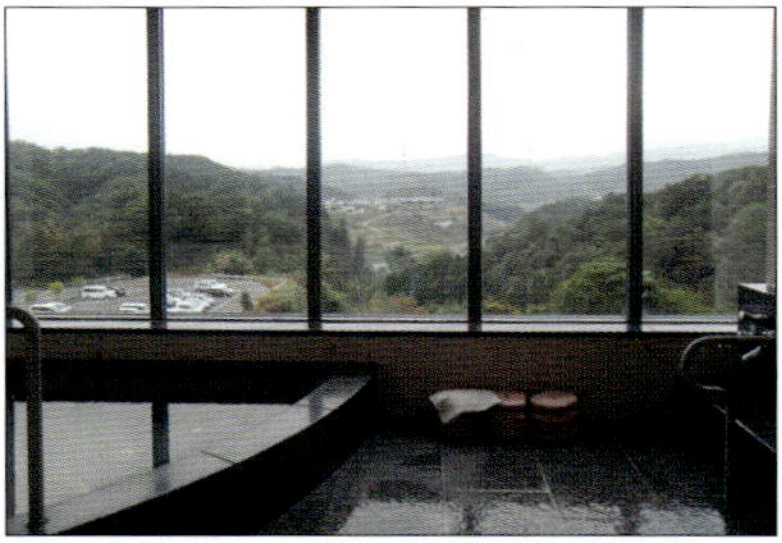
写真204　絶景の展望浴室（町立奥出雲病院）

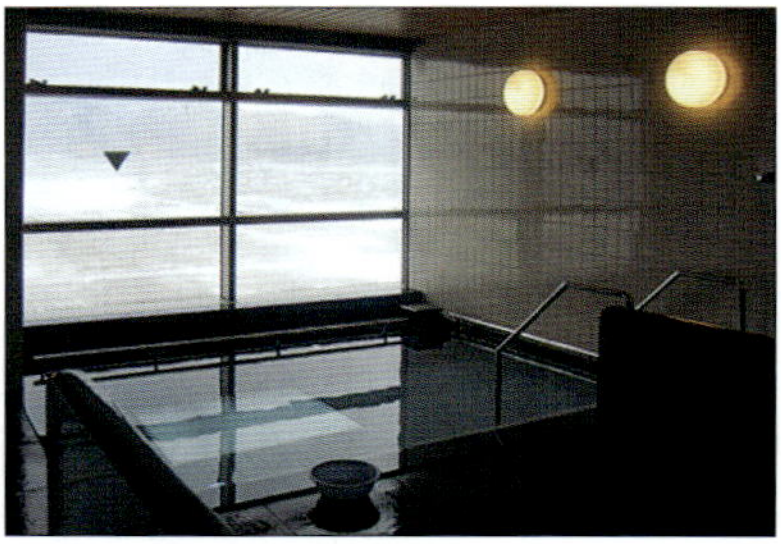
写真205　絶景の展望浴室
（福井県済生会病院東館）

増える機械浴槽

高齢患者が多い病院では、機械浴室（**写真206**）の前の廊下に、準備をした患者がストレッチャーの上にタオルだけをかけたままで、並んで待っている風景がある。対象の患者数により入浴プログラムをつくり、患者のプライバシーに配慮した十分な待機スペースを用意しておきたい。

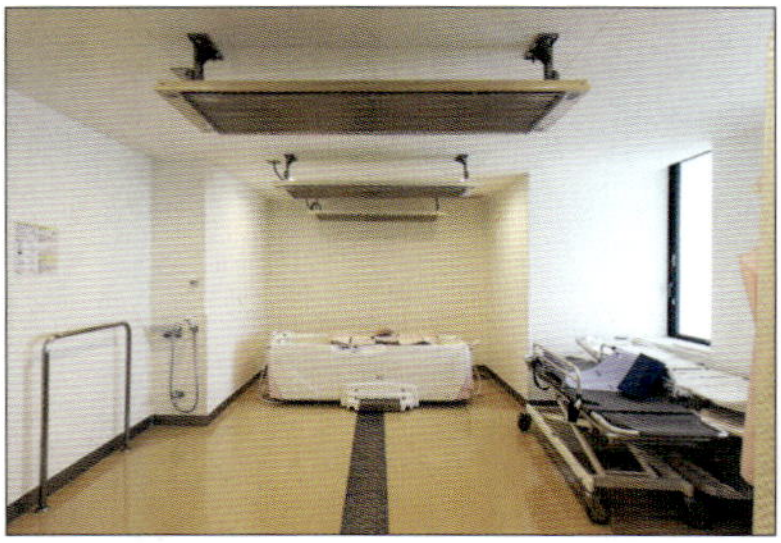
写真206　機械浴室（北九州総合病院）

61 病棟トイレ考 ―病室内と病室外の「分散トイレ」

早期離床と患者の尊厳のために、できるだけ患者自身で用が足せるように、ベッドに近いトイレとしたい。療養加算への病室面積算定に病室内の「分散トイレ」が含まれたことから、「分散トイレ」が急速に普及した。しかし、トイレが使えない高齢患者の多い病院では、宝の持ちぐされとなりかねないし、高齢者福祉施設のように、病室内の全トイレを車椅子対応にすると、看護動線が長くなり、面積増への躊躇もある。病院ごと、病棟ごとの検討となる。

■廊下側から使う「共用分散トイレ」

高齢患者の多い高陽ニュータウン病院では、「自分でトイレを使える患者は少ない」という現状分析により、ほぼ四床室三室に一つの割合で、廊下側から使う「車椅子用分散トイレ」を設け、工事費も軽減できた。病室内への洗浄音の心配はないが、Aトイレに行くと使用中で、Bトイレに行くとまた使用中で、Aトイレに戻ると次の患者が使っていた、という問題がある。飛行機や新幹線にあるような使用中ランプを、トイレ内の人感センサーによる照明の点滅に連動させて、遠方からも確認できるよう、廊下側に設けた（**写真207**）。また、多床室内のトイレは、あの人が使った後は汚いなど、トラブルになることがあるので、匿名性のある外部トイレも一案であるが、扉による廊下の手すりの分断を最小限とするプランニングの工夫をしておきたい。

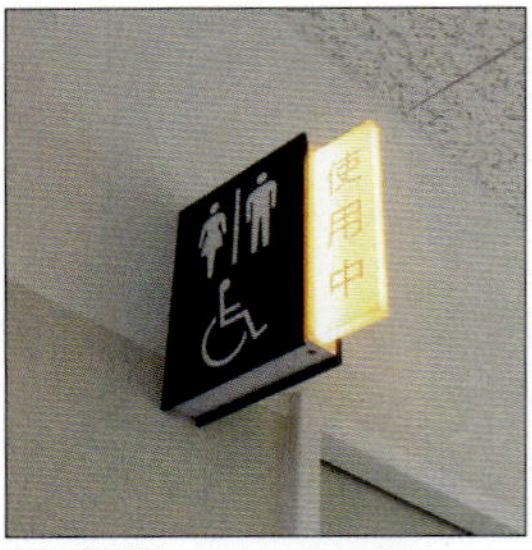

写真207 トイレの使用中ランプ（高陽ニュータウン病院）

■多床室内の「分散トイレ」

音と臭いの問題を解消しておく必要がある。臭いは、病室内の排気をトイレ経由にすることにより、病室内に出ないようにすることができる。しかし、トイレのドアに設けたガラリや扉の隙間から病室の空気をトイレに入れる設計にすると、その隙間から洗浄音が病室に聞こえる。まず、隙間のない扉にすること、そして病室の空気は、いったん天井の排気口から吸い、吸音仕様のダクトを経由してトイレに入れ、トイレから改めて排気することになる。また、比較的洗浄音が小さいタンク式のトイレの採用も検討対象である。トイレへの出入りがほかの患者から見えない配慮のほか、トイレに近いベッドからは、トイレまでの連続した手すりを設けることができる。**写真208**は壁のコーナーガードを兼ねた縦手すりで、トイレの扉を開ける時にもって、体を支えることができる。

■個室内の「分散トイレ」―三枚引き戸のシャワートイレ

個室の場合は、扉を開けたままでの介助もできるので、扉が大きく開く三枚引き戸にするとよい。また、便座に座った姿勢から扉に手が届くように、トイレの幅を狭くすれば、車椅子の患者自身でも使うこともでき、省スペースにもなる。シャワーとトイレが同室の「シャワートイレ」（**写真209**・167頁**写真200**・**図85**）が開発され、採用する病院が増えている。トイレ使用の場合にも介助スペースを大きく使えて、粗相をした患者のお尻をその場で洗ってあげることができる。

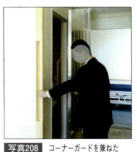

写真208 コーナーガードを兼ねた縦手すり（町立奥出雲病院）

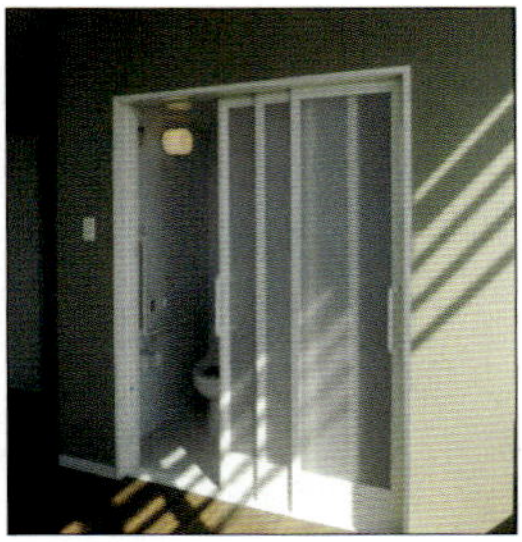

写真209 三枚引き戸の「シャワートイレ」（浜の町病院）

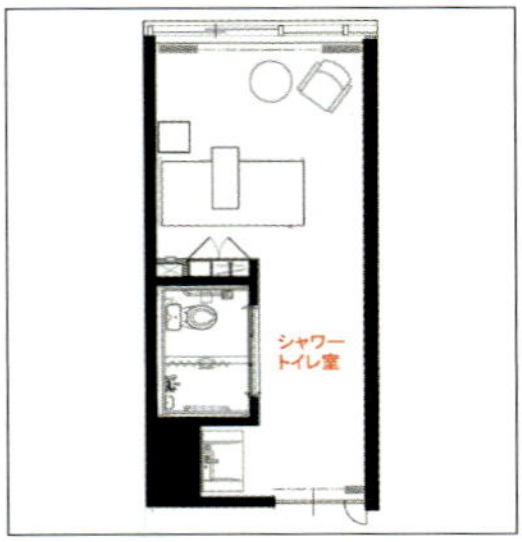

図85 三枚引き戸の「シャワートイレ」（浜の町病院）

窓側のトイレ ―短い看護動線

病室のトイレなどの水回りは、ホテルの客室のように入口部分に設けることが多いが（図85）、水回りが充実すればするほど、ベッドが入口から遠くなり、看護動線が長くなることから、トイレを窓側とする方法がある（図86）。

看護スタッフがトイレの掃除をしていた時代には猛反対であったが、清掃の委託化が進むと、看護師も同意してくれるようになった。特に重症病室では、入口側のトイレが邪魔になるので設けないことが多いが、汚物流しとしても使える便器もあるので、窓側であれば邪魔にならず便利である。また、廊下側の壁をガラスにしたり、トイレに窓をつけたりすることができる。そして、バルコニーからの配管メンテナンスや、廊下側が水回りから開放されることにより、廊下の幅を広げることができるなど、改修への自由度が高まるなどの付加価値がある。

小便器へのこだわり ―新幹線の小便器室に倣う

家庭では、便座に座って小便の用を足す男性が増えているが、それに抵抗感がある男性も多い。新幹線の小便器室は、狭いがゆえに電車の揺れにも強い優れものである。洋式トイレの混雑を避けるためにも、介助を必要としないトイレでは、病医院でも採用できるのではなかろうか（写真210）。

そのほかに、多目的トイレの中に小便器を設ける方法もある（写真211）。その場合は、洋便器に座った目線の高さから小便器が見えないこと、あるいは洋便器

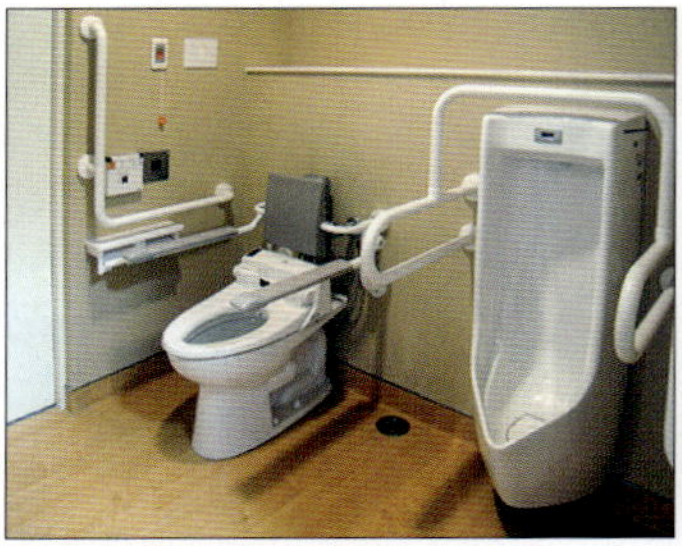
写真211　多目的トイレの小便器（高坂醫院）

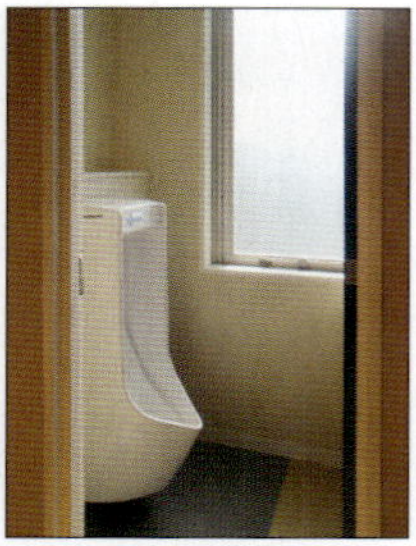
写真210　小便器室（高坂醫院）

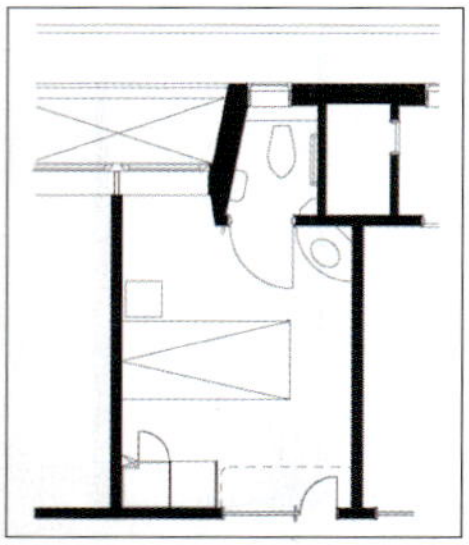
図86　窓側トイレの個室病室（北野病院）

と小便器の間に目隠しのスクリーンを設けるなど、目線の高さと向きへの配慮をしておきたい。

■男女別の可変サイン

病棟配置の変更や病室の男女分けにフレキシブルに対応するためには、従来の集合トイレに比べて分散トイレの方が、男女の切り替えがしやすい。**写真212**は、男女の切り替えをするためのスライド式の表示である。

■蓄尿袋が見えない蓄尿棚　―長谷川病院の工夫

「前近代的病院」では、男女別の集合トイレに蓄尿棚があり、隣の汚物処理室につながっているのが定番であったが、「分散トイレ」となり、その風景はなくなった。診療科によるが、蓄尿自体が減っていることもあり、尿量測定がSSに電送される分散トイレ用の器具も、トイレの数が多いので、どこにでも、ということにはならないようである。泌尿器科専門の長谷川病院では、入院患者全員が蓄尿対象で、集合トイレに大量の蓄尿袋が並ぶ。**写真213**は、トイレ側から蓄尿袋が見えない工夫で、**写真214**は、汚物処理室側から見たところである。

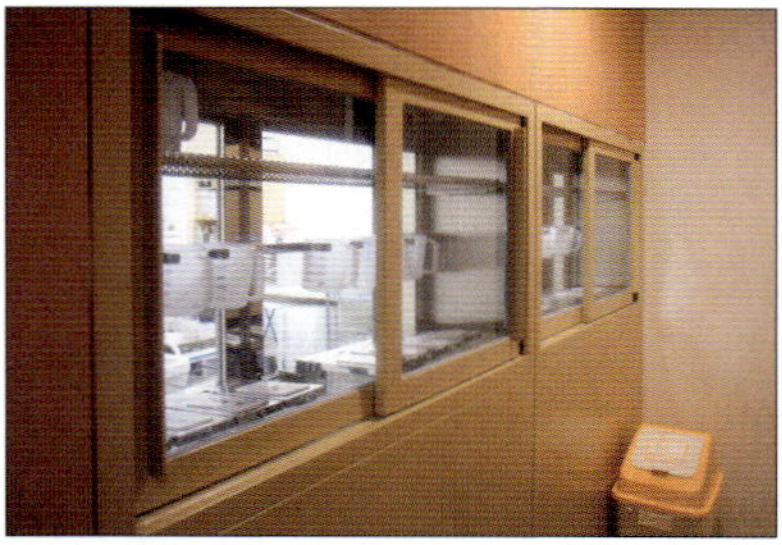

写真213　トイレ側から見えない蓄尿袋（長谷川病院）

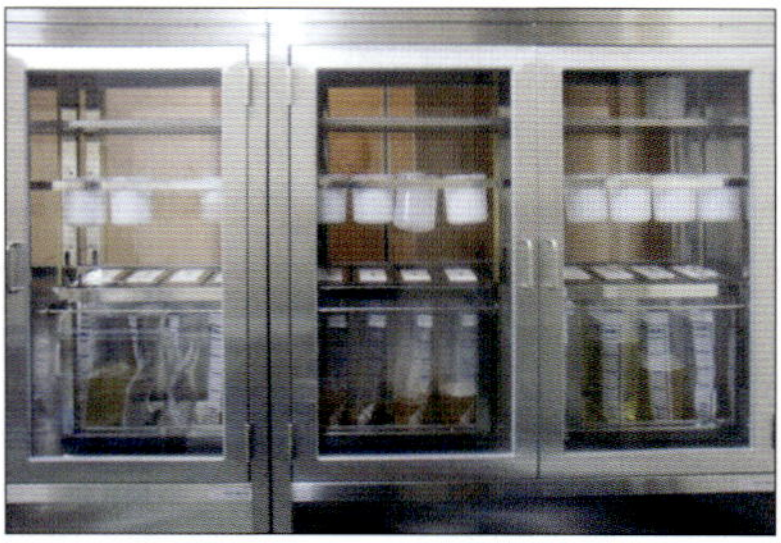

写真214　汚物処理室側の蓄尿棚（長谷川病院）

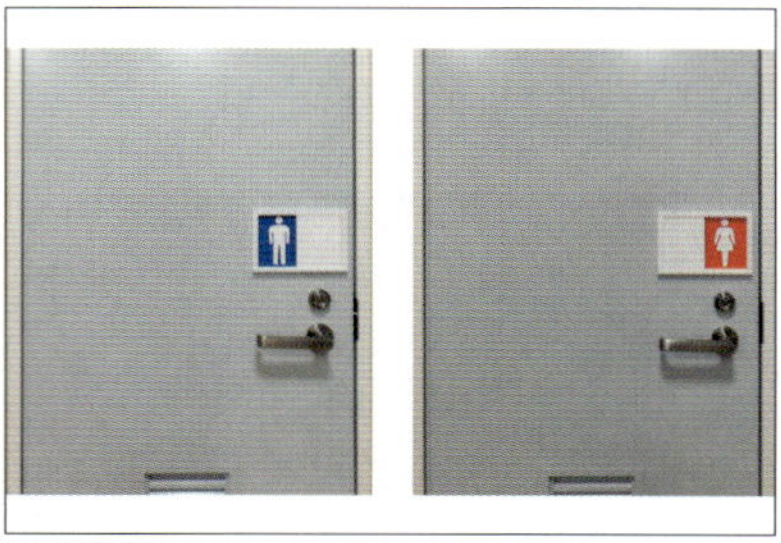

写真212　可変の男女表示（富山市民病院改修）

62 病棟の居住施設へのコンバージョン（転換）
―高坂醫院の試み

北川宏理事長の、「面倒を見てくれる家族がいなく、病院にも特養にも入れない透析患者が多くおられるので何とかして差し上げたい」とのお考えで、無床クリニックを有床として新築移転された。有床診療所が大きく減少している中での時代に逆行した決断とも言えるが、折りしも、設計中に「医療法人が老人ホームを経営できるようになる」ことが発表された。

■居住施設に転換できる病棟

病棟（図87）を将来居住（福祉）施設に転換できるように、設計時点から転換後の図面（図89）をつくって検討した。まず、①医療施設との動線分離のために、ＥＶホールに扉の設置、居住施設専用の独立した玄関と専用ＥＶ新設スペースの確保、②全個室化と居室面積基準への適合、③居室内設備の増設、④厚生施設の充実などであるが、改修工事中に下階に影響がないよう床下配管などの先行工事を設計に盛り込んだ。また、結果として病室は、家族用のソファーベッドも置ける、ゆったりした個室（写

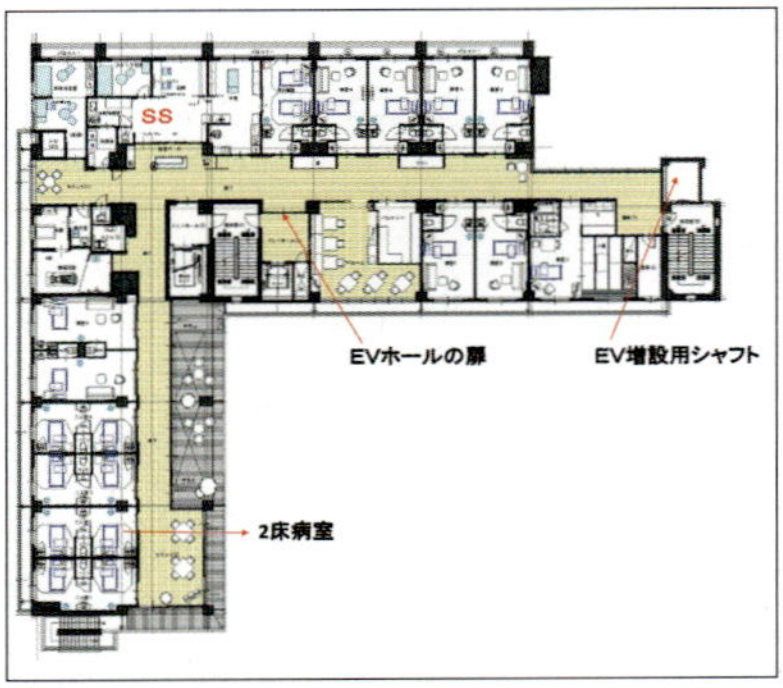

図87 病棟平面（高坂醫院）

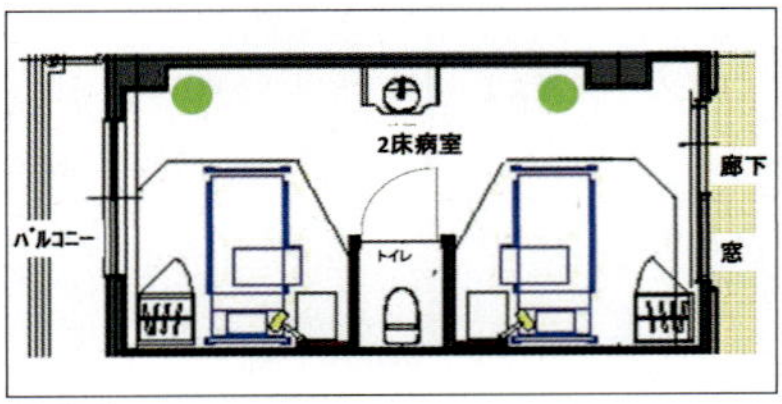

図88 ベッド間にトイレのある二床病室（高坂醫院）

真215）となり、外観も、病棟階の外壁の色をクリニック部分と変えて、温かみのある色とした（51頁写真43）。

■二床病室の工夫

将来、居住施設の個室に変更することを見越した二床病室（図88）は、片廊下部分に位置することから、廊下側の患者が廊下を介して外の風景が見えるように廊下側にも窓を設けた（写真216）。そのために、トイレを二つのベッドの間に挟み、相互のプライバシーを高めつつ、部屋の端にトイレがある場合の患者間の不公平感をなくした。

これは、将来居住施設の個室に変更した場合への配慮でもあり、廊下側をミニキッチンのあるセミパブリックのリビングキッチンに、そして奥をベッドのあるプライベートゾーンとする場合に、ベッドに近くしておきたいトイレの位置との整合性を図るためである（図90）。

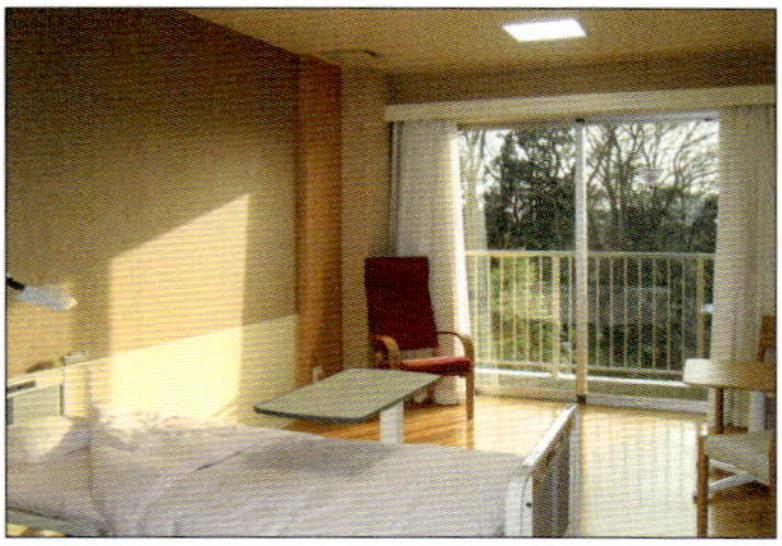
写真215　ゆったりした個室（高坂醫院）

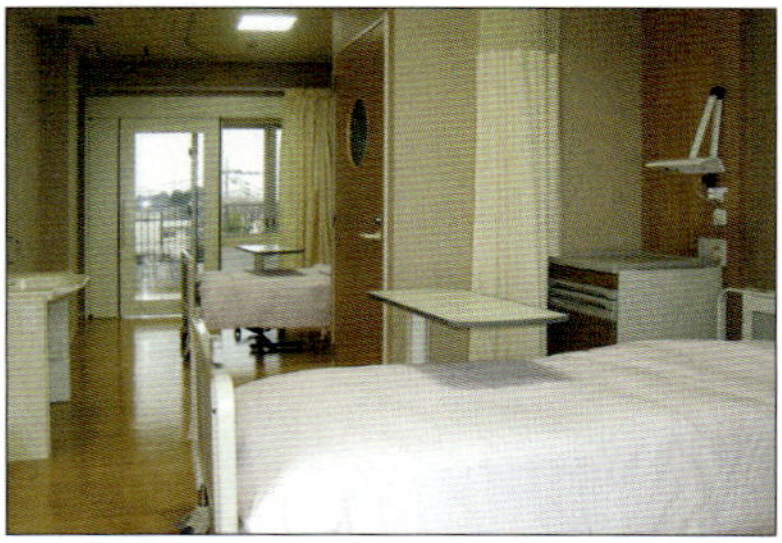
写真216　廊下側に窓のある二床室（高坂醫院）

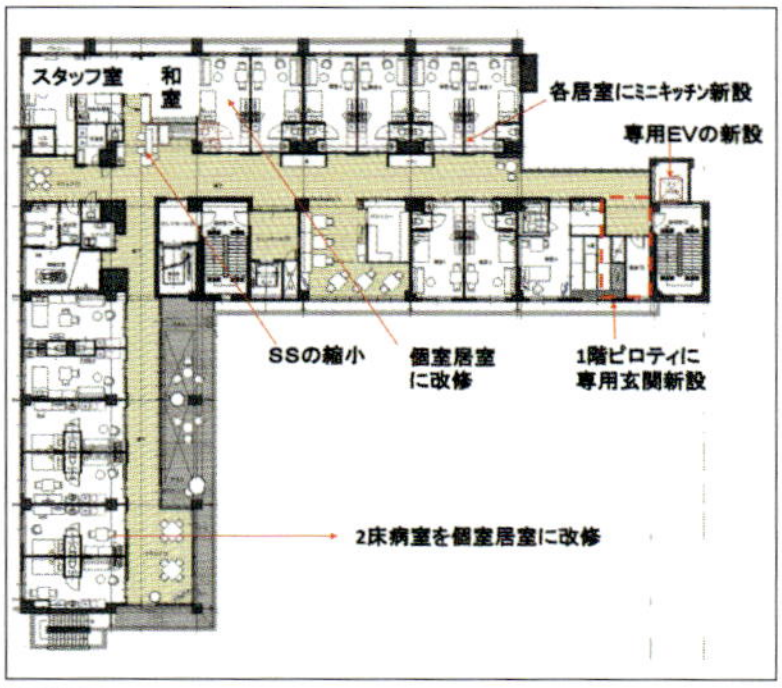

図89　病棟の居住施設へのコンバージョン案（高坂醫院）

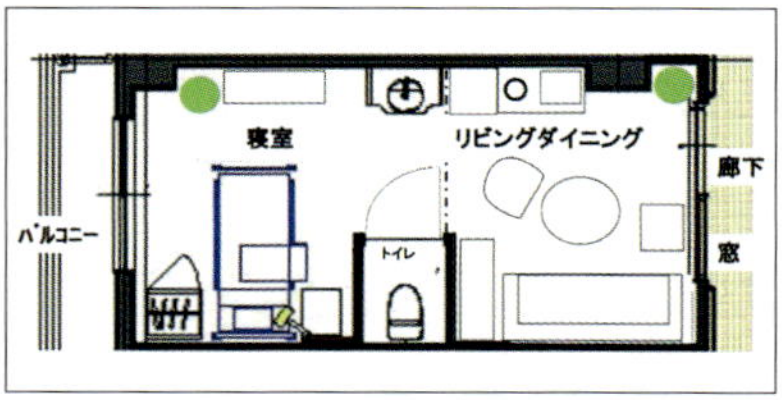

図90　二床病室の居住個室への改修案（高坂醫院）

63 「ベッドサイドリハビリ」と「病棟リハビリ」

ベッドサイドリハビリと、病棟リハビリが盛んだ。著者が骨折で入院した時も、手術の翌日より、技師がベッドサイドで術後メニューをこなしてくれた。いろいろなお話をしながらの一時で、術後の痛みも忘れることができた。1か月の入院中、一度も診療部門の「リハビリ」に行ったことがない。薬剤師も「何かご心配なことはありませんか」とベッドサイドに訪ねてくれ、これが「患者を動かさない」医療の一端であると確信し、ありがたかった。

■入院経験から　―欲しいベッドまわりのスペース

病室内では、膝の屈伸から始まり、日に日に膝が曲がる角度が大きくなるのが目に見えて、「回復の希望」をもてた。入院中は、その病院の将来計画を策定中であったこともあり、観察のために、個室と四床室の両方を体験させていただいた。個室ではまだゆとりがあり何とかなったが、四床室では、著者がテレビが見やすいように、テレビが置かれた床頭台を移動していたこともあり、狭くて、いろいろなものを移動しての対応であった。病室でのベッドサイドリハビリでは、やはりベッドまわりの広いスペースが必要となる。

■病棟のリハビリ室　―北九州総合病院の場合

ベッドサイドリハビリがどんどん実施されているのに対して、病棟にリハビリ室がある病院はまだ少ない。北九州総合病院には、リハビリを必要とする患者が多い整形外科と脳神経外科の病棟がある階に「病棟リハビリ室」があり、最小限の患者移動と、技師と病棟の看護スタッフとの緊密な連携による、「チーム医療」を実現している（図91・写真217・159頁図82）。

技師がいない時にも患者が自主的にリハビリができるように、オープンにできないかと提案し、また、リハビリ室がないほかの階の病棟からも患者が来ることがあるとのことで、EVに近いDRに隣接させて病棟の中央に計画していたが、最終的には、事故防止のために、技師がいない時は閉鎖することになった。結果としては、中央部分にリハビリ室を設けることは、日常的な看護動線を長くするので、常時の看護動線を妨げないように、位置については、事前に運用の協議をしておく必要がありそうだ。

また、ほかの病棟から患者が来ると、リハビリ室のある階の看護スタッフによる患者の掌握がしにくくなるので、やはりその病棟階専用としておきたい。リハビリ室のないフロアの入院患者は49にあるように、外来患者などとの動線の交差のない、診療部門と病棟の中間階などに配置した、診療部門での対応がよいのではなかろうか。それらの運用を整理することにより、リハビリの位置が決まる。

建て替え前の病院には、大きなリハビリ室があったが、病棟にリハビリ室を設けることにより、かなり縮小することとなった。「どちらも」ということになりかねないので、外来患者と入院患者それぞれの将来のリハビリのあり方のプログラムをつくって、過剰投資にならないような見極めをしておきたい。

入院した病院では、退院時と退院後に松葉杖の返却などのために、外来にあるリハビリに行ったが、両日とも技師が病棟に出払っていて、閑散としていた。

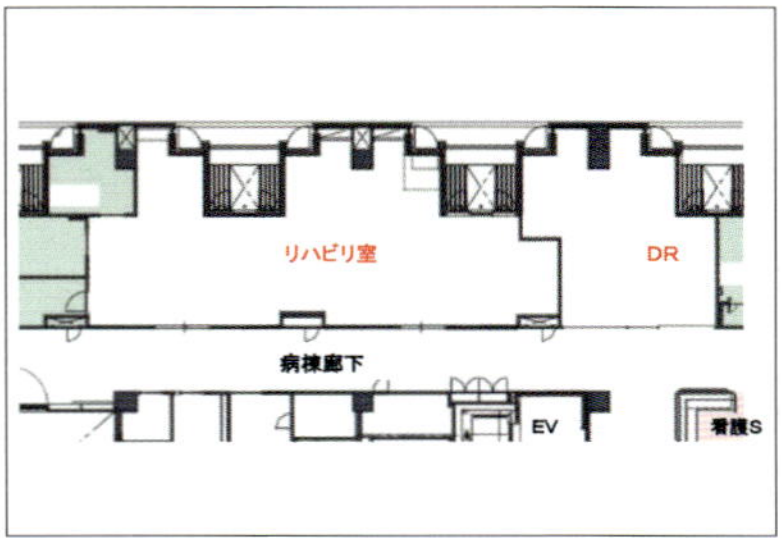

図91　病棟階のリハビリ室（北九州総合病院）

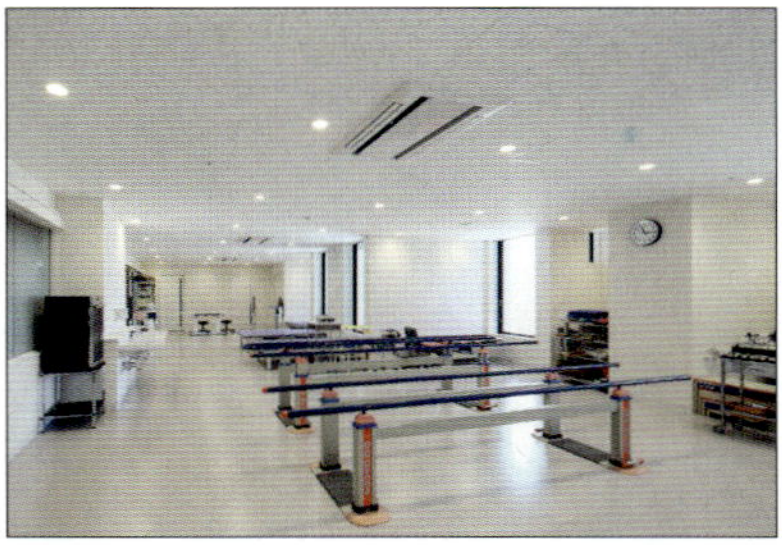
写真217　病棟階のリハビリ室（北九州総合病院）

64 将来大きくできない病室 ―面積が財産

病室は、患者にとって、居間であり、食堂であり、寝室であり、一日をいろいろなスタイルで過ごす場として、それぞれのスタイルに似合った環境と大きさが必要となる。

当初は八床であったと思われる四床室病室の母親を見舞った。壁面に残るベッドごとの設備の痕跡から、八床使用時のベッド間隔の厳しい状況が容易に推察できたが、四床室としては十分なベッド間隔があり、隣人が気にならず、模範的な四床室の姿に見えた。

四床室の面積

隣のベッドとの距離がどれだけあれば気にならないか、そして感染防止になるかなどの、諸先生方による研究があるが、診療報酬加算のベッド当たり面積8㎡を四床室にそのまま適用し、それがトイレを含む場合は、従来の病室のベッド間隔からの環境改善にはならず、厳しい状況のままである。トイレを除いて8㎡は確保しておきたい（写真218）。

各ベッドに窓のある「個室的多床室」を初めとして、四床室の環境改善が進み、面積が増えている中で、設計プロポーザルでは、将来四床室を個室二室に改修できるように、という提案が多いが、大きくなった四床室を個室二室にするには面積が大きすぎるし、平面形としても、快適な病室になるとは思えない。

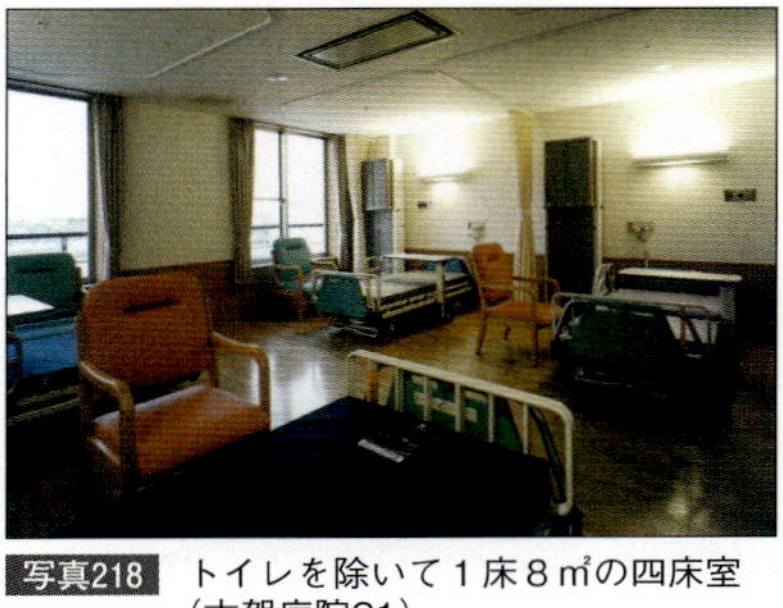

写真218 トイレを除いて１床８㎡の四床室（古賀病院21）

個室も広く

一方、四床室がどんどん広く立派になっているのに対して、個室はそのままに、あるいは、個室率を上げるために、逆に小さくなったという例もある。それらのバランスを欠いている病院では、四床、個室ともに、将来に禍根を残すことになる。

将来の四床室のあり方を含めて、しっかりとしたストーリーをつくり、それに沿った設計としておきたい。

病院・病棟によって異なる病室

急性期と慢性期の病室では、施される医療と生活スタイルが異なり、自ずと病室のつくり方も異なるはずであるが、病室の設計に、その違いがあまり反映されていないように思える。

急性期の病室では、在院日数の短縮で、すぐに退院するので居室としてのアメニティは二の次という考え方もあるが、スペースとしては、短期入院での濃厚治療のためのベッドまわりのスペースが必要であり、慢性期の病室では、長期入院のために居室のアメニティとしての広いスペースが欲しい。

したがって、大きなスペースを必要とすることは両者で共通として、装備や設備などの設えでそれらの違いに対応させる、という考え方がよさそうだ。いずれにしろ、将来どう変わるかわからないとすれば、基準の違う廊下幅を含めて、大きい方で設計しておくしかない。

診療部門の拡張は、増築をすれば何とか切り回しができるが、将来、病室を一部屋ずつ大きくすることはまず不可能なので、病室面積への先行投資をしておきたい。部屋の数が同じであれば、各部屋の面積を少しずつ大きくすることは、建具や設備の数は変わらないので、工事者も㎡当たりの平均工事費単価よりも安く、「面積が財産」として、将来に向けての上手な買い物である。

65 腰壁の低い病室の窓 ―患者の目線とプライバシー

著者は、病室を視察する時には、必ず、ベッドに寝た目線の高さから、何が見えるかを確かめている。バルコニーのコンクリートや窓の高い腰壁により、眼下に広がる公園や並木が見えず、空しか見えない病室がある。また一方では、昼間から寝ている患者も多く、多床室の窓側の患者には、大きな窓は明るすぎ、廊下側の患者への遠慮もあり、暗くすることができない。

ベッドは窓に平行に

窓側を頭側として、ベッドを窓に直行させている病室は、看護師にとっては、入口から患者の顔がよく見えるが、患者には外の風景はまったく見えない。患者がベッドから横を向けば外が見えるように、まずベッドを窓に平行に置きたい（83頁**写真78**）。北九州総合病院では、ICUベッドも窓に平行に配置した（**写真219**）。

窓は縦長に、腰壁を低く

定番であった横長の窓には、眠るには明るすぎるという難点がある。腰壁の低い縦長の窓にすると、眼下に庭が見え、残った壁に絵を掛けることもでき、プライバシーも得やすい（83頁**写真78**）。「近く（窓）は狭く、遠く（バルコニー）は開放的に」が、眺望とプライバシーの両方を欲張る、設計のポイントである。

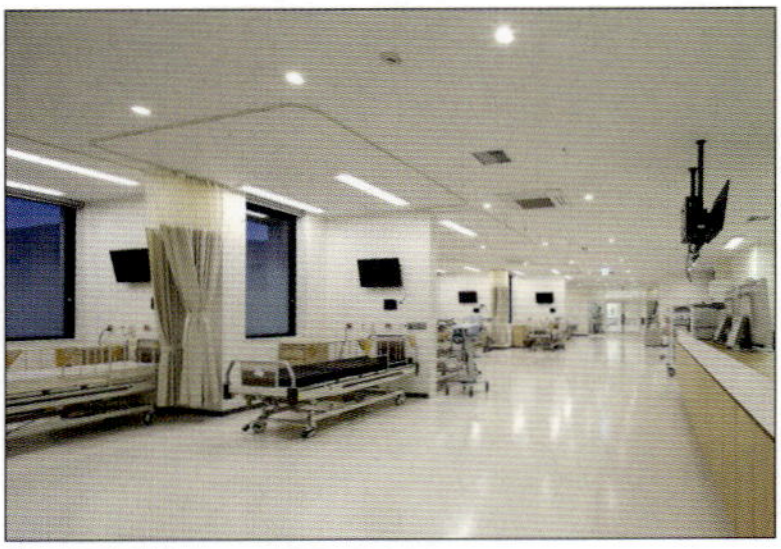

写真219　窓に平行に置かれたICUベッド（北九州総合病院）

雁行型の外壁の二つの窓　ー長谷川病院の場合

設計当初は、西日を避けるための、外壁を雁行させた南西向きの窓であったが、当時の長谷川眞常理事長に「反対側にお城が見え、そこから涼しい風が来るよ」と言われ、小さい窓を追加した（**写真220**）。大きい窓は床までの窓とし、斜めに視界が広がるので、道路に沿って並木が続いているのがよく見える。そして小さい窓は頭側の「マイウィンドウ」として、親しみのある窓とした。二つの窓に角度があるので、通風があり、西日の角度によってどちらかの窓のブラインドを閉めればよく、また、窓側の壁により道路向いのビルに対するプライバシーもある。

四床室の三つの窓　ーりんくう総合医療センターの場合

写真221の両端の小さい窓は、窓側患者専用の窓とし、中央の大きな窓を共用の窓とした。窓側患者は廊下側患者に気兼ねなく暗くでき、ベッドから唯一見える窓側の壁に家族の写真やカレンダーを貼ることもできプライバシーもある。また、各三つの窓には壁に引き込める障子がある。

住宅用サッシの掃き出し窓　ー高坂醫院の場合

高坂醫院の病室の住宅用サッシの掃き出し窓からは、古墳の緑が飛び込む。そして何よりも工事費が安い。ちなみに、バルコニーの手すりも住宅用である（175頁**写真215**）。

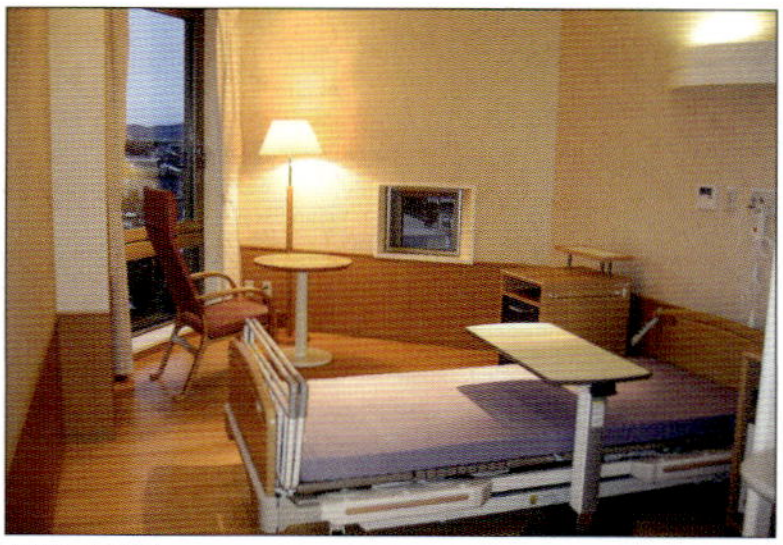

写真220　二つの窓がある病室（長谷川病院）

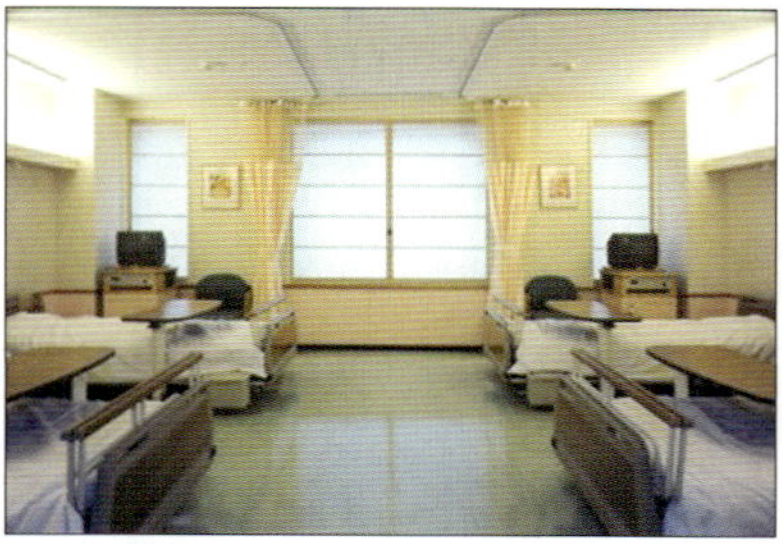

写真221　三つの窓がある四床病室（りんくう総合医療センター）

66 病室のガラス扉と廊下側の窓 ―選べるプライバシー

患者は、入院前までの、家族に見守られて、最大のサービスを受けている状態から、入院すると一晩で、孤独で不安な寂しい生活を送ることになる。ホテルの客室の完全な「プライバシー」とは違う、「見られる安心」と「見える安心」のスタッフと患者双方の安心のために、扉や間仕切りをできるだけガラスにしておきたい。見えるものを見えなくすることはできるが、見えないものを見えるようにはできないことによる。

廊下側のガラスの扉 ―覗くならあなたの姿も見せて！

看護師から、小さくていいので扉に窓が欲しいと言われることがあるが、小さい覗き窓は独房のスペックであり、覗くならあなたの姿も見せて欲しい。

廊下側の扉を大きなガラスにすると、扉に近づかなくても、病室内の様子を窺い知ることができ、患者もスタッフの姿が見えて安心である。廊下も明るくなり、廊下から病室を通して外の景色まで見える（写真222）。

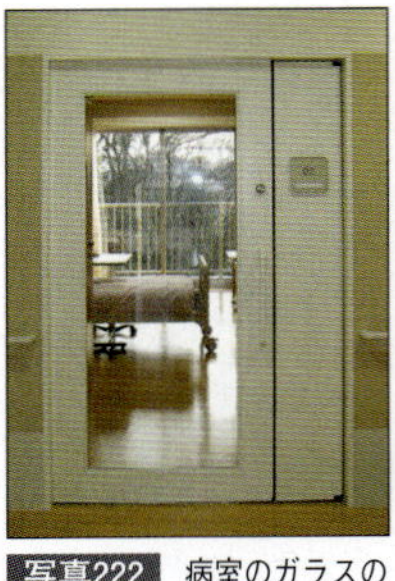
写真222　病室のガラスの扉（高坂醫院）

廊下側の窓 ―トイレのつくり方による

1981年に完成した神戸中央市民病院の病棟は、「ホール型」の平面で、ホール（SS）のまわりを全面ガラスの四床病室が並ぶ。四床室の廊下側のベッドに入院していた前職の先輩を見舞った時に居心地を聞いたところ、ホールで看護師が働いているのが見えるし、さらにその向こうのガラスの病室を介して、その先の六甲山までが見えるので退屈しない、と言っていた。その後同様な病棟があまり見られないのは、病室内分散トイレの廊下側への配置で、廊下側を窓にできなくなったことがその要因の一つである。

廊下側を全面ガラスとした高坂醫院の二床室（174頁**図88**）は、片廊下に面する床までのガラスで、外の緑が病室の中に映える（**写真223**・175頁**写真216**）。**写真224**は、スタッフが常駐しない階の病室で、廊下側のガラス窓により、看護スタッフが病室の状況をさりげなく把握でき、患者からもスタッフが近くに来ていることを察知することができ安心で、声かけもしやすい。

廊下側に窓を設けるかどうかは、窓側にトイレがある病室（172頁**図86**）のようにトイレのつくり方と併せて考えておくことになる。

■寂しくないガラス張りの個室群

図92の高齢者の患者が多く、病室外分散トイレ（61）とした個室群は、まず、音と空気のプライバシーを、そして家族と気兼ねなく過ごせることを目指した病室であり、加えて一人の時でも寂しくないように、廊下側を全面ガラス（選択できるプライバシー）とした。患者もスタッフも安心で廊下を含めて、まわりの全体が明るい。

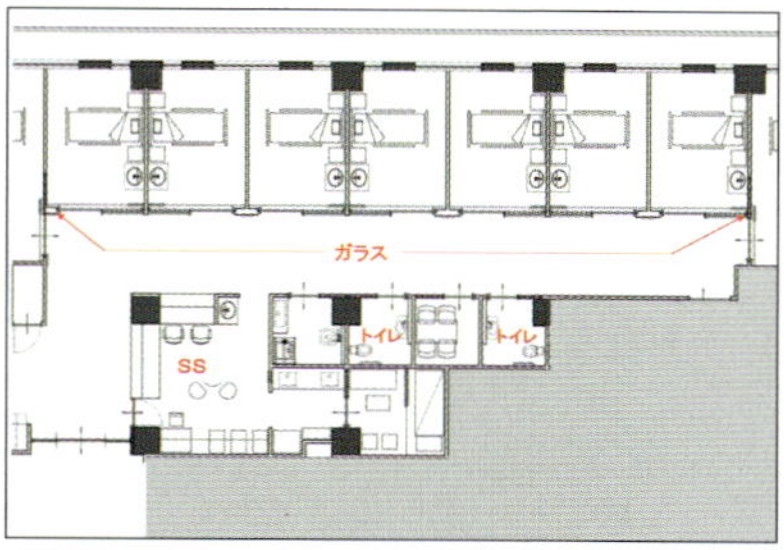

図92　ガラス張りの個室群（M病院計画案）

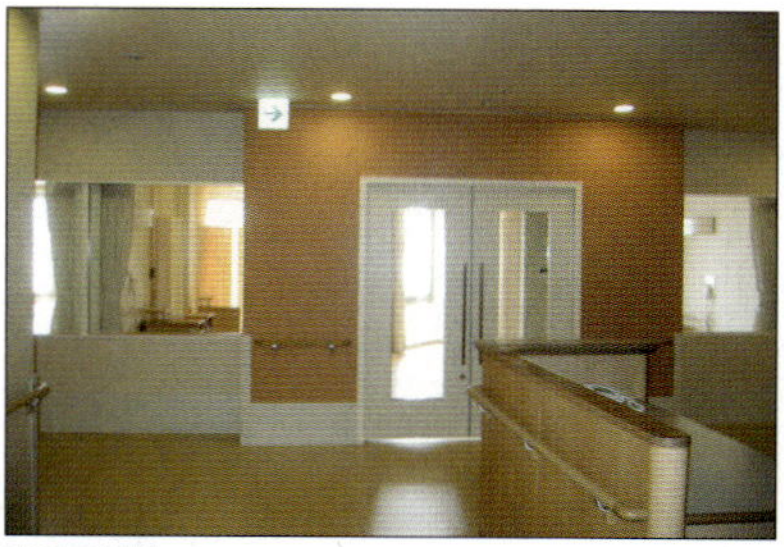

写真224　廊下側に窓のある四床室（長谷川病院）

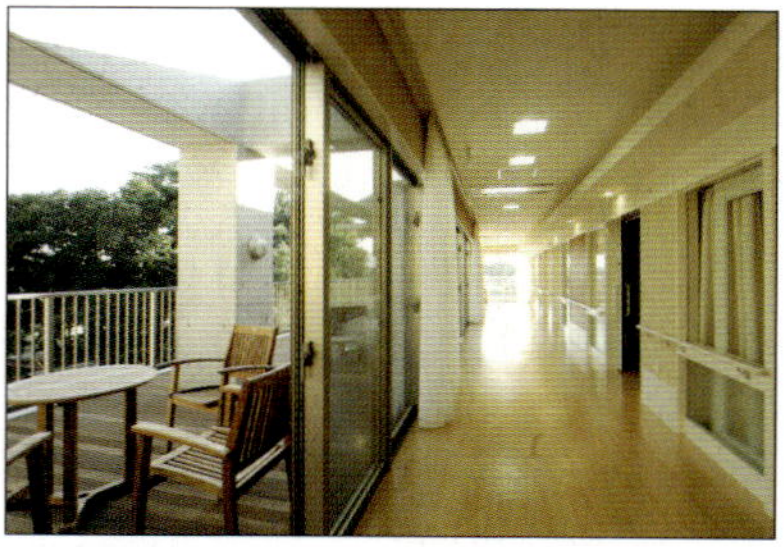

写真223　二床室の廊下側の窓（高坂醫院）

67 ベッドまわりの装備と照明の工夫 ―枕元設備の「温故知新」

「近代的病院」に登場した、工業生産による枕側の壁に取り付けられた横一列の設備パネルは、結構高価であるにもかかわらず、患者、スタッフにとってベストの解答かどうかは疑問である。また、急性期と慢性期で、画一的に採用しがちであるところにも一考を要する。医療ガスなどをオプションとして、ベッドごとに組み合わせを変えられるという触れ込みのものもあったが、あまり変更した話も聞かないし、装備に過不足が生じないようにと、最小公倍数の設計となり、過剰投資になることもある。

テレビの置き場 ―床頭台の見直し

著者の入院中には、テレビがセットされた床頭台を、足元側の見やすい位置に移動したので、ベッドサイドが狭くなりベッドまわりでの移動に不便があった。テレビは、天井から吊り下げるなどの試行錯誤を経て、「近代的病院」では床頭台の上に置くのが主流となった。コンパクトなアーム付きの液晶テレビが安くなったことが朗報であるが、ベッドからテレビを見る時の角度が不自然で首が痛くなるとか、テレビが邪魔で外の景色が見えないなどの不都合がある。そして、床頭台にはテレビのほかに、冷蔵庫や金庫も、盛りだくさんに詰め込まれ、食事は自宅にも置いておきたいような優れもののオーバーベッドテーブルを使うとしても、床頭台本来の役割を果たせなくなり、主客転倒しているように見える。少なくとも、個室まで同じである必要はない。

長谷川病院では、個室、四床室とも、床頭台を二台設けた（**写真225**）。一台は、冷蔵庫と金庫、テレビの専用として、キャスター付きで見やすい位置に自由に移動することができる。レンタルを申し込めば、一式で病室に届けられるが、実際にはほとんどの患者が使うので常時置かれている。そして、もう一台を床頭台本来の姿に戻すこととした。

全個室病院の北九州総合病院では、足元側の対面する壁に中型のテレビがある（写真226）。液晶で軽くなったことにより、天井吊り（145頁写真171）を含めた「温故知新」もあるのではなかろうか。

移動する床頭台　―固定家具の是非

著者が入院した病院には個室が少なかったので、引越し専門のスタッフがいるのかと思えるくらい、術後などでの病室間移動が頻繁にあったが、キャスター付きのベッドや上部収納付きの床頭台をそのまま移動し、荷物の入れ替えや床頭台の清拭も不要で、いとも簡単にテキパキと引っ越ししていた。

収納などをつくり付けにしてベッドまわりを美しくまとめることに注力する傾向があるが、病室間の移動が多い病院では、荷物をその都度出したり入れたりすることになり、また清拭も必要なので、病室移動が大変なことがわかった。また、移動の際にお隣に迷惑がかからないように、ベッド間の寸法にも配慮が必要だ。

枕元の装備　―使う人によって高さが違う各設備

急性期と慢性期、患者が動けるかどうか、個室か多床室かによってベッドまわりの装備への工夫は異なり、それぞれでの検討となる。

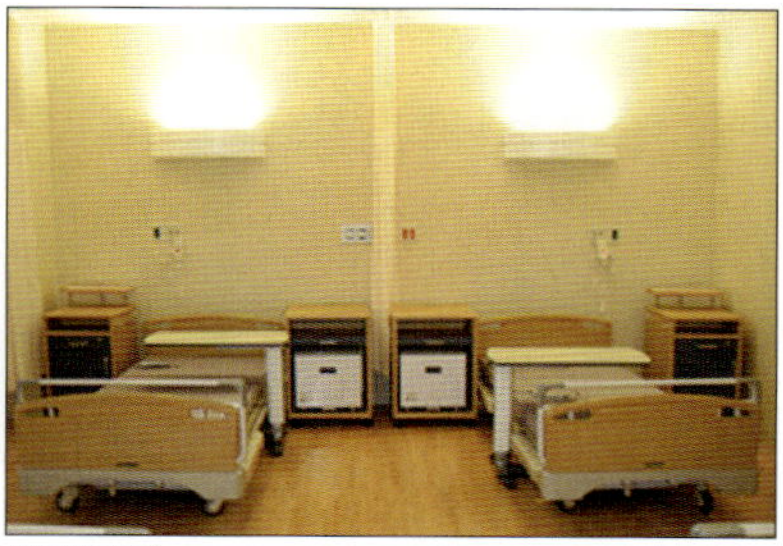
写真225　二つの床頭台（長谷川病院）

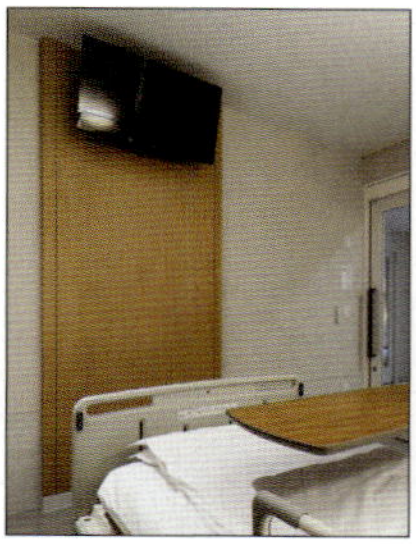
写真226　足元の壁にあるTV（浜の町病院）

枕元装備には、スタッフが立ったままで使うもの、ベッド上の患者が使うもの、そして冷蔵庫用のコンセントなどの固定的なものがあり、それぞれに使いやすい「高さ」がある。横一列にして高さを揃えると、コードが垂れ下がったり、ベッドの中央部分では使いづらかったりする。横型コンソール（設備パネル）に対するものとして、さまざまな高さに取り付けることができる縦型コンソールを検討してきた（**写真227**）。

　また、それぞれを使いやすい位置と高さに分散して配置していた「前近代的病院」の「温故知新」を安価な一つの選択肢としておきたい。**写真228**はそれぞれを使いやすい位置と高さとし、ロッカーの横にも患者が使う設備をビルトインした例である。**写真229**と83頁**写真78**は、壁の一部を大きなパネルに見えるように仕上げを変えたり、壁面をツートンカラーにして、分散配置した諸設備が散漫に見えないように工夫した例である。

　しかし、高さや角度までがボタン一つで動くベッドが使われていることからは、枕元の装備も、高さを固定して考えることができなくなった。アームに取り付けた可動式の試作もあり、また移動できる床頭台への組み込みなどの方法（**写真230**）もあるが、一方で、リモート制御も進化しており、枕の下に隠れてしまう

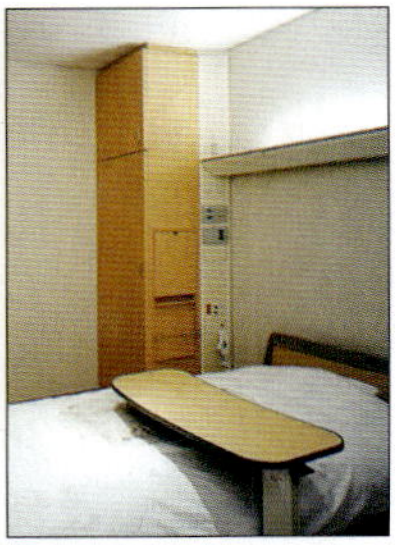

写真227　縦型コンソール（町立奥出雲病院）

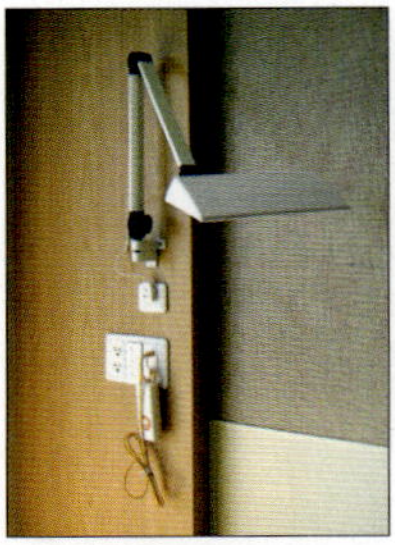

写真229　分散配置した枕元設備（高坂醫院）

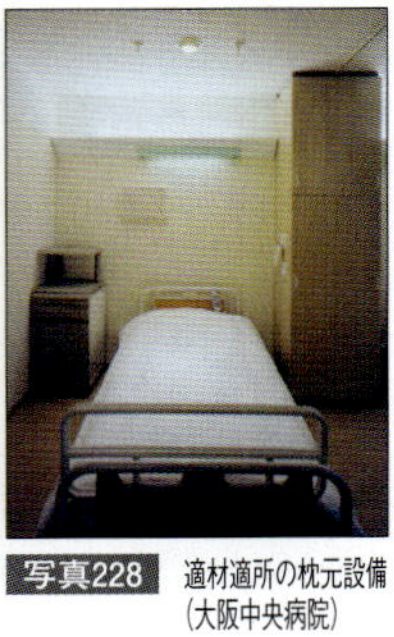

写真228　適材適所の枕元設備（大阪中央病院）

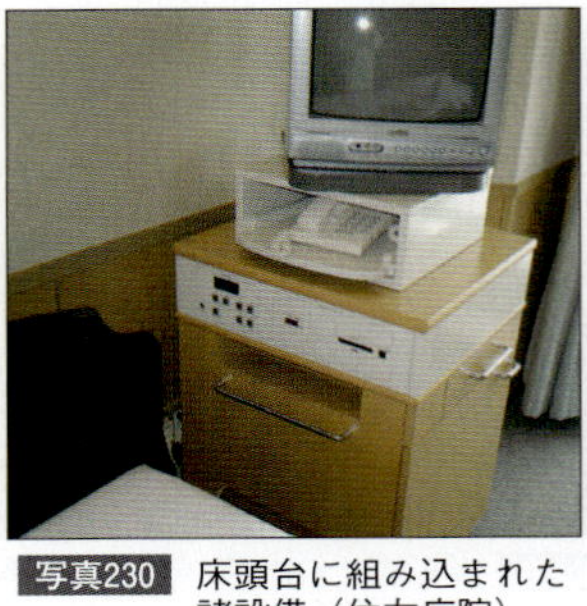

写真230　床頭台に組み込まれた諸設備（住友病院）

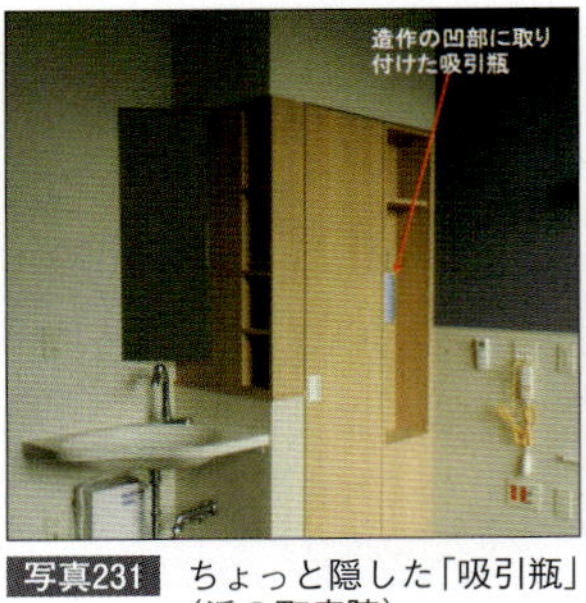

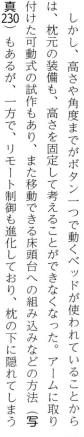

写真231　ちょっと隠した「吸引瓶」（浜の町病院）

ナースコールやテレビや照明のリモコンを使いやすく整理することも必要となる。そしてさらに、音声によるものも進化しており、使う場所、使える場所への制約はあるものの、楽しみである。枕側の壁面の設備は、もっとシンプルにすることができるようになり、もう悩むことはなくなるであろう。

また、浜の町病院では、患者にとっては、「来訪者に吸引瓶がダイレクトには見られたくないであろう」という当時の安井久喬院長直々の指示で、看護師の作業性を妨げない範囲で、来訪者からは見えにくくした（写真231）。

■病室内の家族の居場所　—窓側のベンチと収納

ベッドまわりの空間を空けておくために、折り畳み椅子が一つ用意されているのが通例であり、複数の見舞客には座るところがない。島根県立中央病院や町立奥出雲病院などには窓側の腰壁部分に収納と兼ねたベンチがある（写真232）。不公平感をなくすために廊下側の患者にも同様なものを設けたり、一部を折り畳み式のライティングテーブルにするなどの工夫をしてきた（写真233）。

■照明の「温故知新」　—患者と家族のために

「近代的病院」の病室では、仰向けの患者が、あるいは向かいの患者がまぶしくないように、天井照明をやめて壁付の間接照明とし、それに加えて読書灯、処置灯、足元を照らすフットライトなど、多くの照明を機能別に、あるいは複合化（写真234）した照明を取り付けている。そして、これを病院や病棟の種別に関係なく、さらに

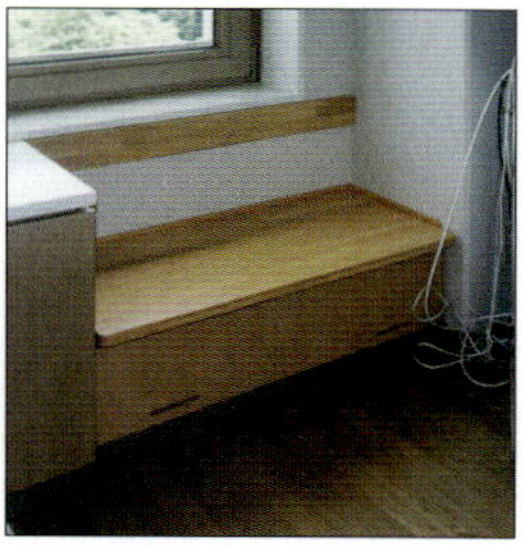
写真232　窓側の収納を兼ねたベンチ（町立奥出雲病院）

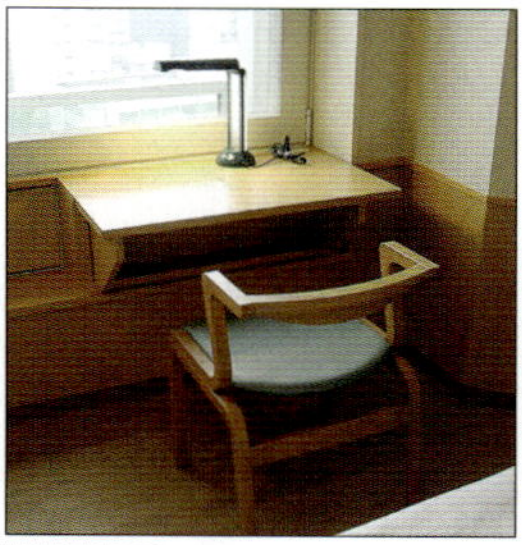
写真233　窓側の折り畳み式のテーブル（住友病院）

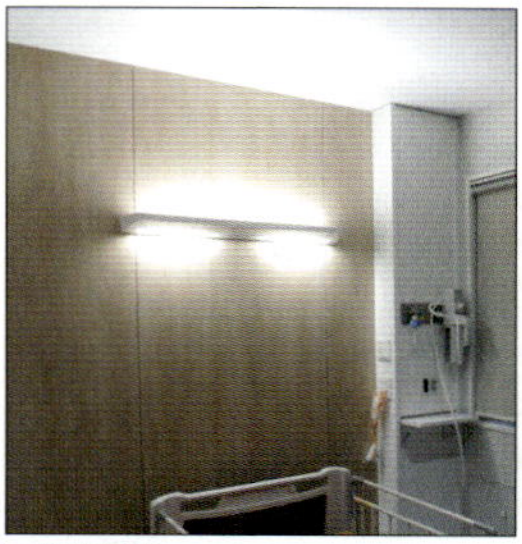
写真234　可変する枕元灯（北九州総合病院）

は、多床室や個室に関係なく、全ベッドに画一的に採用していることに、不思議がある。その一つは、これらが、患者の世界が頭側の壁にしかなく、そのまわりですべてを処理しなくてはならない多床室での検討結果であることである。個室の場合は、部屋全体の壁を使えるので、もっとシンプルな「普通の部屋」にすることができる。

また、「完全看護」の流れの中で、患者が寝ている時の「家族のための照明」がなくなってしまった。そしてそれが今、家族サービスのためにと、さらに屋上屋を重ねようとしている。

「前近代的病院」では、天井照明のほかに首を振る読書灯があり、下向きにして家族が新聞を読むことができ、上に向けると間接照明に、そしてアームを伸ばすと処置灯にもなる、優れものであった。一時姿を消してしまったのは、当時の製品に「アームが垂れる」という欠点があったこともあるが、今は改善されて再登場している（写真229）。

また、高齢者の多い療養型などの生活施設に近い病室では、画一的な「近代的病院」の間接照明だけでは、部屋のどこにいても新聞が読める全体照明に慣れている、わが国のライフスタイルに合っていない。

高坂醫院では、将来的に居住施設への転換を目指していることもあり、あえて天井照明を設け、読書灯は首振り式の「温故知新」とした（写真229・175頁写真215）。入口のガラス扉から廊下の光が差し込むので深夜対応のフットライトも要らないなど、シンプルで安価な「前近代的病院」の復活である。

長谷川病院の個室にはテーブルの近くにフロアスタンド（写真235）があり、患者が手紙を書いたり家族が新聞を読んだりすることができる。病室全体のイメージアップへの効果も大きく、まわりの適度な暗さが、寝巻き姿の恥ずかしさを消してくれ、よりプライベートな空間を醸し出している。答えは一つだけではない。

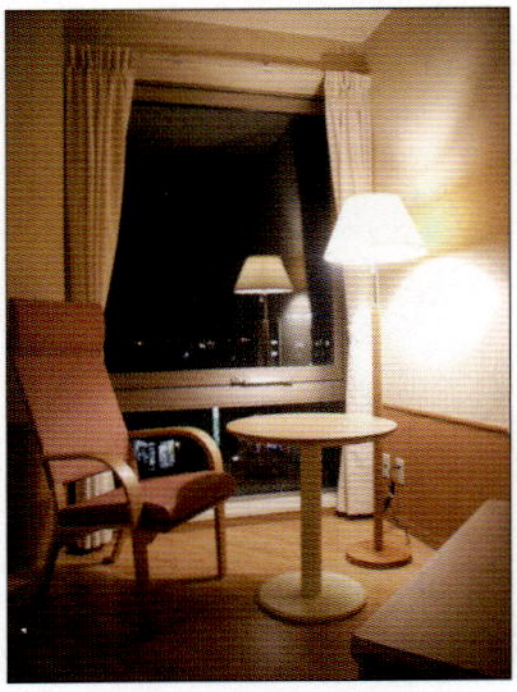

写真235 フロアスタンドのある個室（長谷川病院）

68 院内感染対策 ―病室内の装備

一般企業でも玄関に手指用の消毒液（シュッシュ）が置かれ、細菌も驚いていることと思う。消毒液の、「病室の入口に」という基準に対して、病室の外側か内側かについての議論がある。古い病院では、廊下の手すりにしばり付けているのが病院の風景であった。しかしそこは、歩行弱者が扉の取手をもつ時に、もう片方の手でもつ手すりの位置である。

■「シュッシュ」は病室の外か内か？ ―「シュッシュ」と「手袋」万能時代

廊下側に置くと、誰もが手を消毒できるという利点もあるが、消毒してから不潔かも知れない扉に触れてから病室に入ることになる。一方、病室の内側に置くと、消毒してから患者に対するまでに扉に触れることはなくなるが、逆に外に出る時に消毒の後で扉に触ることになり、扉の取手が汚染していると、その菌を院内に広めることになる。また、扉は院内にいくらでもあり、病室に限ったことではない。

このことを看護師に相談すると、処置ワゴンにシュッシュがあり、「患者に接触する前と後にシュッシュをしているので、大丈夫」という返答であった。とりあえず納得はしたが、何か、患者が汚いものとして扱われているようで、よい気持ちはしなかった。また、処置ワゴンがない場合はどうするのか、シュッシュは手袋をする前なのか、後なのかなど、いろいろと疑問が残った。

某病院の採血で、患者ごとに手袋を替えていないのを目撃した時には、手袋は自己防衛のためだけのように見えた。また、手袋のままでは血管の浮きがわからないからか、途中で手袋をはずす看護師もいた。

近所のうどん屋の全員が手袋をしている。たしかにサービスをする時には、お椀の縁にも手が触れていて、そこは、汁をすする時に口をつけるところである。しかし、キャッシャーでは手袋のままで現金を触っているし、手袋を替えるのを見たことがない。ただ、自分の手が汚れないようにしているだけのように見えて、逆に不潔に見える。母親が素手で握ってくれたおにぎりがなつかしい。

ビルトインした三点セット

病室には、手袋などの三点セットが常備されるようになった。壁に取り付けると突出して邪魔になるので、福井県済生会病院南館では、洗面の腰壁部分にビルトインした(写真236)。北九州総合病院では、四個室ユニットの前室のナーサーバーにある(写真237・163頁写真194)。

病室の手洗いと洗面

手洗いと洗面の違いが議論になった。洗面は顔の大きさ以上の大きさで、手洗いは手の大きさがあればよい、いや腕まで洗う人がいる。洗面には鏡があるが、手洗いには要らない、いやあってもよい、と話しは尽きない。手洗いの位置には、入口や窓側、ベッドサイドなどのいろいろな事例があるが、医療の場であることからは、入口部分にスタッフ用の手洗いが欲しい。いやもう、シュッシュと手袋万能時代で、手洗いは時代遅れなのであろうか。島根県立中央病院では、入口部分に、手洗いと消毒液、ペーパータオルとダストボックスを組み込んだ(写真238)。

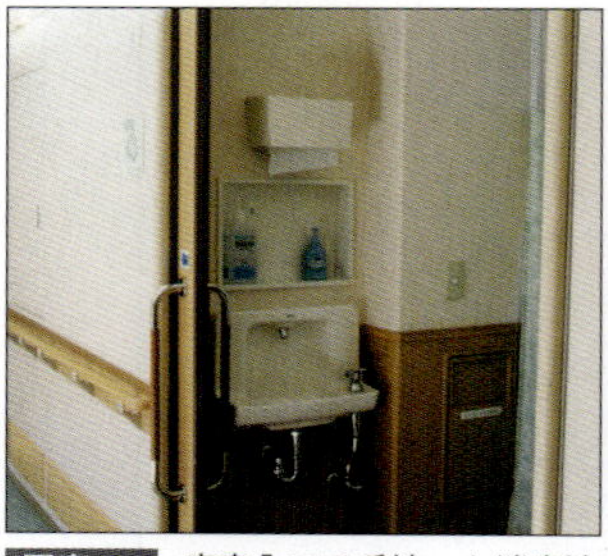
写真238　病室入口の手洗いと消毒液（島根県立中央病院）

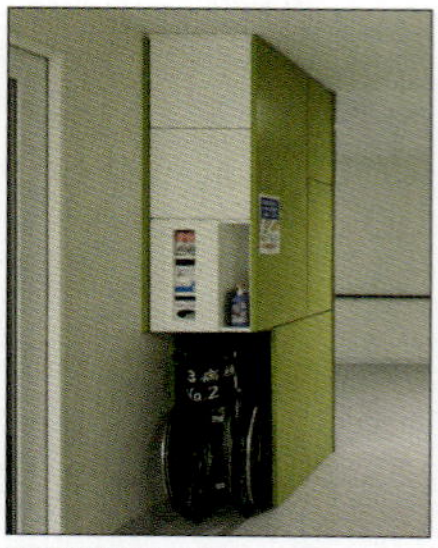
写真237　前室のナーサーバー（北九州総合病院）

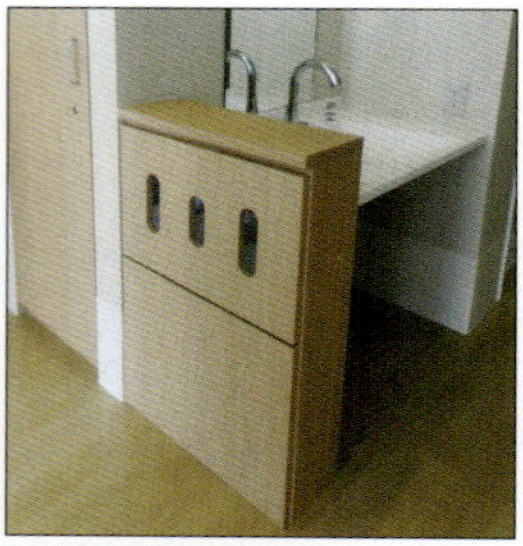
写真236　洗面脇の３点セット（福井県済生会病院南館）

69 「多床室」と「個室」―「個室化」に向けて

カーテンで仕切られただけで、プライバシーのない「多床室」の環境改善を目指して、1994年に完成した神戸市西区医療センター（設計／共同建築設計事務所）の「個室的多床室」は、外壁を凹凸にすることにより、各ベッドに窓があり、ベッドまわりをプライベート空間の設えとした画期的な提案であった。その後、それを一つのプロトタイプとして、病院だけでなく、福祉施設でも多くの事例を見ることができ、各設計者により、さまざまなバリエーションが工夫されている（写真239）。

看護グループと病室配置の不一致 ―「多床室個室混合型」平面

「近代的病院」には、多床室と個室をゾーンで分けた病棟が多い（152頁図75）。それは、それぞれに適したスパンの違いによる設計上の都合や、個室ゾーンの静寂やプライバシーへの配慮によることであった。しかし、個室が少ない病院では、術前術後の個室対応などのために、患者の病室移動が非常に多いので、担当看護グループ制を採用している場合は、病室移動の結果、看護グループと担当患者の位置に不一致が生じることになり、そのメリットの一つである看護動線の短縮が実現できず、多床室では、担当看護師が違う患者が一緒にいることがある。

日建設計による、多床室と個室を混合配置した平面（153頁図76）は、そのこと

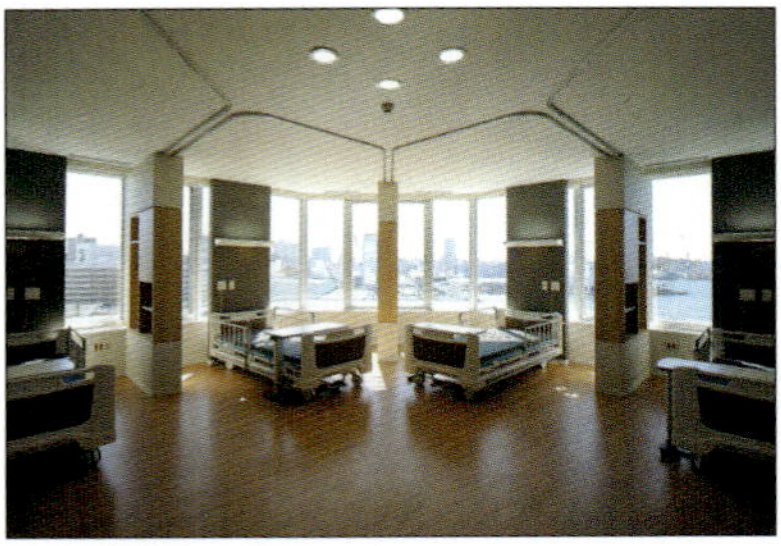

写真239　角部屋の「個室的多床室」（浜の町病院）

に対する一つの答えであり、特に混合病棟に対応しやすい。

「個室化」に向けて　―欲しい「音と臭いのプライバシー」

多床室では、家族と携帯電話で話ができない、付き添いの家族と大きな声で話せない、同室者のイビキで眠れない、テレビもイヤホンで、さらに、同室者に対するポータブルトイレの音や臭いへの気遣いは、人間の恥辱と尊厳にも関わる重大なことにもかかわらず、これまで疎かにされてきたのではなかろうか。

多床室での視覚的な、あるいは空間（領域）としてのプライバシーや明るさへの工夫は、家具やカーテンなどの設えにより何とでもできるとしても、「音と臭いのプライバシー」は、多床室である限り、解決できない問題である。

寂しいから、あるいは手術前の不安などについて隣のベッドの患者と話ができるから、そして、隣人の気配を感じ、看護師の入室頻度が高い（単純計算で四床室であれば個室の4倍）ことによる安心から、あえて多床室を選ぶ患者もいるが、昔は看護師が廊下側の患者のために、ベッドまわりのカーテンをできるだけ閉めないようにお願いいし、明るかった病室も、今はそういうお願いをすることもなく、昼間からベッドまわりのカーテンを閉めっぱなしにしている患者が多く、暗い印象となっている。その現実からは、すでに、患者側における四床室の意味は薄れており、単に扉よりカーテンの方が開けやすいという、スタッフ側の論理、そして患者側は、単に差額料が要らないから、あるいは個室が空いていないから、ということになる。

トイレがなくても「個室」に

差額料をいただくからと、差別化のためにトイレ付きの個室が多いが、トイレが使えない高齢者の多い、あるいは車椅子での移動の多い病棟では、病室内のトイレが使われず、宝の持ちぐされになっていることがある。

個室を選ぶにあたっては、「トイレがあるから」ではなく「トイレもあるから」ではなかろうか。

183頁図92の、車椅子トイレを病室外に分散配置したガラス張りの個室群は、従来の個室の課題を解消すべく、スタッフと患者間の動線や視覚的、心理的距離を縮めることができる、トイレのない個室病室の一つのあり方である。トイレ付に比べて面積が小さく、工事費が安くなり、その結果差額料も安くなるという「患者によし、スタッフによし、コストよし」の一例である。

家族の付き添いのためにも、トイレの有無よりも、まず個室ありきとして、患者の不安とスタッフの目が届きにくい個室の課題を解消する個室化である。

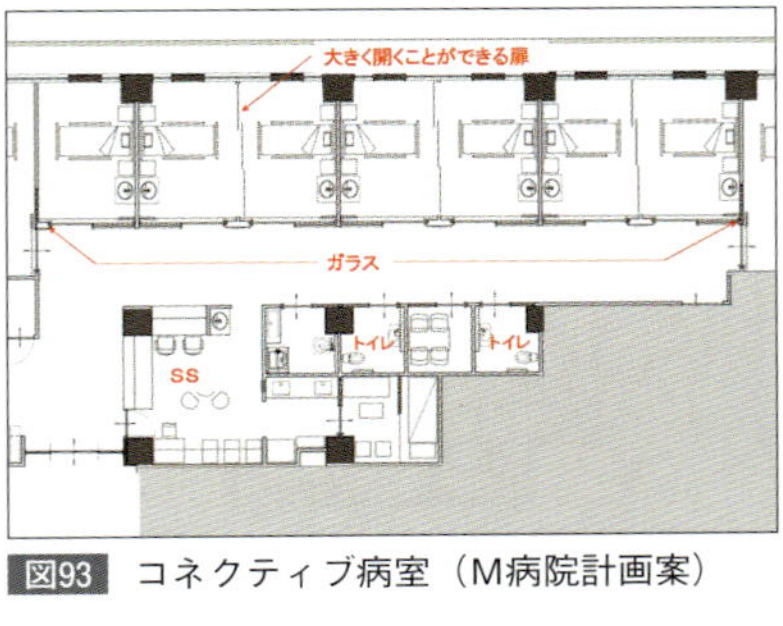

図93 コネクティブ病室（M病院計画案）

コネクティブ病室

さらに、183頁図92の二つの個室の間の間仕切りを、大きく開く扉やアコーディオンドアとして、個室と二床室を使い分けられるようにすると（図93）、寂しさに耐えられない患者や、ご夫婦、意気投合した患者仲間などにも対応できる。少し音は漏れるが、昼間は開けて、家族や見舞客がいる時や夜間には閉める運用もできる。

全個室で設計して、多床室をつくる

設計プロポーザルでの提案では、多くの案が、「個室化」を将来の姿として、四床室を個室に改修する解説をつけている（64）。多床室ありきで設計するのではなく、「全個室」で設計して、必要に応じてそれを多床室にアレンジする方が、すなわち「将来で設計して、今を使いやすいようにアレンジする（16）」方が、将来の姿として、そして費用対効果としても将来に向けての近道ではなかろうか。

70 「多床的個室」の「全個室病棟」 ―北九州総合病院の場合

「全個室病棟」は、特殊な病院を除き、以前より民間の病院にはあったが、公的な病院でも見られるようになった。患者・家族サービスはもとより、看護グループと病室配置との不一致（69）や、煩雑な病室移動がなくなり、病床稼働率も上がる。

北九州総合病院の、原則差額料なしの「多床室的個室」の「個室病棟」は、「ハーモニカ型[*1]」個室病棟の、患者にとっては、隣人と隔てられた孤独と不安、スタッフにとっては、見守りの煩雑さなどの双方の欠点を補う、「向こう三軒両隣」の病棟である（159頁図82）。

■四個室1ユニットの「多床室的個室」 ―全面ガラスの扉

四個室1ユニットの病室（図94）は、「個室的多床室（69）」を個室に改修する際に個室二室が想定されることが多いことに対して、もう少し大きければ四室にできるのに、という発想から生まれたものである。そして、「多床室的」とは、「隣は何をする人ぞ」の「ハーモニカ型」個室の欠点を解消すべく、お隣りのいる四床室の長所を生かすことを意図している。

病室の全面透明ガラスの扉（写真241）は、著者のコンセプト通りにすべし、との古賀一幸副院長の指示で実現したものであるが、患者にとっては、「選択できるプライバシー」のための扉の内側のカーテンを閉めていても、何となくお隣りや

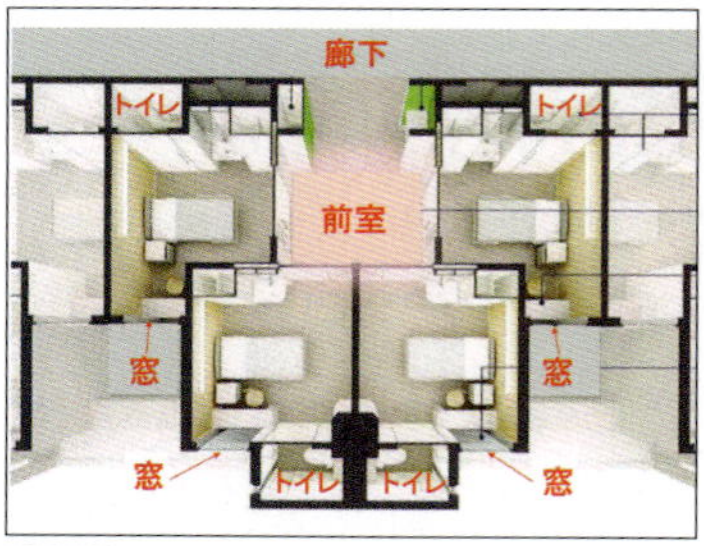

図94 「多床室的個室」（北九州総合病院）

お向かいの様子を窺い知ることができ、孤独感や不安が少なくなり、患者同士のコミュニケーションのきっかけにもなる。そしてスタッフにとっても、四室単位でのお世話ができるので、と好評である。

また、ナーサーバーと車椅子置き場があり、パソコン設置のための設備のある前室も、病室と廊下の干渉ゾーンとして、廊下から直接病室の中が見えないので好評である（写真242・163頁写真194）。

■ 自由度が高い、均一な病室構造

四個室1ユニットの病室平面と、構造上同じスペースを窓側に連続して並べることにより、見守りが必要な患者のための三床室二室のコネクティブ病室（図95）や特室（個室二室分）、スタッフの休憩室、カンファレンス室、面談室などを配置している。このことは、窓があれば休憩室などを病室に転用できるなど、将来の変更への対応を追求した結果である。

＊1 ハーモニカ型：ハーモニカのように個室などが一列に並列して並んでいる状況の例え。

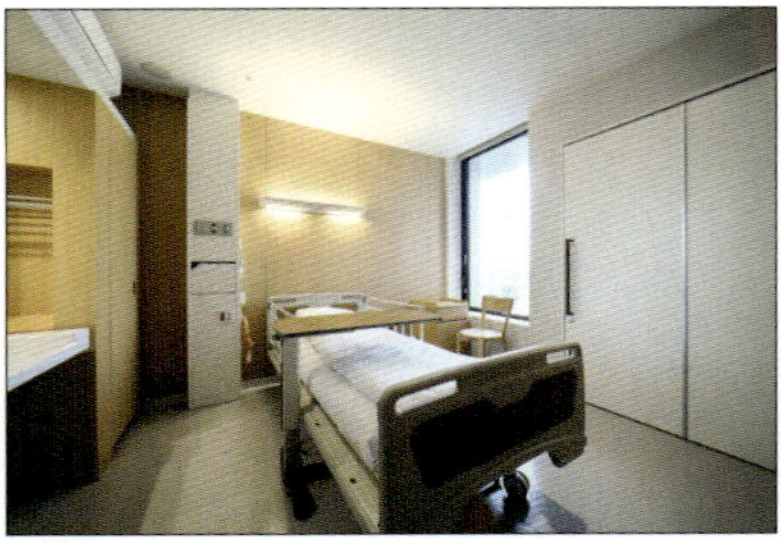

写真240 個室内観（北九州総合病院）

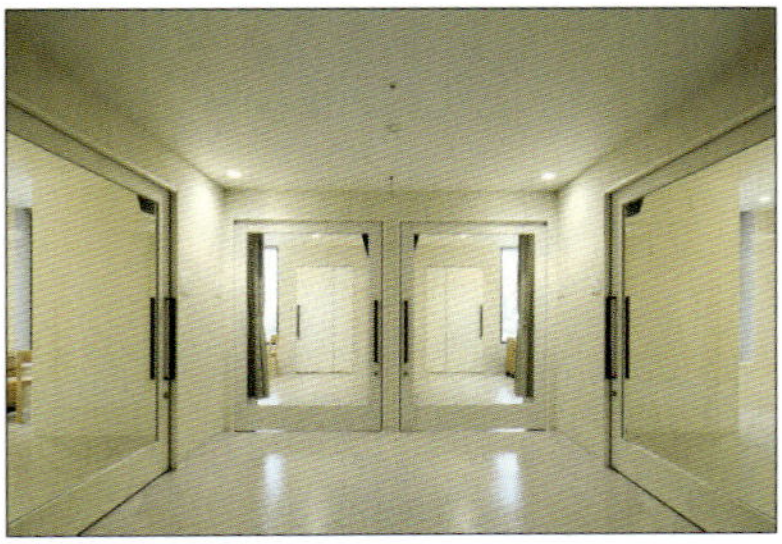

写真241 前室・全面ガラスの病室扉（北九州総合病院）

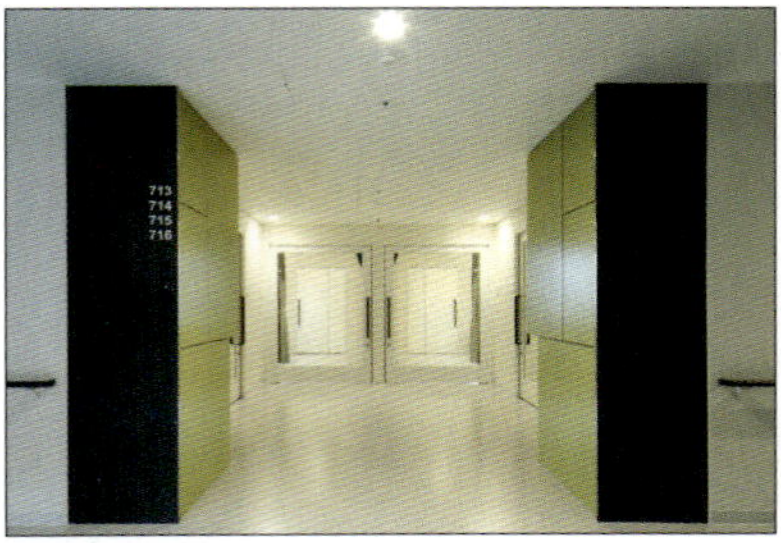

写真242 廊下から見た前室（北九州総合病院）

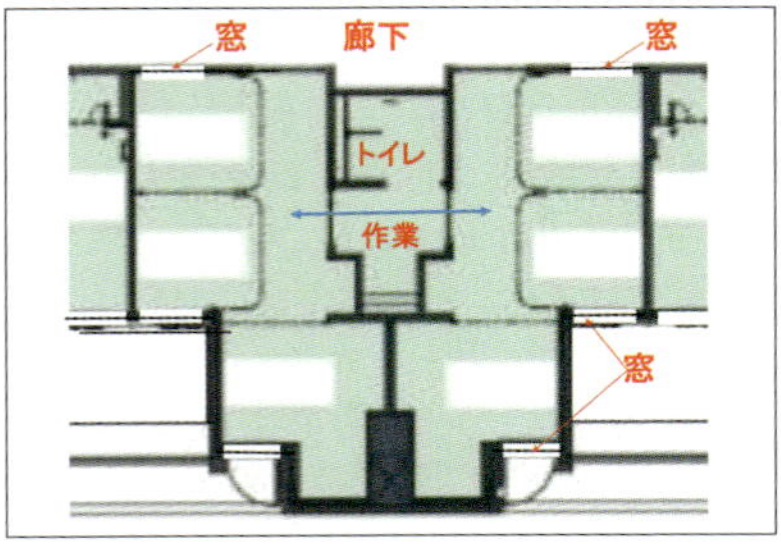

図95 三床＋三床のコネクティブ病室（北九州総合病院）

71 ゾーン扉のある管理部門 ―セキュリティとコミュニケーション

管理部門は、病院のマネジメントセンターとして、病院運営のための中枢部門であり、医療現場で働く方々のインキュベータでもある。機能性やセキュリティはもとより、「チーム医療」が掲げられる中、スタッフ全員が一丸となって事に当たるべく、スタッフ間のコミュニケーションに配慮しておきたい。

「集中」から「分散」へ、そして「集約」へ

情報化が業務ごとの機能的な「分散」配置を可能としているが、それゆえに、今一度、お互いの顔が見える「集約」化にも注目し、スタッフ間のインフォーマル・コミュニケーションにも期待したい。三田市民病院では、医事課や運転手も、ほかの事務職員と同室で、ハードとしても、職員同士の協力体制を整えている。

便利な中間階に配置

院内全域への動線があるので、中間の位置（階）にあるのが通例である。北九州総合病院では、外来と病棟の中間階（3階）にあり、外来の吹き抜け上部を貫通する管理部門へのブリッジ廊下から、そして医師室の窓からも、階下の外来の状況を窺い知ることができる（写真243）。

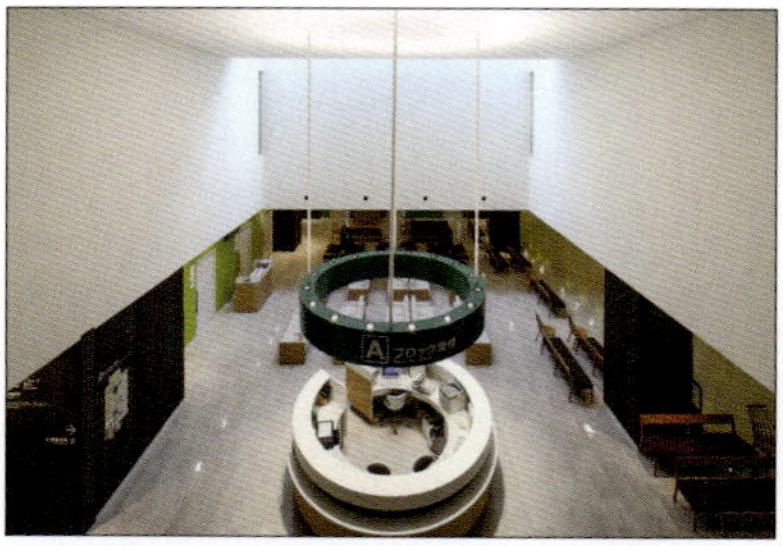

写真243　吹き抜けから外来が見える管理部門（北九州総合病院）

ゾーン扉によるセキュリティ管理 ―大きな部屋の中に必要な間仕切りを

ゾーン扉により、セキュリティ管理をしておきたい。内部の間仕切りや扉をやめることができ、廊下のない機能的でフレキシブルな平面が可能となる。そして、各室の施錠も不要となり、コストダウンにもなる（26）。

設計にあたっては、廊下に沿って部屋を並べるのではなく、管理部門という大きな部屋の中に、必要な間仕切りだけを設けるという発想がよい。これで、不用意な部外者の通行もなくなり、コミュニケーションやセキュリティ、備品や機器の共用利用などのいろいろな課題が一挙に解決する。図96では、院長室や応接室などの音（声）のプライバシーが必要な部屋以外はすべて1ルームである。

ゾーン内のスタッフ専用エレベーター ―消えた黒服

浜の町病院や北九州総合病院では、管理部門のセキュリティゾーン内にスタッフ専用のエレベーターがあり、各階の後方部分（スタッフゾーン）に直結し、一般動線との交差を最小限としている（70頁図25・66頁図21）。

その結果、MR（医薬情報担当者）の方々には申し訳ないが、病院の一つの風景であり、患者から見れば異様とも映る、医師室の前で立ったままで待ち構えるMRの姿がない。余談になるが、ならば座っていただこうということで、福井県済生会病院東館の医師室の前に立派なラウンジを設けたが、そこにMRの姿はな

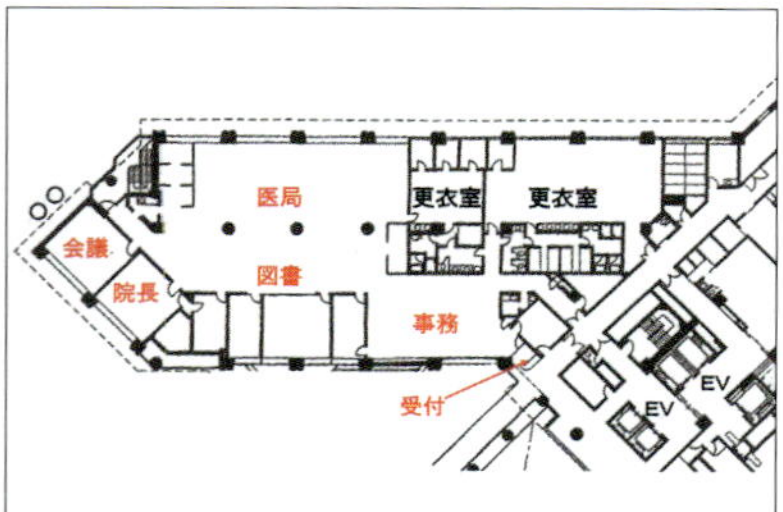

図96 オープンな事務室（幡多けんみん病院）

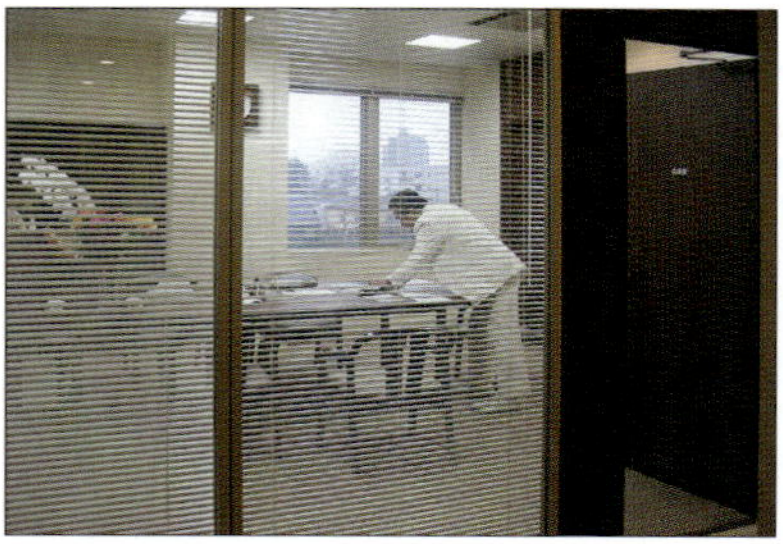
写真244 ガラス張りの会議室（長谷川病院）

い。どうやら、立って待っていることに意味があること、そして医師が帰って来るとすぐに声かけをするフットワークが必要なので、座ってはいられないらしい。

■ ガラス張りの会議室

長谷川病院の病院幹部のランチルームとしても使っているガラス張りの会議室（写真244）は、廊下から今部屋に入ってよいかどうかがわかるし、廊下でスタッフがモゾモゾしていると、中から「どうぞ」と声がかかる。廊下の不審者も発見でき、廊下から見られているのではなく、廊下を見ていることによる。

会議室に限らず、間仕切りはガラスにするとよい。ともに働く意識が芽生え、ブラインドを設ければ「選択できるプライバシー」となる。

■ ガラス張りの事務室 ―「おはよう」から始まる一日の仕事

事務室も、管理部門の入口付近に配置し、間仕切りを設ける場合は、ガラス張りにするとよい。さらにセキュリティが高まり、スタッフの出入りや所在管理もしやすくなる。スタッフ間の「おはよう」から一日の仕事が始まる（写真245）。

浜の町病院では、その意義をご説明するとすぐに受け入れられ、建物の奥深いところにあるにもかかわらず、完成後には、中央にある中庭から外光が注ぐその開放感と明るさに驚かれた。中庭を通して各階の様子が、そして光庭と事務室の間にある吹き抜けからは、真下の外来や、さらにその下の玄関部分の状況なども察知できる（70頁図25・写真246）。

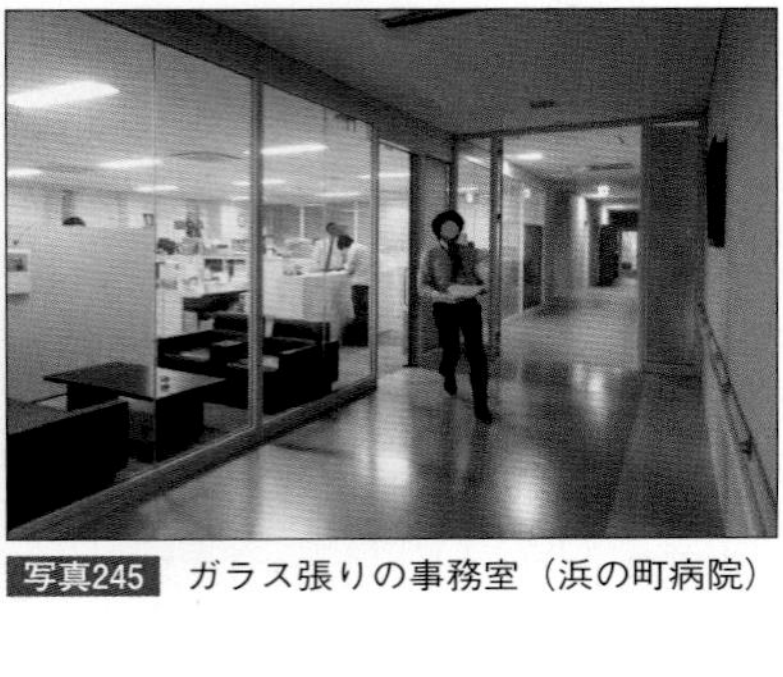

写真245　ガラス張りの事務室（浜の町病院）

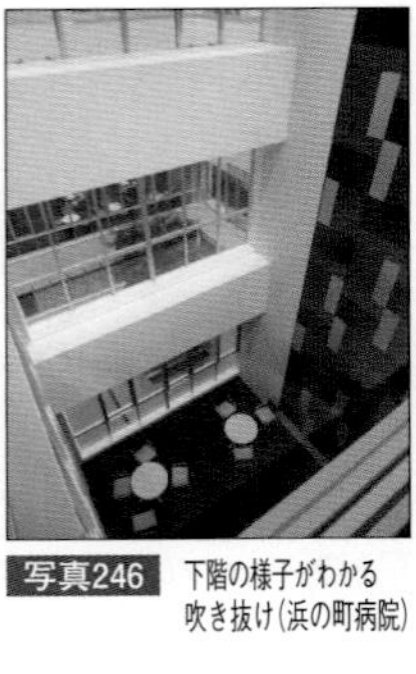

写真246　下階の様子がわかる吹き抜け（浜の町病院）

72 「FM」の視点から ―管理厚生諸室の共用利用

打合せに伺うと、「食堂で」と案内され、そして片隅ではほかのミーティングをしている風景がある。病院では今、感染防止、医療事故、患者サービスなどのいろいろな委員会が活発で、診療時間後には会議漬けとなり、会議室が不足している。しかし病院には、その時間帯に使っていない部屋がたくさんある。例えば、診療各部門の中にあるカンファレンス室や休憩室を共用廊下に面する位置とすれば、空き時間には、部門外からの共用利用ができる。

施設の共用利用

設計協議をしていると、部署内にカンファレンス室が欲しいという要望が出るが、カンファレンスが週に一度しかない部署もある。カンファレンスの多くは診療時間外なので、扉のある患者待合室であれば、カンファレンス室として十分利用できる（**写真247**）。そしてそのためには、移動ができる軽い椅子にすること、そして壁面がスクリーンになるように白い壁にしておくとよい。しかし、カンファレンス室の要望は、部署内にスタッフの休憩室が欲しい、という要望の裏返しであることが多く、それならそれで、そのスペースを集約して共同利用すれば、もっと素敵な休憩室をつくることができる。

そのほかにも、面談室など、共用できる部屋が多くあり、共用することで全体

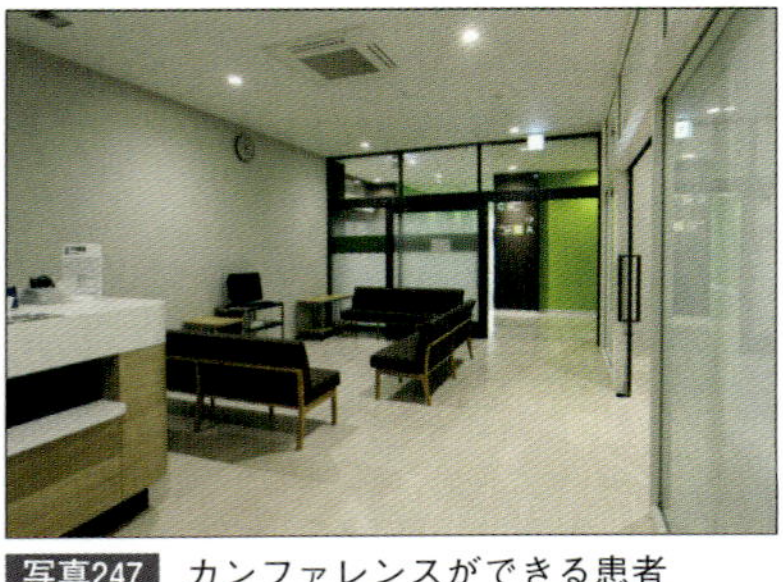

写真247　カンファレンスができる患者待合室（北九州総合病院）

のキャパシティを大きくすることもでき、フレキシブルな運用ができる。

共用室として使える部屋の用途と所属を固定せずに、「フリーアドレス」として、時間帯別の「空き部屋」を探すことから始めよう。

クリニックの場合は、患者の待合や休憩室でカンファレンスをすることが多いが、そのためのスクリーンなどの諸設備と椅子やテーブルの選定をしておくとよい。

大きな玄関ホールをコンサートホールに変身させる病院も多いが、長谷川病院では、玄関ラウンジに天井埋め込みのスクリーンが用意されていて、その部分の椅子も向きを簡単に変えられる軽い椅子として、講演会や音楽会などの多目的に使えるようになっている（写真248）。

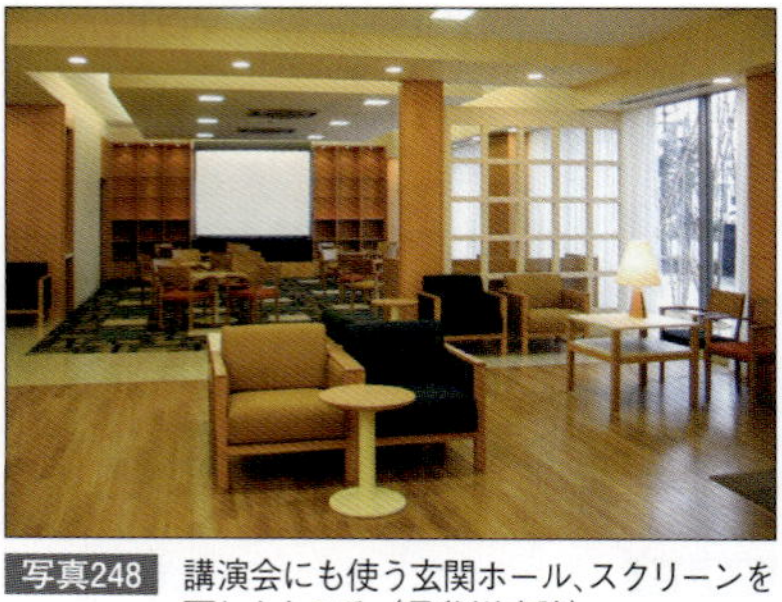

写真248　講演会にも使う玄関ホール、スクリーンを下したところ（長谷川病院）

職域別から、「大部屋」に

病院では、職域や男女別でスタッフが固まりやすい傾向にあり、得てして、そのようなプランニングになることがあるが、それは、部署別の打ち合わせでの要望を、設計者が安易にプランニングに反映してしまう設計者側の問題でもある。しかし、「チーム医療」など、スタッフが一丸となって携わる医療の現場に、職域や男女別は関係ないことであり、スタッフ間のコミュニケーションの妨げになるものは排除しておきたい。

まずは、職域や男女の垣根を取り払い、間仕切りや扉もやめて、一緒に働くことから始めよう。また、副院長が一人増えたからと、すぐに改修が必要となることがあるが、最初から副院長室をつくらずに、今オフィスで普及している「ワークステーション*1（写真249）」のように低いパネルでコーナーをつくり、職位による差が必要であれば、大きさを変えるとよい。

■共用ゾーンに複数の「面談室」を

患者の家族とお話をするので、と医師室を個室にする要望が出ることがある。管理部門のセキュリティ外にプライバシーのある複数の面談室を共用室としてつくれば、医師以外への来客にも使うことができるし、スタッフ同士の面談にも使え、セキュリティも保持できる。ただし、「個室を用意しますので」と医師を招聘する場合には、個室をつくらざるを得ないのではあろうが。

■多目的利用の講堂　―地域に開かれた病院

アメリカの「コミュニティ・ホスピタル」の共用玄関の近くに多目的ホールがあった。「開かれた病院」として地域のさまざまな催事にも使われている。そして、それは診療動線を妨げるものではなく、「病院の外の病院」にある。

講堂は、利用頻度が少ないからと、最上階や建物の端に配置する場合があるが、その結果、さらに利用頻度が少なくなり、外来者が病院の奥深くまで入ることによりセキュリティが低下し、会議終了時のＥＶの混雑、そして、トイレもそれなりの用意が必要となる。北九州総合病院の講堂は、1階の車寄せ玄関にあり、玄関ロビーを講堂のホールと兼用している（**写真250・251**）。外来が2階にあることを最大限生かした設計であり、使用時間帯の問題もなく、音楽会や講演会など、地域にも開放されている。また、玄関横にある講堂には、医療ガスと非常用電源（**38頁写真39**）が装備されており、災害時のトリアージスペースとなる。

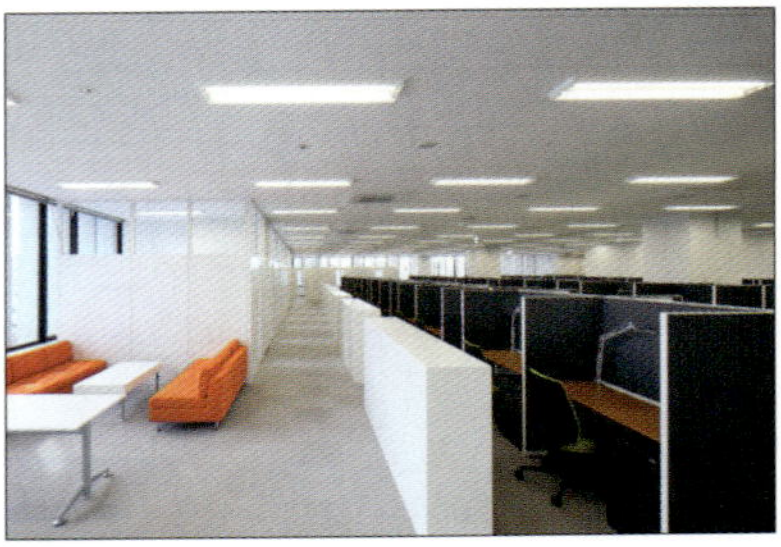

写真249　ワークステーション型の医師室（北九州総合病院）

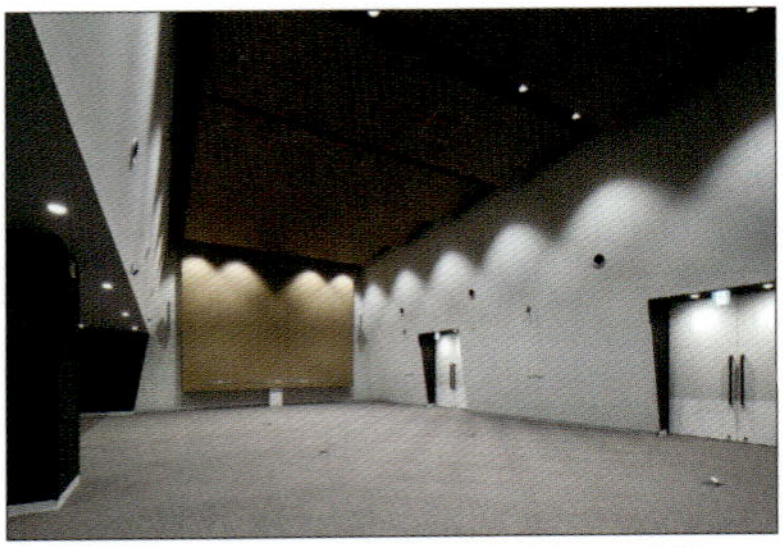

写真250　玄関横にある多目的利用の講堂（北九州総合病院）

「会議室ゾーン」　―集約による有効利用

パソコンによる会議室の使用管理をすれば、空いた会議室を探す煩雑さから解放される。本館の改修のために増築された福井県済生会病院東館では、本館にあった各部署内のカンファレンスルームを一掃し、講堂を含めた会議室フロアとして集約した。専用のラウンジ（18頁写真7）もスタッフ休憩室として使っている。東館には車まわしのある専用玄関があり、診療時間内であっても、学会などで気兼ねなく外部からの利用ができる。浜の町病院でも、外部からも利用しやすいように、一般EVに直結する3階管理ゾーンのセキュリティ外に三分割可能な講堂（18頁写真8）を、会議室や職員食堂とともに、「会議室ゾーン」として集約し、学会の分科会対応にも好都合である（図97・70頁図25）。

伸縮する職員食堂　―ピークカットの工夫

病院では、時間差での食事もあり職員食堂を完全には閉鎖できないが、利用の少ない時間帯がある。浜の町病院（図97）では、隣接する会議室との間に扉（図中●印）を設け、ピーク時には、会議室を含めた食堂となる。食堂を会議室として使うのではなく、会議室を食堂として使うことで、有効利用ができる。

＊1　ワークステーション：個人単位で衝立で囲まれたデスクコーナー。

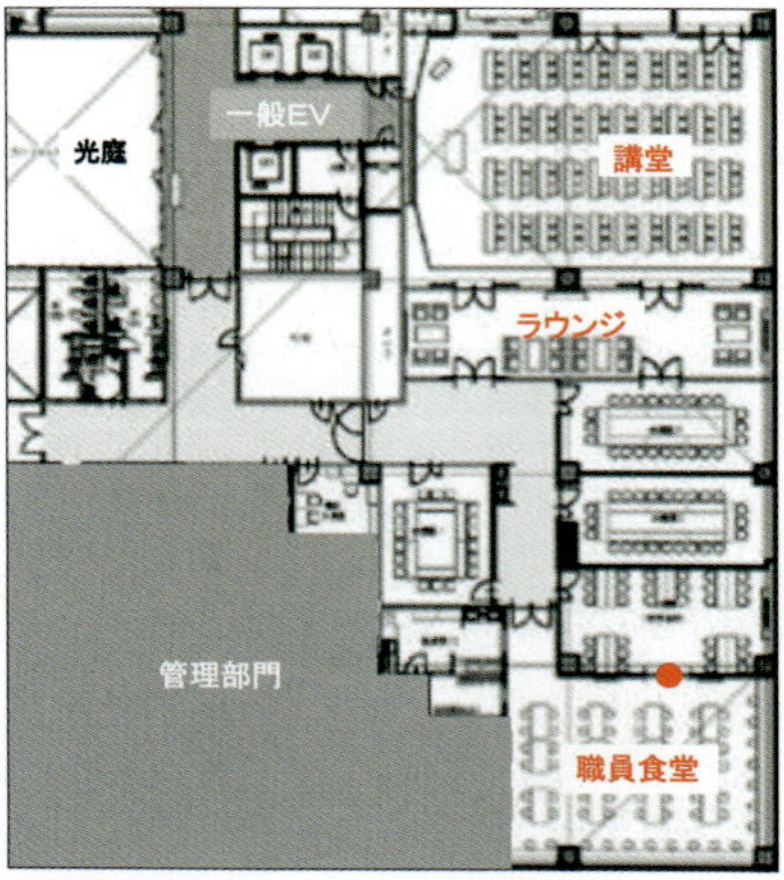

図97　会議室ゾーン（浜の町病院）

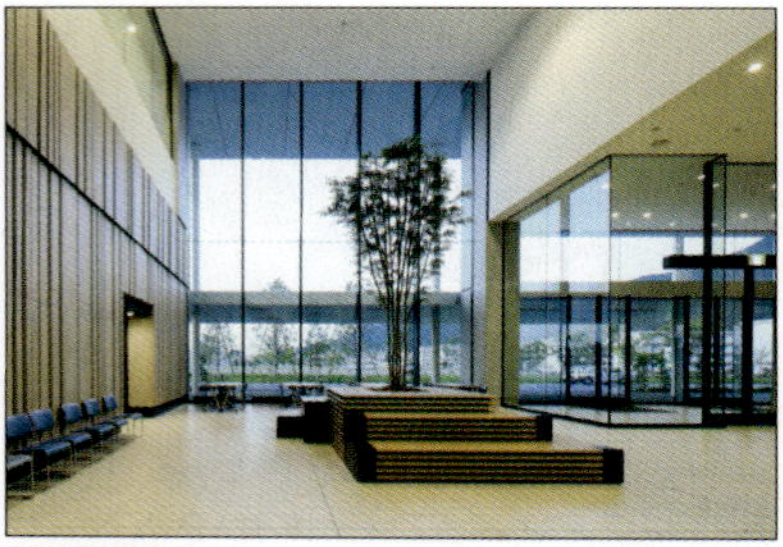

写真251　講堂ロビーを兼ねた玄関ロビー（北九州総合病院）

73 スタッフの快適な業務環境と厚生施設

昨今の人手不足もあってか、今、優秀な人材を確保するために、スタッフの業務環境の改善に力を入れている病院が多い。いつ患者に呼ばれるかわからないので仕事場を離れられない、という医療現場特有の事情はあるとしても、休憩時間に仕事場を離れてゆっくり休憩できないという現状から脱皮したい。

■しっかり働いて、しっかり休む　―働き方改革・「労休分離」

「働き方」が変わりつつある今、ぜひ、休む時はしっかり休む「労休分離」で考えたい。休憩室は、日頃お話ができていない方々とのインフォーマル・コミュニケーションの絶好の場であり、それが「チーム医療」の実現に向けての基本ではなかろうか。休憩室も共用にして集約すれば、和室とかラウンジとかいろいろなものを充実させることができる。

しっかり休むことを実践している病院が増え、休憩室などが充実しつつある実感がある。しかし、それにもかかわらずこれまでのように医療現場のそれぞれの部署の中に休憩室を要望されることが多いことが、屋上屋を重ねているように思える。そして「私たちは、皆様のお役に立つ仕事をしているので、感謝されて当然、休憩室の要求も当然」という、感謝の押し売りが見え隠れすることがある。

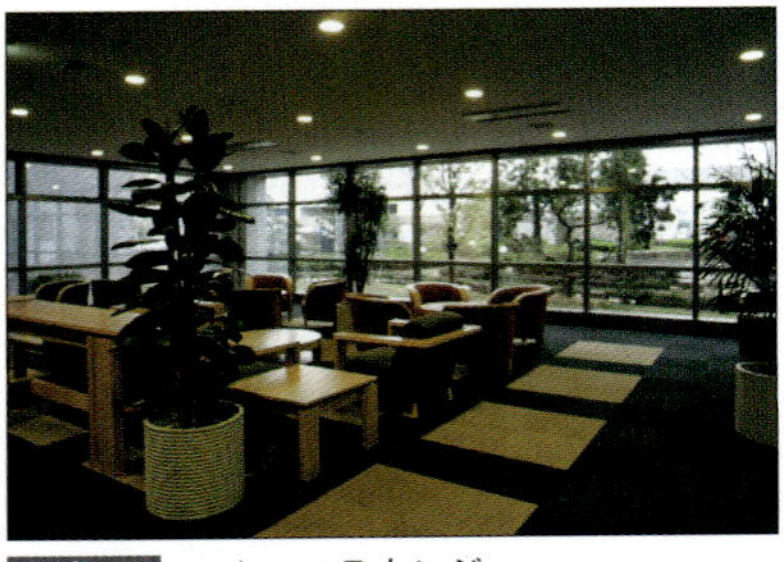

写真252　スタッフラウンジ
（福井県済生会病院東館）

「職域別」と「男女別」から「共用」へ

病院には、「女医」「看護婦」など、男女別の呼称がある職種があり、さらに医師や放射線技師は男性、看護師は女性など、職種がそのまま男女のイメージに一致しているものもあり、ハードもそのようにつくられてきた。ところが今、職種と性別に関係する従来の既成概念が大きくくずれており、これまでの職域別に男女別の要素が加わることにより、更衣室や休憩室、当直室などが屋上屋を重ねている。

例えば、増え続ける「女医」も、昔は専用の医師室と更衣室があり、女医が増えたので、とその都度改修工事をしたものである。更衣室を女医専用ではなく、女子の共用にすれば改修しなくて済む。男女の更衣室も、ロッカーで仕切れば、男女比率の変化に対しても改修が要らない。事務長などの、すぐ近くに上着がないと困る人以外は、すべての更衣室は、「職種別」をやめて「男女別」としたい。島根県立中央病院の設計時には、当時の瀬戸山元一院長の「スタッフは院内を私服で歩くべからず」の号令で、通用口近くに、更衣室が男女別に集約された。ただ、委託スタッフの更衣室や休憩室は、情報管理の面から分けるべし、と言う意見がある。

病棟にある看護師休憩室は、これまでは女性のお城であったが、今では、男性の看護師が居場所を失っている。設計時に、病棟の休憩室は「禁煙ですよ。男女共用ですよ」と確認しながら設計を進めている。

当直室も、これまでは職種別にあてがえられていたが、さらに、男女に分けて欲しいという要望が出ることがある。職種別×男女別だと大そうな数になるし、実際は、全室が使われていないことになる。ＦＭ的には、全室をフリーアドレスにすることで有効利用ができるが、それができなければ、せいぜい男女別までとし、職種はフリーアドレスとする、あるいはその逆とするしかない。レディースホテルもあるが、「普通のホテルに泊まると思えばいいのでは」とお話している。シーツを毎日変えていないのか、と疑いたくもなるが、このことは、体臭が残るほど狭い部屋を男女別にして室数を増やすのと、男女共用としてホテルのようなゆったりした部屋のどちらにするのかのチョイスとなる。あなたはどちらを選びますか。

共用の中に、女性専用をつくる　―女性専用車両に学ぶ

女子更衣室に対して、男子更衣室があるのは必然だとしても、女子休憩室に対して、男子休憩室があるのはなぜかと思う。異職域間の折角のコミュニケーションの機会であるのにもったいないと思う。また、女子休憩室では、そこで食事もと、大きな部屋を要望されることがある。やはり、脚を伸ばして休むなどの最小限の休憩の場は女性専用が欲しいとしても、それ以外の休憩や食事は、男女共用としておきたい。

電車の女性専用車両の是非については、では男性専用車両も、という声まではあがってこないが、同様に、全体を共用として、その中に、女性専用が必要と判断できる最小限の専用室を設けることでいかがか。できるだけ、インフォーマル・コミュニケーションを楽しんでいただきたい。

スタッフトイレの要否　―共用トイレを使うことで、トイレを美しく

各部門内に、スタッフトイレの要望が出るが、なぜ？という質問には明快な答えがない。大病院では、男女別にしっかり用意することができるが、中小の病院では、管理部門以外の各部署内に男女別に設けるのはなかなか難しい。病院設計の大先輩である辻野純徳氏（ＵＲ設計）が、医療系新聞の新年号のコラムで「スタッフが患者用トイレを使うと、トイレがきれいに保てる」と記していた。今はコンビニでも、「このトイレは、スタッフも使わせていただいています」とわざわざ、表示をする時代である。また、スタッフトイレを設ける場合は、看護師は患者から見れば、トイレに行かない「天使」なので、患者にトイレへの出入りが見えない位置に設けることが設計のポイントである。

送迎をしているデイサービスの設計では、おばあちゃんが「孫にお土産を買って帰りたいので、コンビニが隣にあるといいな」と言っているという話があり、コンビニが併設された。病院くささを排除するためには、「街」の賑わいが欲しく、診療ゾーンから離れた位置がよい。また、ガウン姿の入院患者も来るので、病棟EVから、外来待合を通らない動線などへの気配りが必要となる。

これまでの病院内の売店は、売上が多く貴重な収入源である一方で、原則、外に出ることができない入院患者にとっては、選択肢がなく、高いという印象があった。患者もガウンのままで外のコンビニに買い出しに出たりすることもあり、コンビニ導入の病院が増えたことは、患者としては嬉しいところである。

また、大病院では、院内のお客だけでコンビニやレストランも経営的に成立するが、中小病院では難しく、売店などのテナントを入れる場合は、院内外からのダブルアクセスとして、街の方々にも入りやすくしておきたい。

北九州総合病院では、街づくりの視点から、遊歩道に面する別棟にアメニティ施設を集約した。コンビニやATMのほか、厨房を挟んで、病院のスタッフゾーンに直結する職員食堂と、アーケードに面する一般向けのレストランがある（図98・写真253・56頁写真49）。

■「街」の中の生活利便施設

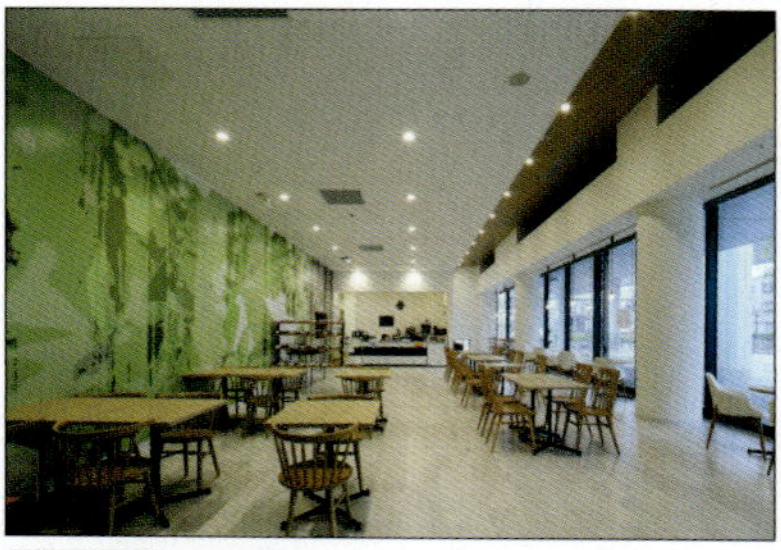

写真253　遊歩道に面するレストラン（北九州総合病院）

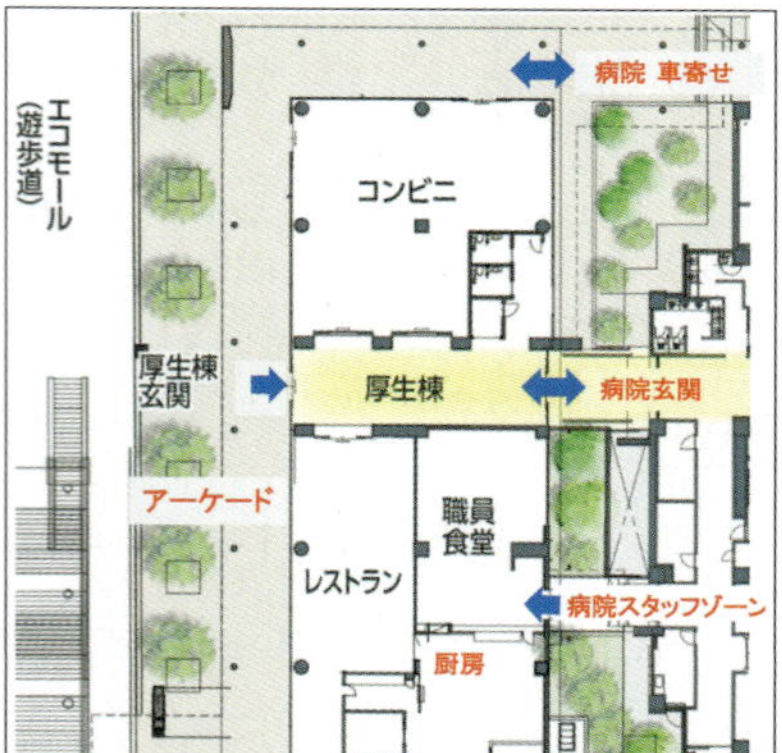

図98　遊歩道に面する厚生棟（北九州総合病院）

74 家族の立場に立った霊安剖検室 ―動線への気配り

霊安室の設計にあたり、病院側に「お亡くなりになる方は、月平均何人ですか」と聞くと回復の見込みのない亡くなる前の患者を受け入れている病院もあり、申しわけなさそうに「実は多いのですが…」と仰せになることがある。それに対し著者は、「最期をお願いする方が多いのは、病院に対する信頼が厚いからです」と申し上げる。内部動線の計画から、ゴミや物品の搬出入と同じ動線での寝台車対応の病院が多かったが、患者家族への最後のお勤めとして、霊安室への動線や環境改善に力を入れている病院が多い。

「動線」への気配り ―家族の立場に立って

病棟からの動線、家族の動線と待ち環境、寝台車の動線、人目にさらされない寝台車への乗り込み、そして剖検室の存在や出入りが家族にわからないようにするなど、配慮事項が多くあり、設計者の腕の見せ所である。

島根県立中央病院では、寝台ＥＶの後方扉が霊安剖検室の専用廊下に直接つながり、一般動線との交差がない。寝台車寄せも、人通りのない静かな環境にある。

また、霊安室のインテリアデザインに力を注ぐだけでなく、寝台車への乗り込みから、院外に出るまでの入念な環境づくりが必要である。福井県済生会病院では、南館増築時に物品搬出入動線上にあった霊安室を、真っ先に移動された。増築棟なので、既存病棟からの水平動線が生じたが、それは患者などの往来が少ない階で移動することとして、専用エレベーターで1階の霊安剖検室に直接アクセスできる位置にある。家族の専用玄関や広い寝台車車室があり、人気の少ない静かな裏門から、院外に出ることができる（写真254・255）。

■霊安室の、安らぎのインテリアデザイン

屋上庭園に面して設けた病院もあるが、まずは固定的なものは無宗教とし、斎場ではないので、何よりも、家族の「気持ち」に立って、静かで安らかな部屋としておきたい（写真255〜257）。また、家族の居場所としては、霊安室だけでなく、前室や待合室など、家族や親戚同士が霊安室の外でくつろげる部屋と給茶サービス程度は用意しておきたい。

■霊安室の多目的利用

立地や地域性により、霊安室の使用はさまざまであり、すぐに院外に出るので、使うことがない病院もある。FM的には、すぐに共用利用という話になるが、町立奥出雲病院では、ほとんど使わないことから、動線への配慮をしながら、スタッフが使用する多目的室とした。隣接する剖検室との間の扉を二重とし、それとわからない普通の部屋である。

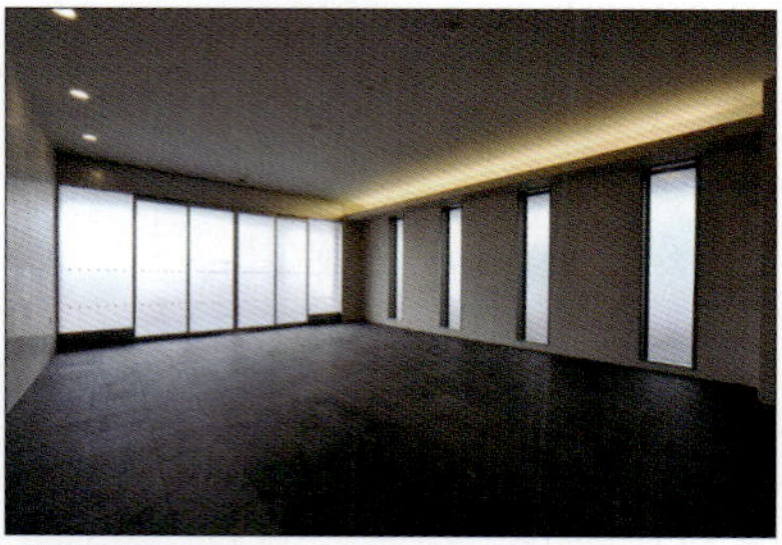

写真254　寝台車車室（福井県済生会病院南館）

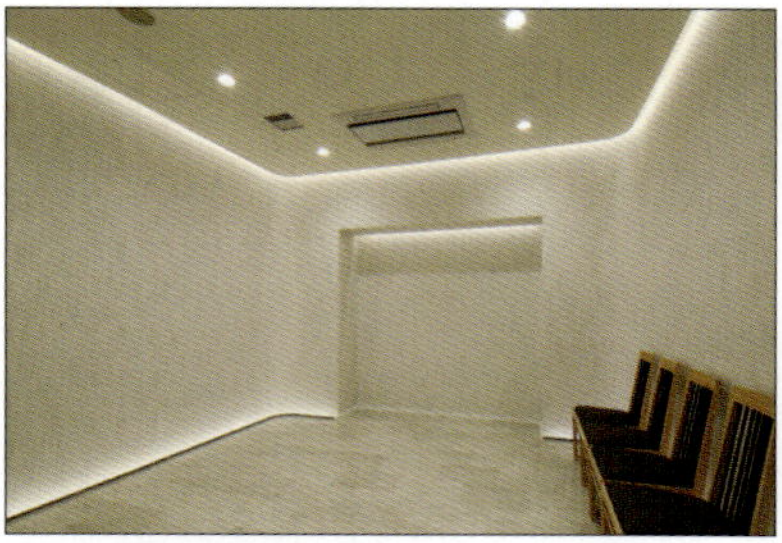

写真256　霊安室（北九州総合病院）

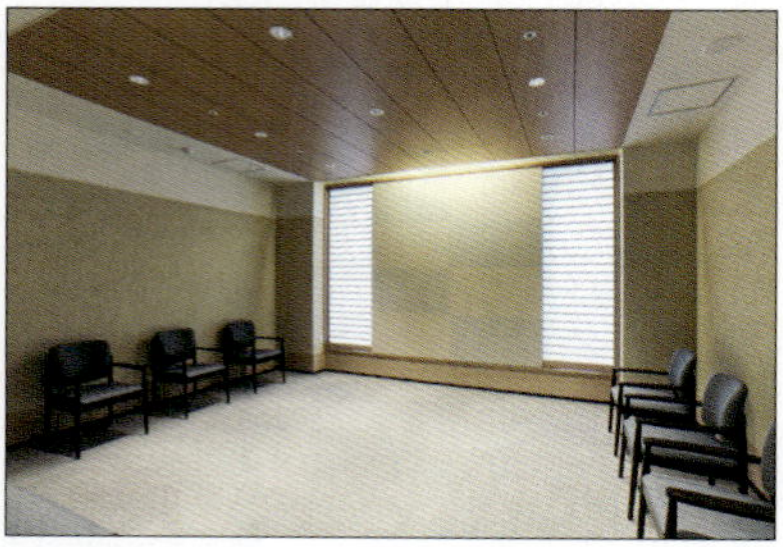

写真255　霊安室（福井県済生会病院南館）

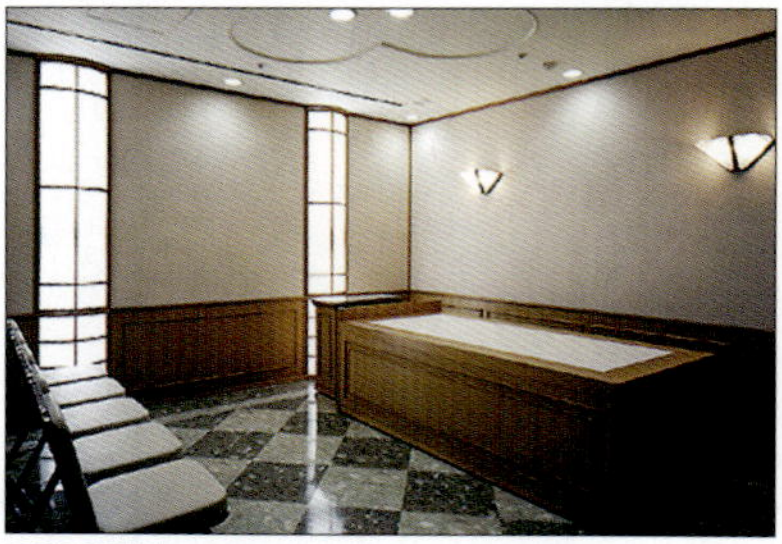

写真257　霊安室（三田市民病院）

75 「物」の中央化から「情報」の中央化へ ―「ポストSPD」

供給部門は、薬局、厨房、中央材料滅菌、MEセンター、リネン関係、ベッドセンター、中央倉庫などの「物」を扱う部門であり、エネセンまでを含む。「前近代的病院」で分散していた供給部門は、不良在庫などの課題を解決すべく、「近代的病院」では、「情報化」による「SPD（物品管理配送システム）」が開発され、「物」の保管、管理、配送などの「中央化」が進んだ（図99）。そして「院外化」などが進む今、更なる情報化による「ポストSPD（次世代のSPD）」が期待される。

■「物」の中央化から、「情報」の中央化へ ―「ポストSPD」

物品管理の「中央化」は、物の移動を増やし、大型搬送機やロボット搬送などによる自動化や「定時定量搬送」などの配送のシステム化を伴った。そして今、地域の供給体制によるが、「院外倉庫」や「外部委託化」「共同購入」などの「院外化」が進む中、院内の更なる「情報化」により、金食い虫の自動化、機械化に頼らない、そして、多くの「物」の移動を伴わない「ポストSPD」を視野に入れておきたい。

■「集中」から「分散」へ

「情報化」による物品の「所在管理」ができれば、あえて大量の物品を集約して保管する必要はなく、外部の力も借りれば、分散配置も可能となるのではなかろう

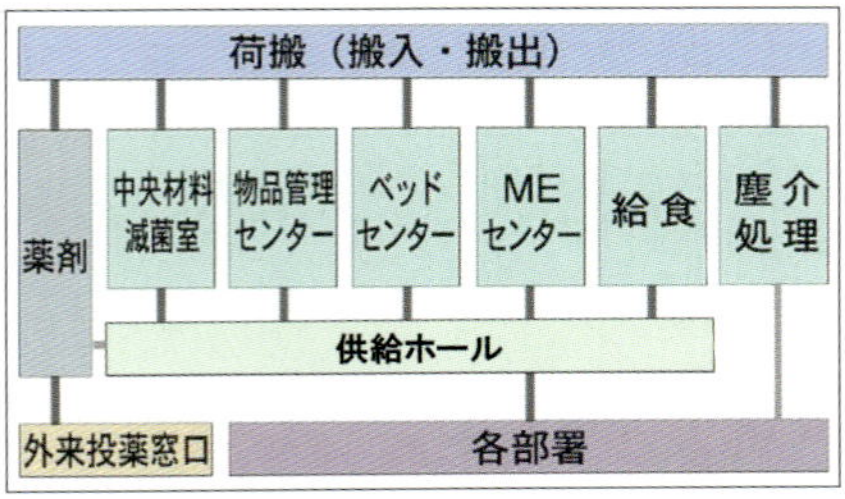

図99　SPDの概念図

か。分散配置にすれば、物品の搬送量を減らし、緊急な使用に迅速に対応することもできる。

供給部門は将来対応室　―供給部門の縮小

更なる院外化とシステム化、そして分散化が進めば、供給部門を縮小することができ、ほかの部屋に転用ができる。島根県立中央病院の窓のある2階の供給部門（76）は、そのことも視野に入れたものである。そして、院内各所の倉庫も、すべて将来の「予備室」と考えるとよい（16）。

積み替えがあるところに、改善がある　―ヤマト運輸に学ぶ

港の風物詩であったレンガ倉庫が消えて久しいが、積み替えのないコンテナとトレーラーシステムに学ぶことが多い。古賀病院21では、外部の洗濯屋から運ばれたワゴンがそのまま病棟に持ち込まれ、洗濯屋がベッドメーキングをし、汚れたものを持ち帰る。倉庫や積み替え作業を省く、将来の姿を示唆している。なお、一時的にでも、廊下に放置できないことと、臨時用のストックのために、病棟にワゴンごと入る収納スペースがある（写真258）。

できるだけ、大部屋に

また、できるだけ大きな部屋に集約して、その中に清汚管理などの理由により、必要とする部屋だけに間仕切りを設けると、異種同時搬送などの合理化ができ、省人力と融通性のある運用ができ、コストも下がる。

また、扉の数を少なくすることができることにより、搬送動線上の扉を自動化しておきたい。

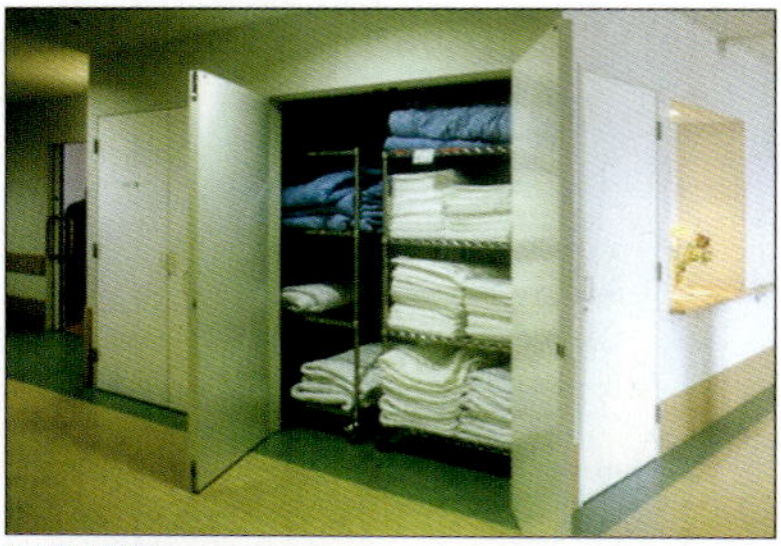

写真258　積み替えのないリネンワゴン（古賀病院21）

76 搬送動線と供給部門の位置 ―一般動線からの分離

患者が歩いている廊下を、大きな物品搬送のワゴンが通るのは危険である。また、物品動線に適した、頑丈な床と壁の仕上げや壁に取り付けるガードは、患者にやさしいイメージとは言い難く、相反するものである。物品動線と患者動線の分離とゾーンの分離を図りたい。

傷や汚れへの心配もなくなり、安心してワゴンを移動できる。一般動線との動線分離は、それぞれの内装仕上げにメリハリをつけることができ、経済的でもある。

■「機械搬送」から「人力搬送」へ ―「前近代的病院」に学ぶ

金食い虫の、大型機械搬送機などによる自動化は、多くの患者をさばいてきた時代、豊かであった時代の、あたかも「近代的病院」のシンボルかのようであった。そして今、更なる「情報化」によるシステム化により、人力搬送や安価なダムウェーターの活用など、「前近代的病院」に学ぶところがある。プランニングに関係することから、将来を見据えておきたい。

■EVによる動線分離と、供給部門の位置

供給部門は、トラックドックと院内のサービスEVとの間に集約させて、一般動線と分離するのがよい。浜の町病院では、1階が主フロアなので地下1階に（図100）、北九州総合病院では、2階が主フロアなので、1階（図101）にある。そし

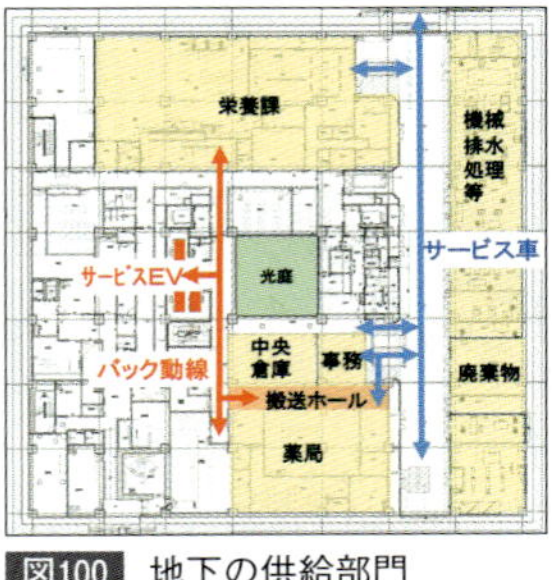

図100 地下の供給部門（浜の町病院）

ていずれも、一般動線と分離されたバック動線があり、それがサービスEVに直結する。なお、MEセンターは、高度医療部門やEVに近く、院内の移動に便利な位置がよい。浜の町病院では、サービスEVに近い手術とICUの接点にある（133頁図64）。

2階の供給部門　―島根県立中央病院

地下水位による地下のない計画で、2階に供給部門がある。トラックをスロープで2階に上げ、部門内でサービスEVに直結する（図102・写真259）。「そんな大変なことを」と仰せの方もおられたが、従来の地下の供給部門にトラックを降ろす方法よりも工事費は安く、何よりも働く環境がよい。検体検査も外部との関係があるとして供給部門内にあり、検査技師からは「え！私たちも？」と疑問が投げかけられたが、当時の瀬戸山元一院長のリーダーシップで実現した。そして、病棟階では搬送EVがスタッフゾーンの内部にあり、EVホールとSSとの間にあるパスボックス型の物品棚により、搬送ワゴンが病棟廊下を通ることはない（写真260）。

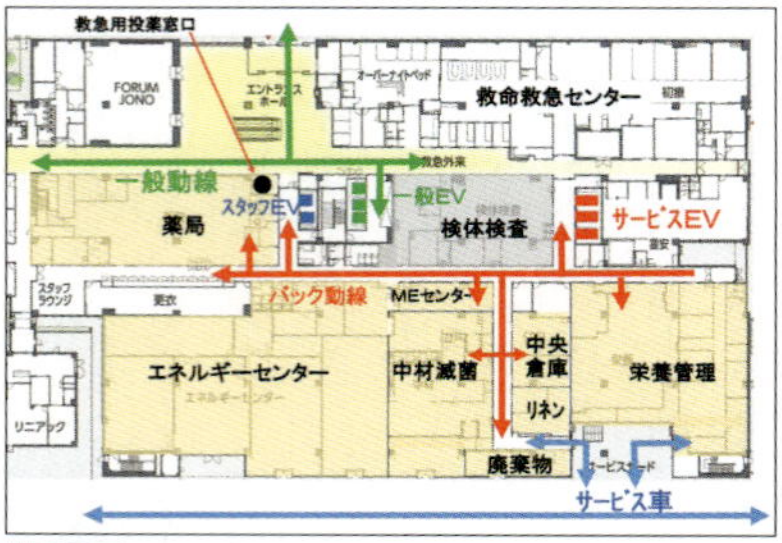

図101　1階の供給部門（北九州総合病院）

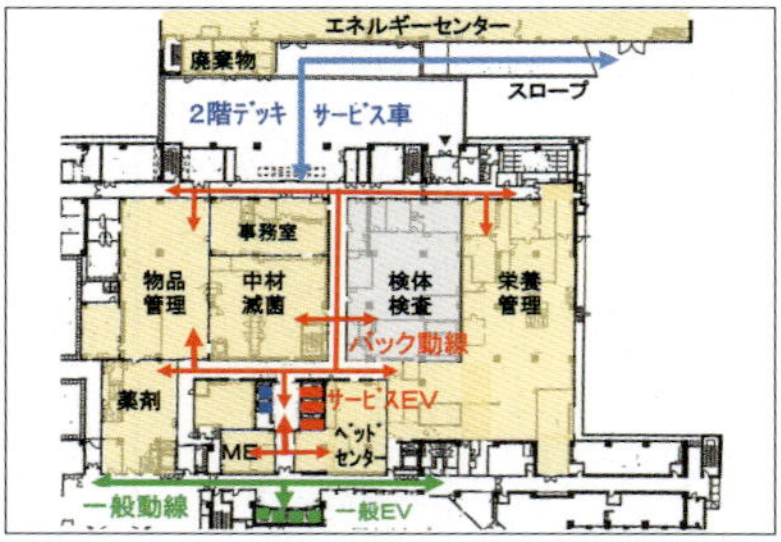

図102　2階の供給部門（島根県立中央病院）

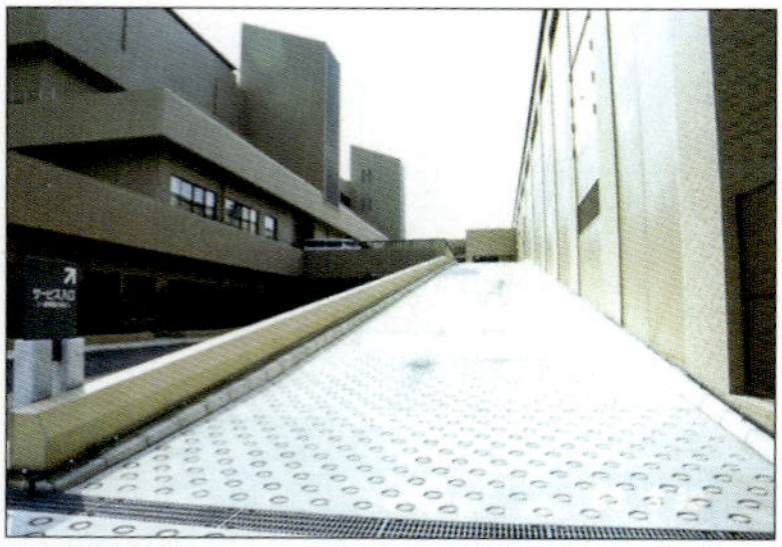

写真259　2階への車のスロープ（島根県立中央病院）

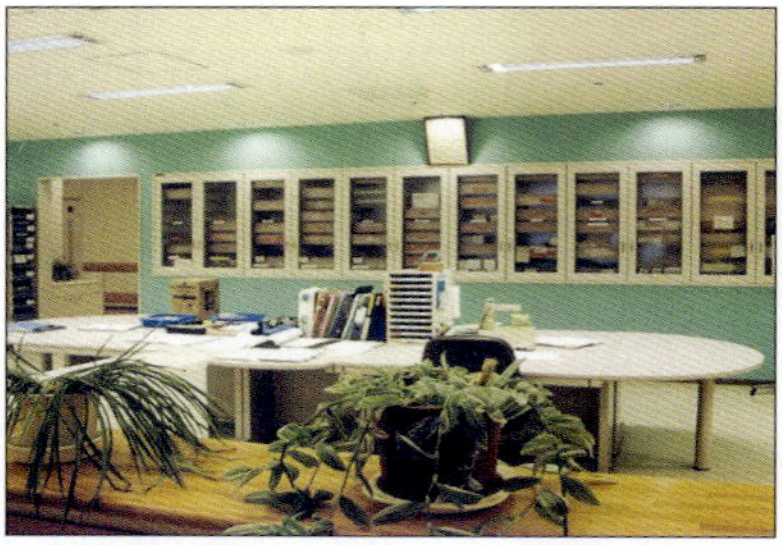

写真260　SSのパスボックス物品棚（島根県立中央病院）

77

変わる薬局の位置　―外来から病棟へ

院外処方になり、院内での薬の流れが病棟中心になっているにもかかわらず、院内処方時代の名残りで、既得権と言わんがばかりに、いまだに玄関の一等地に頑張っている薬局がある。外来患者への処方箋の説明や救急患者への薬渡しのためにというのが理由であるが、前者であれば、スタッフが移動すれば済むことであり、後者であれば、救急の位置による。大中病院の薬局は大きいので、玄関の受付まわりの一等地は、できるだけ患者のための空間として使いたい。

■一等地から供給部門に　―病棟に便利で、救急にも近く

大病院では、供給部門階の薬品庫と玄関ホール階の調剤室を上下階で重ねる設計が多かったが、今は、調剤室ごと、外部からの薬品の搬入や病棟への搬送に便利な供給部門に配置されることが多い。ただ、一部の外来患者への院内処方薬と救急患者への投薬の位置もクリアしておく必要がある。

北九州総合病院では、トラックドックとサービスEVにつながるバック動線と病院玄関に挟まれた位置（212頁図101）にあり、救急患者の動線上に投薬窓口がある（写真261・123頁図55）。

浜の町病院では、薬剤師が移動しやすいように、外来の1階受付ホールの最寄りにある階段とサービスEVに近い地下1階とした（211頁図100）。

長谷川病院では、診療時間中には、外来受付後方のDI室に薬剤師が詰めてお

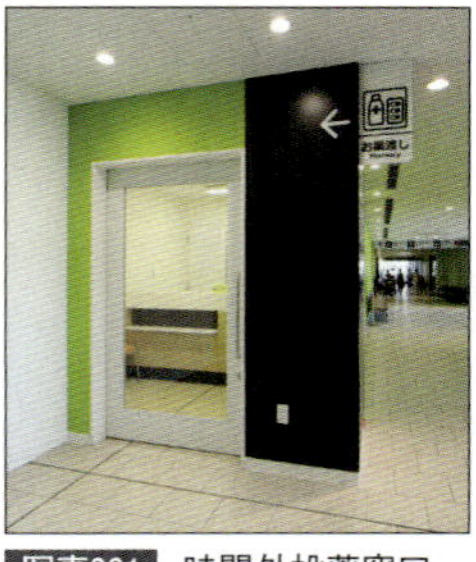

写真261　時間外投薬窓口（北九州総合病院）

り、その前のカウンターで処方箋渡しと説明をしている（写真262）。そして調剤室と薬品庫は、外部からの薬の搬入と病棟へのサービスＥＶに近い位置にある。

個室になる薬渡し　—高坂醫院の工夫

薬局スタッフから「耳の遠い高齢の患者に薬や病気の説明をする大きな声がほかの患者にも聞えるのがとても心苦しいので何か方法はないか」との相談があり、写真263となった。通常はガラスの大きな引き戸を開けたままで、スタッフが患者をエスコートして薬局内のハイカウンターで渡し、説明や相談に時間がかかる場合は、ローカウンターの椅子に座っていただく。そして、耳の遠い患者や、説明内容をほかの患者に聞かれたくない場合は、エスコートする後ろ手で、さりげなく引き戸を閉めれば個室になる。独立したカウンターなので、従来のような患者とスタッフを分ける線引きがなく、ともに同じ空間にいる安心感がある。ただ、患者エリアと調剤室は明確な区分が必要なので工夫を要する。

「病棟薬局」

薬剤関連の業務が病棟中心になることから小病院や有床診療所では、薬剤倉庫だけを後方部分に残し、調剤室を病棟階に設ける場合もある。

大中病院では、病棟のＳＳ内に「病棟薬局」の出店を設け、輸液の混注や入院患者への投薬説明や相談に薬剤師が各病棟を移動している。

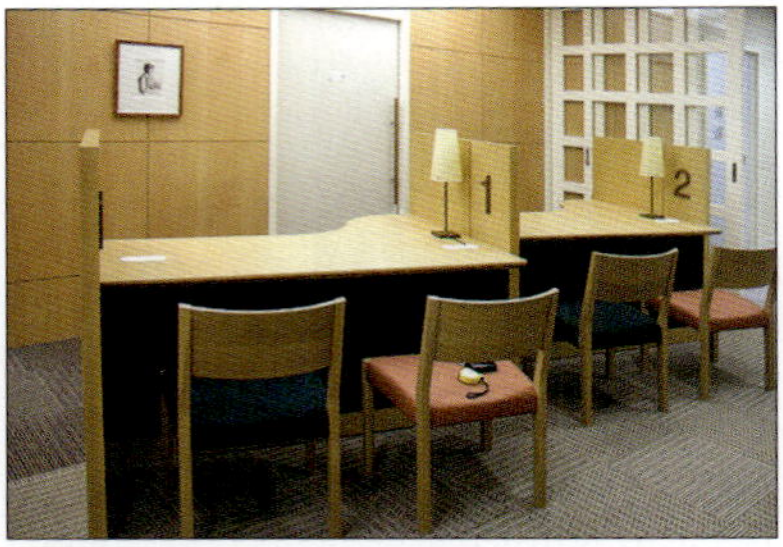

写真262　椅子のある処方箋渡しと問診相談カウンター（長谷川病院）

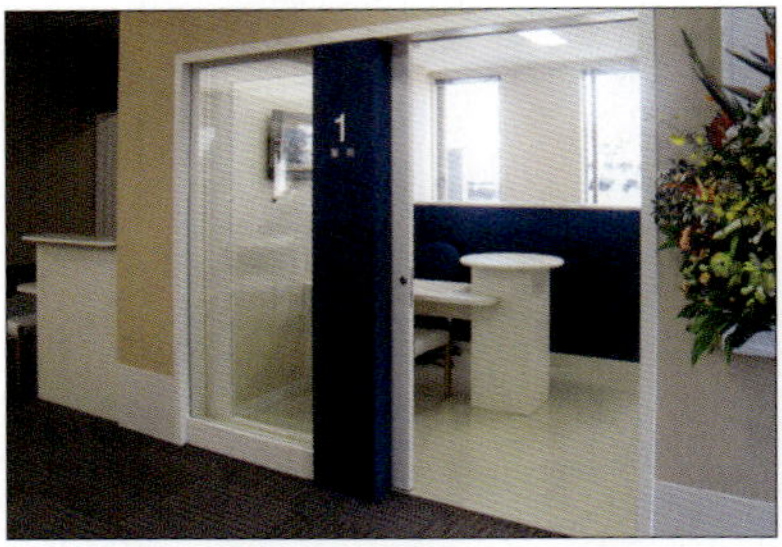

写真263　個室になる薬渡し（高坂醫院）

78 おいしい食事 ―患者の顔が見える食事サービス

「おいしい物を見て、早く食べられるようになりたい」という患者がいる一方で、「食べられないので、見たくない」という患者もいた。それにどう対処するかはお任せするとして、病院の食事がおいしくなった。入院中の大きな楽しみであり、おいしくて温かい食事が患者の満足度を高める。また、改築時に調理をストップできないので、厨房機器を更新する場合が多く大きな投資になるだけに、セントラルキッチンを含めて将来を見越した計画としておきたい。

■大きくて重い保温冷配膳車 ―「近代的病院」のシンボル

温かい食事を提供するための保温冷配膳車が「近代的病院」のシンボルかのようである。配膳車が重いから電動にと、そのための投資も大きく、屋上屋を重ねているその重装備が、将来の病院の姿なのであろうか、と思う。そして、厨房内の調理スペースが縮小の方向にあるにもかかわらず、大きな保温冷配膳車と下膳車置き場の占める面積が非常に大きく、全体の面積はあまり変わっていない。

■「選択メニュー」への対応と、業務環境改善のための「クックチル」

「選択メニュー」を採り入れるには、従来の調理方法ではスタッフの負担が大きくなることから、「クックチル」の採用が増えている。「クックチル」にもいろいろなバリエーションがあり、行きつくところとしては、飛行機の機内食やファミレスのようなサービスがどうして病院でできないのか、と思う。「特別食が多いので」

という答えが返ってくるが、「今日のスープはAホテルの有名シェフのつくったものです」と言えるようになると、患者の顔もついほころびるであろう。さらに、クックチルは、調理のタイミングへの制約が少なくなるので、スタッフの業務環境の改善や食材管理などの効率にもつながる。

浜の町病院には、スープづくりが得意な管理栄養士がおられ、月1回を「スープ・デイ」として、希望者に配食されている。ちょうど打ち合わせ日と重なりいただいたが、ホテルに負けない味だった。

なお、災害時のライフラインの断絶への配慮は別に考えるとして、「オール電化」の厨房は、快適である。

温かいうどんと天ぷら　―患者スタッフ双方の顔が見える「病棟キッチン」

「前近代的病院」では、設計の始めに盛りつけは厨房ですか病棟ですか、配膳はどこでするのですかと運用の方法を聞いてから設計していた。当時は少なくとも、みそ汁やごはんは温かく食べることができていた。その後、清潔管理もさることながら、いわゆる効率のための中央化が進み、中央盛付配膳洗浄となり、その結果、配膳から配食までに時間がかかることになり、それが、今の「適時適温」サービスの推進に至る経緯である。

1997年に完成した松山記念病院では、中央厨房のほかに病棟各階に「病棟キッチン」があり、天ぷらやうどん、焼き物、揚げ物などの温かいものを、各病棟の患者の目の前でつくってサービスしている。主厨房での準備の後で、スタッフ全員が各病棟に分散し、不足分は、その時間だけのパートで対応している。患者の喜ぶ顔を見ると、実現してよかったとの評である（**写真264**）。

町村合併で建設が中止になった町立K病院（2003年設計）でも、患者の顔を見てサービスしたいとのスタッフの要望から、二病棟（約100床）を1フロアに

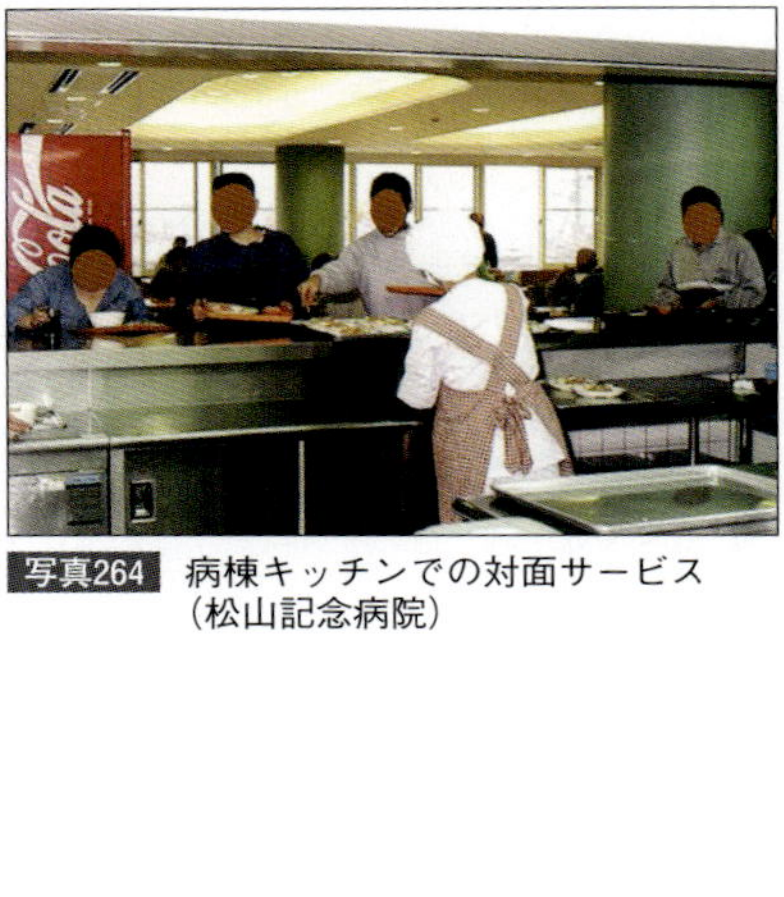

写真264　病棟キッチンでの対面サービス（松山記念病院）

集約し、それぞれの食堂の間に厨房がある対面キッチンとした。重装備の配膳車も不要となり、何よりも温かい食事を患者の顔を見ながらサービスできる。「患者によし、スタッフによし、コストよし」の実践である。

「うどん」へのこだわり　―高坂醫院の場合

高坂醫院では、病棟と透析ラウンジ、職員食堂の三箇所にそれぞれパントリーを設けた。本院の小川病院でつくった食事のベースを、各パントリーで最終調整し、ごはんと味噌汁をつくって、対面サービスをしている。そして、高齢者が多く、特に「うどん」へのこだわりから、各パントリーには念願の麺類の湯煎がある。

廊下にガラス窓のある厨房　―働いているところを見て欲しい

設計時に、厨房スタッフより「厨房をガラス張りにして欲しい」という要望があった。「油拭きが大変ですよ」と申し上げたが、「仕事が終わって帰る時に、看護師や事務スタッフは、患者に『お疲れ様。いつもありがとうございます』と声をかけてもらえるが、私たちは、顔を知ってもらえていないので声をかけてもらえない」というのがその理由であった。建て替え前の病院にも厨房の廊下側に窓があり、廊下のベンチで、患者が厨房の中を覗き込みながら食事前の一時を過ごしていた。

食器も随分改善されてきたが、著者の母の入院時のこと、最後はベッド上での坐位ができず、リクライニングを傾けての食事となった。母の目線まで屈むと、何と食器の中身がまったく見えず、どの食器に何が入っているのか、そして何が残っているかどうかもわからず、トレーに置かれた「今日のメニュー」が恨めしかった。このような場合は、透けて見えるガラスの食器も必要ではなかろうか。

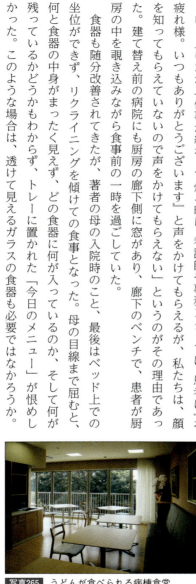

写真265　うどんが食べられる病棟食堂（高坂醫院）

79 機械・電気 ─屋外機器への気配り

災害対応（14）、改修への対応（16）、ロングライフ（17）、省エネルギー（18）や、クリーン度、感染対策が設備設計の主な配慮事項である。

「近代的病院」で「中央化」された重装備の建築設備も、病院には常時は使っていない部屋が多くあること、そして、容易なメンテナンス、より細かな制御、将来の変更や更新のために、「分散化」が併用されている。それに伴い、各所に分散配置される屋外機器が、クライアント設計者ともども、「そんなはずではなかった」となることがある。

機器の屋外化

変電用のキュービクルや発電機、そして、ボイラーなども屋外への設置が可能である。機器のコストは割高になっても、室内に設置する場合の建築コストを加味すると安価である。そして、塩害などの立地への配慮、目隠しなどによる屋上や外壁、屋根のデザインへの配慮が必要となる。**写真266**は、空の雲をイメージした屋上にある屋外機器の目隠しである。

中間階屋上の屋外機への配慮

高層病院では、低層部（通常は診療部門）の屋根に低層部分のエアコン用の屋

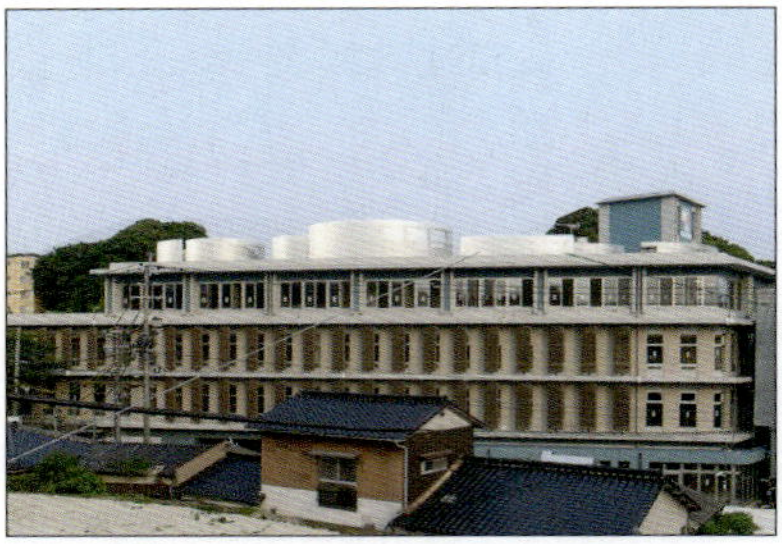

写真266 雲をイメージした屋上の目隠し（たていわ病院新棟）

外機を設けるのが合理的であるが、該当階の窓からの眺望がなくなり「そんなはずはなかった」となることがある。1階下の階に凹部をつくって、見えないようにする方法もあり、設計当初から考えておく必要がある。

優れもので安価な、家庭用エアコン

「え！クリニックではまだしも、病院で？」と思われる方もおられると思うが、家庭用のエアコンは、量産の汎用品なのでその開発も目覚ましく、何よりも安価である。微妙な温湿度管理や清浄度管理を必要としない部屋では、これを使わない手はないのではないか、と思う。単独でオンオフができるので、特に常時使用しない部屋では有効である。ただ、家庭のように、屋内のエアコン一台に対して、原則屋外機が一台必要で、さらに、接続配管の長さに制限があるので、高層病院では、外壁やバルコニー、そして、低層部の屋上に設置することになる。外観内部ともデザインに大きく関係するので、設計当初より検討をしておきたい（**写真267～270**）。

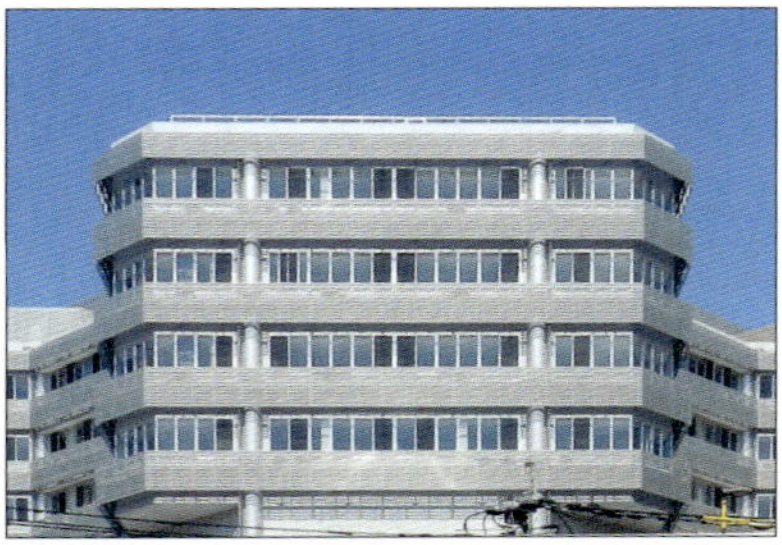

写真267 外壁に取り付けた屋外機の目隠し（浜の町病院）

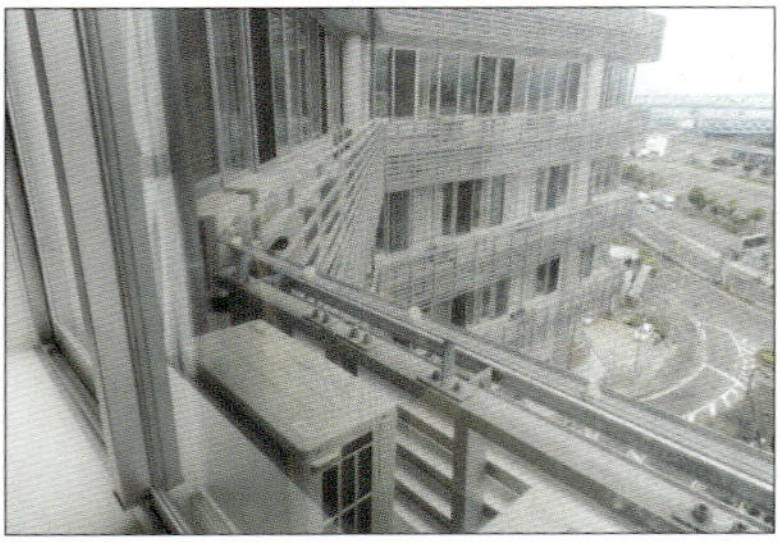

写真268 外部のエアコン用屋外機（浜の町病院）

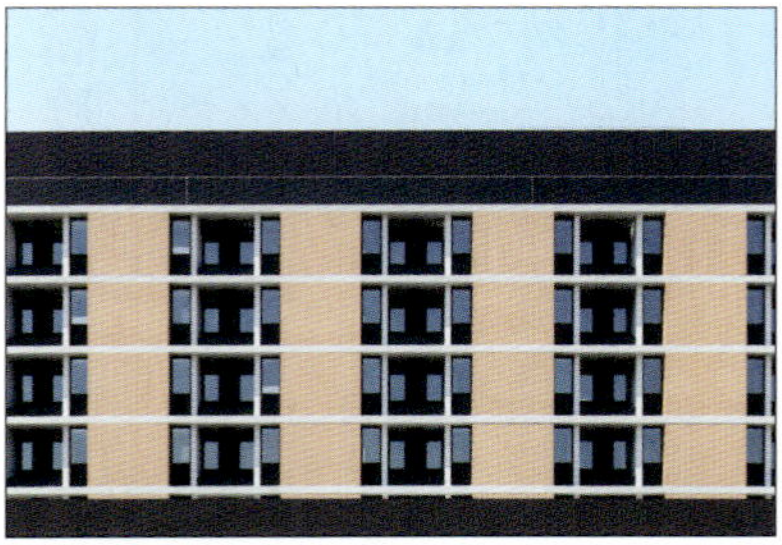

写真269 屋外機が目立たない外観（北九州総合病院）

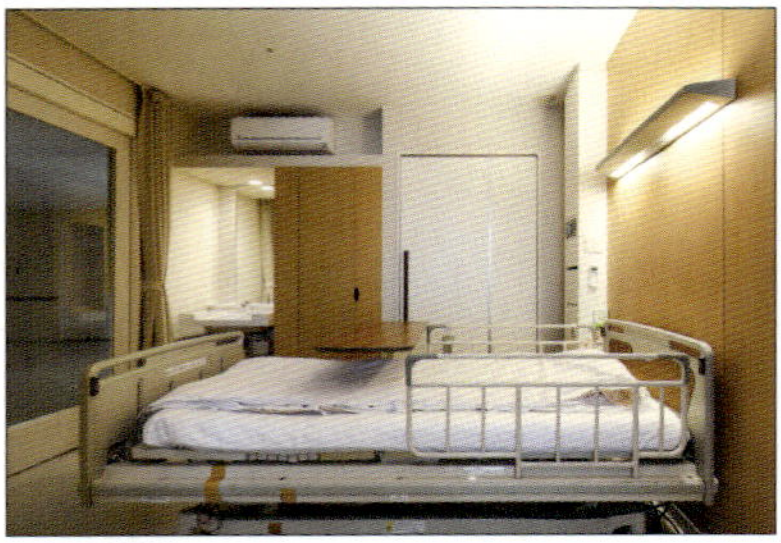

写真270 凹部に設けた病室のエアコン（北九州総合病院）

80 健診センター ―「ホール型」と「回遊型」の平面

健診は、データが蓄積されるので、同じセンターで継続するのがよいことはわかっているが、著者は、設計したセンターは運用のチェックのために、そして参考のために他社設計のいろいろなセンターをハシゴしている。病院内での併設の場合は、検体検査室への検体動線、そして画像診断などを病院施設と兼用する場合は、玄関からのアクセスを含め、院内での患者と健診者（健診者）の動線の交差を最小限にするなどが、設計のポイントである。

■「ホール型」と「回遊型」の平面

民間の健診センターとの競争も激しく、どのセンターでもスタッフが親切にエスコートしてくれ、院内で唯一お客様扱いをしてくれているようにも思え、気持ちがよい。

平面型は、独立棟の場合はその敷地条件に、そして病院内に組み込む場合はその平面型（EVの位置など）によることになるが、大きくは、「ホール型」と「回遊型」がある。前者は、中央のホールに待合がある平面で、待ち時間短縮のために、検査の順序をアトランダムにする場合には、行戻り動線が生じないので便利である（図103・写真271）。後者は、検査の順序が一応固定している場合には、一方通行となりわかりやすいし、ほかの健診者と顔を見合わせることが少ない（図104）。

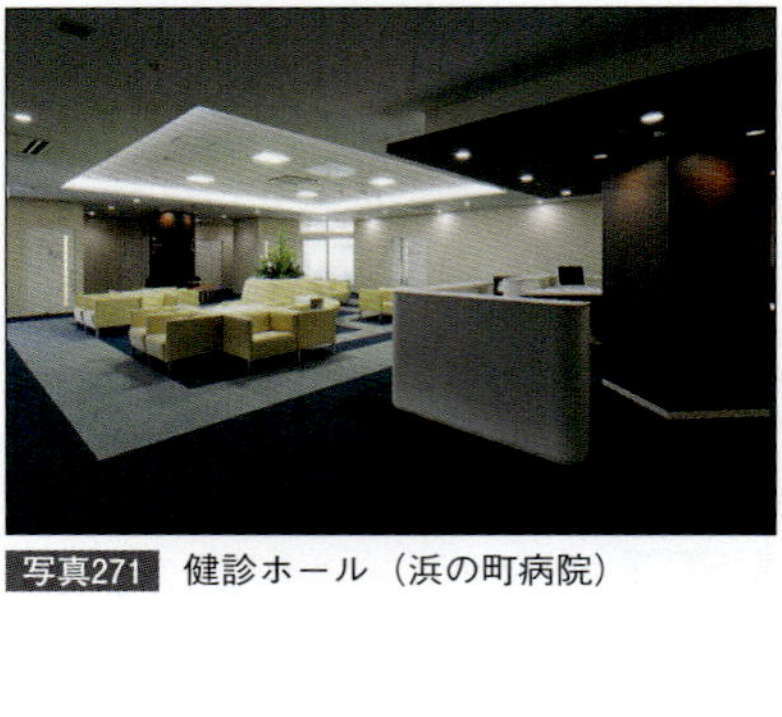

写真271 健診ホール（浜の町病院）

■「回遊型」平面　―住友病院の場合

受付から、更衣、身体計測と、健診の順序で各検査室が並んでいるが、検査時間の比較的長い、透視撮影やエコーでは、健診者によって検査の順序を一部変えることになる。その部分での戻り動線をできるだけ避けるべく、一部にホール型の待合を採用している（図104）。

宿泊ドックには、特別病室フロアの特別病室が用意され、採血採尿も病室で行われる。ただ、著者の体験では、もちろん、人によりそれぞれの過ごし方があるが、病室にはテレビはあるものの、一人では退屈で、健診者やスタッフが大勢いるところで待った方が、気がまぎれたのかなと思う。

■福井県済生会病院東館の場合　―吹き抜けのある四層の大型センター

図105は、吹き抜けのある大型の健診センターで、病院とは別の玄関がある。複数階にまたがるので、全体が見渡せ、自身の行先がわかりやすいように、5階から7階までの吹き抜けがあり、その中にガラスのEVがある（写真272）。吹き抜けの下の待合は、緑化され中庭にいるようである（写真273）。7階は宿泊階（写真275）で、食堂（写真276）、アスレチック、8階には展望浴室（169頁写真205）がある。1階には、健診着での移動でも他動線と交差しない位置に、MRIとPETもあり、脳ドックへの対応がある（149頁図72）。

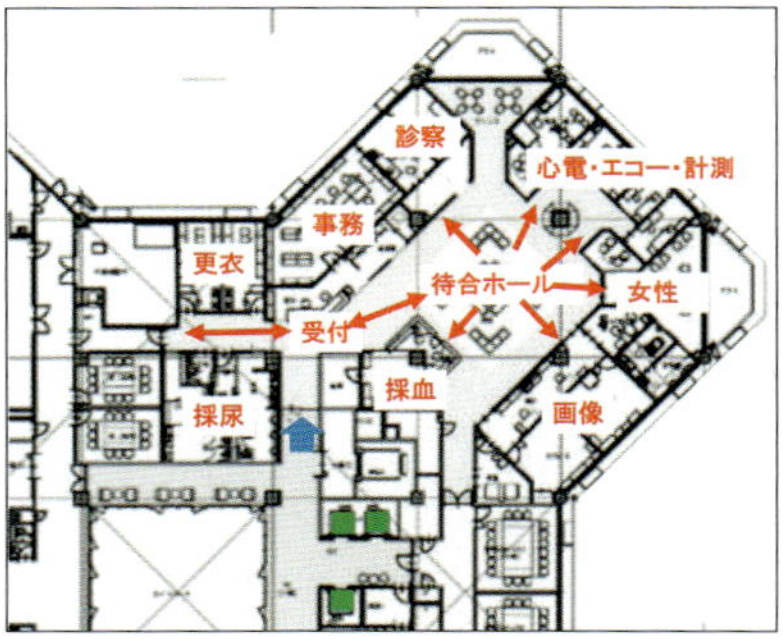

図103　健診の「ホール型」平面（浜の町病院）

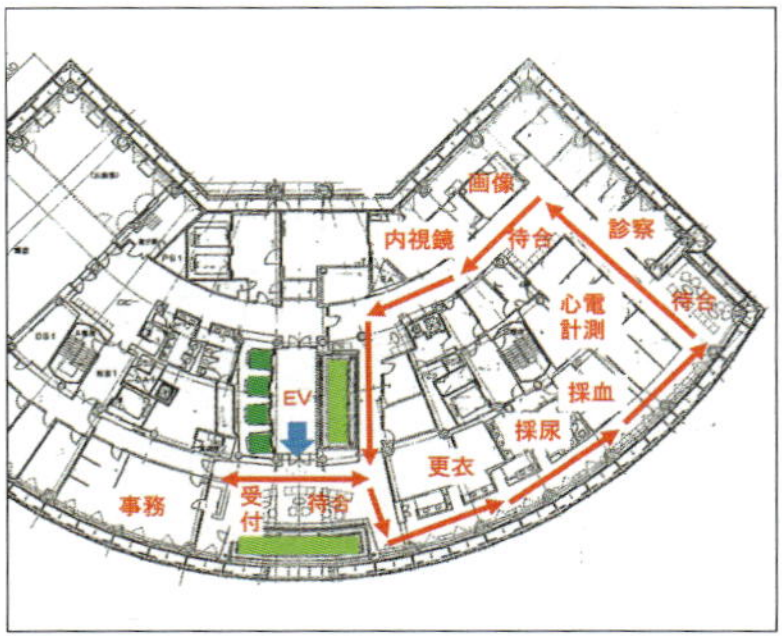

図104　健診の「回遊型」平面（住友病院）

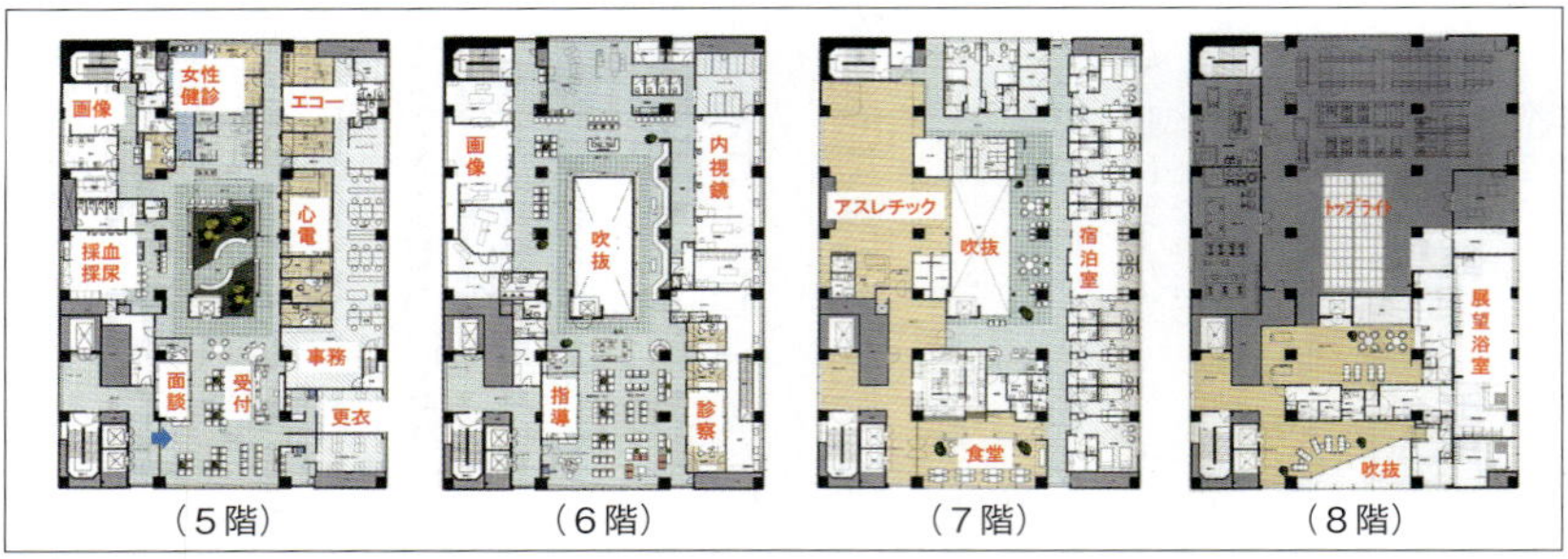

図105 健診センター（福井県済生会病院東館）

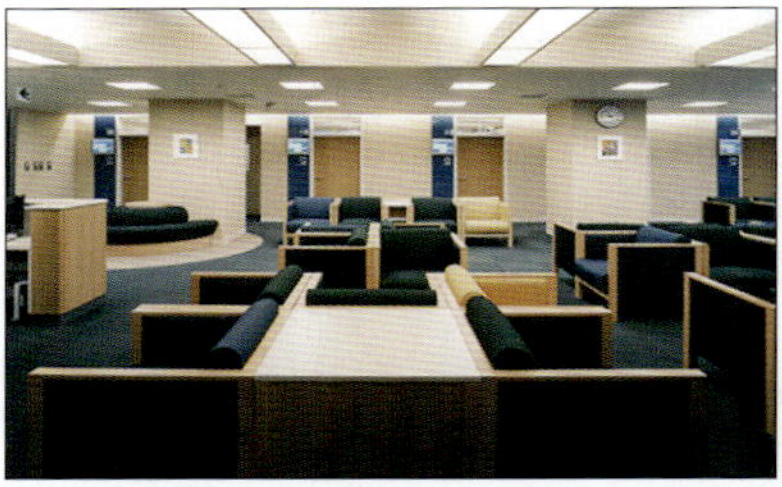

写真274 健診の待合（福井県済生会病院東館）

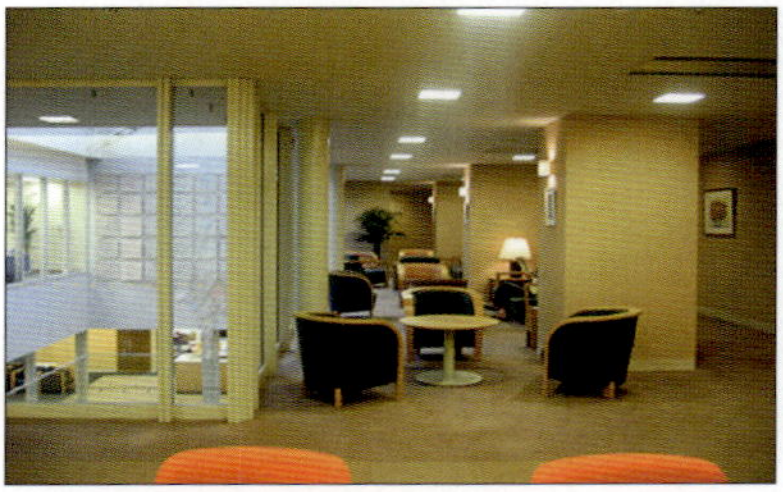

写真275 宿泊階廊下（福井県済生会病院東館）

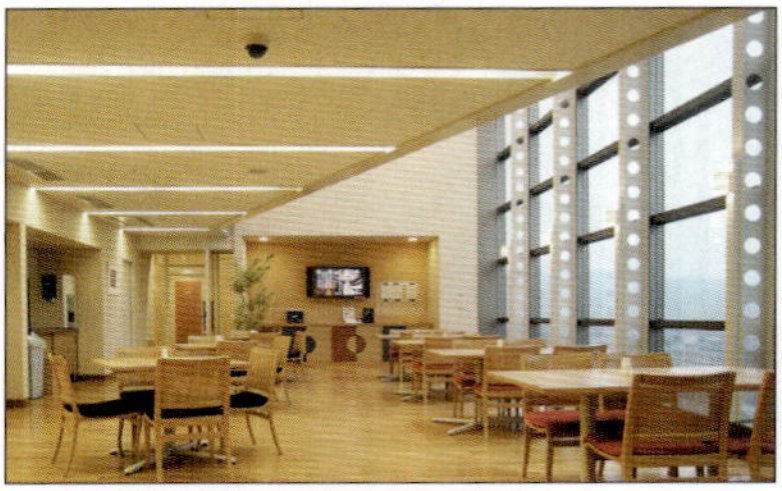

写真276 吹き抜けのある食堂（福井県済生会病院東館）

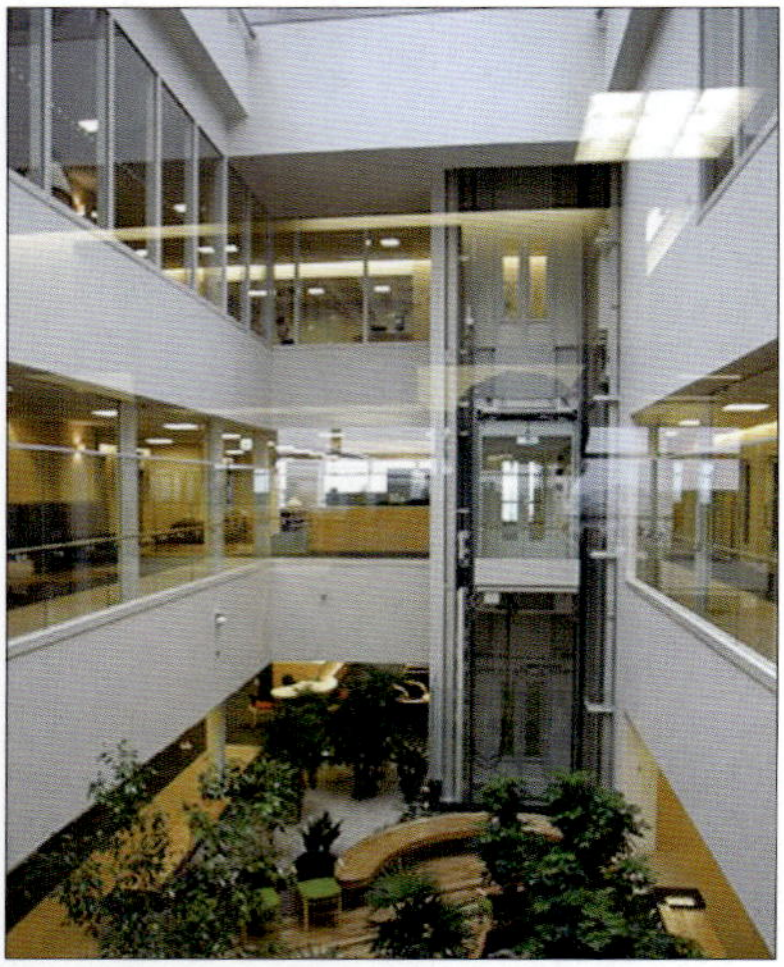

写真272 ガラスのEVがある吹き抜け（福井県済生会病院東館）

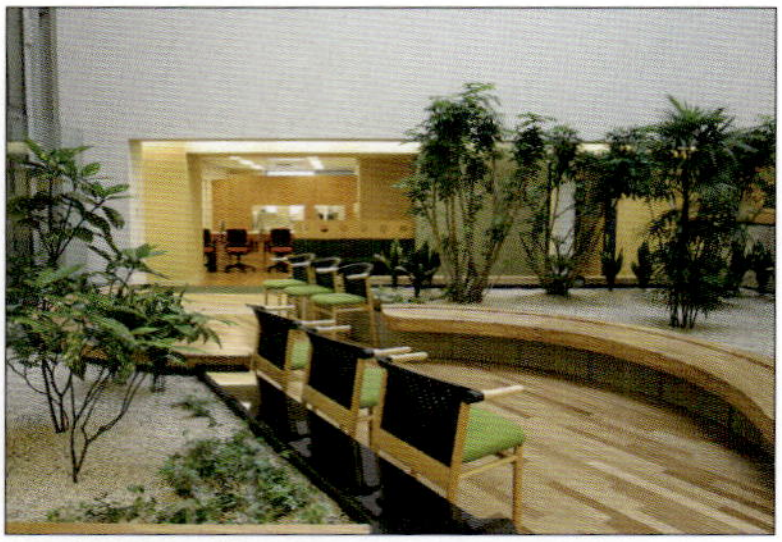

写真273 中庭のような緑の中の健診の待合（福井県済生会病院東館）

病院施設の利用 ―松下健康管理センターの場合

健診の規模や運用によって、「画像診断」や「内視鏡」検査に病院施設を利用する場合がある。健診着での移動の場合は、病院患者と健診者（健者）との動線の交差を最小限としておきたい。

システム健診のはしりである1985年に完成した松下記念病院と一体で併設された、松下健康管理センターの総合健診部では、病院側のX線撮影室と健診側の撮影室の間に共用の操作ホールを挟み、検体検査室も双方の採血採尿室がつながるようにし、患者と健診者の動線を完全に分離しながら病院施設の有効利用をした。また、電気メーカーとして、各検査終了時ごとにスタッフがパソコンにタッチすることにより、最短待ち時間の次の検査を再計算し案内する、あるいは待合の画面に映し出して誘導するCPUプログラムが開発された。したがって、平面は、「ホール型」として、まわりに各検査室が並ぶ（図106）。

病院併設型の場合は、検体検査は病院施設を使うので、別の階にある場合は同じ位置に配置して、ダムウェーターでつなげるのが合理的である（127頁図60）。

男女分けへの配慮

健診着とスリッパ姿なので、できれば、男女の同居は避けたく、曜日や時間差で男女を分けるセンターもある。浜の町病院と福井県済生会病院東館には、婦人科の診察室とマンモのための女性専用の待合がある（写真277）。

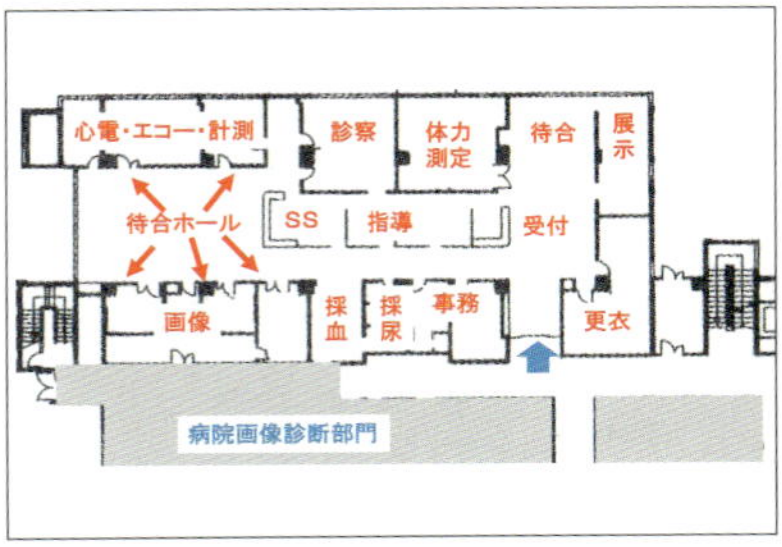

図106 健診の「ホール型」平面（松下健康管理センター）

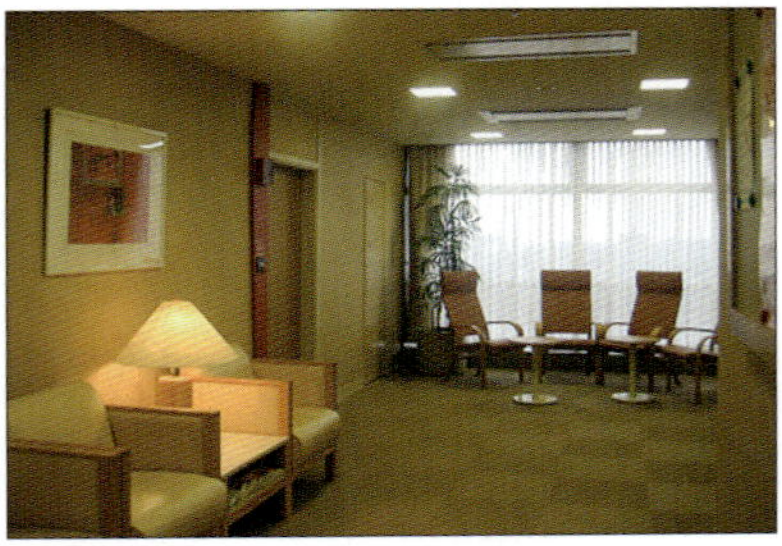

写真277 健診の女性専用の待合（福井県済生会病院東館）

81 外観デザインと外壁の色 ―病医院の「顔」

病医院の色には、「白」という既成概念がある。以前は、「白」い外観が多かったが、必ずしも「白」である必要はない。病医院の外観のデザインと色は、人間の「顔」のように、どんな病院か、そして患者にどう対峙しているかも表れる、病医院の「顔」である。病医院の理念や医療サービスの内容、そして院長やスタッフのイメージに合致させておきたい。

■「らしさ」も必要

弱者を対象とすることから、「らしさ」により、一目でそれとわかる外観にしておきたい。そして、健康的で、元気になりたいという気持ちを育むものとしたい。

■一過性の流行を追わない、陳腐化しないもの ―風景をつくる責任

外装は、内装に比べて寿命が長く、簡単には変更できないので、デザイン、色とも一過性の流行を追わない、息の長いものにしておきたい。「CI[*1]」カラーや好みもあることから、クライアントの意見を尊重することになるが、設計者には、それが「風景」をつくるという社会的責任がある。立地を十分理解したうえで、周辺の景観と調和し、それをリードするものとしたい（**写真278～285**）。

＊1　CI：Corporate Identity．企業理念と社会的責任を明確にすること。ロゴマークや色。

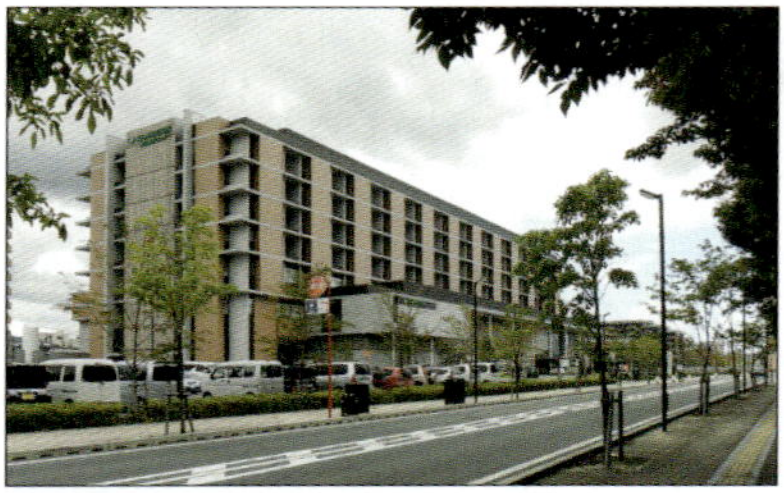

写真282　アースカラーとコンクリートの自然素材（北九州総合病院）

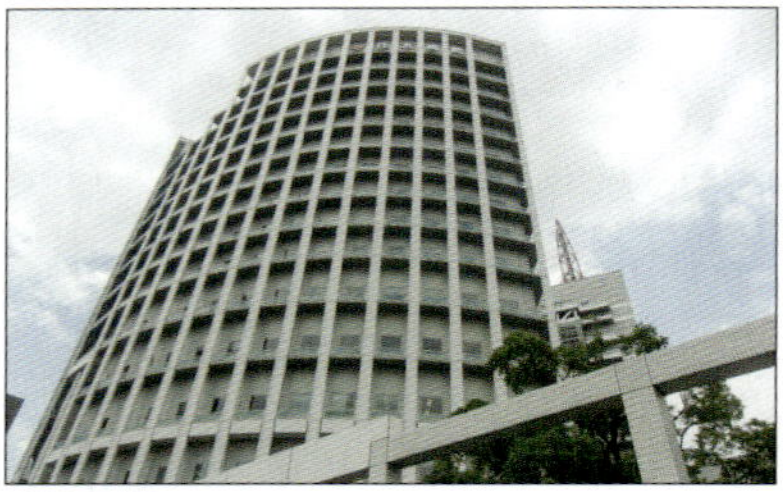

写真283　病院の白（住友病院）

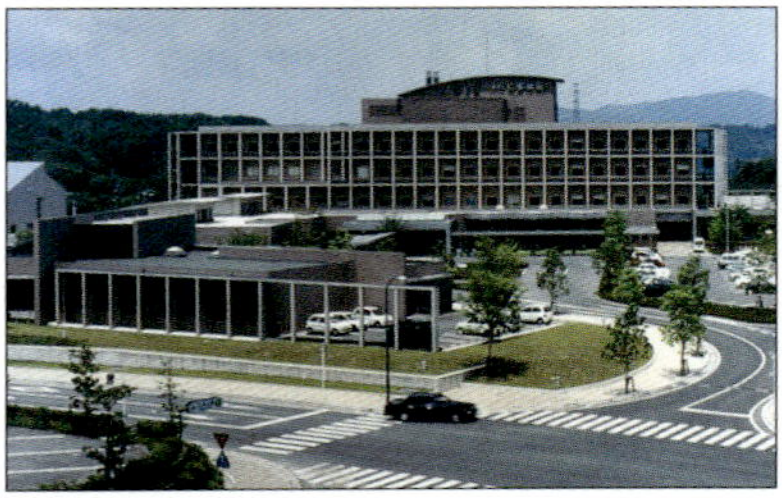

写真284　緑の中のアースカラーとコンクリートの自然素材（町立奥出雲病院）

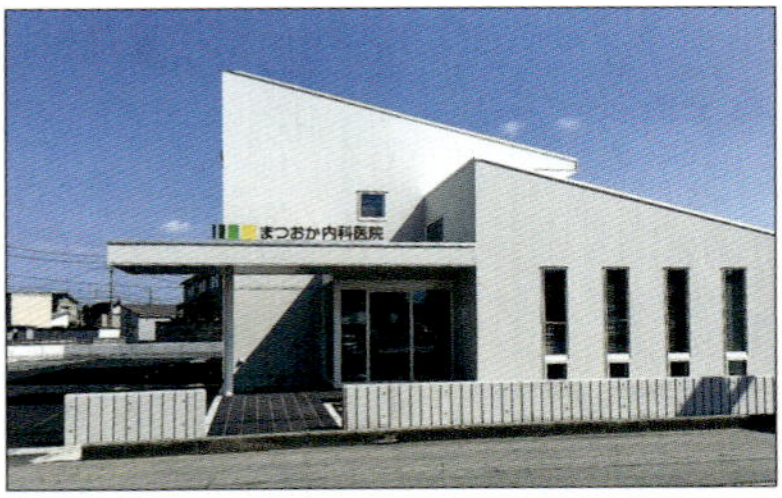

写真285　白無垢の清潔感（まつおか内科医院）

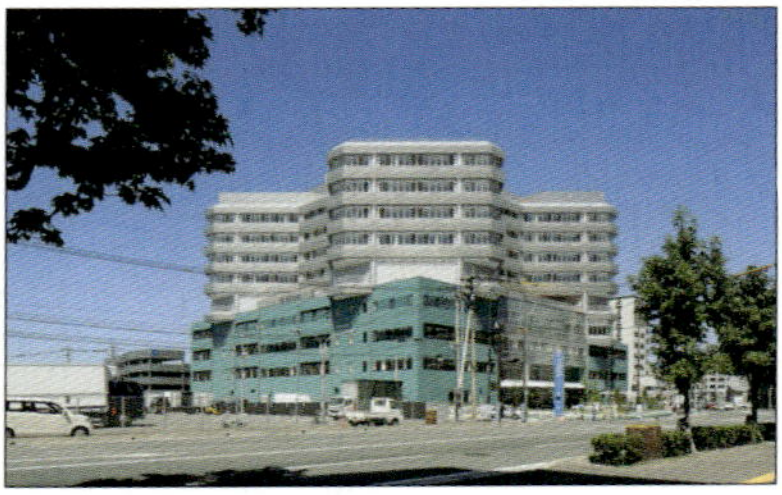

写真278　周辺港湾施設のグルーミーな印象に埋没しない元気になる色（浜の町病院）

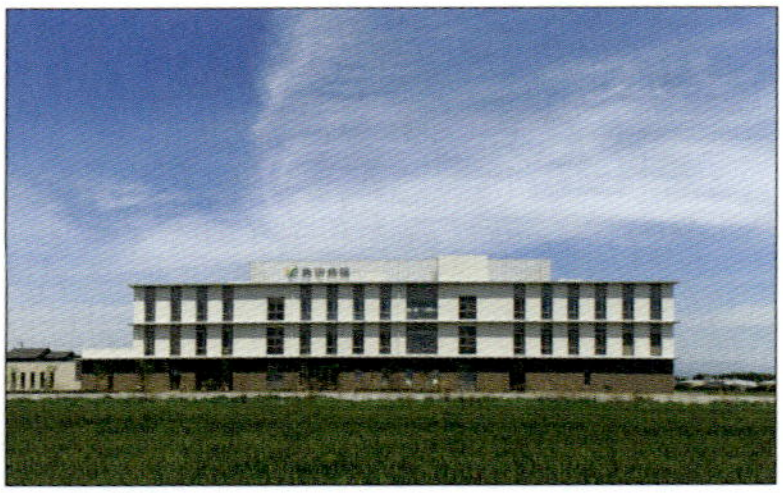

写真279　田園風景の中に映える外観（角田病院）

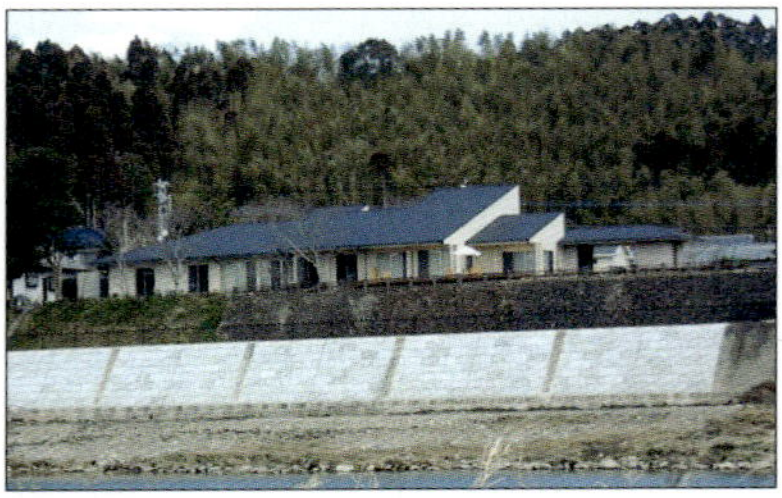

写真280　田園風景に調和する傾斜屋根とアースカラー（木城クリニック）

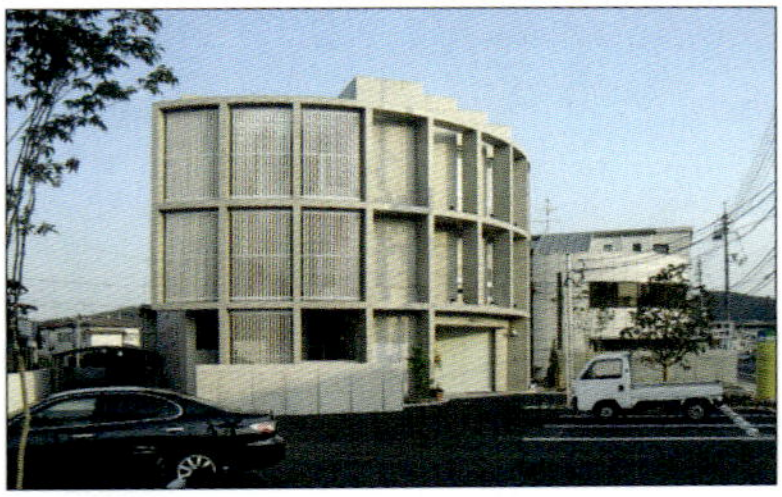

写真281　モダンなコンクリート化粧打放（岡眼科クリニック）

82 「吹き抜け」の効果 ―滞在時間の長い所で、最大限効果を狙う

「患者が求めているのは建物ではなく医者だ。吹き抜けはいらない」と、冷暖房の効きにくいなどの理由で大反対の病医院の管理者もあったが、最近では、病医院の方から「玄関に吹き抜けが欲しい」という要望が出る。「何のための吹き抜けですか?」「どうして玄関ですか?」と聞くと、「近くに新しい病院ができて、吹き抜けがとても素敵」「玄関ホールで大勢の患者が長い間お待ちになっているので」という話がでてくる。前者であれば、見せかけだけの患者サービスであり、後者であれば「吹き抜けよりも、待ち時間を短くすることを考えていただきたい」となる。

吹き抜けの効果

以前の建売住宅のキャッチコピーにあった「吹き抜けのある家」は、玄関の吹き抜けのことであったが、今のハウスメーカーによる「吹き抜けのある家」は吹き抜けがリビングにある。吹き抜けは、空間が大きくて空気も多いので開放感があり、ゆったりした気持ちになる。そして、変化のある空間によるビビッドなイメージ効果があることのほかに、吹き抜けを通して上下階の行き先も見えるので、案内がよく、わかりやすさへの効果がある。さらに、階を越えた視覚的なコミュニケーションや、吹き抜けを介した外の光や風景の採り入れ、そして誰かが見ているかも知れないことで、セキュリティが高くなる。また、構造的な用意をしておくと、将来の増築スペースになるなど、多くの効果がある。見せかけの吹き抜けではなく、吹き抜けの最大限効果を狙いたい。

低い天井の下で風邪の患者と一緒に長い時間待合で待っているのは、苦痛である。必ずしも吹き抜けでなくても、できるだけ天井を高くして、空気が多ければ、苦痛を和らげることができる。

設計上のテクニックとしては、吹き抜けを効果的に見せる吹き抜けの位置、そして、天井の高さを感じさせるには、まわりの天井を少し低目にしておくとその効果が増す。

玄関とは限らない吹き抜け　―滞在時間の長い所に

玄関ホールの大きさやイメージが施設を代表する空間であることから、吹き抜けを玄関ホールに設けることは、それなりに大きな意味があるが、それはそれとして、玄関に限らず、滞在時間が長い外来の待合や、病棟の食堂・DRでも、吹き抜けの最大効果を狙いたい。

町立奥出雲病院では玄関に吹き抜けはなく、外来待合と病棟の食堂・DRにある（**写真286**）。浜の町病院でも、病院玄関にはなく（72頁**写真66**）、外来受付ホールに、2階の外来に視覚的に誘導するための吹き抜けがある（**写真287**）。前者が診療時間外にも開放されており、後者が診療時間外に閉鎖されることからは、エネルギー消費の視点からも合理的である。

北九州総合病院では、同様な考え方により、外来待合（**写真288**・100頁**写真110**・196頁**写真243**）と、2階の外来主フロアに誘導するための吹き抜けが1階の玄関ホール（**写真289**）にある。

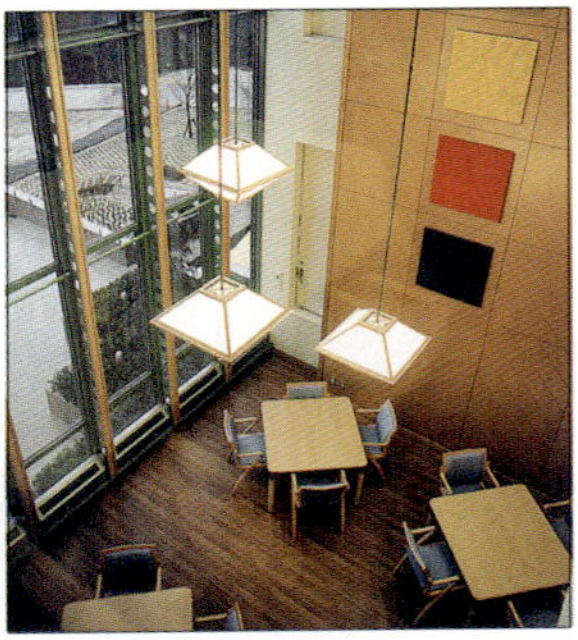

写真286　病棟食堂・DRの吹き抜け（町立奥出雲病院）

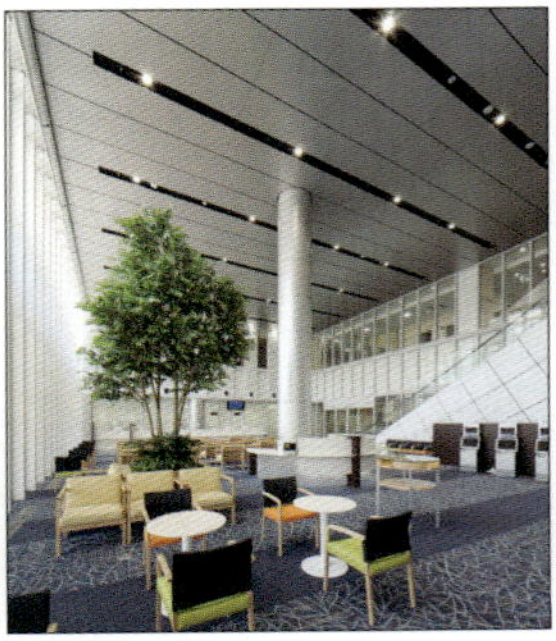

写真287　外来受付ホールの吹き抜け（浜の町病院）

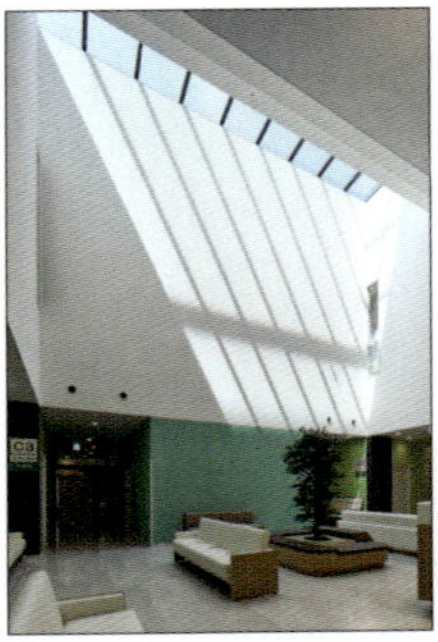

写真288　外来待合の吹き抜け（北九州総合病院）

大画面を演出する窓側の吹き抜け

吹き抜けは、部屋の中央につくることが多いが、人はいつも上を向いているわけではないので、視線の方向にあるとよい。長谷川病院の最上階の病棟食堂では、窓側に吹き抜けを設けることにより、窓が白山の絶景を望む大画面となった（写真290）。福井県済生会病院東館の健診センターの7階の食堂にも、小さいながらも窓面に三角形の吹き抜けがあり、上下階とも大きな景色を楽しむことができる（222頁写真276）。小さな吹き抜けでその最大効果を狙うお得な方法である。

自然光を奥まで届ける吹き抜け

窓のない建物の奥深くに、吹き抜けを介して上階のトップサイドライトから外の光を下階に届けることができる。長谷川病院では、外来の待合ホールの一部に吹き抜けを設け、上部より自然光が注ぐ（写真291）。また、岡眼科クリニックでは、玄関待合の吹き抜けを介して2階各室に自然光が入る（写真292）。そして、結果的に吹き抜けによりできる二重の建具は、日本建築の「縁側効果」として、外の光を取り入れながらも、厳しい外部の熱環境の影響を和らげる効果がある。

吹き抜けでない吹き抜け効果

病院は、多くの設備配管などにより天井裏が大きいので、工夫によって一部の天井を高くすることができる（写真293）。あるいは最上階であれば、トップライ

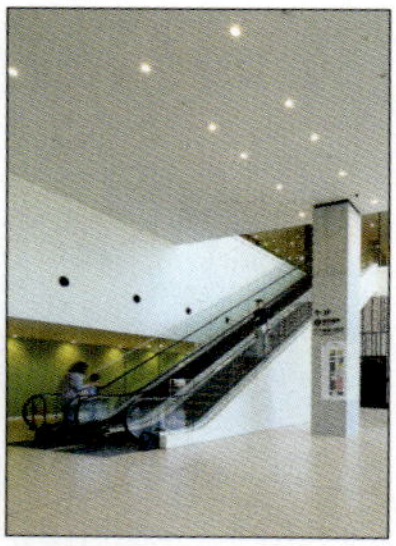

写真289　玄関ホールの吹き抜け（北九州総合病院）

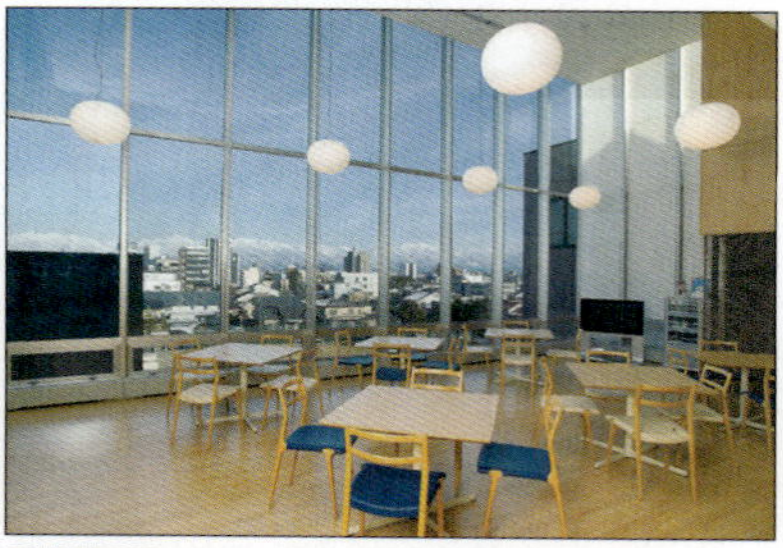

写真290　白山を望む病棟食堂の大画面（長谷川病院）

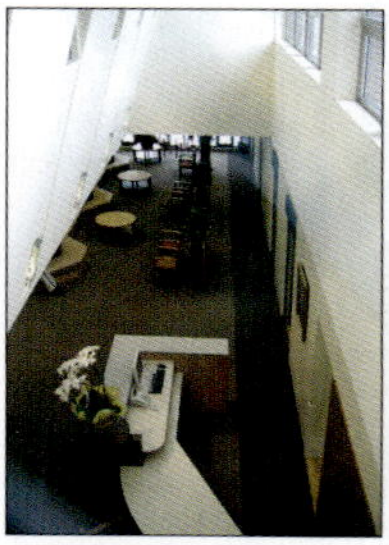

写真291　トップサイドライトがある吹き抜け（長谷川病院）

トによるなど、必ずしも吹き抜けでなくても、上に空間が広がる吹き抜けの効果を演出できる（90頁**写真95**）。高坂醫院では、最上階にある病棟廊下の一部に排煙用のトップライトを設け、周辺の天井も高くすることによって、とかく均一になりがちな病棟廊下のイメージを一新できた（**写真294**）。また、屋根を一部だけ高くして、吹き抜け空間にすることができる（**写真295**）。

■ガラスの入った吹き抜け

特に病院の場合は、空調の安定性や静寂さのために、吹き抜けにガラスを入れることをお勧めする（222頁**写真272**）。ガラスを入れても、吹き抜け効果の多くを達成することができ、安全性やエネルギー費用などそのほかのメリットも大きい。

写真296は、診療階の吹き抜けとは別に設けられた食堂や会議ゾーンのある5階から14階までのガラス入りの大きな吹き抜けで、毎日パイプオルガンの自動演奏があり、病棟各階の廊下からも見える患者やスタッフの憩の場となっている。

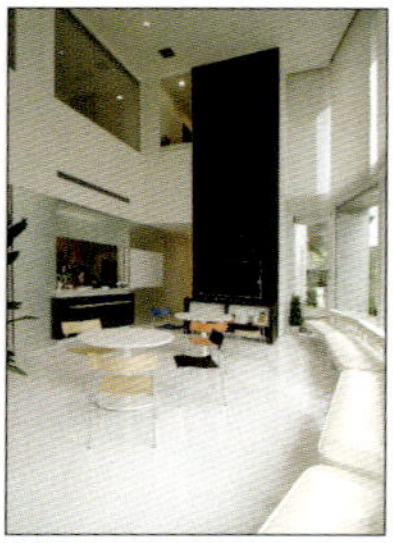

写真292　各部屋に光を届ける吹き抜け（岡眼科クリニック）

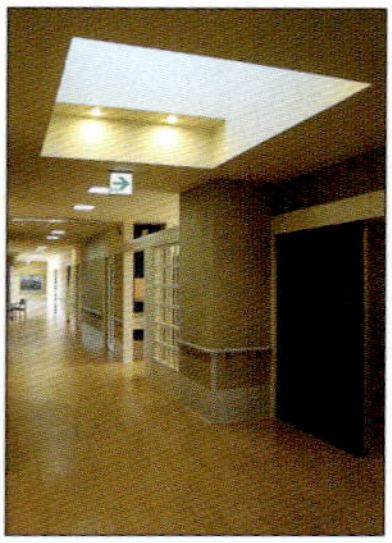

写真294　病棟廊下のトップライト（高坂醫院）

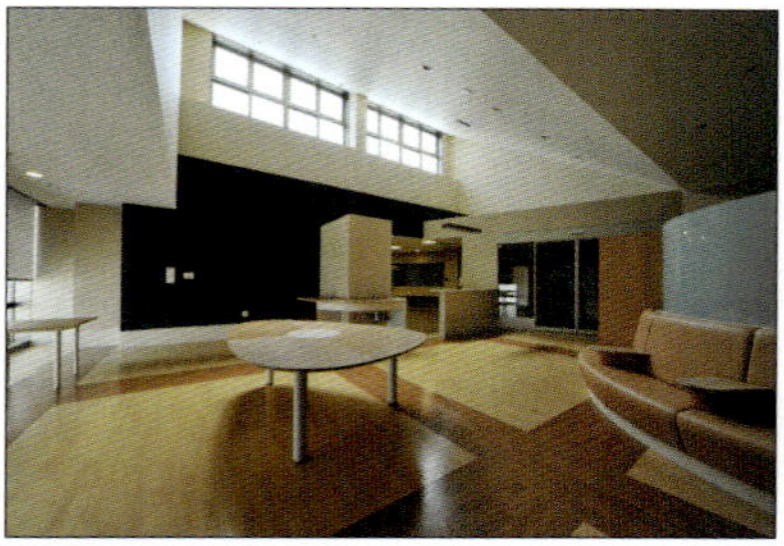

写真295　天井を高くした病棟DR（福井県済生会病院南館）

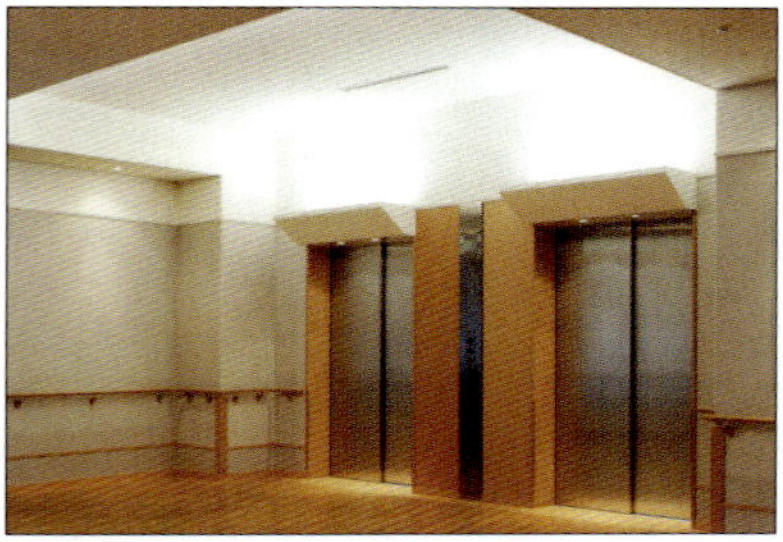

写真293　天井を高くしたEVホール（町立奥出雲病院）

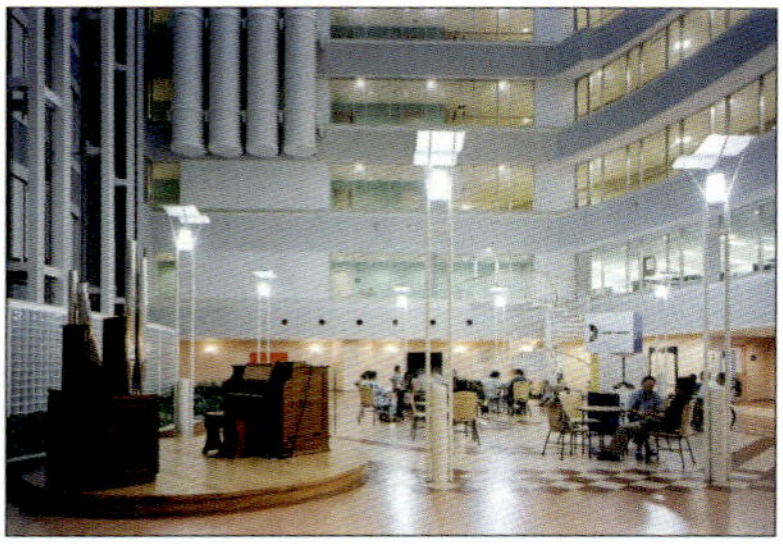

写真296　パイプオルガンのある吹き抜け（北野病院）

83 ガラスの間仕切りと扉 ―どこまでも明るく・安心と安全

電車の中で化粧しても気にしない人類が増える中、美容室も喫茶店も大きなガラスで人に見られていることを楽しんでいるかのようだ。ガラスを拭くのが大変なことなど関係なく、ガラス時代の到来である。「間仕切りは見えるようにしますか、見えないようにしますか」と聞くと、「見えないように」というスタッフが多い。果たしてそれが正解であろうか。ガラスの間仕切りや扉には、10の「開けて守るセキュリティ」「選択できるプライバシー」など、いろいろな効果がある。

どこまでも明るく

間仕切りをガラスにすれば、外の光が建物の奥深くまで届き、建物全体が明るくなる。廊下も明るくなり、廊下の照明を消すことができ、省エネにもなる。

福井県済生会病院東館の医療情報センターは、廊下との間仕切りから内部の作業室やスタッフ室までのすべての間仕切りが、外壁窓と同じく床までの全面ガラスで、廊下から外の景色まで望むことができる（**写真297**）。また、医師室の出入口部分にあり、中から医師室の扉が見えることにより、医局への来客の応対も担当している。

設計中には、物が置けないとか危ないとかの理由でガラスに反対されるスタッフも多いが、これも慣れの問題で、完成後に反対されていたスタッフに「不透明のシートを貼りましょうか」と聞くと、「明るくて気持ちがよいので、このままで」

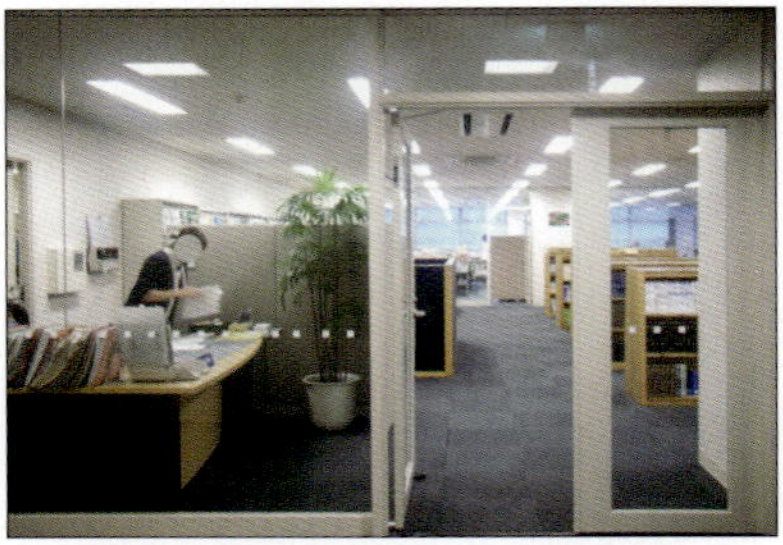

写真297　廊下から外の景色まで見える医療情報センター（福井県済生会病院東館）

と言われることの方が多い。ただ、ガラスの間仕切りのコストが普通の壁よりも高いので、不要な間仕切りをやめることで捻出することとしよう。

■「安心」と「安全」のためのガラス

病院の課題である、患者とスタッフの安心や、スタッフ間のコミュニケーションの問題など、間仕切りや扉をガラスにすることで解決できることが多くある。どこに誰がいて何をしているかもわかり、その効果は大きい。

福井県済生会病院南館患者総合支援フロアの相談室は、すべてガラス張りで、使用中かどうかが一目でわかり、入りやすく個室の密室感がない（写真298）。浜の町病院の採血室はガラス張りで、廊下向かいの中庭からの外光が入り明るい。患者は中が見えるので入りやすく、スタッフは中に入れず廊下の椅子に座っている患者の状況を掌握でき、患者スタッフ双方の心がある（写真299）。

■「信頼」のためのガラス

検査機器でも何でも全部患者に見せませんか。おそらく患者は、「すごい！大きな器械や機器もいっぱいあるし、私たちのためにこんなに大勢の人が働いておられるのだ」と感激し、それが信頼につながる。患者も退屈せずに院内ツアーをすることができ、廊下を短く感じる。「医療は患者とスタッフの共同作業」は、同じところ、見えるところにある。守るものは、患者のプライバシーと患者情報であり、働いている時のスタッフのプライバシーではない。

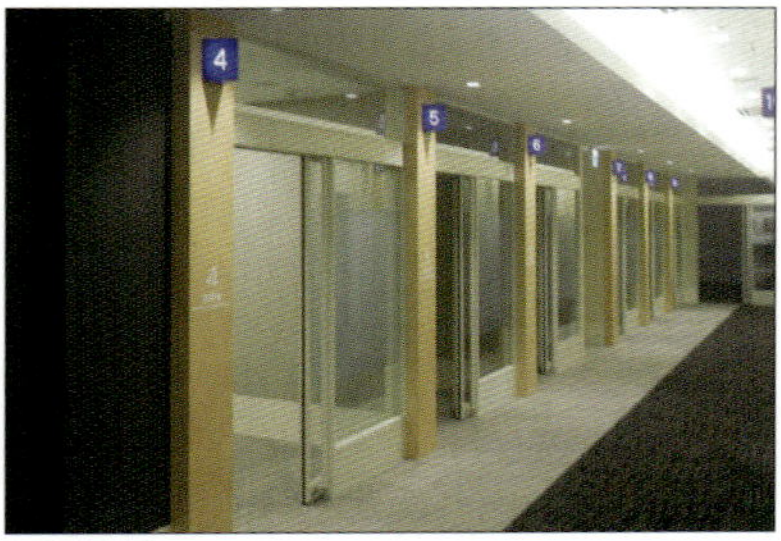

写真298 ガラス張りの相談個室（福井県済生会病院南館）

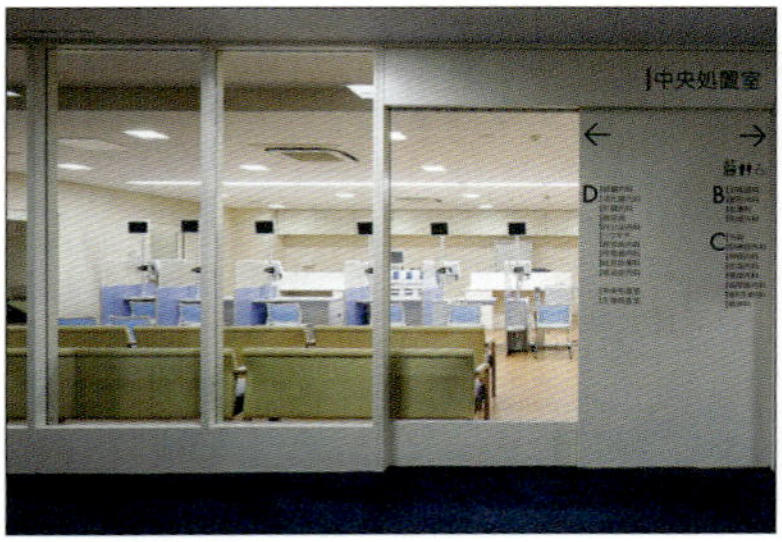

写真299 中が見える採血室（浜の町病院）

ガラスの診療室　―待ち環境の改善にも

福井県済生会病院本館改修の口腔外科の診療室では、「個室とし、中を見せたい」という医師の要望でガラス張りとし、見せるからにはと、内装の色をユニットの色とコーディネートさせた（**写真300**）。

長谷川病院では、診察室と後方通路との間の間仕切りを半透明のガラスにした。間接的に自然光や廊下の照明の光が診察室に入り、閉塞感のない明るい診察室となった（**写真301**）。書類を取りに入るだけであれば、照明を点ける必要もない。後方廊下のスタッフの影がガラスに映るのが気になるか、の心配もあったが、それよりも診察室に入ろうとしていることが事前に予知できる方がよいことになった。後方廊下側からも、診察室の中の様子をさりげなく窺い知ることができる。

写真302は、診察室の待合側のガラス扉で、診察中であることを、スタッフも待合の患者も知ることができ、待合も明るくなる。スタッフから、診察室に二方向避難のためにもう一つ扉が欲しいという要望があるが、ガラスであれば、異常の察知もでき、医師も患者も安心である。

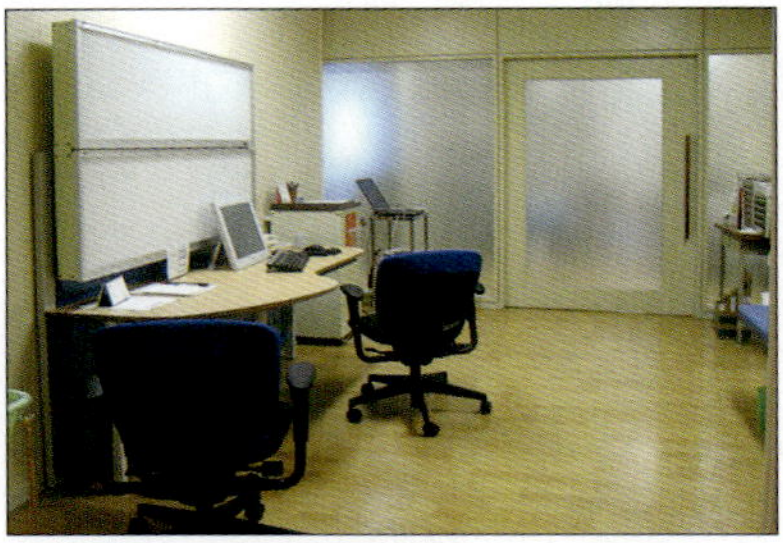

写真301　後方廊下との間が全面ガラスの診察室（長谷川病院）

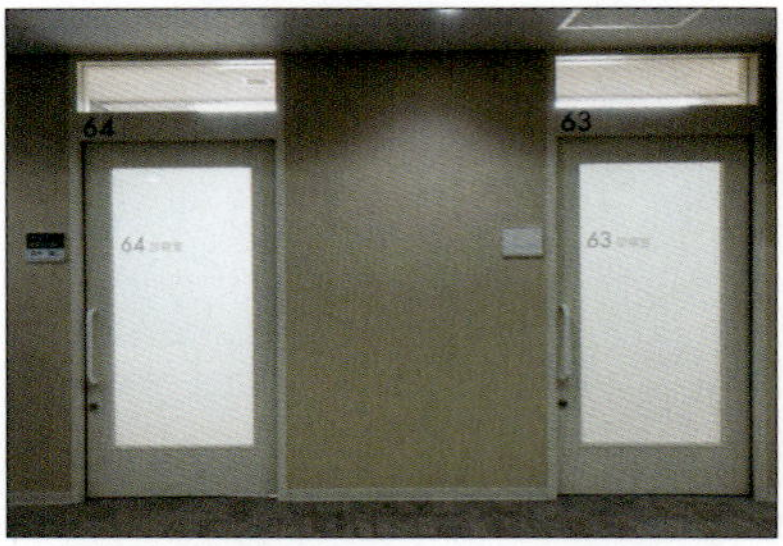

写真302　診察室のガラス扉（浜の町病院）

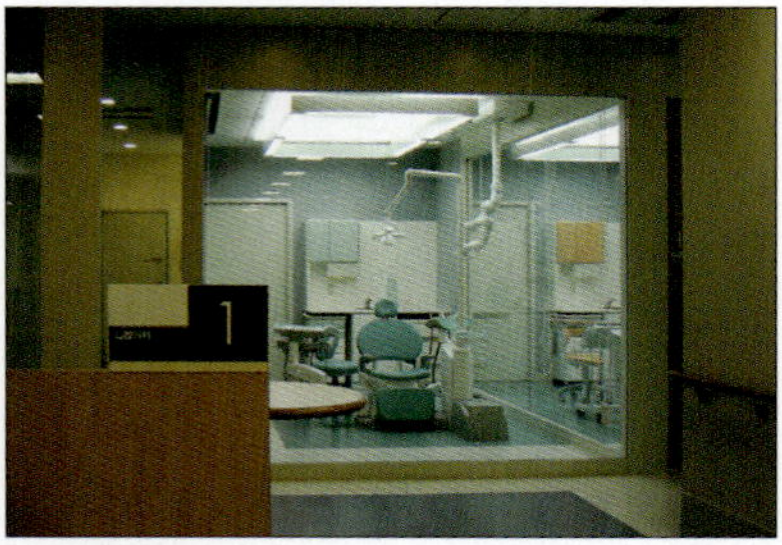

写真300　カラーコーディネートした口腔外科診療室（福井県済生会病院本館改修）

84 「白がいい」と「白でいい」の違い

病院の設計者はプランニングで精一杯なところがあり、内装についてはインテリアデザイナーに任せきりになり、その結果として、ただ「美しければそれでよい」となることがある。

「病院らしくない病院」を目指して、最近ではホテルや商業建築と見間違えるような病院も登場しているが、患者は、大理石のカウンターを求めているのではない。すなわち、それは「病院くさくない病院」にすることであり、「病院らしさ」を否定するものであってはならない。

■「費用対効果」の高いインテリアデザイン　―「病院くさい病院」から「病院らしい病院」に

同じコストの材料でも、デザインや色によるイメージアップは大きく、インテリアデザイナーの参画は、「費用対効果」が高い。そして「アート・イン・ホスピタル」としてアートも取り込み、ホテルや美術館を思わせるような病院も登場している。患者を元気づけるビビッドな空間を含めて、病院は爽やかで明るく健康的で、視覚的に静かであれば、それでよい。ホテルと病院の違いを明らかにして、「病院らしい病院」としたい。

そして、厚化粧のインテリアデザインを避け、改修をしやすくしておくことも病院設計の条件である。

■美しいものは汚れない　―「物」を大切にする人は、「人」の心も大切にする

床の水洗いやタイルの仕上げなど、汚れることを想定したトイレがどんどん汚くなるように、汚れが目立たない色や拭きやすい材料を安心して汚している、という悪循環がある。

本当に美しい「白」が、今にも汚れそうに目の前にあれば、誰も汚さないであろう。そこに「物」を大切にする心が生まれ、それが「人」の心も大切にする。

■「白がいい」と「白でいい」の違い

白い色が病医院のイメージであったが、それは「白」が「清潔」のイメージをもつことによる。そしてそのことについてのスタッフへの質問には「白だと汚れがすぐにわかるので、いつも清潔にできる」という返事が返ってくる。しかし、それは白衣やナースキャップのように毎日取り替え、いつも清潔に保つことができるものの「白」であり、建築の内外装の「白」を汚れ一つなく白く保つには大変な覚悟がいる。

医療スタッフに色についての意見を聞くと、「白でいいよ」という返事が返ってくることが多かった。つい「白がいいのですか、白でいいのですか」と聞き直したことであったが、ほとんどの場合の答えは後者であり、患者の環境にはあまり関心がなかったようだ。このことは、これまで積極的な提案ができずに、言われるがままに設計していた設計者の責任でもある。そして、結果としては汚れが目立たないように白に少し色をつけることになり、白の美しさを失いそれゆえにさらにメンテナンスされず、薄汚れたままに放置された「病院くさい病院」をつくってきたと言える。何も考えない「白」と、積極的にデザインした「白」では、天と地の差がある。

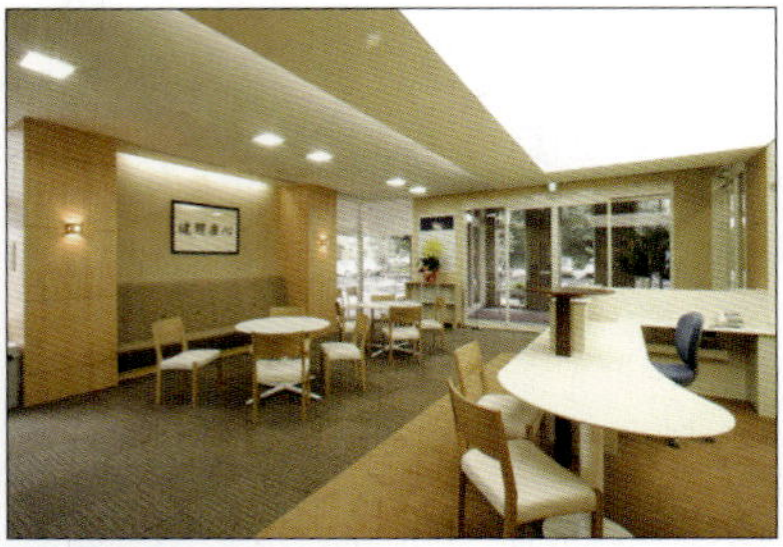

写真303 「白」をアクセントカラーとした待合（高坂醫院）

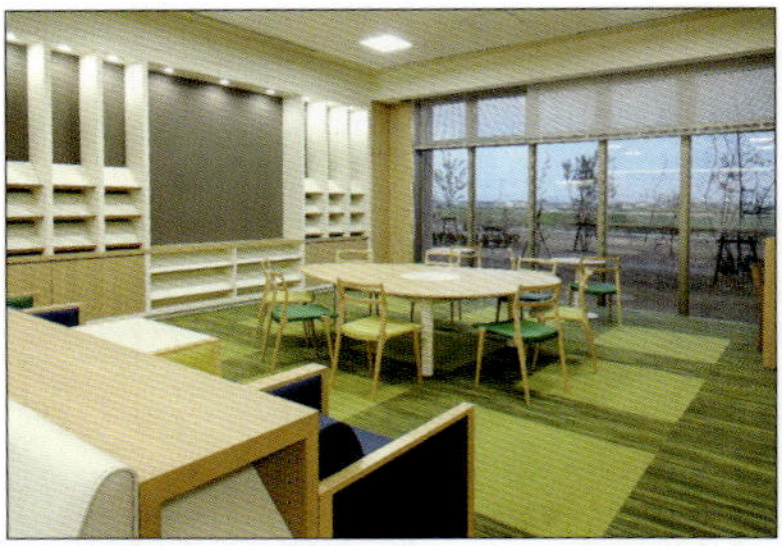

写真304 「白」をアクセントカラーにした患者情報ラウンジ（角田病院）

それでも「白」―「白」を美しく見せる方法

白衣やナースキャップの「白」が「医療」を象徴するものとして、それを美しく見せる工夫をしている。写真303・304は、いずれも、「白」の部分をカウンターや、扉とその枠などに限定し、それらが美しく見えるように、まわりの壁に色をつけた例である。写真305と229頁写真292は、「白による明るさと清潔感を」という岡眼科クリニックの岡知巳院長ご夫妻のご要望に応えて、全体を「白」でまとめた内装である。白ばかりだと少しの汚れでも目立ってしまうので、その対比として一部に「色」も使った。受付の棚には常時タッチアップ用の白いペンキが用意されており、ここまで「白」を大切にしていただくと、「白」も喜んでいることであろう。

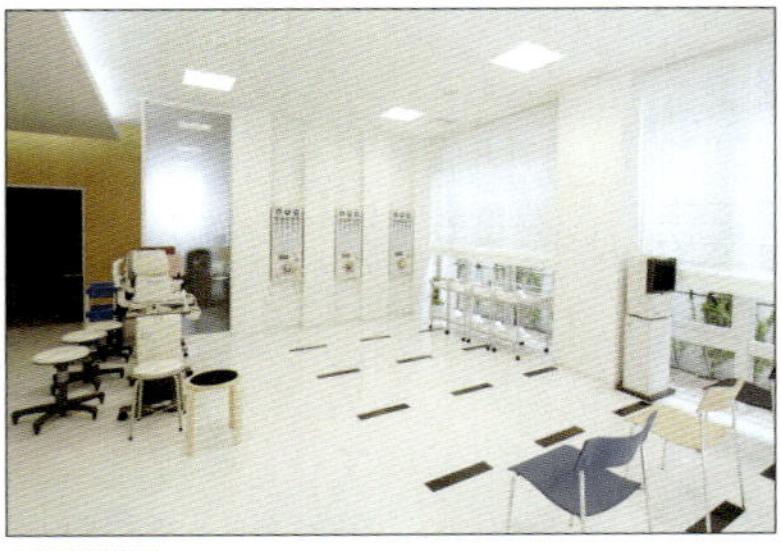

写真305　白い検査室（岡眼科クリニック）

スタッフのユニホームも、インテリアデザインの要素

事務職を含むスタッフ全員が白衣を着ている病医院があり、それがなぜかはさておくとして、医師以外のスタッフのユニホームに色が付き、ナースキャップもやめた病院も多い。職種や資格など、いろいろな色分けの原則があるようだが、入院中にその説明がなかったことからは、それが患者向けではなく、それなりに意味があり、スタッフにとっては便利なこともあるものと思われるが、何か「資格」が歩いているようにも見える。

ベッドまわりのカーテンのような淡いピンクやブルー、グリーンが多く、スタッフ自身が決めることが多いがその色が似合わない人もいて、そのために折角のインテリアデザインが生かされていない病医院もある。スタッフのユニホームも患者の環境の一つである。設計時に相談を受けることもあるが、スタッフが毅然として頼もしく、やさしく見えることが目標である。

85 色はタダ、患者を元気にする色

病院では、「白」以外にも、「赤は血の色」「黄色は精神を高ぶらせる」「緑は安らぎ」「青は顔色が悪く見える」「高齢者がいるので地味に茶色に」など、色に対する既成概念があった。しかし、「弱者であること」と「心身が病んでいる」ことに配慮したインテリアデザインであれば、ビビッドで派手な色も、回復の希望に向けて、患者の気持ちを高めて「元気」にすることができる。色はタダである。その最大限効果を狙いたい。

色による案内

色によって、案内をよくすることができる。浜の町病院では、特に病棟階が対称形の平面なので、方角により自身の位置がわかるように、海側と街側で壁の色を変えている（**写真306・307**）。

ゾーンでの色分けや階での色分けなど、病院では色が喧しいほど溢れるが、特にホテルで経験する、部屋から出てEVがどちらにあるのかがわからないことは、病院のEVやSSも同じことである。高陽ニュータウン病院では、EVホールの床の

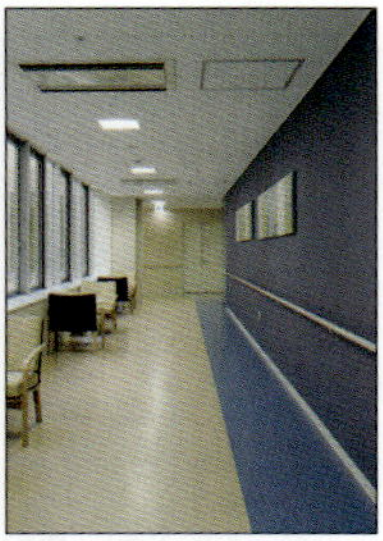

写真306 「海側」を示す青（浜の町病院）

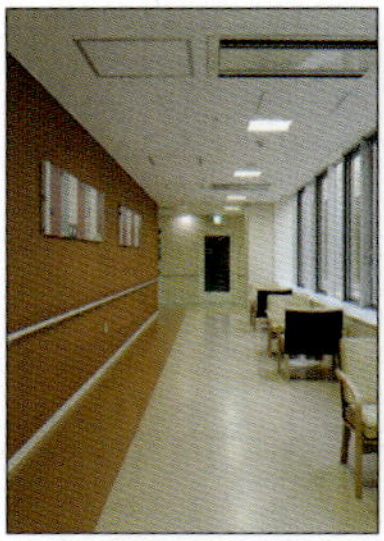

写真307 「街側」を示すオレンジ（浜の町病院）

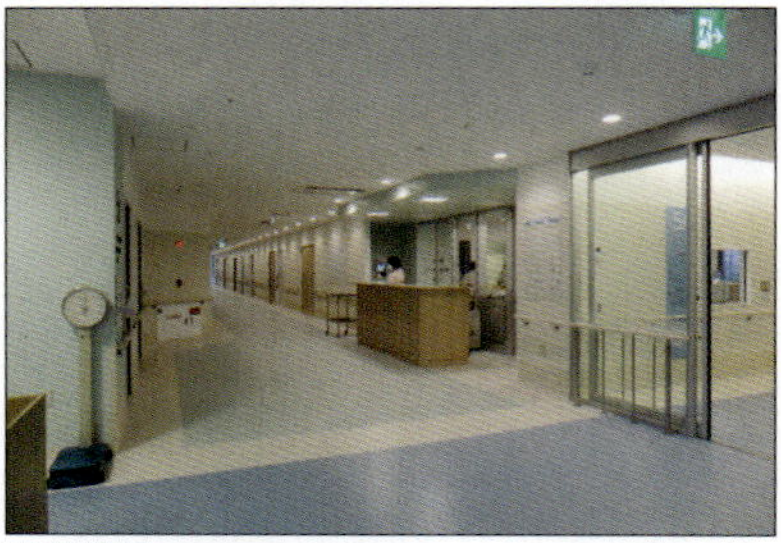

写真308 EVやSSの位置がわかりやすい床とSSの天井の色（高陽ニュータウン病院）

色を一般廊下とは別の色とし、それを廊下まで延長することでEVの位置がわかり、SSの色のついた天井も突出させていている（写真308）。

北九州総合病院では、各SSの位置の廊下部分の天井を少し下げて色をつけている（写真309）。

病医院のCIカラー

病医院のイメージカラーが決まれば、内装もその色でまとめる方法がある。北九州総合病院では病院CIカラーにも合致する、遠望できる足立山の「緑」を患者ゾーンの基本色とし、スタッフゾーンと色を変えている。案内がよくなり、スタッフにも廊下を歩く心構えができる（写真310・311）。

アクセントカラー　―色は「元気の素」

部屋の壁などの一面だけ色を変えることにより、無味乾燥な部屋の居住性を高めることができる。床の間のように正面性と空間構成が明確になり、部屋が素敵になる色は「元気の素」になる。（写真312・313・83頁写真78・105～106頁写真116～118）。

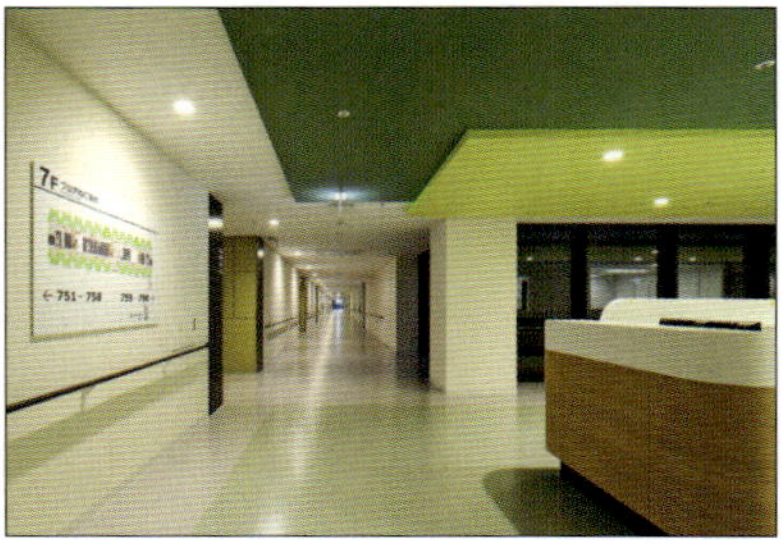

写真309　SSの位置を示す廊下の天井の色（北九州総合病院）

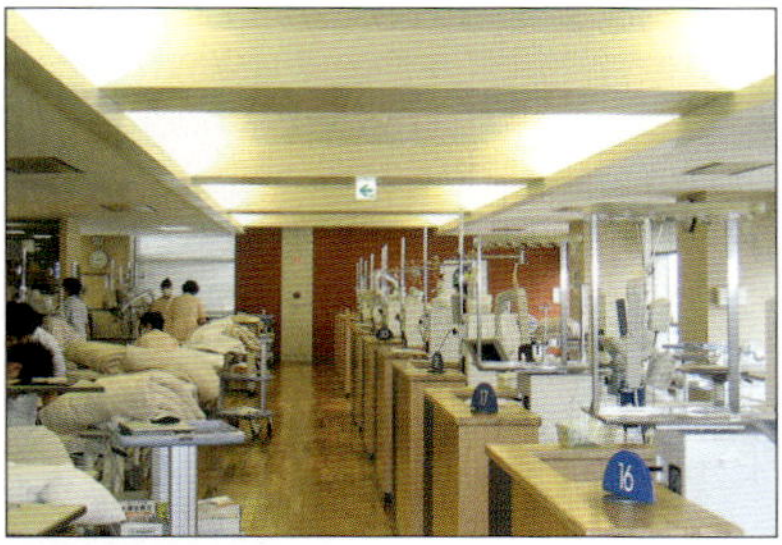

写真312　一部の壁に色をつけた透析室（福井県済生会病院東館）

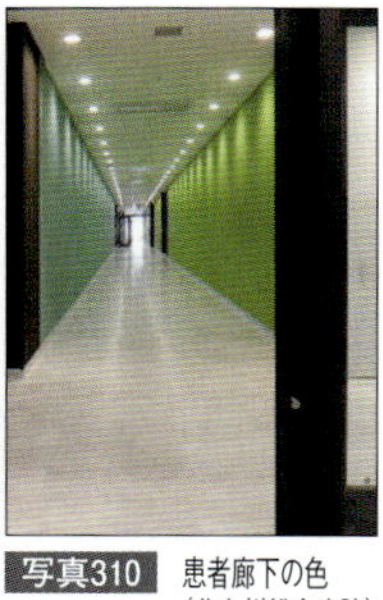

写真310　患者廊下の色（北九州総合病院）

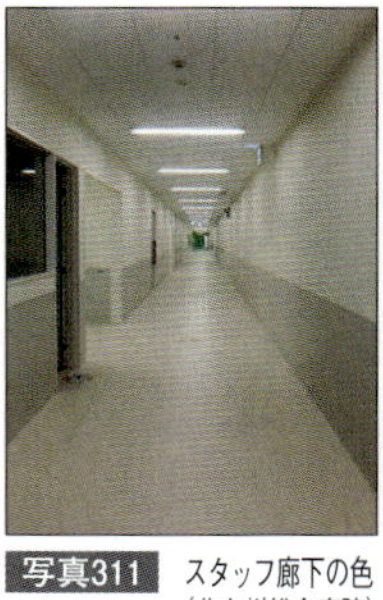

写真311　スタッフ廊下の色（北九州総合病院）

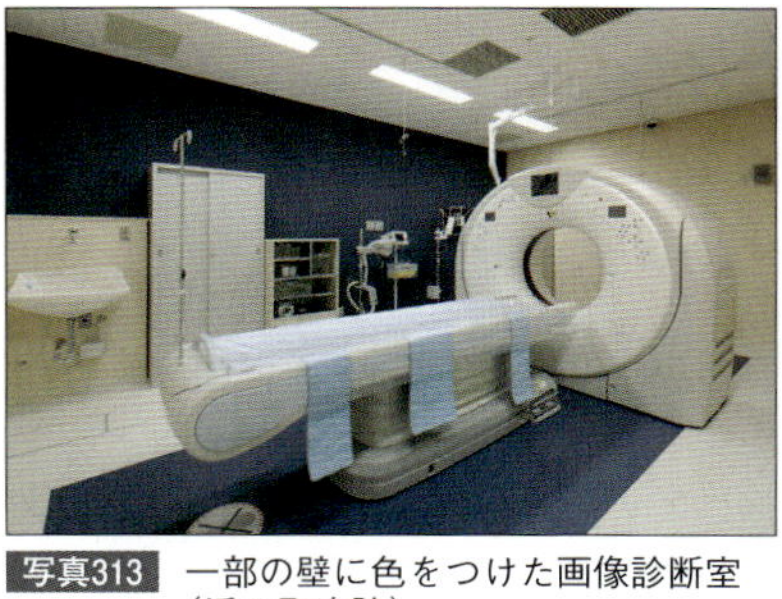

写真313　一部の壁に色をつけた画像診断室（浜の町病院）

木の温もりの中で

木城クリニックでは、木造建築であることもあり、床壁天井とも、地場産の無垢の杉板による内装とした（**写真314**）。木質を癒しの環境として、内装の一部に使う病医院が増えている（**写真315・316**）。

患者はいつも白い天井を見ている

ベッドから見える天井を雑然とさせていた、ベッドまわりのカーテンの吊り下げレールは、すでに天井直付けにすることが一般化しているが、白色の天井が多く、ずっと天井を見ている患者はどのような思いであろうか。リカバリーベッドなどで、写真やアートを天井に施した例はあるが、長時間滞在の病室の天井仕上げに配慮した例は少なく、これからの設計のポイントである。145頁**写真171**は、仰向けの患者のために、天井の一部を木質とした例である。眠れない夜に天井の節穴の数を数えた子供の頃が思い出される。

聴覚を鈍らす視覚的刺激　―一枚の絵が音を消す

「視覚」と「聴覚」がつながっていることから、無味乾燥な視覚環境下では、聴覚が冴え、診察室からの声が聞こえることがある。色やアートなどによる視覚的な刺激に、聴覚を鈍らす効果があり、診察室の声に耳を傾けることもなくなる。

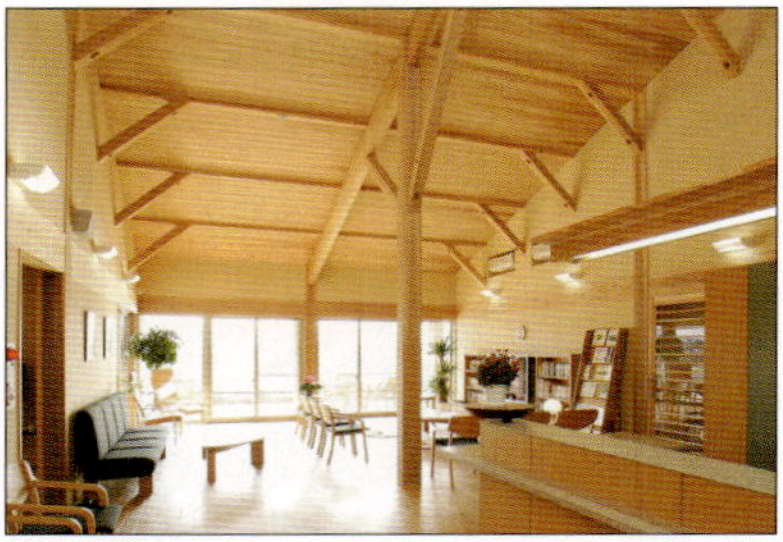

写真314　木質の内装（木城クリニック）

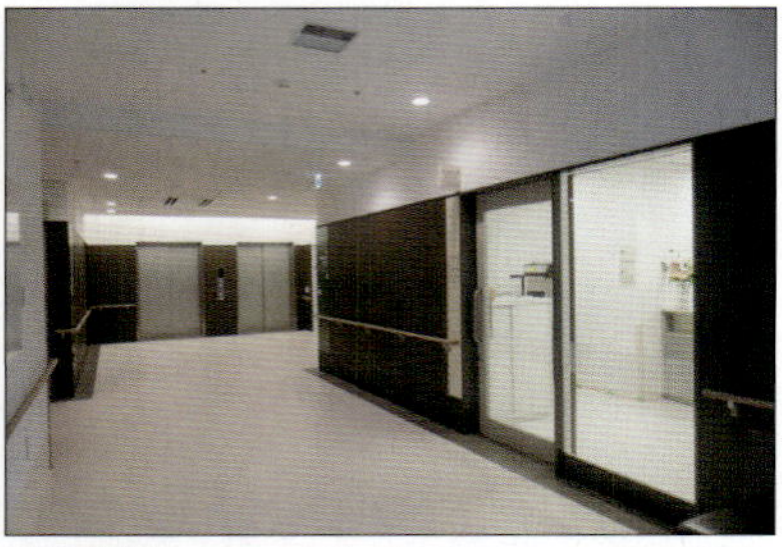

写真315　木質の内装（高陽ニュータウン病院）

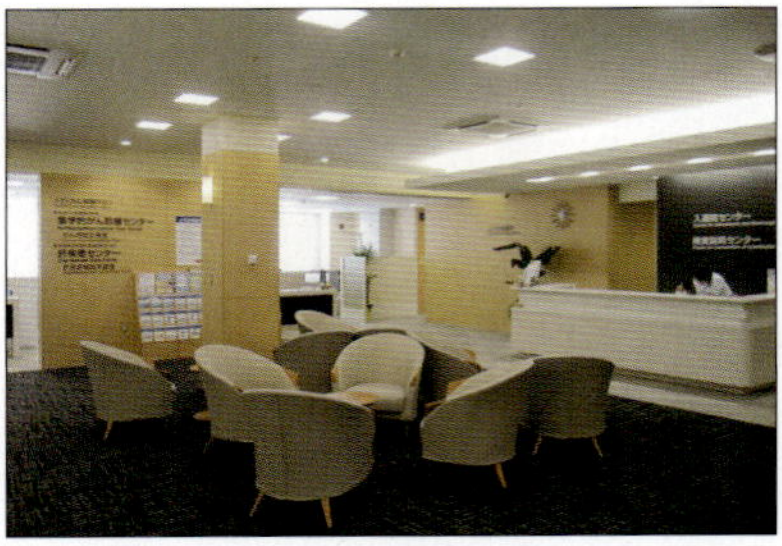

写真316　木質の内装（福井県済生会病院南館）

86 「病院くささ」を消す扉のデザイン

病院ほど扉の数が多い建物はない。そして、ベッドやワゴンが通るための「物」の移動のための幅の広い扉を患者も使っていて「病院くささ」の要因となっている。また、病院スタッフとの協議で、どこもかしこも、「引き戸で幅を広く、自動的に閉まるように」という要望が出て、どこに行っても同じ扉となり、わかりにくいだけでなく、コスト高の一因ともなっている。扉の仕様とデザインを変えるだけで、「人」のための扉となり、「人」のための「普通の建築」になる。

■「物」のための扉から、「人」のための扉に

引き戸は、全開した時に取っ手を掴むための引き残しが必要なので、ベッドが通過する扉の幅は、普通の扉のほぼ1.5倍となり、その幅は人が通るだけの場合には広すぎ、開閉も不便である。幅を広く使う頻度が少ない扉の場合は、人だけが通る時は普通の扉の幅で使える「親子扉*1」にすることができる（**写真317**）。また、**写真318**のように一枚の扉を二色に塗り分けることで、普通の扉の幅に見せることもできる。

また、医療福祉建築用の規格品としてそのまま使われることの多い扉とセットになっている引き戸の取手も、その普及がゆえに「病院くささ」を助長している。色や材質、デザインの工夫で、「普通の扉」にすることができる（**写真319**）。

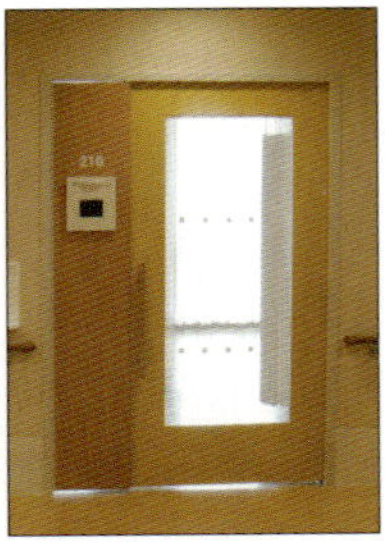

写真317 親子扉の引き戸（福井県済生会病院南館）

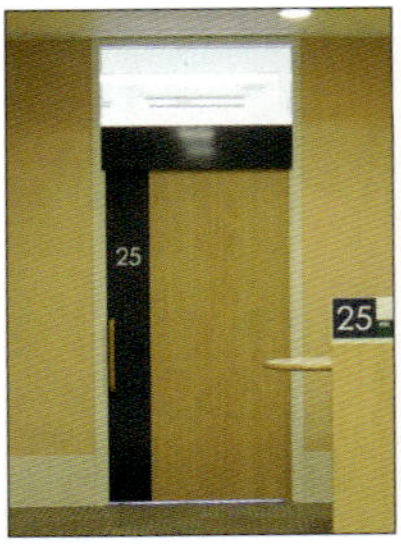

写真318 色分けした引き戸（福井県済生会病院本館改修）

部屋の用途を区別する扉 ―入りやすいガラスの扉

患者が使う扉やスタッフが使う扉、建物管理者がメンテナンスの時に使う扉、火災時に避難する扉など、建築にはいろいろな扉があり、そしてそれらの扉の多さが病院をわかりにくくしている。使う人によって扉のデザインや色を変えておけば、探す扉の数が減り、わかりやすくなる。

ガラスの扉は、「どうぞ」と歓迎しているようで、中も見えて安心して入れるので、患者向きである（69頁写真62）。また、ストレッチャーやワゴンが当たるとの理由で、腰から上だけを窓とした扉が多く、これも「病院くささ」の一因であったが、このことは、目線の高さが低い車椅子の患者などへの差別を生むことでもあり、ガラス扉の場合は、下までのガラスを原則とし、衝突防止のための桟を入れるなど、そのデザインは、設計者の手腕に任せよう。

開けて美しく、閉めて美しい日本建築の巧み

日本建築には、障子や襖、しとみ戸などの素晴らしいデザインがある。

病医院には、スタッフの移動や見透しのために通常は開けたままとし、必要な時だけに閉める扉がある。開いた状態で、お行儀悪く「開けっ放しにした扉」に見えない工夫により、美しいインテリア空間となる。写真320のようなセキュリティのための、常時は開いたままの扉は、あえて掃除がしにくく、工事費も高くなる戸袋に納めるのではなく、開いたままで、扉をインテリアデザインのアクセント

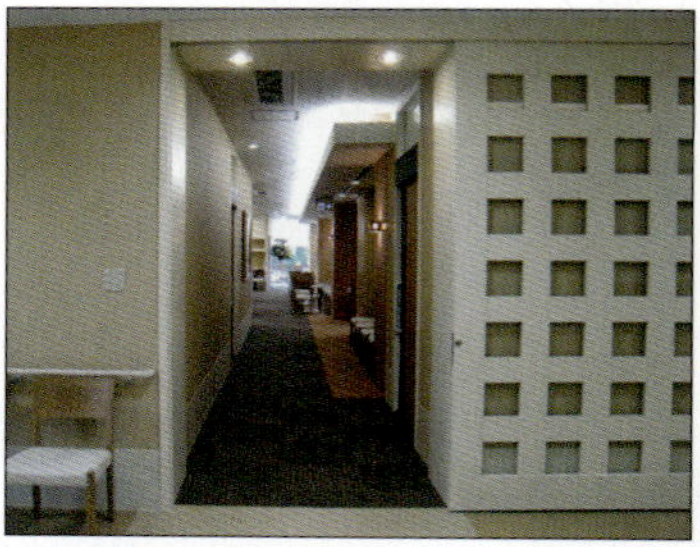

写真320 インテリアのアクセントとなる引き戸（高坂醫院）

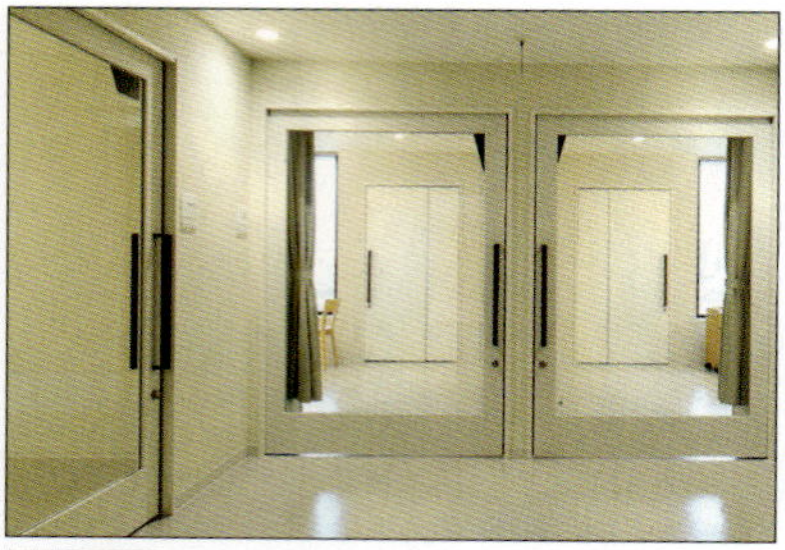

写真319 普通の取手の扉（北九州総合病院）

として、一石二鳥を狙うことができる（73頁**写真68**・74頁**写真70**）。

開閉のための「引き手」も既成概念で無造作につけてしまうことが多い。どう使うかを考えれば、扉のデザインの中に組み込んだり、なくしたりすることで、美しくアクセントになる壁のような扉にすることができる。

柔らかい障子の光　―和みのインテリア

障子の柔らかい光はやさしく、和みのインテリアデザインのツールとして採用する病院が増えている。103頁**写真115**では、処置室の障子風の引き戸が、外光を部屋の奥まで導き、昼間の行灯のように見える。しかし、「障子の雪あかり」と言われるように、障子により光が拡散され、部屋全体が明るくなってしまうので、病室の場合は、戸襖や遮光ブラインドなどを併用しておきたい（181頁**写真221**）。

変身する扉　―忍者屋敷に学ぶ

忍者屋敷はアイデアの宝庫である。福井県済生会病院本館改修の、夜間救急用の薬渡しのカウンターを昼間に隠すサインを兼ねた扉（**写真321**）のほか、同東館の健診宿泊用のフロントでは、大きな扉を開けると、採血採尿に必要な設備が現われ、フロントカウンターが採血カウンターに変身する（**写真322**）。長谷川病院では、木製の壁に見える隠し扉の中に、いかつい機械室の扉が隠されている（**写真323**）。

＊1　親子扉：通常は大きい扉だけを開閉して使う、大小組み合わせの扉。

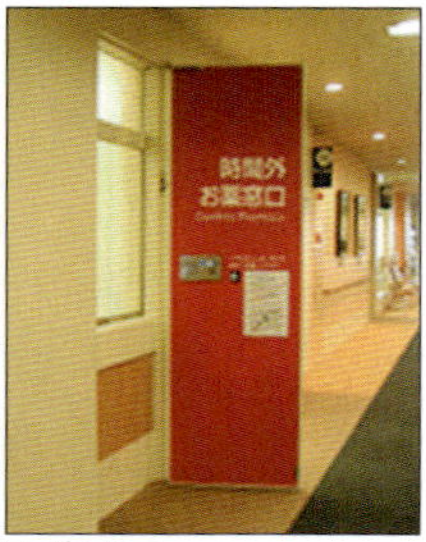

写真321　夜だけ見えるカウンターの扉（福井県済生会病院本館改修）

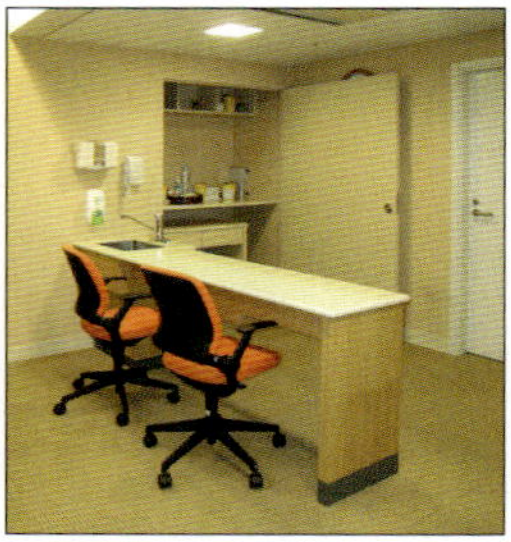
写真322　採血の設備を隠す扉、開けたところ（福井県済生会病院東館）

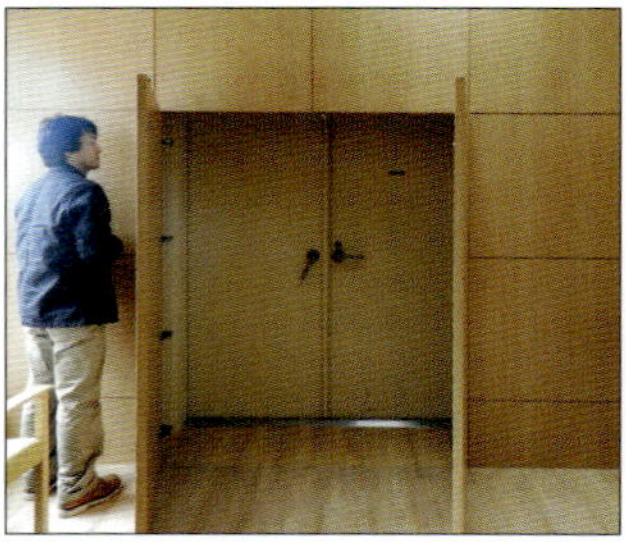
写真323　機械室の扉を隠す二重扉、開けたところ（長谷川病院）

87 オープンカウンターの工夫 ―家具のカウンター―

外来の受付カウンター（35）と、病棟のSSのカウンター（58）のあり方は、それぞれの項を参照していただくとして、窓口のガラスをはずしただけで「オープンカウンター」と称している病医院が多く、やはり「貴方はそちら、私はこちら」という大きな線が引かれている。医療とは「医療者と患者の共同作業」と言われるが、まずは、同じ空間にいることとし、それをハードでも表現しておきたい。

■家具のカウンター ―患者とスタッフが同じ空間に

困っている人がいればすぐにカウンターの外に出て、エスコートができるように、同じ空間にいるのがよい。そのためには、1ルームに見えるように空間のつくり方や仕上げに配慮し、その中に家具のカウンターを置いたようにするとよい（写真324）。

そして、患者情報やパソコン画面が、患者に見えないように、そして、会計などの現金を扱う部分は、容易に患者が回り込めないようにしておく必要がある。

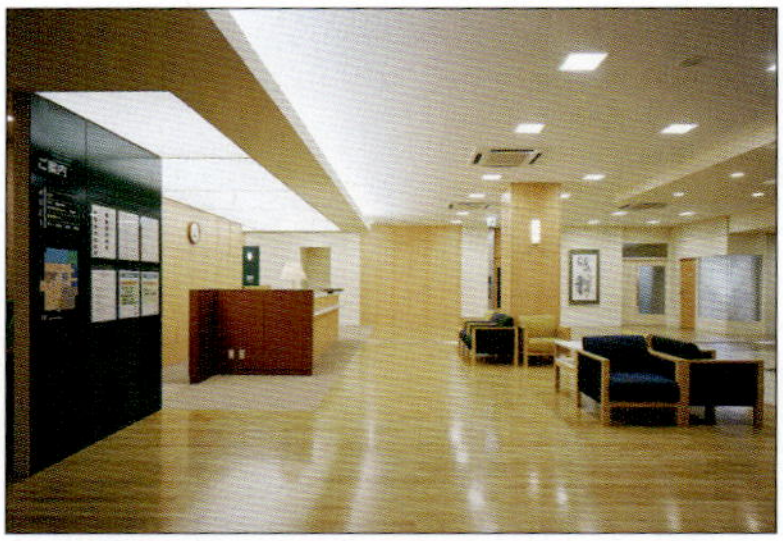

写真324　家具のカウンター（長谷川病院）

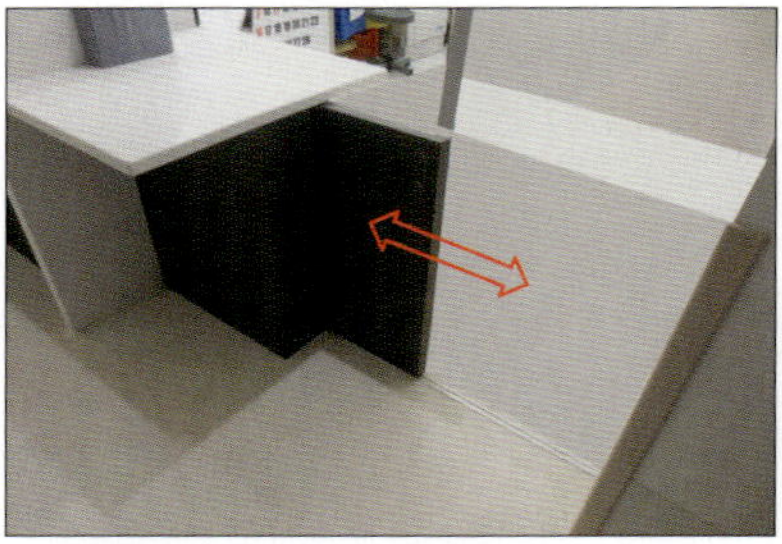

写真325　カウンターの閉鎖引き戸（高陽ニュータウン病院）

写真325は、カウンター内が無人の時に閉める、カウンターの高さの引き戸である。

受付業務のあり方が絶えず変化している今、受付の位置や数が変わっても家具であれば容易に変更できる。

ハイとローを使い分けるカウンター

福井県済生会病院の本館改修では、改修工事の手順の都合で、いったん、会計用としてハイカウンターで使用し、最終的には紹介患者受付用としてローカウンターとしたい、という要望があった。インテリアデザイナー吉川昭氏の答えは意外と簡単なもので、上に置かれたボックスをはずすと、その下にローカウンターが現われた。そして、ローカウンターとの段差部分にはバックが置ける。写真326の左部分がハイカウンターでの使用の場合で、右部分がローカウンターとして使用する場合である。

ハイとローの組み合わせのカウンターへの気配り

診療受付や病棟のSSカウンターで、車椅子の患者用、あるいは相談のためのローカウンターがハイカウンターの横につながる場合があるが、特にL型カウンターの場合に、ローカウンター部分から、ハイカウンターの内側の机上がよく見えることがあり、要注意である。机の上が雑然としている病医院は信頼を失いそうだ。写真327は隔て板を立てることにより、カウンター内が見えないように、そして、ローカウンター相互間のプライバシーに配慮した事例である。

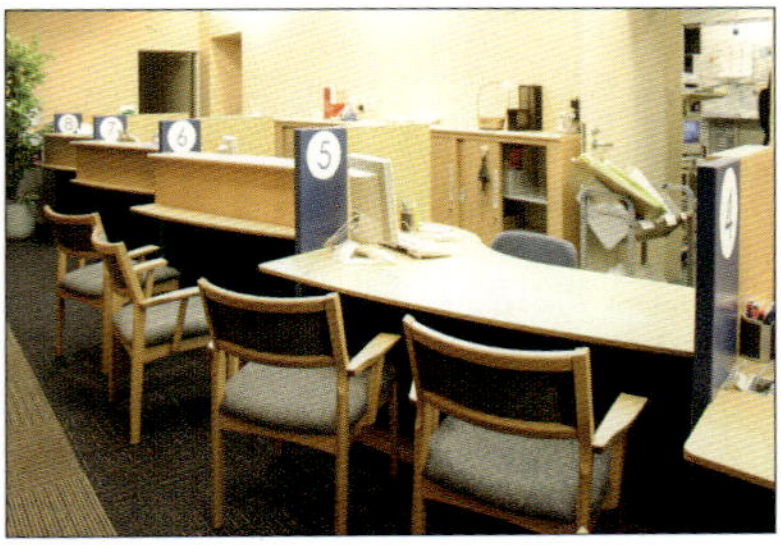

写真326 ハイがローに変身するカウンター（福井県済生会病院本館改修）

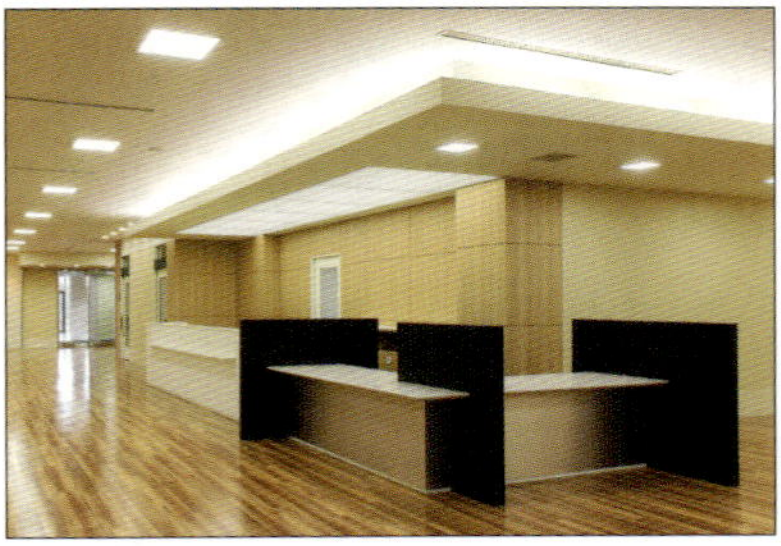

写真327 プライバシーに配慮したローカウンター（角田病院）

88 患者に最も身近な環境の「椅子」 ―「椅子」への気配りに、病院の「心」が伝わる

庭を背にして、受付や診察室の方に向いて、画一的に並べられた長椅子が、「病院くささ」の風景の一つである。長椅子は、ちょっと横になりたい人、子連れの母親のために必要であるが、多目的の無目的にならないように、今一度「個の患者が座る」という基本に戻っておきたい。「椅子」は、患者に最も近い環境として、その座り心地や配置への配慮に、病医院の患者に対する「いたわりの心」が伝わる。改修の多い病医院では、内装をシンプルにして、椅子に投資する方が効果的である。写真(330以外)の椅子はインテリアデザイナー吉川昭氏のデザインによる。

■いろいろな「椅子」をいろいろな向きに ―「個椅子」を中心に

長椅子には、災害時の仮設ベッドとして肘掛けがはずれるものや背後に手すりが付いているものなど、いろいろな工夫がある。大勢座れるので、病医院の定番であるが、実際には中央には座りづらく、荷物を置いて、二人掛けでの使用が多い。患者個人それぞれが異なった心身条件であることからも、「個椅子」を原則としたい。高齢者には肘掛けがあり、座りやすく立ちやすい少し硬くて高めの椅子を、そして、人と顔を合わせたくない人や近くでお話をしたい人たちのために、いろいろな椅子をいろいろな向きに置き、患者が「選べる椅子」としたい(**写真328・329**)。長谷川病院の玄関ホールでは、固定的なゆったりした椅子と、移動しやすい軽

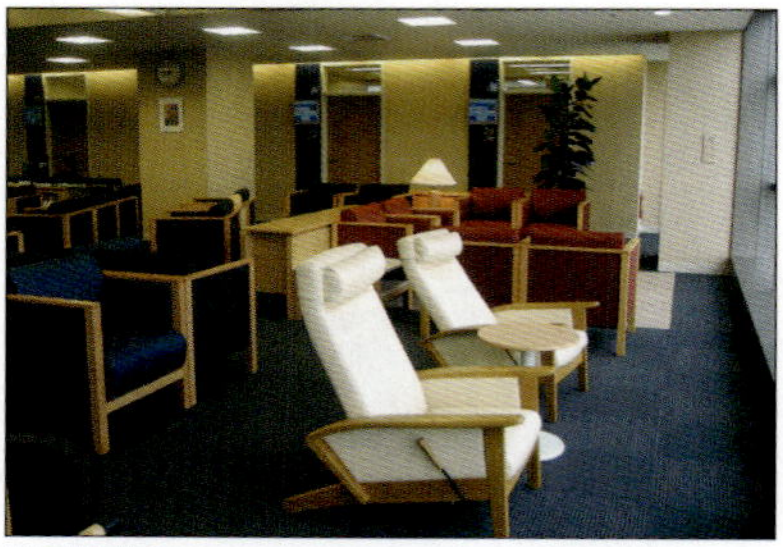

写真328 いろいろな椅子といろいろな向きの椅子(福井県済生会病院東館)

い椅子の二種類を置いている。椅子のレイアウトを変えて、講演会もできる（200頁**写真248**）。**写真330**は、松葉杖の患者のための、文字通りの「腰掛」である。

プライバシーのある長椅子　―壁沿いの造作に

長椅子は重く、床の清掃が大変なので、壁沿いの造作にするとよい。泌尿器科の専門病院である長谷川病院では、女性患者もいるので、プライバシーのために、壁面に沿った背もたれのあるソファーの一部に角度をつけて、お互いの顔が見えにくい座り方ができるようにした（**写真329**）。

テーブルのある椅子

「テーブルを置くと狭くなって椅子が置けなくなる」と思われがちであるが、テーブルなしで対面して座るのに比べて、テーブルがある方が近い位置で座れる。週刊誌を読んでいる人、カバンを置いている人、パソコンを開いている人などさまざまで、まずテーブル付きの椅子から埋まっていくようだ（**写真329**）。

張地を変えて使う　―よい椅子を長く使う

改築時には、ロビーまわりの椅子を新規に購入することが多いが、古い椅子でも、張地を張り替えれば見違えるようになる。そのためには、椅子を消耗品ではなく、ストックとして考えて、日頃より長持ちのするよい椅子を揃えておきたい。107頁**写真120**では、改修時に、古い長椅子の張地を張り替えて再利用している。

長く使う椅子と混雑時だけに使う多目的利用ができるスタッキングチェアとにメリハリをつけておくとよい。

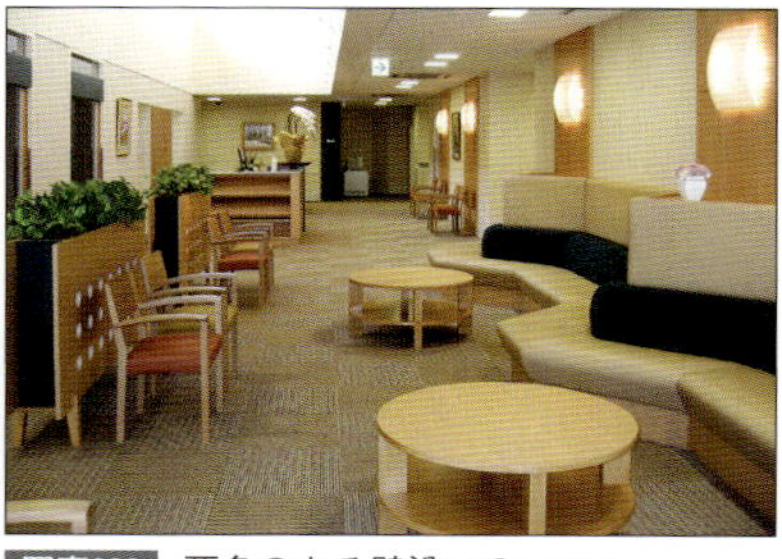

写真329　死角のある壁沿いのソファー（長谷川病院）

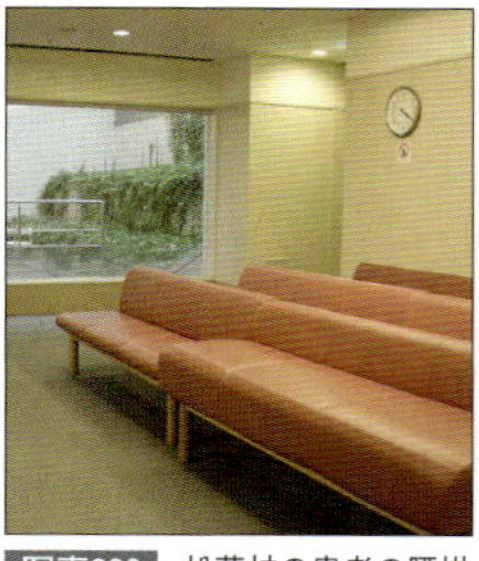

写真330　松葉杖の患者の腰掛（住友病院）

89 患者の椅子と医師の椅子と診察机 ―患者はお客様

診察室の患者の椅子は、くるくる回る小さな丸椅子に、申し訳程度の低い背もたれがついているものが今風であるが、医師と同じもの（写真331・232頁写真301）、医師よりも立派なもの（写真332）は、それぞれの病医院の患者に対する思いが表れるところで、目に見える、そして、わかりやすい患者サービスである。また、パソコンやプリンターが整然と置かれた診察机を見ると、患者はきっと「すごい先生だ。ここに来てよかった」と思うに違いない。

■ 患者の椅子と医師の椅子

木城クリニックでは、「荷物台をいくら勧めても、おばあちゃんが手元から荷物を離さないので」という永田昌彦院長のお話で、荷物と一緒に座れるように、少し幅が広く、そして、立ち上がる時に力が入りやすいように、少し低めの肘掛けのある医師よりも立派な椅子となった（写真332）。回転しないので医師には不便ではないかと思ったが、「私が後ろに回りますよ」と、一笑にふされた。触診もしないで画面ばかり見ている医師が多いのに、なぜ、いまだに丸椅子なのであろうか。一方、医師の簡便で質素な椅子（写真333）は、医師のフットワークのよさを感じ、患者の医師を見る目も変わるであろう。本書執筆中に、神戸の名門病院で受診した。建物は古く、患者は丸椅子であったが、昔ながらの入念な触診があり、これならば丸椅子でもよいと思った。ちなみに医師の椅子は肘掛けなしであった。

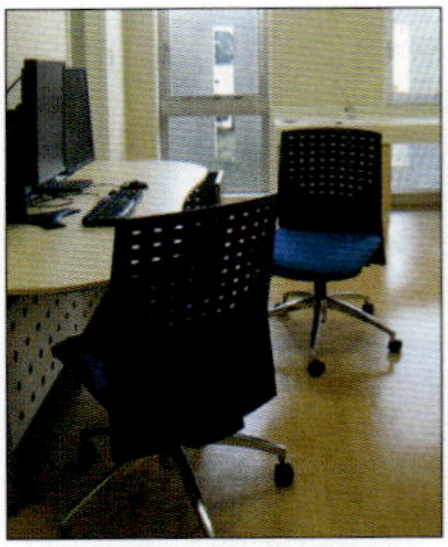

写真331　医師と同じ患者の椅子（高坂醫院）

家族の椅子

ちょうど、著者が『患者に選ばれる病院づくり』を上梓した翌年に開催された、2002年のモダンホスピタルショウの、主催者側のテーマが「患者に選ばれる外来づくり」となり、展示するモデルルームの設計が著者に舞い込んだ（111頁**写真127**）。医師の椅子はキャスター付きで、患者の椅子にキャスターがないのは、コンセプトの一つである「スタッフが動き、患者を動かさない外来」の表現の一つであり、患者の椅子の横にある第三の椅子は、家族のための椅子で、誰も座らない時には荷物置きになる。そのほか、洋服ハンガーと鏡がある荷物置きも提案した。

米国のクリニックの診察室で、家族用のソファーを見た。付添いの必要な高齢者が多いことからも、家族の居場所を用意しておきたい（106頁**図44**）。

パソコン対応の診察机

インテリアデザイナーの吉川昭氏が、木城クリニックの設計時にデザインした診察机（**写真332**）は、その後、既製品化され、いろいろな病医院で採用している。

モニターを壁パネルに取り付け、CPU本体と配線は机の下で処理されている。机の患者側の膨らみは、資料の患者への説明などのためであるが、足元が少し隠れるので患者も座りやすい。なお、触診を必要としない診療科や、診察台で触診をする診療科では、患者にとっては、医師と患者の間に置く対面式の机の方が、頭先から足先まで見られる不快感がない。

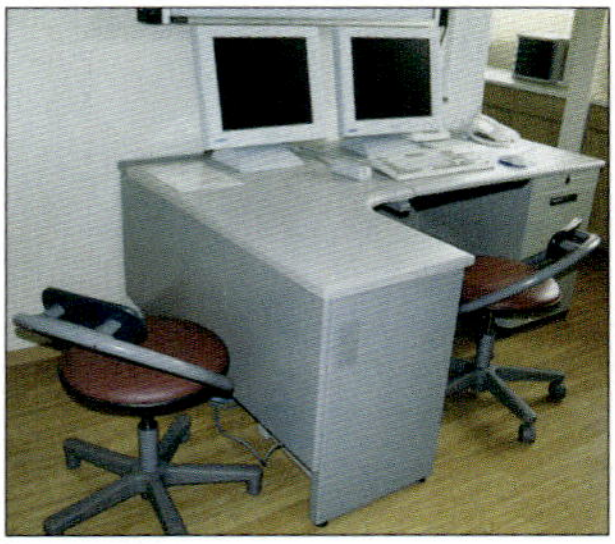

写真333 フットワークのよい医師の丸椅子（兵庫県立粒子線医療センター）

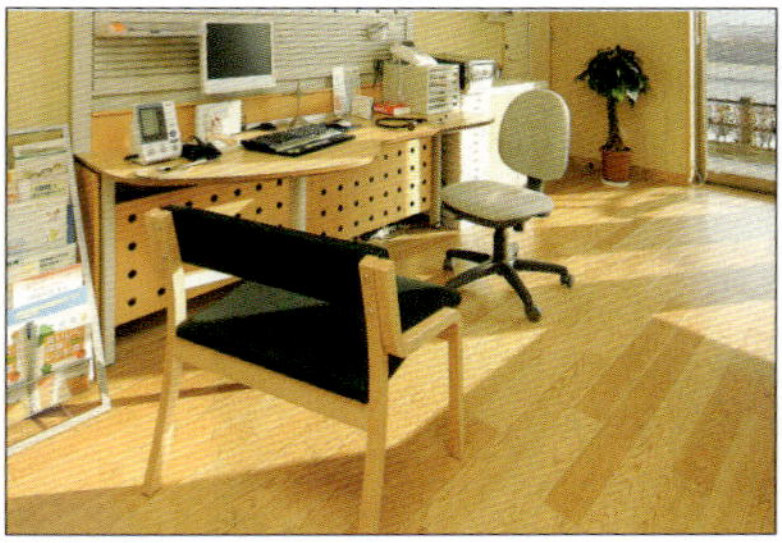

写真332 荷物も置ける患者の幅広の椅子（木城クリニック）

90 カーテン・ブラインドと造作の工夫 ―「病院くささ」の払拭

患者のプライバシーを守るための、ベッドまわりのカーテンや、冷たいイメージの金属フレームの自立スクリーンなどの画一的なデザインと色が「病院くささ」の一因となっている。

病院建築が特殊なもの、そして機能優先で、患者サイドに立った環境やデザインに対する配慮が二の次であったことによるのではなかろうか。それらのデザインや工夫が、病院くささを払拭し、病院を「普通の建築」とし、併せていろいろな課題を解決することができる。

■「病院くさい」ベッドまわりのカーテン ―「普通の建築」に

カーテンは、リース対応が多く、設計者が物申すことができない場合もあるが、「普通の建築」の「普通のカーテン」にすれば、イメージが一変する。

ブラインドは、汚れて不潔になるなどの理由により避けることもあるが、ヒレの角度により見え方や光の入り方が変わり、さらに、明るさの違いによって片方から見えて片方から見えない「簾効果」など、いろいろな場面に変化しながら対応できる優れものである（写真334）。「見られて安心」「見えて安心」と「プライバシー」との微妙な兼ね合いや、動けない患者への光の制御など、病院建築特有の条件に合致している。なお、流行りのロールブラインドは、オールオアナッシングであることと、障子効果があるので、暗くしたい部屋などでは要注意である。

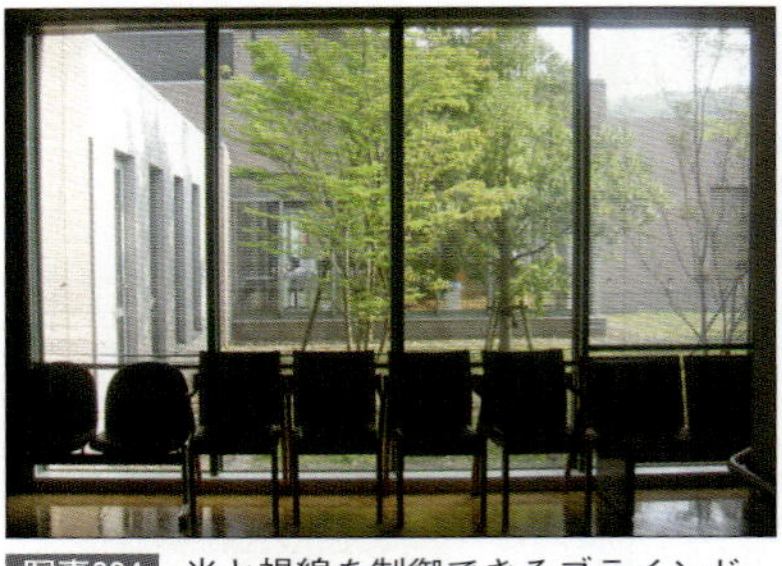

写真334 光と視線を制御できるブラインド（町立奥出雲病院）

見え隠れの格子　―日本建築の巧み

明るく見透しがありながら、通行部分とソファーなどのある落ち着いた部分との領域を分けるために格子状のスクリーンを採用し、インテリアデザインのアクセントにしている（**写真335・336**）。格子は、連続しながら空間を分けることができる、見え隠れの、日本建築の巧みである。

障子風の衝立

木城クリニックの処置室では、天井が高く患者間の目隠しに吊りカーテンが設けられないことから、既成品の自立スクリーンの代わりに、茶室や和室で使うような「障子風」の衝立をつくった（116頁**写真132**）。目線の高さからは、もう少し高い方がよく、院長からもその話は出たが、スタッフからの全体への見通しをよくし、明るく開放的にするためにあえて低目とし、結果的にはこれでよかったと言っていただいた。意識的に覗き込めば見えるが、通常の動きでは、中の患者が見えることはない。一枚の幅が約90cmの、移動のしやすさと安定性に工夫をした軽いもので、自由に組み合わせて使うことができる。吉川昭氏による一枚一枚デザインが違う桟の模様が、やさしい光を導き、患者を癒している。

福井県済生会病院の改修や浜の町病院の化学療法室でも同じものをとの要望があり、患者のリクライニングシートの間に設け、好評である（147頁**写真173**）。

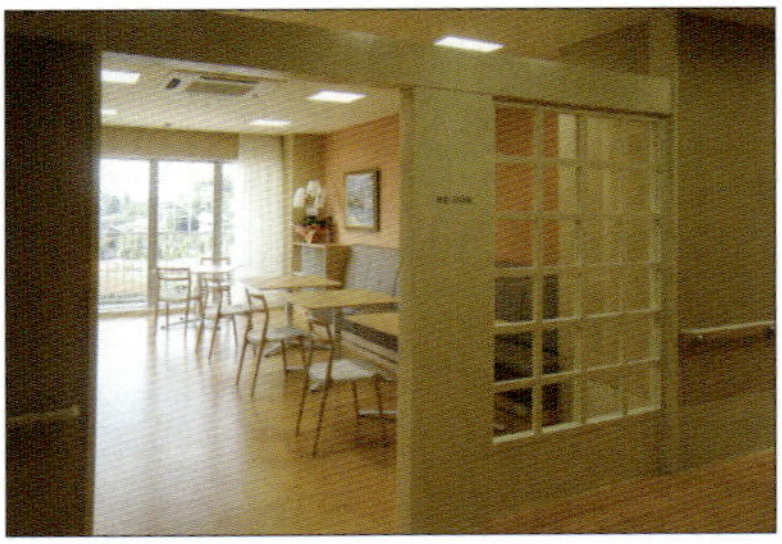

写真335　病棟食堂と廊下の間の格子（高坂醫院）

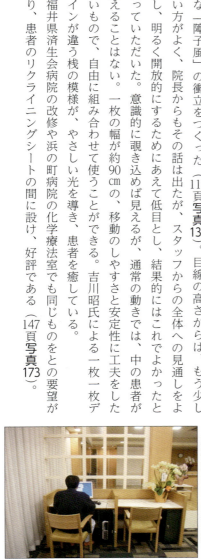

写真336　パソコンコーナーの格子（長谷川病院）

網走刑務所の縦格子に学ぶ

木城クリニックの設計中に、古い網走刑務所を訪れた。そこでは、廊下を挟んだ両側の囚人同士がお互いに見えないように、対面する部屋の縦格子の角度が逆になっており、早速そのアイデアを拝借することにした（**写真337**・103頁**写真115**）。採血机のスタッフが座る側（右）からは縦格子の先にある物療コーナー（左奥）の患者が見えるが、逆に患者の位置（左）からは、奥の処置室が見えない。

廊下との間の収納棚とパスボックス

長谷川病院と高坂醫院の人工透析では、診療時間外を含めて、部外者の入室を最小限にするために、リネン類やごみの供給と回収のためのパスボックス（両側に扉のある収納棚）をゾーン外との間に設けた（**写真338**）。上の棚が清潔用で、下が不潔用として下の段にはワゴンごと入り、透析室の閉鎖後でも入室せずに出し入れができる。また、**写真339**の玄関受付カウンターの背後にある収納棚も、受付の背景となる大切な壁として、取手の見えない壁面デザインのアクセントとしている。

また、倉庫の内部にある作業スペースが、廊下の壁面収納棚では要らないので、収容能力抜群の省スペースとなる、一石三鳥の合理的な手法である。

これらはいずれも、古今東西を問わず、歴史に育まれた建築手法の一つであり、「温故知新」である。特に古い日本建築に見られる巧みを真似しない手はない。

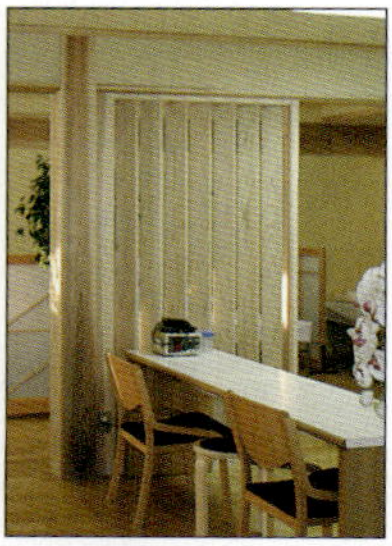
写真337　見えない縦格子（木城クリニック）

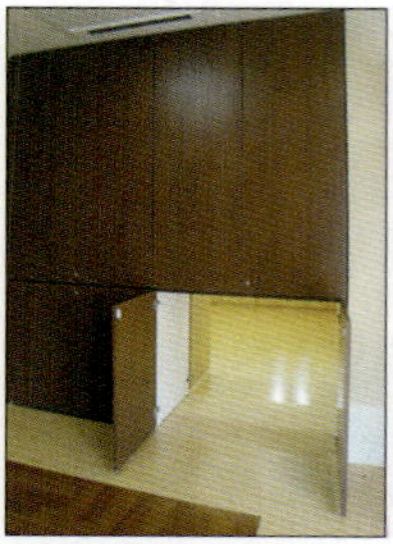
写真338　パスボックス（高坂醫院）

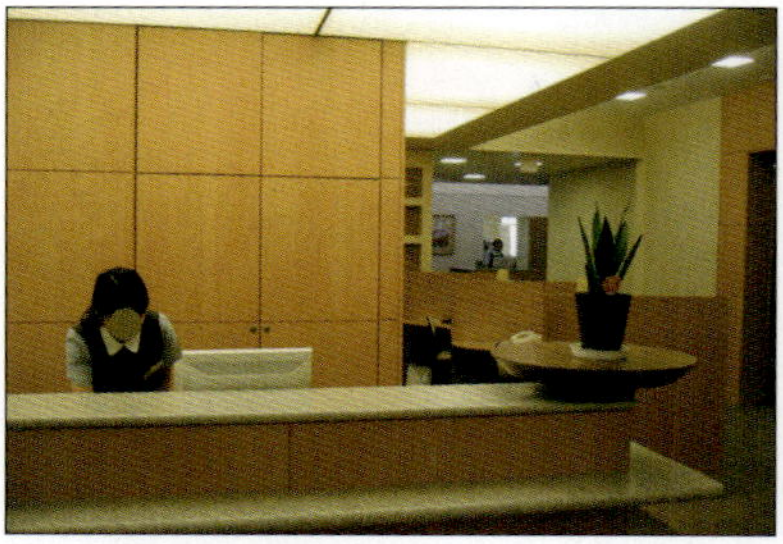
写真339　壁に見える受付背後の収納棚（長谷川病院）

91 共用トイレの工夫　―ペーパータオルとハンドドライヤー

生き残りをかけて、デパートが、特に女子トイレに力を入れてきたが、今では、ＪＲや高速道路でも、トイレがどんどんきれいになっていて、アイデア満載だ。

ロールタオルが不潔だとして、ペーパータオル全盛となり、ペーパータオルの散乱と補充の手間から、今はハンドドライヤーが人気である。そして、「自動」好きの日本人好みの全自動洗濯乾燥機のような、水栓、ソープ、乾燥が、全自動化されたものまで登場している。

■喧しいハンドドライヤー

低騒音型や急速乾燥型もあるが、急速型の音が特に大きく、今のところ騒音の問題があるので、その採否については、トイレに扉があるかどうかなど、まわりの状況を考えて決めることになる。

いまだに壁に後付けしたようなトイレが多く、手洗器から離れている場合には床に水滴が落ちる、あるいは、ドライヤーの順番待ちの人が手洗器の前に立って、手洗器が空いているのに使えない、という設計上未消化のところがある。これは、手を洗う時間よりも、手を乾燥させる時間の方が長いにもかかわらず、通常は、手洗器の数よりドライヤーの数が少ないことによる。

ドライヤーは「不潔」と仰せの方もあり、結果として、手を拭かずにズボンやハンカチで拭いている人がいる。ペーパータオルの代わりにハンドドライヤーを

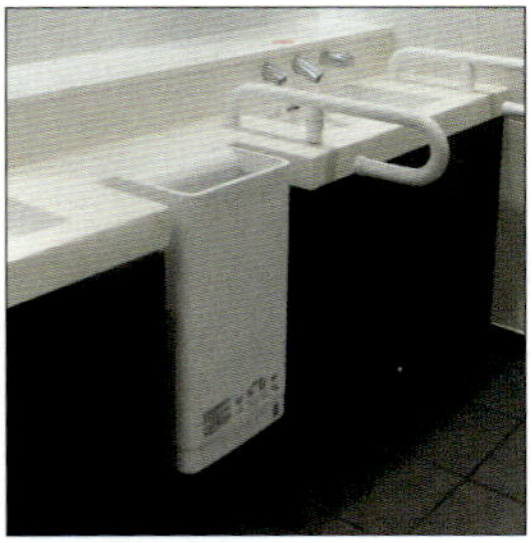

写真340　ハンドドライヤー（JR駅）

設けるのであれば、ペーパータオルより使用頻度が下がっている現状からは、問題ありである。設計の初期段階にその採否を決めて、その数と設置場所を、そしてスムーズな動線を検討し、使いやすくしておきたい。

■ペーパータオルの置き場

ペーパータオルをスマートに取り付けるには、壁埋め込み型、前面の鏡を少し突出させてその下から取り出すもの、そして**写真341**のように、手洗台下前板に仕込むなどのいろいろな方法がある。使用済みのペーパーは、**写真341**のように洗面台上の穴、あるいは、前板の穴から投入することができる。

写真342は診察室の手洗いであるが、下部の扉に穴を開け、ペーパータオルをその裏に取り付けたもので、構造的にも簡単で、安価な方法の一つである。

■荷物の置き場

荷物をもっている外来などの共用トイレには、荷物置き場が欲しい。ブースを使う場合は、ブースにもって入るので、ブースの中にそのスペースと棚を、そしてブース外の小便器などの場合は、入口から離れた位置が安心である（119頁**写真135**）。そのスペースがなかったトイレでは、吉川昭氏のアイデアで、洋便器ブースに並ぶＳＫ（掃除流し）ブースが、大便ブースより狭くてよいことに目をつけて、その前にキャスター付きの荷物台を置くこととした（**写真343**）。ＳＫを使用する際は、簡単に移動でき、作業台にもなる。

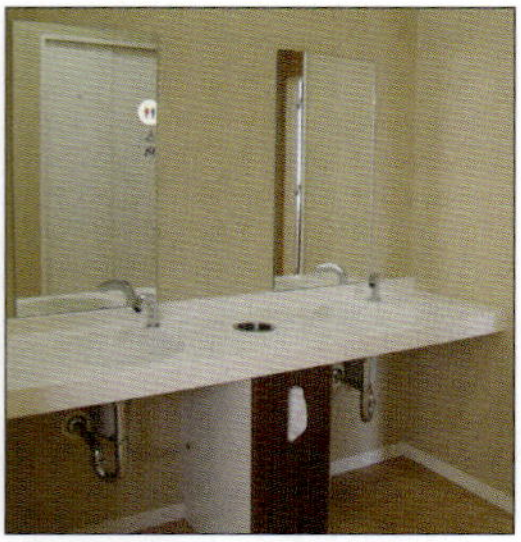

写真341　ペーパータオルと投入口（高坂醫院）

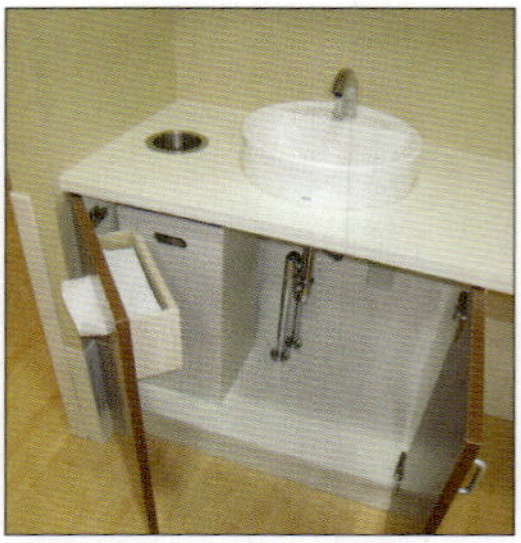

写真342　ペーパータオルと投入口（高坂醫院）

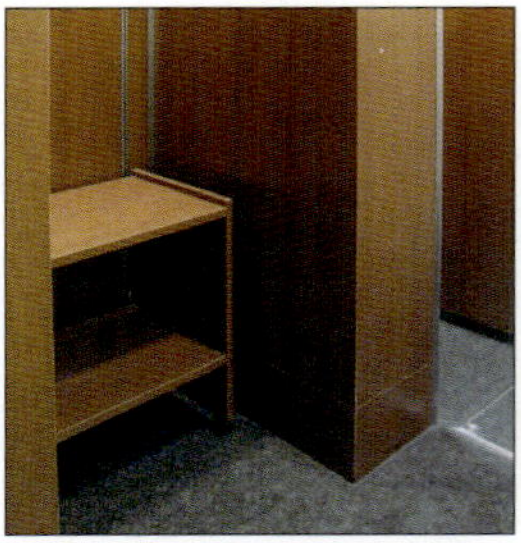

写真343　SKブース前の荷物台（高坂醫院）

高さの低い、手洗い

子供用に、手洗器を一つだけ下げることもあるが、**写真344**は、教会の事例で、子供も使えるように、全手洗いの高さを下げることになった。手を洗うだけであれば、大人でも大丈夫で、デザイン的にもシンプルとなり、好評である。鏡の高さも下げることができ、姿見のような使い方もできる。

鏡のプライバシー

部屋が広く見える大きな鏡が立派にも見え主流であったが、今やホテルやデパートでは、隣の人が見えない鏡のつくり方が定着している。特に病医院では自分のやつれた顔を見たくない、見られたくないことから、隣が見えない鏡としておきたい（**写真344・345**）。ＥＶ駕篭内の車椅子の後退用の鏡なども同様である。

パウダールーム（コーナー）

手洗いの前を化粧直しの女性が独占するとほかの人が手を洗えなくなる。手洗器と鏡を切り離して考え、手洗いだけ（**写真346**）、鏡のある手洗い、鏡だけ（**写真344**）の部分などがいろいろあると、手洗いの混雑を避けることができ、気遣いすることなく使うことができる。また、化粧直しには、手洗台があると、近眼の人には鏡が離れすぎ不便なので、化粧ポーチが置ける小さな台があるだけでよく、どこにでも設けることができる。

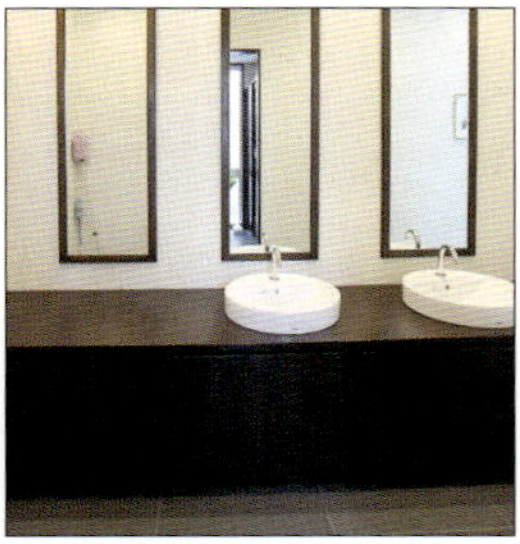
写真344　高さの低い手洗い（岡山聖心教会）

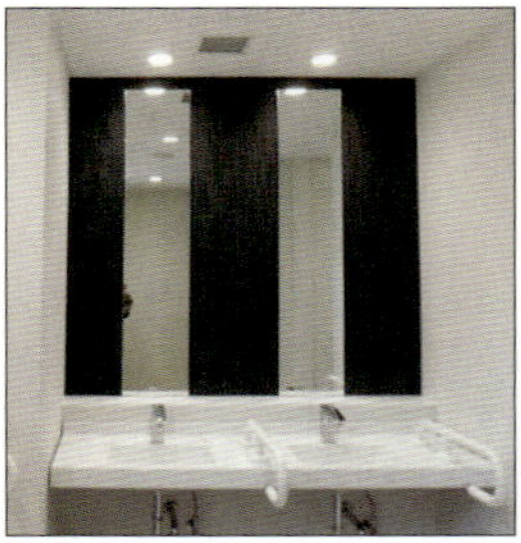
写真345　隣の人が見えない鏡（北九州総合病院）

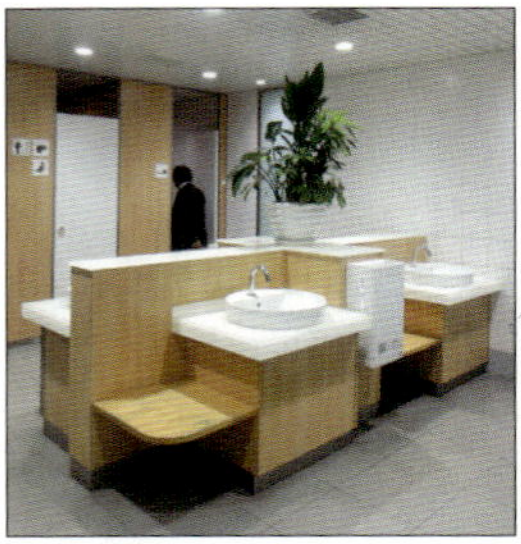
写真346　鏡のない手洗いコーナー（JR駅）

92 傘立て・下足棚・車椅子置き場の工夫 ―課題からグッドデザインに

今や、傘が使い捨ての消耗品のようになり、盗まれてもすぐに諦めることができる人も多い。鍵をかけなくてもよいのであれば、既成概念に捉われないいろいろな工夫ができる。

身のまわりの不便や不具合に課題を発見し、要らないものを排除しながら、原点に戻り、その目的と機能を追求するところに、グッドデザインが生まれる。

■「傘立て」から「傘下げ」へ

傘によって長さが違い、折りたたみ傘の処理がむずかしいことに着目した工夫で、握り部分をかけるバーと折りたたみ傘の紐をかけるフックからなるシンプルなものである（写真347）。その後、紐のとれた折りたたみ傘はどうするのか、という課題をいただいて、二重のバーにして折りたたみ傘をその上に置けるようにするなど、皆様のご意見を伺い改良を重ねながら、２００６年完成の長谷川病院以降の定番としている。下の砂利の底は地球なので、水抜きも掃除もいらない。

■「頭を打たない下足棚」

下の方で屈んで靴の出し入れをしていると、上の扉をほかの人が開けていて、立つ時に頭を打つことがある。１９９９年完成の町立奥出雲病院でつくった「頭

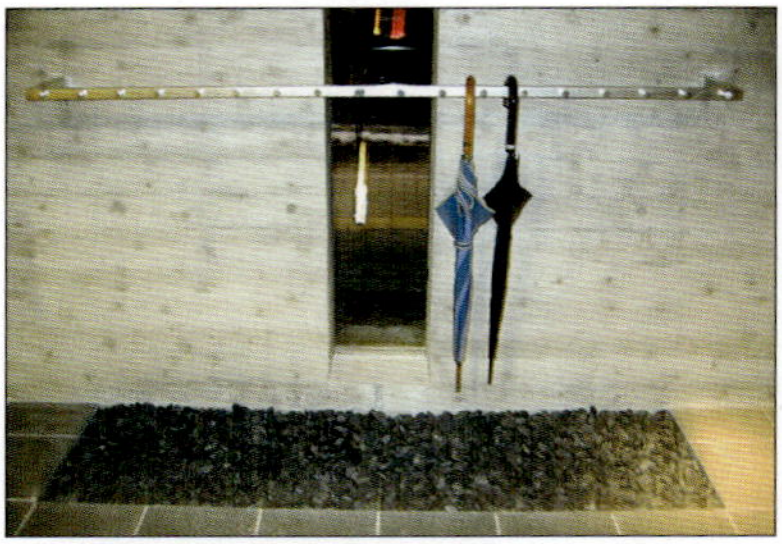

写真347　傘下げ（長谷川病院）

を打たない下足棚」では、上から下までが一枚の扉なのでその心配はない（写真348）。扉のスリット（隙間）から中の靴が少しだけ見え、使用中かどうかが一目でわかる。また、そのスリットが開閉のための取手代わりになるので、全体をシンプルなデザインとすることができた。一足制になり脇役となった下足棚のデザインを何とかしたい、との思いにより、一人ひとり施錠をしなくてもよいことが採用の条件となる。これまた著者の定番としているが、最近ではほかの病院や福祉施設で同じようなものを見受けることがあり、つい嬉しくなる。奥出雲町は多雪地帯で、長靴をスリッパに履き替えるためのものであり、履き替え時のために、手すりやベンチを設けている。

■ 整然と置ける車椅子置き場

車椅子に乗ることを抵抗に感じていた高齢者も、使ってみるとやめられないと、車椅子の利用が増え、玄関や病棟などに雑然とあふれているのを見かける。

実は、写真348の長靴を脱ぐ時に体を支えるために設けた手すりに沿って、たまたま移転で搬入中の車椅子が整然と置かれているのを見て、その手すりを、車椅子置き場として定番としている。したがって、車椅子が置かれていない場合には、手すり代わりにもなり、位置が定まるのでフットレストが後方の壁にぶつかって傷がつくこともない（写真349）。中央の隙間は、著者にはちょっと狭すぎたようだが、奥の床掃除に入るための隙間である。

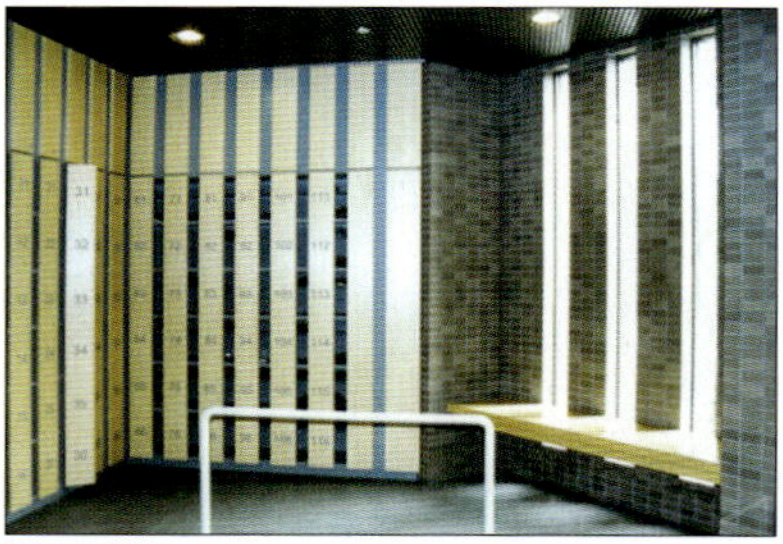

写真348　ベンチと手すりのある「頭を打たない下足棚」（町立奥出雲病院）

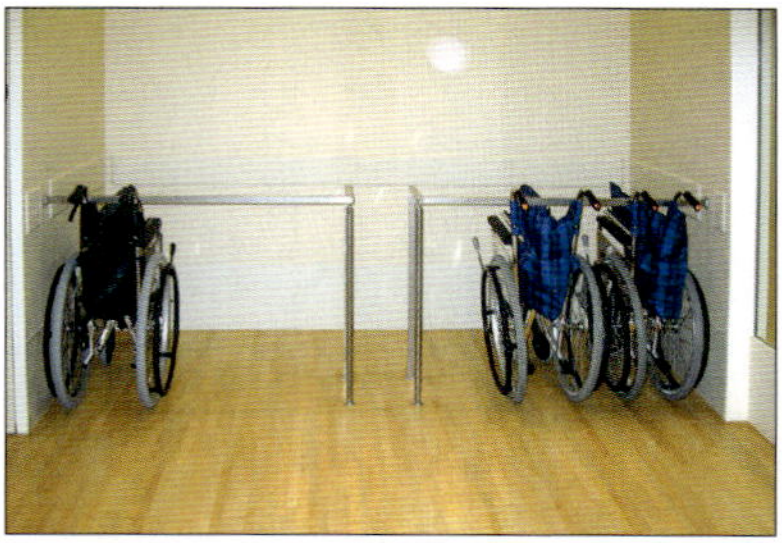

写真349　車椅子置き場（長谷川病院）

93 「病院の顔」看板
─病医院のイメージを代表

街を歩くと、ビルの看板が小さくスマートになっているのに気が付く。小さい看板は上品で奥ゆかしい印象があり、まわりが視覚的に騒々しくなければ、十分目立つ。昨今は、ビルの所有者がすぐに変わって看板の掛け替えが大変だからではあるまいが、一般的なデザインに対する関心の高まりと、それが企業イメージにつながることがわかってきたからであろう。

■病医院の看板は、夜もわかりやすく ─看板も患者サービス

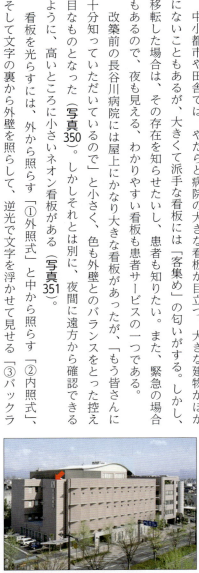

中小都市や田舎では、やたらと病院の大きな看板が目立つ。大きな建物がほかにないこともあるが、大きくて派手な看板には「客集め」の匂いがする。しかし、移転した場合は、その存在を知らせたいし、患者も知りたい。また、緊急の場合もあるので、夜も見える、わかりやすい看板も患者サービスの一つである。

改築前の長谷川病院には屋上にかなり大きな看板があったが、「もう皆さんに十分知っていただいているので」と小さく、色も外壁とのバランスをとった控え目なものとなった（**写真350**）。しかしそれとは別に、夜間に遠方から確認できるように、高いところに小さいネオン看板がある（**写真351**）。

看板を光らすには、外から照らす「①外照式」と中から照らす「②内照式」、そして文字の裏から外壁を照らして、逆光で文字を浮かせて見せる「③バックラ

写真350　静かなバックライトの看板（長谷川病院）

イト式」がある。写真350は③、写真351は②で、場所によって選ぶことになる。

■見る位置からの、三段階の検討

見る位置によって、三段階で考えておきたい。

まず、建物が遠くから見える場合にはその位置から、そして、道路上からは、ガソリンスタンドやコンビニを探す時と同じように、手前から病院の位置の目安をつけられるもの（**写真352**）、そして、最終確認のための入口まわりの看板である。三段階の看板を兼用せずに、それぞれに対して、最適な大きさの看板を最適な位置に設置するのがコツである。小さな交差点で信号が高すぎて車の中から見えないことがあるのと同じように、兼用にすると、どれもが中途半端になってしまうことがある。

■岡眼科クリニックの工夫 ―「地」と「字」の色

院長から、目立って欲しい文字が「岡」「眼科」「クリニック」の順なのに、既存の看板ではそれが逆に見える、というお話があったことによる。文字の画数と文字数による錯覚であり、それぞれの文字の大きさを変えればそれで済むことであるが、「地」と「字」の色のコントラストが見え方に大きく関わることに注目して、同じ文字の大きさでありながら、要望通りの見え方にすることができた（**写真353**）。低い看板は玄関前に新設した目線の高さのもので、高さの高い看板は、遠くから見える既存の看板の、看板面だけを取り替えたものである。

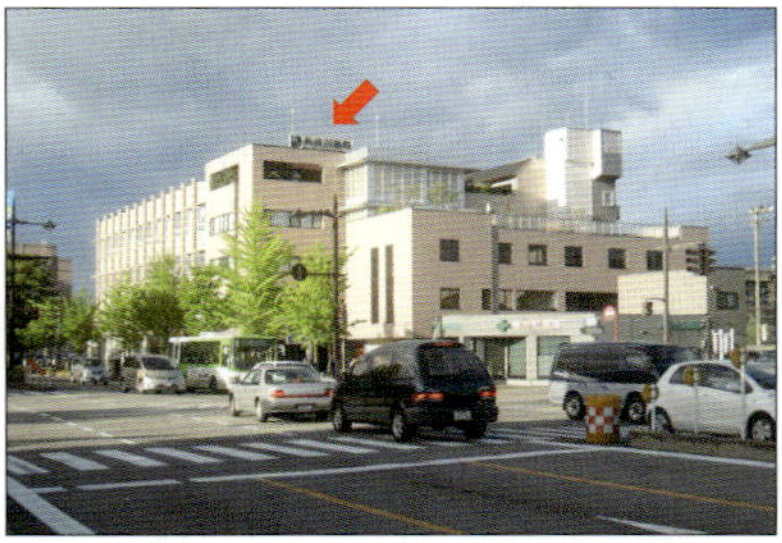

写真351　遠くから見える建物頂部のネオン看板（長谷川病院）

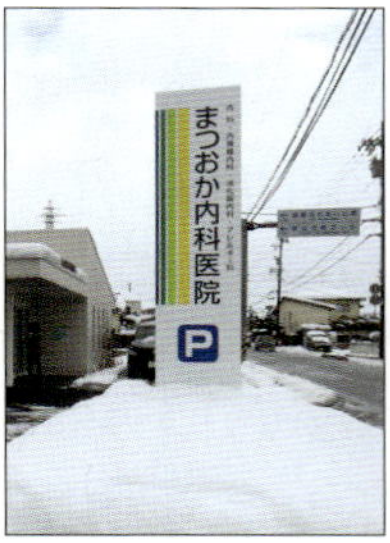

写真352　道路際の看板（まつおか内科医院）

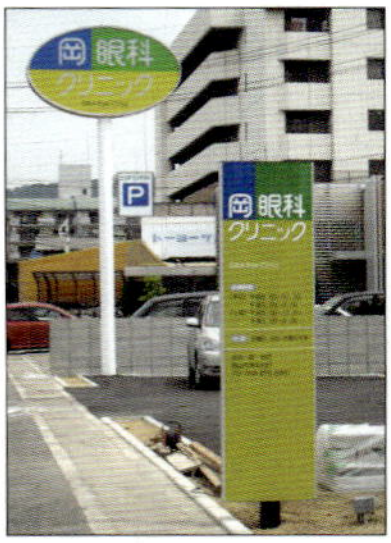

写真353　看板の色（岡眼科クリニック）

94 「視覚的騒音」の掲示とサイン ―まずは、掲示の整理から

病医院には、誘導サインやポスター、掲示が多く、掲示板からはみ出したり、掲示板のないところに貼られたりしている。そして、後から貼られる掲示が、より目立つように大きくなり、色も派手になっていき、視覚的騒音として「病院くささ」の一因になっている。

そして「休診のお知らせ」などの重要な掲示が埋没してわかりにくくなり、昨今のヒーリングアートも、「視覚的騒音」の中にあっては、それが、更なる「視覚的騒音」の上塗りをしている。

リスク回避のための掲示 ―スタッフによる「直接のサービス」を

看護師に掲示の多さの理由を尋ねると、「『そんなこと知らなかった、聞いていない』と苦情を言う患者がいるので、『ここに書いてあるでしょ』と言えるように」という返事が返ってきて唖然とした。親切心から設けられたであろうサインや掲示であったとしても、高齢者や弱者に対しては「自分で行け」とか「自分で読んで」と、何か「スタッフによる直接のサービス」を拒絶しているようにも見える。

まず掲示の整理から ―それだけで信頼が深まり、美しくなる。

ある院長に、重要なお知らせの掲示が目立たないので、一度掲示やポスターを全部はがして整理しましょう、と提案したところ、「待っている患者が退屈だろうと、貼れるところには、どこでも何でもどんどん貼れと指示していたのだが」と不思議な顔をされた。ならば、待ち時間を短くしていただきたい、と言いたいところで

あったが、今「医療機能評価」にも関係することとして、掲示板以外には貼り紙をしない病医院が増えている。

また、患者用の掲示板にスタッフ向けの掲示を見つけたのも驚きであったが、それは患者ゾーンとスタッフゾーンを明確にすることにより解消できるとして、「休診のお知らせ」などの重要な掲示が、ほかの掲示やポスターに埋没しないように、同じ掲示板でも、重要度などで区別するとよい。気配りの問題であり、掲示がきちんとしていれば、それだけで「間違いのない医療」を受けられる、という信頼が生まれるのではなかろうか。

■ 掲示の担当者を

まず、掲示には「掲示期限」と「掲示責任者」の明記を義務づけるとして、期限超過の掲示をはずしたり、曲がっている掲示を真っ直ぐにしたり、掲示板の整理をする担当者を持ち回りで決めませんか、そして、今はパソコンで簡単につくれるので、大きさの統一や、重要度や種類によって、それが一目でわかるような、書式をセンスのある職員でつくりませんか、と申し上げている。また、著者がサンプルをおつくりすることもある。

■ 要らないサイン　―プランニングの段階から

案内サインが煩雑になるのは、均一で長い共用廊下に多くの扉がある、サインに頼りきったプランニングの問題である。ここまでの各項で提案している「共用廊下」を短くし、「ゾーンに扉」を設けて、段階的なイメージで誘導するプランニングとし、そして扉も用途によってデザインや色を区別し、それにインテリアデザインの力を借りれば、誘導サインの数を減らすことができ、わかりやすくなる。

また、「アートもサインも後で」という設計プロセスになりがちであるが、プランニングの段階で並行して検討すれば、サインが欲しい位置に扉があったりする不都合を避けることもできる。サインとアートは、突き当りの壁など、同じところに取り付けたい場合が多く、アートと掲示板とサインを平面設計の段階から計画しておけば、それらが喧嘩することなく、適材適所で、わかりやすい、アートを中心にしたインテリアにすることができる。

■掲示への工夫　―木城クリックの場合

壁付きの掲示板では、患者が立ったままで見なければならないことに着目し、喫茶店のメニューのように、待合にあるテーブルの上に「お知らせ」カードを置いた（**写真354**）。椅子に座って待っている間にゆっくり見ることができる。また玄関前の「お知らせ」も、レストランのメニュー用の立看板の真似をした（**写真355**）。このクリニックには、壁付きの誘導サインや掲示板はない。

■静かなサインの色　―色は相対的なもの

部門の色分けなど、色による区別をすることが多かったが、それはサインに頼ったプランニングの中で、サインを目立たせるためでもあり、まさに病院のインテリアデザインはサインが主役であり、賑やかであった。しかし、スマートで美しいインテリアデザインを目指す最近の病院では、サインの派手な色がそのイメージを壊すことから、サインの方を無彩色や最近癒しの色と言われる青色系などに統一することで、逆にサインであることがわかるようにしたものが増えている（**写真356**）。しかし、サインの数が多い場合には、同じ色でわかりにくくなった例もあり、まずは、サインの数を減らすプランニングとしておきたい。数を減らせば、サインも頑張る必要はなくなる。いずれにしろ、大きさも色も相対的なものであ

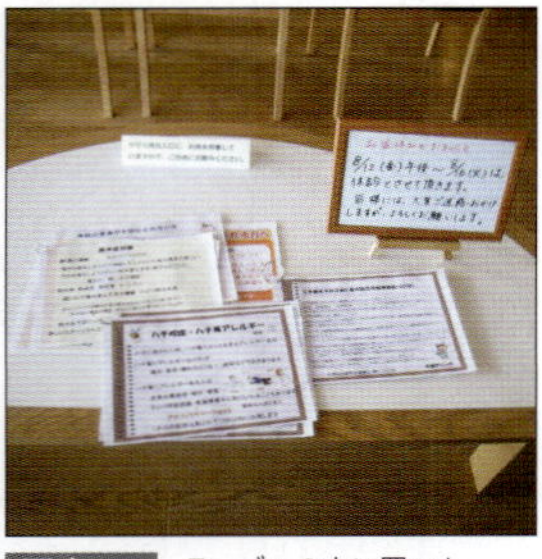

写真354　テーブルの上に置いた「お知らせ」（木城クリニック）

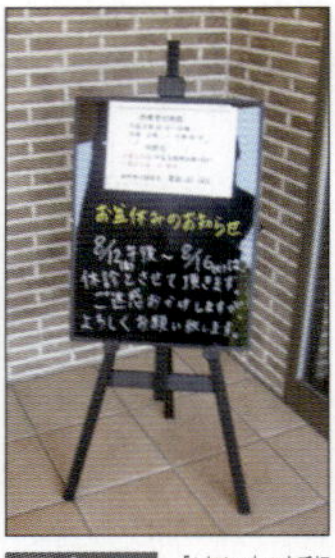

写真355　「お知らせ」の立看板（木城クリニック）

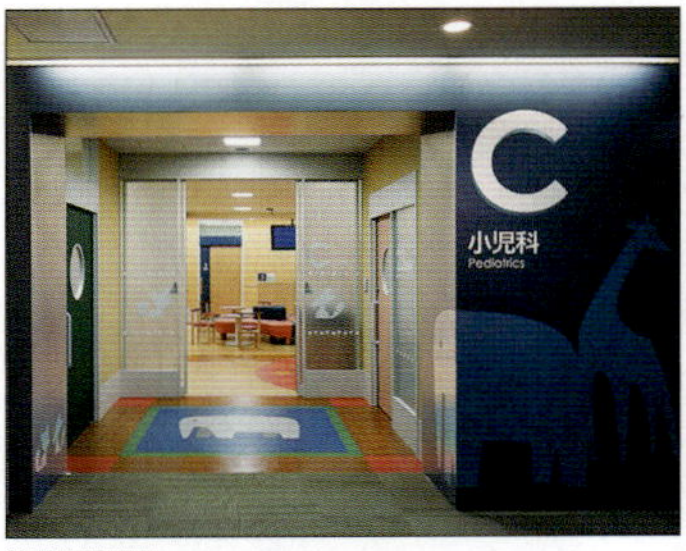

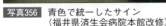

写真356　青色で統一したサイン（福井県済生会病院本館改修）

り、まわりの色をどうするかを含めて、全体として考えることになる。

■ローコストで、変化するサイン

サインは、慣れると要らなくなるものがあり、また、改修や運営の変更に伴って内容が絶えず変わることから、最初は仮設置や移動式の立看板とし、落ち着いてから正式なものを取り付ける方法がある。そして、コストをかけず、簡単に変更できるものとしておきたい。今やパソコンで誰でも簡単につくれるので、変化が想定されるものは差し込み式（**写真357**）に、また、**写真358・359**は鉄製の防火扉に文字を貼り付けただけの安価なサインの例で、修正もしやすい。

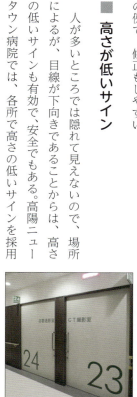

■高さが低いサイン

人が多いところでは隠れて見えないので、場所によるが、目線が下向きであることからは、高さの低いサインも有効で、安全でもある。高陽ニュータウン病院では、各所で高さの低いサインを採用

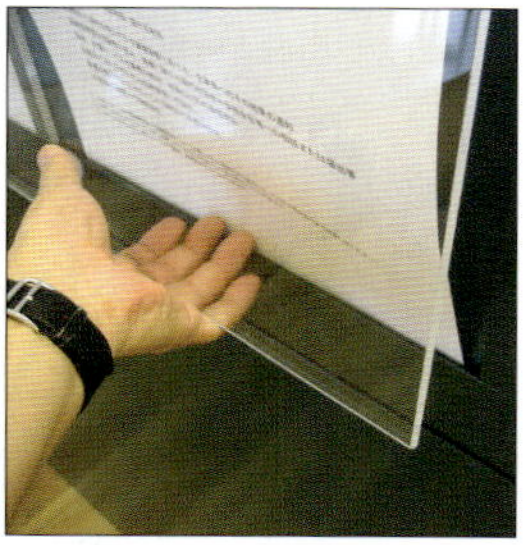

写真357 差し込み式併用のサイン（長谷川病院）

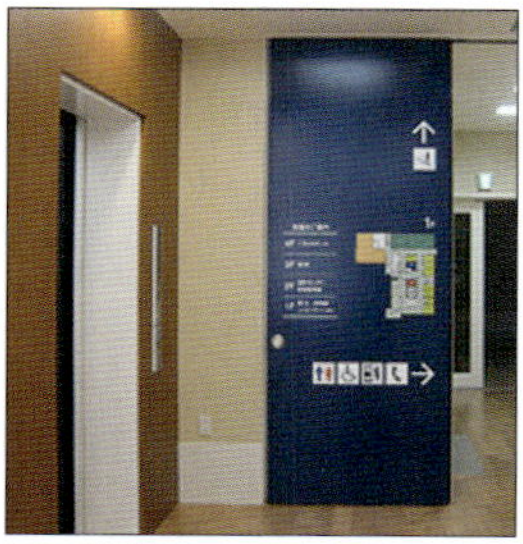

写真358 防火扉に貼り付けた安価なサイン（高坂醫院）

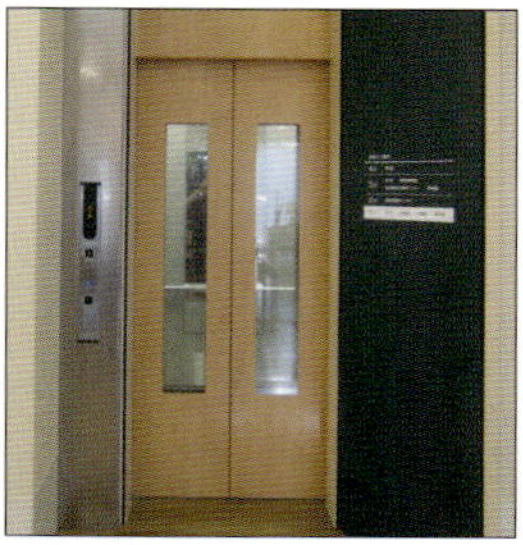

写真359 防火扉に貼り付けた安価なサイン（長谷川病院）

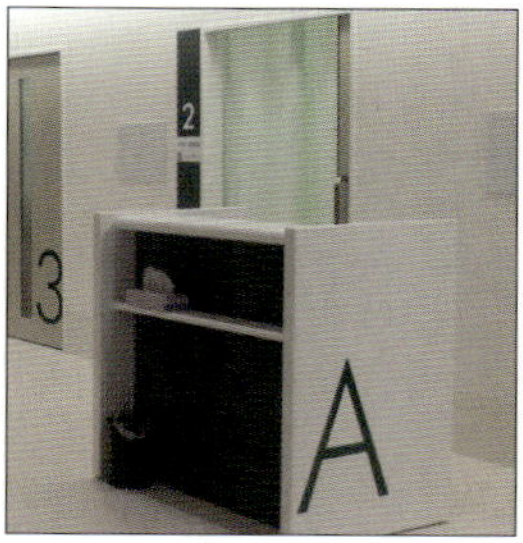

写真360 高さが低いサイン（高陽ニュータウン病院）

写真361 高さが低いサイン（高陽ニュータウン病院）

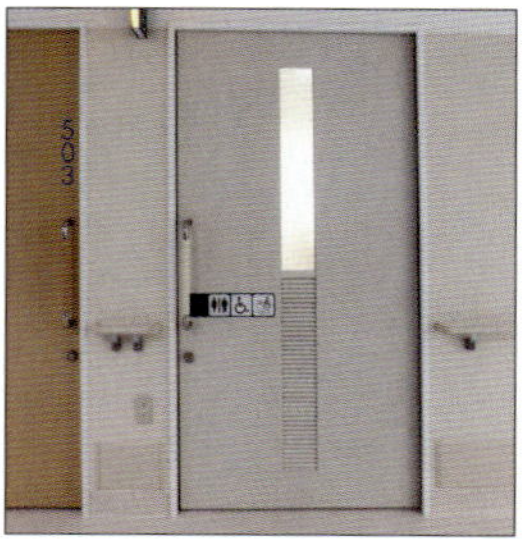

写真362 車椅子の目線に合せたトイレの表示（高陽ニュータウン病院）

した（**写真360・361・96頁写真108**）。**写真362**は、車椅子の目線の高さに合わせた、車椅子トイレの扉の室名表示で、頷ける。

■小さいサイン　―サインに大小のメリハリを

同じ大きさのサインが増えることにより、重要なサインが目立たなくなる。**写真363**は一つ10㎝角の小さな誘導サインで、まわりが視覚的に静かなので十分認識できる。特に、トイレのピクトサインは国際標準なので、色付きであれば小さくても大丈夫だ。このサインは一つずつが独立しているので、増減も簡単でデザイン的にも問題がない。**写真364**は階段扉の枠に設けた小さな階段表示の例である。目に障害がある方への配慮は必要だとしても、扉が常時開いている階段であれば小さなサインでもわかる。

■「禁止」マークの禁止　―行動を制限する「害」

小便器前の「一歩前に」の表示も今や工夫され、禁煙マークも少なくなっているが、「関係者以外立ち入り禁止」のような、人の動きを制限するような大きい表示はやめたい。「禁止」ではなく、進む方向を自然に示すのが、建築の設計であり、自然に移動や行動ができる建築が目標である。そこに「ガラスの扉」があり、先が見えていて、「staff only」のサインがあれば、自然に受け入れられるようになる。必要な場合は、禁止の「赤」はよく目立ち誰もが注目するので、小さくしておきたい（**写真365**）。

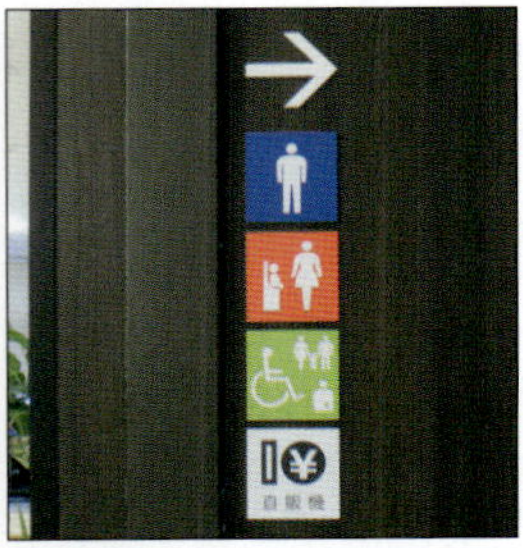

写真363　10cm角の小さなサイン（高陽ニュータウン病院）

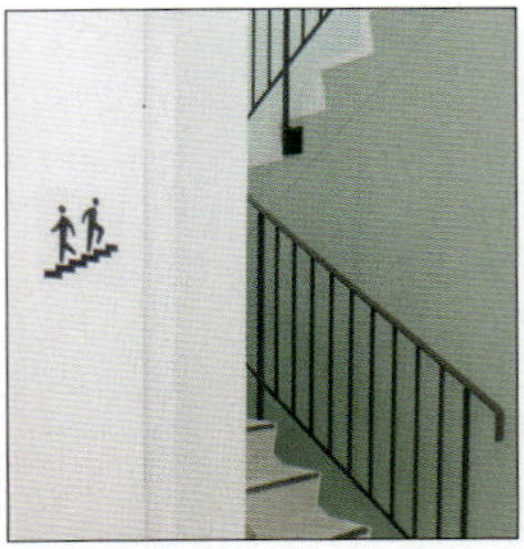

写真364　扉の枠につけた小さなサイン（高陽ニュータウン病院）

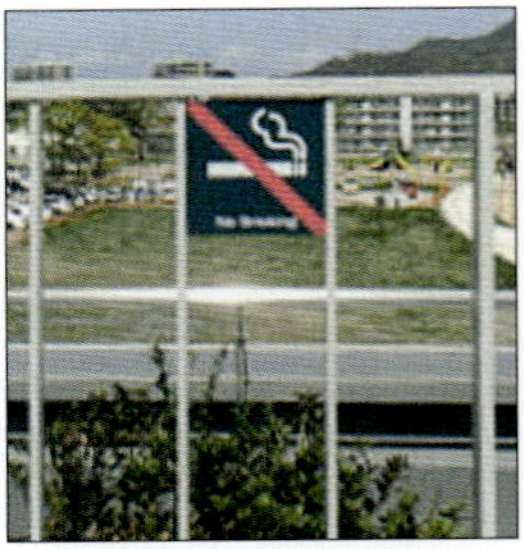

写真365　小さな禁煙サイン（メディプラ城野）

95

アート・イン・ホスピタル ―「視覚的騒音」にならないように

今とばかりに、「ホスピタルアートディレクター」という新しい職業が生まれ、建築の設計者もデザイナーに任せきりになることが多く、院内にアートを振りまいている。小児病院では、それなりの意味があるとしても、一般の病院ではそこまでしなくても、もっと静かな方がよいと思うことがある。また、使い始めると各所に必要な掲示などが増えることもあり、折角のアートが埋没し、視覚的騒音を助長することがあるので、それを見越した周到な計画が必要である。

■視覚的騒音を助長するアート

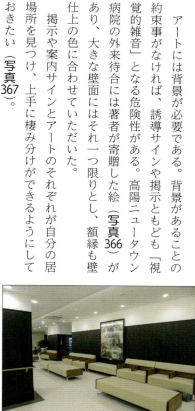

アートには背景が必要である。背景があることの約束事がなければ、誘導サインや掲示ともども「視覚的雑音」となる危険性がある。高陽ニュータウン病院の外来待合には著者が寄贈した絵（**写真366**）があり、大きな壁面にはそれ一つ限りとし、額縁も壁仕上の色に合わせていただいた。

掲示や案内サインとアートのそれぞれが自分の居場所を見つけ、上手に棲み分けができるようにしておきたい（**写真367**）。

写真366　一つの絵（高陽ニュータウン病院）

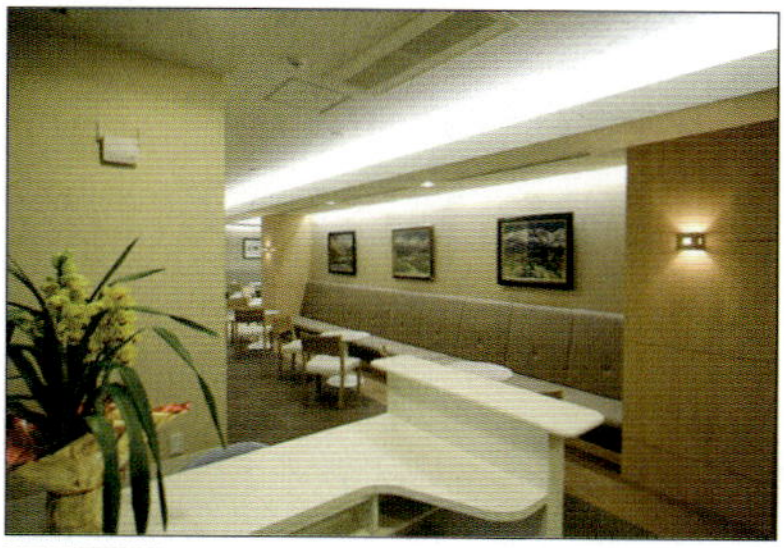
写真367　ギャラリーの外来待合（高坂醫院）

テーマ性をもって

北九州総合病院では、小倉織の織模様を内外壁の一部にアクセントとして施している（写真368）。また、病院のCIカラーの緑を基調としたアートを、各所に展開している（25頁写真22・159頁写真188・206頁写真253）。浜の町病院では、海に近いこともあり、ウッドデッキの床の玄関ホールに、光り輝く波を表した壁面照明がある（写真369）。

誘導のためのアート

建築を補完し、アートを目印として案内をよくすることができる。写真370では、「突き当りの緑の絵のところを左に」と案内できる。

床のアート　―目線の低い子供のために

子供の目線の高さが低いことから、床のアートも効果的である。写真371は、小児科外来の待合で、小児ならではの設えとしている。

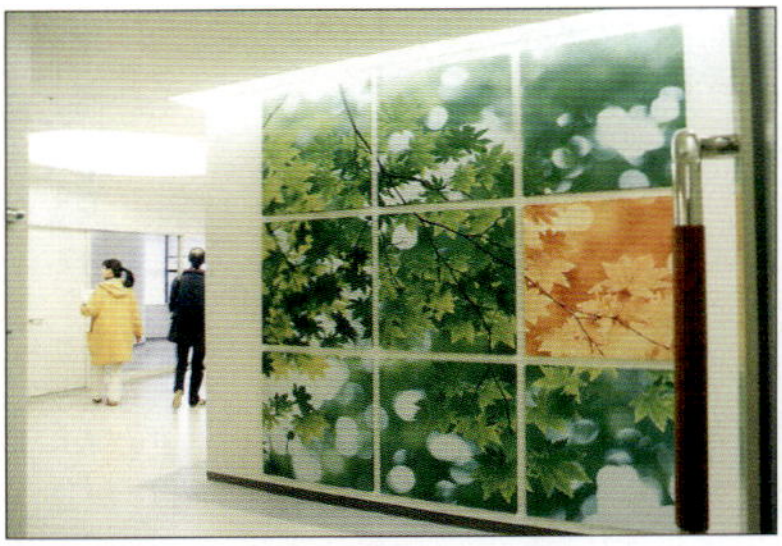

写真370　案内の目印となるアート（島根県立中央病院）

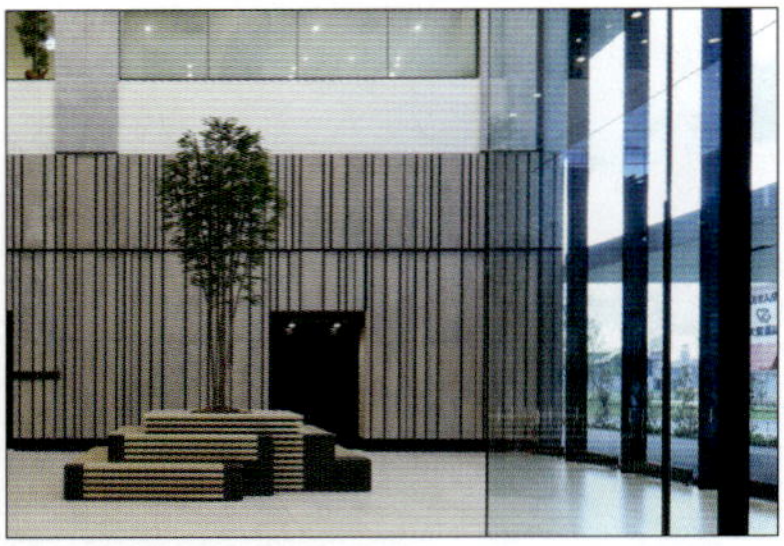

写真368　小倉織模様の壁（北九州総合病院）

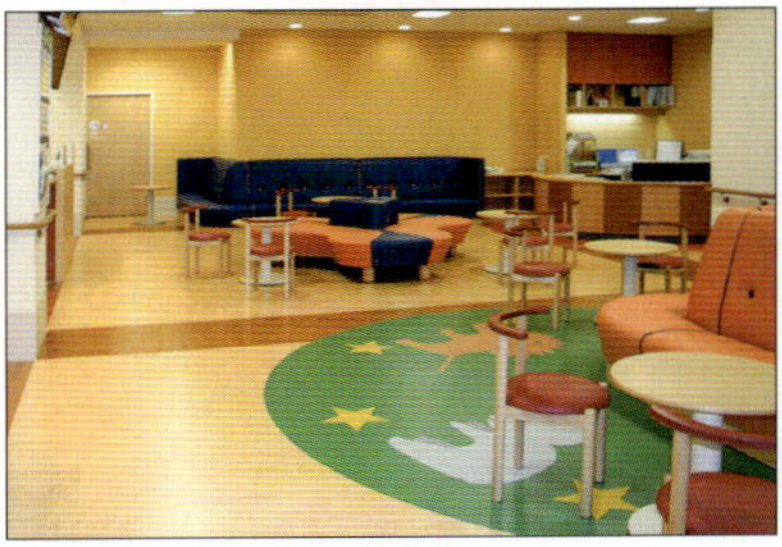

写真371　小児外来の床模様
（福井県済生会病院本館改修）

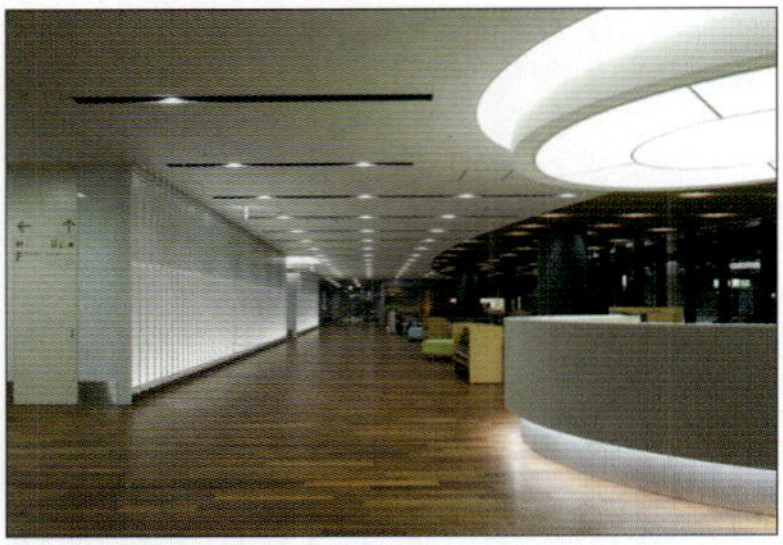

写真369　光輝く波のイメージの壁面照明
（浜の町病院）

■屋外のアート

三田市民病院の車寄せにある彫刻（写真372）は、市民への公募で選ばれた。また、この病院では全病室に額が用意されていて、市民の絵画グループの発表の場にもなっている。

町立奥出雲病院の中庭の赤い彫刻（写真373）は、当時の岩田一郎町長が彫刻家伊藤隆道氏に依頼されたもので、町内の各所にも屋外彫刻がある。背景となる格子窓の色を彫刻の色に合わせた。

■ロビーコンサート

玄関ホールでコンサートを開く病院が多い（写真374）。席の準備や開演前後の患者の車椅子によるEV搬送計画など、スタッフも大変であった。

赤穂市民病院では、当時の邉見公雄院長の発案で、レストランや売店のあるアメニティラウンジにグランドピアノを置いた。2階の受付のある外来に吹き抜けでつながる1階の駐車場玄関にあり、外来ロビーが2階席となる（写真375）。

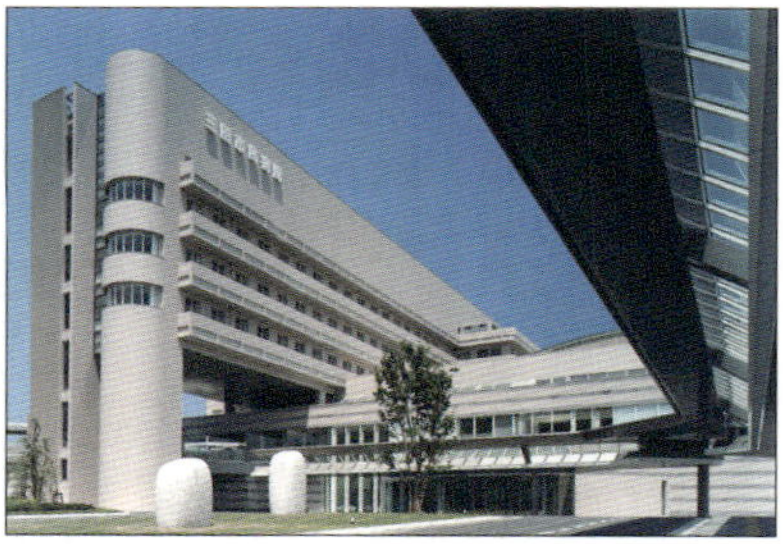

写真372　車寄せの彫刻（三田市民病院）

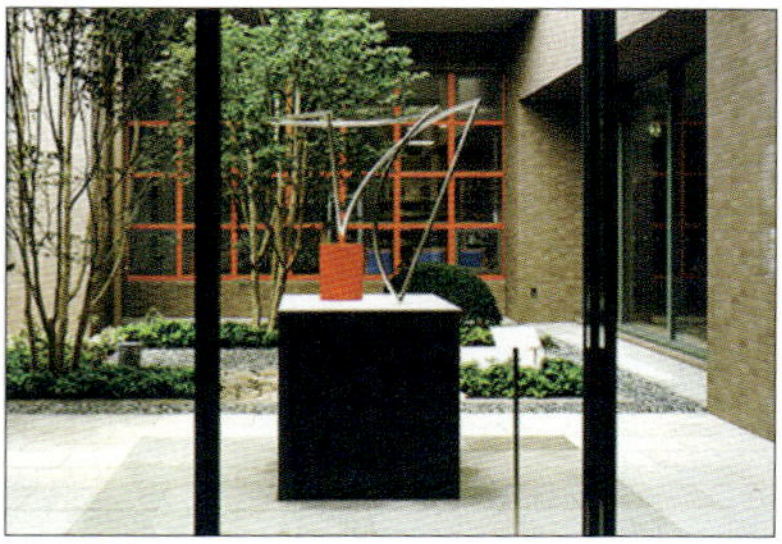

写真373　中庭の彫刻（町立奥出雲病院）

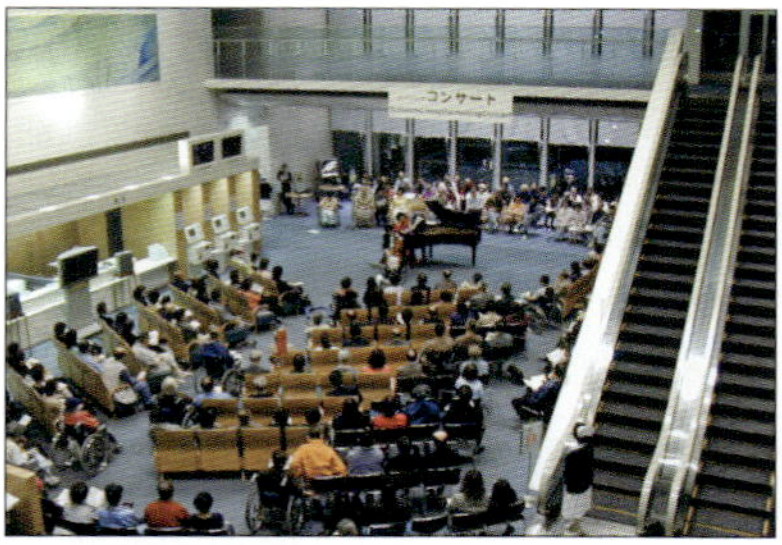

写真374　玄関ホールのロビーコンサート（住友病院）

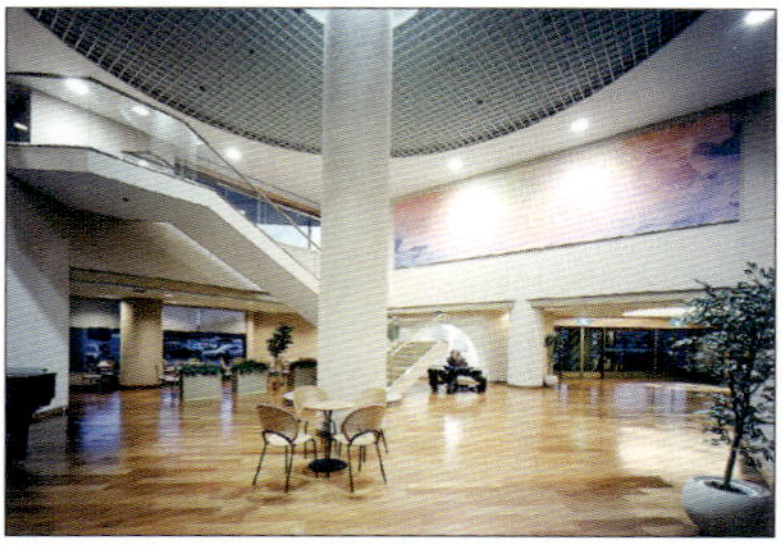

写真375　グランドピアノのあるアメニティラウンジ（赤穂市民病院）

96 病医院建築はなぜ高い？ ―安くてよい物を

病医院の工事費は高いと言われることが多い。病医院は、ほかの建物に比べて間仕切りや扉が多く、そして各所に手洗いなどの設備が多いが、果たしてそれだけであろうか。

ピンキリの建設工事費

病院の工事費は、1床当たりの工事費で聞かれることが多いが、これは「5人乗りの車がいくらしますか」と似た質問である。車であれば、同じ5人乗りでも、カローラからベンツまであり、その価格差は10倍ほどだ。

工事費は、大きくは面積とグレードによる。まず、病院によって1床当たりの面積が大きく異なることから、最初に1床当たりの面積を想定し、次に建物のグレードとしての㎡当たりの工事費単価を想定し、それらを掛け合わせ、床数で割ることにより初めて1床当たりの工事費を示すことができる。

すなわち、仮に工事費が㎡当たり20～45万円まで、そして面積も1床当たり50～100㎡までの振れ幅があるとすると、その計算結果は、1床当たり1000～4500万円までと大きな差が出てくる。驚くなかれ、これは事実であり、そういう事例もある。

また、設計者選定の段階で、「おたくではいくらでできますか?」と聞かれることがある。この時に、設計者としては予算に合った答えをしないと、設計者として採用されないことがあるやも知れず、返答に窮するのであるが、設計者の仕事は、クライアントに少しでもよい買い物をしていただくことであり、工事費は、クライアントの要望をお聞きしてまとめた設計内容に対する工事費の概算を提出させていただき、最終的には工事発注時の諸条件で決まる。また、設計業務は請負ではないので、工事費の査定はするが、決めることはない。「建築設計」の業種分類が、「建設業」ではなく「コンサルタント」に属していることも、このことによる。

したがって、既存の病医院の印象から想定し、面積やグレードについても、実際のほかの病院の例をご紹介しながら、それなりにお答えをしているが、まずはクライアントの要望がカローラなのかベンツなのか、そして、もう一つの重要なアプローチは、病院経営の視点から、1床当たりいくらの工事費をかけるのが適切かどうかの検証であり、それらを睨みながら、クライアントとともに設計目標としての着地点を見出だすことになる。

■ 医療の名のもとで高くつく病医院建築 ―「ないよりはあった方がよい」、足し算の設計

高くつく要因の第一としては、まず病院内での意志決定体制によることで、トップがすべてを決める場合には、それなりの進め方になるが、各医師やスタッフの要望をそのまま聞き入れざるを得ない場合では、足し算の設計となり、工事費はいくらでも膨れ上がる。設計者も、医師に「命を預かっていて責任があるので必要だ。君に責任がとれるか」と言われて、言われるがままに設計せざるを得ないことであった。

第二は、医療事故訴訟の原因が清潔管理などの施設の不備によらないようにと、医師も設計者も何でもよさそうなことに対して「ないよりはあった方がよい」の設計になりがちになることによる。

第三は、医療の世界が以外と狭いことにより、例えば同じような家具でも、医療備品と名前がつくだけで高くなる。医療用でなくても、事務室や工場、家庭でも使っている大量生産の汎用品の中に、安くて十分に使えるものが多くある。

■ 高い設備工事費の割合

病医院建築は、ほかの建築に比べて設備工事費の比率が高く、それだけ全体の工事費が高くなる。そして、

全体の工事費が下がれば設備工事費の比率は上がる。これは、コンクリートなどの、建築が成立するための基本的なものが、全体のグレードに関係なく必要であることによる。しかし、設備工事費が低い場合は、省エネルギーのための設備投資が少なく、日常的なエネルギー費用が多くかかる場合がある。また、建築工事と同様に、「ないよりはあった方がよい」により、設備の重装備を余儀なくされることがある。

■プロジェクト推進体制によること　―設計から工事まで

それぞれについての解説は省かせていただくとして、公的・民間などの発注者の違い、特命や入札などの発注形態の違いやCM*1の採用、発注環境とその時代的背景と動向、発注者のあり位置などが、最終的な工事費に関係する。

また、設計プロセスにおける、発注者や設計者、施工者などの相互の関係、それぞれの取り組みスタンス（立ち位置、意識）によることが大きい。

発注者側では、担当者が保身で動くことがあり、決めたことなのでとか、後で責任問題にならないように、あるいは、後の作業が大変なのでと、単価を高めに設定したり、過剰スペックにしたりすることがある。そしてこのことは、併せて、設計者のコスト削減への意欲を喪失させることになる。

また、設計や施工側でも同様で、クライアントとの信頼関係がなく、些細なことでも、あるいはもともと発注工事に含んでいなくても、何かあれば「設計責任」とか「施工責任」と言われれば、「過剰設計」「過剰施工」になってしまう土壌にはなり得る（97）。

■設計者が、コストダウンで汗をかくと、設計料が下がる？

「おたくでは、設計料は工事費の何％ですか」と聞かれ、％が低い設計者に決まることがある。医療施設に限ったことではなく、すべての建築設計に共通することとして、設計料が工事費の多寡による場合の設計料は、工事発注の前段階での設計者側の概算を調整して合意された目標工事費を基に計算していた。したがって、この方法が、「設計者は設計料を高くするために目標工事費を高めに設定しているのではないか」「工事費がダンピングで下がったので、設計料も下げろ」「では、目標工事費を低く想定して、それを基に設計契約をして、後で追加しよう」などのいろいろな憶測と不信を伴う危険性を孕んだものであったことは、可能性としては、容易に想像できることである。そして、コストダウンのために、労力をかければかけるほど設計料が下がることが不合理であることは、容易にご理解いただけると思う。

そして、国土交通省は、従来の工事費を基準に設計料を定める方法から、告示15号により建物種別と面積により設計料を算出する方法に切り替えており、多くの設計事務所はそれに従っている。もしそうでない設計料の計算をされている発注者や設計者がおられれば、前述の理由により、是正されることをお勧めする。

したがって、「貴社では、設計料は工事費の何%ですか」は、それぞれのケースでの結果として言うことはできても、前述のように振幅の大きな工事費に対する%で設計料を語るのは危険であり、ましてやその数値で設計者選定をすることは考えられない。なお、多くの設計実務者は、とにもかくにも、クライアントのために、世のために、そして自身のスキルアップのために設計することをインセンティブとしていることを、添えておく。

＊1　CM：Construction Management．建築や設備のプロとして、技術的な中立性をもって発信者側の立場に立つ代行者、あるいは補助者として、設計から工事までの関連業務を行うマネジメント手法。

97 コストダウンのポイント　―「足し算」から「引き算」へ

本書は、「患者によし、スタッフによし、コストよし」を一貫した目標とし、「ないよりはあった方がよい」から「FM」と「EBD」により無駄を省き、必要なものに投資する、コストダウンを共通の話題としている。そしてそれは、病医院は「特殊な建築」ではなく、「人」のための「普通の建築」を目指しているところにある。

まず、建て替えるかどうかの判断を　―「前近代的病院」から「脱近代的病院」へ

「前近代的病院」から「近代的病院」への建て替えは、建て替えれば儲かる時代のことであった。すでに人口減と低成長時代の只中にあり、建て替えを決める前に今一度「どうしたいか」を考えれば、建て替えをしなくても、改修による方法もあるかも知れない。

これまでの改築の主な理由は、防災と耐震性のほかには、ロビーが狭くて患者が座れない、廊下が狭い、新しい医療機器が置けないなどのスペースの不足や、部屋が細切れでいわゆる「近代的病院」の特徴である「中央化」や「大部屋」に対応できない、また、不用意な増築で動線が長く迷路のようになっている、などであった。しかし、それらの一つひとつは、病院の役割分担と情報化が進む中で、ベルトコンベアのように患者を捌く必要がなく、患者のプライバシーのために大きな部屋を必要としなくなるなどの、患者中心に考える流れの中では、耐震補強などで安全性さえ確保できれば、「前近代的病院」の改修でも間に合い、さらに、「近代的病院」で失ったものを取り戻し、その良さを上手に使うことができるのではなかろうか（40など）。

■メリハリのある投資を　―「金太郎飴」からの脱皮

競合施設を意識すると、限りのない、あれやこれやの投資に目が向きがちとなる。どういう病医院にするのか、私の病医院の役割は何か、どのような患者にどのような医療サービスをし、そしてその患者の求めることは何かを明確にすることにより、患者にも伝わりやすいメリハリのある投資ができ、不要なものをやめることができる。今やすでに、どの病医院でも同じ、「金太郎飴」のようなサービスをする時代ではない。ただお化粧して客寄せをするのでなく、厳しい環境の中で、医療サービスを継続するための将来的な視点に立った経営と施設との両輪のあり方に明確なイメージが要る。

■「普通の建築」を目指して　―優れものの汎用品

診療部分の特殊な設備のためのコストアップは致し方ないとしても、それ以外ではほかの建物とどこが違うのであろうか。何のためにどのような空間が欲しいかを考えれば、自ずと答えが見つかる。特に病棟は、ホテルや居住施設と大きく変わらないところがある。今一度マンションの設計の合理性を参考にするとよい。175頁**写真215**は、住宅用の建具、バルコニーの手すり、汎用品で優れもののルームエアコンを採用した病室で、住宅のようなやさしいアメニティが求められる中、コストも低く、一石二鳥の効果がある。

また、一般の什器備品を、出入りの業者についでに頼んだり、医療用のカタログで買ったりすることも多いが、その中にはオフィス家具などの量産体制にある汎用品にすれば安く買えるものがある。これは病院が親方日の丸であったり、選定に要する時間を患者にまわせばその利益の方が大きい、またそれらが高価な医療機器に比べてマイナーなものである、安い買い物をしても給料が上がるわけではない、ことなどが考えられるが、いずれにしろ、それらを安く買うことに関心がなかったからではあるまいか。医療さえ提供すれば感謝されるはずだと、待合のソファーのクロスが破れていても気にしなかっただけのことである。

このことは、設計協議の中でも、建築を備品発注と同じように考えておられるのかな、と感じることがある。建築の工事費と什器備品の金額と桁が違うし、寿命も違う。

「ないよりあった方がよい」という安易なアプローチはもう許されない。例えば、市場でしのぎを削るマンションの工事費と比較するとよくわかる。まず、ピンキリではあるが、10万円/㎡とも20万円/㎡ともいわれるマンションの仕様で設計して、それに医療のために必要なものだけを追加するという発想が必要だ。

病医院建築は特殊な建築ではない。病医院であることを一度忘れて、今一度「普通の建築」としてその原点に戻って考えると、その糸口が見えてくる。

使う人の立場で「普通」の建築を目指すところに、いろいろな工夫があり、それが、コストダウンにもなる。

医療以外の世界を参考にする

医療以外の世界では、それぞれにいろいろな切磋琢磨の結果がある。医療施設にも適合させることができるものが多くあるので、それらに注目しておきたい。このことは、設計者側にも期待されていることである。

「近代的病院」から「脱近代的病院へ」

コストをかけた病院が、立派な「近代的病院」ともてはやされてきたのではなかろうか。「近代的病院」の特徴である「中央化」「ディーププラン」「動線分離」は、面積の増加、人工空調、機械搬送機など、いずれも建築設備ともにコストアップになる要素を含んでいる。本書では、ここまでに折に触れ「患者によし、スタッフによし、コストよし」を追求した事例をご紹介してきたが、「脱近代的病院」の目指す「コストよし」については、既成概念に捉われず、不要なものを発見する「気付き」が、その成否にかかっている。

97

■「FM」と「EBD」による合理的で経済的な設計 ―足し算から「引き算」へ

共通する大きな問題は、「やらなければならない範囲と、これ以上やっても効果はなく責任も問われない範囲」の基準がわかりにくいことである。そしてここで期待されるのが、今、医療の世界では当たり前になっているEBM（根拠に基づく医療）によって実証される結果と手法を、病医院設計に適用する「EBD（根拠に基づく設計）」と、施設の有効利用を図る「FM（ファシリティマネジメント）」による検討のプロセスを経る中で、経済的で合理的な病医院をつくることができる。「引き算」は経験の多い設計者でないとできない難しいことであり、「引き算をする勇気」が必要である。

病院が拡張を続けた時代では、そちらが買えばこちらもと、「ないよりはあった方がよい」という考えでどんどん物を買い、建築も同様であった。公的な病院の場合は、住民に受け入れやすい医療政策という大義名分のもとで、そして民間の場合はよいスタッフを引き止めるためでもあった。

設計者も、病院スタッフに「私たちは患者の命を預かっているので、言うとおりに設計して欲しい」と言われ、言われるとおりに設計しないとすぐに「首」になったものだ。設計者として頑張れるところが少なく、「ご要望通りに設計しています」と、積極的にコストダウンに踏み込むことができなかった所以でもある。そして自ずと、病院の建築としての進歩が、ほかの建築に遅れをとってきた。しかし今は、「FM」と「EBD」への取り組みが設計者にも期待され、言われるとおりに設計する設計者の方が「首」になる時代である。

例えば、各部署のスタッフからの要望が、統計などによる面積だけで示されることがある。設計者としては面積通りに設計するほど楽なことはないが、声の大きさで優位が決まるなど、個人差も出てしまう面積でのやりとりは、参考にはできるものの、そのままで設計するわけにはいかず、EBDでの整理をお願いしている。今や面積論ではなく、それが「何をする部屋なのか」、そしてそれが「本当に必要なのか」「ほかの部屋と兼用できないか」の検討から始まる。部屋の面積は、検討の目安にはなるが、部屋の形やレイアウトによっても変わるので、出来上がった図面上での結果にすぎない。

■面積と工事費　─高くなる面積減と金食い虫の「部屋」

面積合わせのための面積減の作業が、平面の凹凸が増えて逆に工事費を高くしている、という馬鹿げたこともよくあることである。面積はそのままとして、工事費が合わなければ、内装をやめる、あるいはシンプルな内装にしておくこともできるし、トイレなしの病室もあり得る（69）。

また、部屋が増えると、間仕切り壁、扉・施錠、防災設備、空調設備など、一人前に工事費の増となるが、大部屋にしたり、「ゾーンの扉」によって、間仕切りや扉を減らして、ただ面積が大きいだけであれば、半人前の増で済む。最初からつくっておいた方が安上がりなので、仕上げを将来にまわしてでも、面積をできるだけ大きくしておくことが得策である。

■総事業費と「LCC（ライフサイクルコスト）」で考える

以前より、公的病院ではイニシャルよりランニングコストを低く、そして民間の病院ではランニングよりイニシャルコストを低く、という傾向があった。前者に関しては毎年の維持経費を下げたいこと、そして後者ではとにかく軌道にのるまでは、という思いが込められているが、公的病院でも、その経営の厳しさからは、これまでのように、将来簡単に建て替えることも望めず、その建物をずっと使っていくという覚悟のもとで、「LCC」に対する関心が高まっている。将来コストを下げるための初期投資を、という提案も、やっと理解され始めてきたところである（17）。

また、工事発注前に、目標工事費を決めるクライアントと設計者の協議で、発注工事費を下げるために、設計者側からクライアントにその一部を別途発注にする可能性をご説明し、それが了解されると安心するという場面があるが、クライアントの立場に立つコンサルタントとしては、総事業費の視点から提案することであり、「安心」できることではない。しかし、一方では、設計者を協同者（パートナー）ではなく、対峙する相手と捉え、総事業費を設計者に示されないクライアントがあることからは、コンサルタントとしての設計者の職能がいまだ認知されていない、という現実がある。

■改修時期を遅らせる方法

病医院建築の「ＬＣＣ」への改修費用の占める割合は大きい。改修対象である間仕切りが少なく、利用上のフレキシビリティが高い建築であれば、改修時期を遅らせることができる。また、改修への手当てがしてあれば、改修費用が安くなる。改修が要らない、改修を遅らせることも省コストである（29）。

■明確なゾーンニング　―メリハリをつける

患者ゾーンとスタッフゾーンを明確にすると、工事費のかけ方にメリハリをつけることができる。このことは、わかりやすい動線、セキュリティなど、その派生効果は、計り知れない（26）。

■「基本料金」を安く　―目に見えないところを安く

ライフラインの基本料金は致し方ないこととして、建築本体でも、設計過程における、構造設計などの目に見えない部分が建築の「基本料金」となる。基本料金が高い設計でのコストダウンには限界がある。

例えば、12の免震構造の「免震ゴム」の数を減らすプランニングと構造設計が、その一例である。

「おおらか」な設計を　―「貸しビル」感覚で

細かく設計すればするほど初期費用がかかり、改修もし難くなるという傾向がある。「貸ビル」感覚で、もっとおおらかに、そして安く設計しておいた方がよい。利用のフレキシビリティが高くなり、将来の改修費用も少なくなる。ただそれは、設計を簡単にするということではなく、今と将来の両方のいろいろな使い方を十分に検討した結果としての「おおらかさ」であり、これが著者の今のテーマである（23）。

歴史を刻む「家具」で見せる　―家具を「主役として」、建築でコストダウンを

家具が最も身近な環境であることからは、「家具」を消耗品ではなく、欧米のように「長く使うもの」として慎重に吟味しておけば、「家具」を環境の主役にすることができる。そして、建築内装をその背景として「シンプル」にまとめ上げるのも、コストダウンの一案である（88）。

あなたが自分でお金を払うとしたらどうしますか？

スタッフからの要望に対しては、「もし貴方が自分のお金で自分の家をつくるのだったらどうしますか？」と問いかけることで、とりあえず一件落着する。日本人には、衣食寝遊勉を四畳半一部屋ですることができる特技があるのだから。そして、関係者全員にも、いろいろな場面で、同じ問いかけをしている。

そして、設計者や施工者には「皆様にとっては、多くのプロジェクトの中の、ただの一つに過ぎないかも知れないが、クライアントにとっては、一生に一度のことかも知れない。また、それがあなた方個人に託されたものではないので、個人の力量の範囲に留めるのではなく、全社をあげての、その時代の最高の技術をもって、ことにあたって欲しい」と申し上げている。

■ 信頼関係が、コストダウンに通じる

96のように、コスト高の要因の一つが、クライアント側の担当者や、クライアントと設計者や施工者との関係による「過剰設計」や「過剰施工」にあるとすれば、良好な信頼関係を構築することにより、コストダウンを図ることができる。

設計や施工者側からは、「完成後に不具合が『あるかも知れないし、ないかも知れない』ということの中で、後で対処ができることについては、コストが低い方にするので、何かあった場合にはよろしくお願いします」とお願いし、クライアントに了解していただければ、過剰設計や過剰施工がなくなる。クライアント側の担当者についても、同様である。

正に、医療の世界の「インフォームド・コンセント」と同じであり、信頼関係による「リスク管理」によりコストは下がる。

手段	具体例	主な効果
自然の利用	自然採光、換気、雨水井水等の自然エネルギーの利用	維持コスト・環境
FMによる設計と運営	施設の有効利用、共用利用、重複施設・設備の排除、大部屋の採用、フレキシブルな運用、最小限の間仕切り	初期コスト・維持コスト・人的コスト・コミュニケーション・環境
EBDの反映	設備グレード・感染対応等、過剰設備の排除	初期コスト・維持コスト・人的コスト
標準化・既製品の採用	建築から備品まで	初期コスト・維持コスト
LCCの検討	寿命の長いものへの投資・変更改修費用の少ない設計	維持コスト・生涯コスト
医療の世界以外のノウハウの導入	給食センター・物流センター・研究所・ホテル・マンション等で蓄積されたノウハウ	初期コスト・維持コスト・質・サービス
理念、方針の明確化	メリハリのある投資	コスト・アイデンティティ
取り組み体制	信頼の構築・報連相・汗をかく	初期コスト・維持コスト・質・サービス

表3 コストダウンの手法

98 患者と家族が、医療スタッフに期待すること ―建築設計も同じ

医療の世界を建築設計と同じレベルで語るとは、とお叱りを受けるかも知れないが、双方の世界には共通点がある。その一つは、目に見えない、わからないものを決めなければならないこと、そしてわからないところはお任せするしかない、という点である。

昨今の医療の世界のキーワードである「インフォームド・コンセント」や「信頼・安心・納得」「医療スタッフと患者の共同作業」「個の医療」「EBM」「セカンドオピニオン」「プラシーボ効果」「チーム医療」なども、クライアントと建築設計者の関係に置き換えることができる。

医療も建築の世界も「信頼の回復」が課題となっている今、両者を重ね合わせてみるところに見えてくるものがある。以下を、自省を込めて、病医院の方々と設計者の両方にお伝えしておく。

患者と家族が医療スタッフに期待すること ―建築設計も同じ

インフォームド・コンセントとして、医師は患者や家族に対して精力的に、そして丁寧に説明をしてくださるが、「結果がどうなろうと、治療方法を選んだ患者の責任で、病院側には責任はない、承諾書に印鑑を」という印象を与えては、患者と家族は満たされない。それはあくまでもプロセス途上のことであり、最終決定のためには全身全霊をもって応えることになる。それは患者が医師に「あなたの息子さんがこの病気だったらどの治療にされますか」への答えを期待しているように、建築の場合でも、「自分がお金を出して、自分で経営するとすれば、どうするか」と自問するところに、答えがある。

以前、健診の内視鏡検査で、看護師に聞かれて最近の血圧の状況を説明すると、「血圧が高いと検査は受けられない」と言われたことがあった。この時に著者が期待したことは、「血圧の数値がいくら以下であれば受けられるのか、そして、何か月も待ってやっと予約のとれた内視鏡であったが、検査ができないのであればその次はどうなるのか」の情報である。とりあえず、医師に聞いていただくことになったが、「この程度なら大丈夫ですよ」の笑い半分の軽い一言で無事検査を受けることができた。また、「この同意書（「何が起こっても責任を問わない」とある）に捺印しないと検査はできない」と言われたことがあったが、最近では、可能性のあるいろいろな偶発症の確率（％）が記載され、それを理解したうえで「承諾書に捺印を」、と表現には工夫が見られる。しかし、入院となると、さらに、この手の書類が多くあり、捺印して提出してもその控をいただけないことがあるのも病院の不思議である。

また、家族の見舞いに土・日曜日にしか行くことができず、医師には会えない日であったが、看護師に「どうでしょうか」と聞くと「先生に聞いてください。先生は月曜日に来られますので」という答えしか返ってこないことがあった。「今は落ち着いておられますよ」とか「大丈夫のようですよ」の簡単な一言も、平日に出直さないと聞かせてもらえないのであろうか。トラブル回避のための申し合わせとして、わからないことではないが、その「一言」が聞けないばかりに患者や家族の不安はいかほどであろうか。ここに、患者と家族の不安がますます増し、病院側もますますガードを固める、という悪循環があるように思われる。

これらもまた建築設計同様で、新たな提案をする時に、クライアントからの「その案で工事費がいくら増になりますか?」の質問に対して、まずはそこまで準備して提案すべきであるが、設計者が「積算の専門家に検討させて、後でお答えします」と言うことがある。私は「クライアントの立場で考えて、軽い質問であれば軽く、そして重い質問であれば重く、とにかくタイミングが重要で、その場で答えなければ話が前に進まないし、『信頼』も得られない」と、強く言い含めているが、どうも技術者は、専門がゆえに何でも重く考えてしまい、人を相手とした状況判断が苦手なようだ。とりあえずこれまでの経験から、協議を進めるための答えをし、間違いがあれば後ですぐに連絡する旨を伝えておけばよい。相手の立場で考えれば、今自分は何をすべきか、何を言うべきかは、すぐにわかることであり、そこに「信頼」が生まれる。

「目の前にいる人に、今自分がしてあげられることは何か」を考える

設計協議で「患者のことは私たちが一番よく知っているので、何でも聞いてください」と言われる看護師がおられるが、いろいろお話をしていると、「そうでしょうかね」と、やはり食い違いを感じることがある。最近はどの病院でも言葉づかいが改善されるなど、患者サービスが以前とは見違えるようになっているものの、いったん医療の世界に入ると、「医療をしてあげている」という気持ちが先に立ち、患者が口には出せないところの本当の気持ちがわからなくなるのではなかろうか。医療スタッフには、自分たちは皆さんのためにこんなに尽くしているし、患者は言うことをよく聞いてくれ、皆頭を下げてくれるのでと、特別な世界にいると思っている方がおられるが、患者と家族は、ただ頼らざるを得ない状態にあるだけのことである。

これは、設計の仕事でも同じことで、どう設計するかの設計内容を含めて、それぞれの立場に立てばすぐにわかることである。提出資料、説明の仕方一つとっても、クライアントは、わからない専門用語があっても、「こんなことも知らないのか」と思われたくなく、質問もしにくいであろうことから、特に設備内容の説明では、つい著者が横から解説しながら、となる。

教職時代には、学生に「いつも、目の前にいる人に、今自分がしてあげられることは何かを考えなさい。それが設計の原点である」。そして「口に出さない人の意見を大切にしなさい」と指導していたが、それに対する学生たちの反応は「でも、先生はいつも試験に難しい問題ばかり出していて、学生が何をして欲しいと思っているかわかっていないのでは」であった。

99

ともにつくる喜び　―設計のプロセスに意味がある

設計協議では、「たまたま建設の時に病院におられるというチャンスを幸運だと思って、物づくりの楽しさを味わってください」と申し上げている。

また、喧々諤々の議論で不愉快な思いをされる場面もあるが、「建築は、いったん完成すると終わりなので、完成した時に関係者すべての皆様がハッピーになれるように、そして、乾杯のビールが美味しく飲めるのを楽しみに、それまでは辛抱してください」とお願いしている。

■設計協議は、組合交渉ではない　―将来を担う後輩のために

設計協議では、組合交渉のような要求を突き付けられるような場面もあり、各部門の方々が、あたかもわが家のように、自分なりの、そして変化を嫌って今の運用で要望を出されることがある。つい「貴方はあと何年この病院におられるのですか、完成する時にはおられませんよね」と言いたくなる。

建物は、今のスタッフが使う期間よりずっと先まで生き続ける。「これはあなたの家ではないのですよ、病院は全部皆様のものなのですよ、そして後輩のためにつくっていると考えてください」と申し上げている。

■設計のプロセスに意味がある

長谷川病院が完成した時の「30年記念誌」への設計者としての寄稿に、「新しくてきれいな病院ができた、というられしい結果はあるが、その過程で、病院のスタッフが一丸となり、病院全体のことを知り、お互いを

知り意見を言い合い、そして、全員が病院の将来を考えることができたことが一番の収穫です」と書いた。そして、スタッフとの協議の開始にあたっては、著者はいつも「私は、説得はしません。最後は実際に使う皆さんが決めるのですよ。ですから、それまではいろいろ言わせていただきますが、参考にしていただけるものがあるかも知れないので辛抱して聞いてください」と、申し上げている。

もちろん、本当に迷い困っておられる場合は、さりげなく誘導させていただくことはあるとして、喧々諤々の議論は、時には互いに辛い思いをすることもあり、それだけに、「患者によし、スタッフによし、コストよし」の答えをともに発見できた時の喜びは大きく、物づくりの楽しさと達成感を共有していただいている。

昔一緒に仕事をしていた設計スタッフが、著者に「なかなか説得できない、どうしたらいいか」と聞いてくることがあるが、「設計者の仕事はクライアントが決断しやすいように、そのお膳立てをすることであり、説得をしてはいけない。料理がまずいのは、お膳が悪いのだ」と言い聞かせている。

■スタッフ巻き込み型で　—不満が出ないように、情報中心と報連相

打ち合わせの過程で、スタッフに不満が出ることがある。意見を聞きっぱなしでその後どうなったかのフォローがない、誰に言えばよいかわからない、言うことを聞いてくれない、などである。

大中病院では、「建設委員会」が組織化されるが、建設委員会がなくても、少なくとも情報中心と報連相の要として「この人に聞けばわかる、処理していただける」という、全体の流れと進捗状況を掌握している人が必要である。そして、決定までの組織化とルールづくり、意見収集から全体のとりまとめや周知などを担うことになる。

各部署との協議では、部署によって、やる気満々の方、どうでもよいとお考えの方、といろいろであるが、病院として、そして設計者としては、全体のバランスをとっておきたい。

できるだけ、スタッフの方々にも将来を考えていただき、物づくりの楽しさを通じて、新しい病院に夢を育

んでいただくために、「貸しビル」の考え方に撤することで、やる気のある方には、設計に参画していただくのもよいのでは、と考えている。プランニングの原則や、最新の動向と事例をお示しし、専門的な支援とアドバイスをすることで、各部署内の平面を、実際に使うスタッフでつくることができる。

■「仮決定」で進める ─最後が「決定」、変更に躊躇するなかれ

建物はいったん完成すると、それで終わりであり、それまでにできるだけのことをして、その時代の最高で最善の答えを提供したい。設計では、大きなところから段階的に決定しながら進めるのが通例であり、それはそれとして必要なことであるが、一通りのスタッフとの協議が終わり、全体象が見えてくると、先に決定したことに不具合が生じることがある。そこでは、元に戻る勇気、決めたことを翻す勇気が必要である。

設計段階でも施工段階でも「決定してから図面にするので、それを待っている」と言われる方がおられるが、それは大きな間違いであり、図面は「決定」するためにある。

また、いったん決定した後で検討することも多く、その段階で不具合が生じることがあることからも、「決定」は最後を正式決定とし、それまでは「仮決定」として進めるのがよい。

設計者が「これを決めていただかないと先に進めない、間に合わない」と言うことがあるが、「決定」の場合は、それなりのプロセスや覚悟が必要であり、そのための時間もかかるが、「仮決定」であれば、気軽に現時点での結論として決めていただけ、早く進めることができる。設計者側も「決定」していただいた後の検討で不具合が生じて変更しようとすると、クライアントからは「この前の、これで決定してください、は何だったのか」と、立場を失うことになるが、「仮決定」であったなら、問題にならない。変更作業も、それまでに検討してきたことのほとんどをそのまま生かすことができるので、大きな手戻りにはならず、速やかに対応できる。

要は、「仮決定」によりその後の検討を進めることに意味があり、その中で正解が見えてくる。著者も、い

つも「ベストの結果とするために最後にシャッフルさせていただきますので」とお願いしている。

また、設計者も、設計の終わりに近づくと、「こうしておけばよかったが、もう戻れない。次はこうしよう」と考え始めるが、クライアントに次はない。それを今実現できないのではお役目放棄である。すべての検討が終わっているので、場合によっては構造変更を伴うこともあるが、そのほかについての変更に手間はかからない。よくなるのであれば、「変更に躊躇するなかれ」。躊躇するのは、それまでに「これが最善です。決定してください」と言ってきたからではなかろうか。いつでも変更できる「仮決定」が助けてくれる。

このことは、工事中も同じことで、もちろん段階が進むにつれて変更できる範囲は狭くなるが、設計と施工側は工事の進捗情報を随時提供しながら、最後まで検討を続けて、最高の結果を生むようにしたい。現場側では、早い決定の方が施工計画を立てやすいであろうが、ぎりぎりの線をお知らせいただくと、厳守できる。

早すぎる決定は、いろいろなほかの状況や条件が出揃っていない状況での決定の場合があることから、その後に変更になることが多く、早く決定していたがゆえに、タイミングを失して悔いを残す結果になることがある。

■プロセスは消えてなくなるもの　―建築はプロセスを超えて生き続ける

前項の「プロセス重視」には相反することであるが、この部分は「誰々の意見で決まりました」と、出来上がった建物に貼り紙をしておくわけにもいかず、設計者には、完成に至るプロセスには関係なく、完成後独り歩きを始め、何十年も生き続ける「建築」の存在への責任がある、という意味である。少なくとも、将来変更できないものに対しては、大所高所からの責任ある提案力が求められる。

設計過程で、それぞれの思いや理解の違いから喧々諤々の協議になり、多くの問題が生じることは、それだけ理解が深まったことであり、それが、よりよい結果を生むきっかけになることとして、大歓迎である。問題なく設計が進むところに、あるいは進めるところによい建築は生まれない。

100 設計者選びが重要 ―ともに汗をかける人を

著者には、ほかの設計者による設計が進んでいる段階での相談も多いが、クライアントに「依頼している設計士は、一級建築士の資格をもっているので…」と言われると、「医師免許がある医師であれば、誰でも大丈夫ですか」と問う。「そんなことはない。いろいろいる」との返事に対して、「建築士も同じです」と言えば、それで話はすぐに通じる。

病医院建築の設計は、いろいろな建物の集大成 ―他分野のノウハウの結集

医療施設の設計は、ホテル、居住施設、研究所などのいろいろな建物の設計ノウハウが結集したものであり、他分野の建物の設計で育まれたノウハウが参考になる。病院に精通する設計者を核として、ホテルや研究所などの経験がある設計者をチームに入れるとよい。それらのノウハウを採り入れることにより、これまでの既成概念に捉われない新風を吹き込むことができる。

難しい設計者選び ―設計者によって変わる、建築の価値

構造や仕上材料、設備については、おおよそ同じ大きさの普通の建物であれば、大きく価値に差が出ることはないが、建物の価値は、設計内容によって倍にもなれば、半減することもあり、それが設計者の手腕によることになる。ましてや、ロングスパンで考えると、価値が継続する建物の価値と、早くに解体の運命をたどる建物の価値の差は大きく広がる。車を買うのであれば、実際に目で見て、試乗することもできるが、建築の場

合は、目に見えないもの、そしてこれからつくるものであることから、設計者選びが難しい。

設計者選びは、パートナー選び　―信頼関係の構築

特に公的病院の場合は、プロポーザルやコンペで設計者を選ぶことが多く、民間でも同様なプロセスを踏む病医院があるが、その提案書を誰がつくったのかわからないこともあり、短時間のヒアリング（お見合）はあるものの、予定される設計者の顔が十分に見えてこない。予定される設計者が設計したという建物を実際に見て、実際に設計したかどうか、その設計者の対応がどうであったか、汗をかいたかどうかの、エヴィデンスの確認をするとよいと思うが、そういう話もあまり聞いたことがなく、不思議に思うところである。

そして、新しく完成したものでも、大病院では5年以上、小病院やクリニックでは2、3年前の設計であること、そして、新たな設計は、今から数年後の、そして30年後、50年後の姿を設計をすることであることを心しておきたい。

設計者選びは、「安くてよいものを」という目標に向けて、ともに知恵を出し合い、汗をかくパートナー選びである。「足し算」の設計は誰でもできるが、「引き算」をすることは誰でもができることではなく、それには信頼関係を構築できる設計者でなければならない。

信頼関係が構築できない場合には、設計者を変える勇気を

いつまでも設計者を決めなくて、サービス設計ばかりをさせているクライアントも困るが、いったん設計者を決めた後でも、設計者との信頼関係が構築できなければ、それまでの設計料を払って、すぐに設計者を変える勇気をもっていただきたい。その先のプロセスが長いことからは、設計料の支払いを惜しんで、そのまま引きずるのは、双方にとって不幸なことであり、そこによい結果は生まれない。

あなたの病院・クリニックをどうしますか?

完成後に、著者が関わった病医院から、「予想以上の患者が来ている」と聞くことは、設計者冥利につきるところです。そして、病医院の本質は、そこで提供される医療とサービスであり、建物ではないとしても、患者やスタッフが、建物の質が高く、気持ちのよい病医院を選ぶことがあることからは、建築の「プラシーボ効果」を含めての「建築の力」であると考えています。

患者と家族の声に、病院の運営もからませながら、病医院建築に関わる大小さまざまな話題を事例を交えて提供させていただきましたが、満腹になられましたでしょうか。そして、あなたの病院やクリニックの将来の姿が見えてきましたでしょうか。

本書には、「動線分離」と「動線混合」、「プライバシー」と「見られる安心」、「小さい共用部分」と「大きな共用部分」などの、一見相反するところがあり、各項目がバラバラのようですが、実は全部が一つの糸でつながっています。それは、「既成概念の打破」と「本当にこれでよいのか」の「気付き」に始まり、「温故知新」を経て、「患者によし、スタッフによし、コストよし」+「環境によし」を目指していることです。そして、病医院の大小さまざま、それぞれの状況に合わせて、それらの「落としどころ」としての一つの答えを発見することが、あなたの病医院づくりです。

今着工を目前に控えた小病院では、熱心な病院スタッフより、人口動向や受療率、近隣の医療施設、MRIの採算資料などを調べて「人口減が進むこの地においてなぜ移転改築か、なぜMRIか」との疑問が出されましたが、それに対する理事長の答えは「患者の立場に立ってよい病院をつくれば、患者は必ず来る。MRIは導入時期が来た時のための設計上での備えである。旧病院の建設当時には、CTは高くて手が出せなく、まわりから同じようなことを言われたが、設計でその用意がしてあったので、その時期が来た時に、地域で一番に導入できた。今はいかにしてよい病院にできるかを考えることだ」と仰せられた。たしかにまわりを見まわしても、後ろ向きにしか考えられない病院がその後じり貧になり、積極姿勢で夢を語る病院が生き生きしています。

建築の設計は、今を設計するだけでなく、30年後、50年後も設計しています。そして、人口減に向けて、今すべきことがあります。そして、人口減だからこそ、今できることがあります。

本書の執筆を通じて、理路整然とさせなくては、と思いながらも、迷いが生じていることに気付くことも多くありました。それを新たな課題として、皆さまにも一緒に迷っていただきたい、考えていただきたいと投げかけているところがあります。そして、それが著者の今後の課題と目標と考えています。

設計者は、設計作業を通じて、それぞれのクライアントから情報と課題をいただき、そこにいろいろな気付きや発見があり、クライアントに育てられています。執筆にあたり、題材に使わせていただいた医療施設の管理者並びにスタッフの方々、日建設計時代並びにそれ以降、心を一つにしてご一緒いただいた設計事務所、施工者の方々、特に、日建設計卒業後の各プロジェクトでインテリアデザインと家具の設計にご協力をいただき、ともに「病医院づくり」を手掛けてきた吉川昭氏に、そして出版に向けてご尽力をいただき、ご苦労をおかけした、株式会社じほうの大磯洋彦氏に深く感謝の意を表します。

なお、いろいろな反論やご意見もあるものと思います。株式会社じほう、もしくは著者のEメール（h-hino@lime.ocn.ne.jp）にお寄せいただければ幸いに存じます。

2018年7月

久保田　秀男

掲載事例施設・写真一覧（五十音順）

＊著者のプロジェクトへの関わりは、施設名頭の□で示す。（□：関与なし　■：あり　濃淡は関与の程度）
＊施設名の次は完成年、施工者は主建屋建築工事施工者を示す。

■ **赤穂市民病院**　１９９８年　兵庫県赤穂市　３５７床
〔設計〕日建設計　〔施工〕清水・住友ＪＶ

6 職員食堂　15 ＥＶ内の腰掛　375 グランドピアノのあるアメニティラウンジ

■ **大阪市大病院（大阪市立大学医学部附属病院）**　１９９２年　大阪市　１０００床
〔設計〕大阪市都市整備局・日建設計　〔施工〕竹中・東急・奥村ＪＶ

141 搬送ロボットとコンベヤによる自動検査システム　144 コンテナの自動倉庫

■ **大阪中央病院**　健康保険組合連合会　２０００年　大阪市　２３２床
〔設計〕日建設計　〔施工〕竹中・三井・鴻池・フジタ・大鉄ＪＶ

228 適材適所の枕元設備

■ **大津市民病院（本館）**　１９９９年　滋賀県大津市　４６２床（本館）
〔設計〕日建設計　〔施工〕真柄・松井工業ＪＶ

31 免震建物内に取り込んだ段差のない車寄せ　32 免震構造と耐震構造をつなぐ連絡通路のＥＸＰ・Ｊ

■**岡眼科クリニック**　２００７年　岡山市
〔設計〕地域総合設計　〔インテリア〕吉川昭　〔施工〕大丸装工

79 カウンターの下の窓　149 窓のある手術室　150 家族のための見学窓と術野モニター
151 準備・リカバリー室　152 多目的室　281 モダンなコンクリート化粧打放
292 各部屋に光を届ける吹き抜け　305 白い検査室　353 看板の色

■**岡山聖心教会**　日本キリスト教団　２０１４年　岡山市
〔設計〕地域総合設計　〔施工〕藤木工務店

344 高さの低い手洗い

■**木城クリニック**　２００４年　宮崎県児湯郡木城町　【医療福祉建築賞】
〔設計〕ごとう計画・設計　〔インテリア〕吉川昭　〔施工〕上田工業

82 ウッドデッキの待合　115 診察室の前にあるスタッフカウンター　119 窓のある診察室
125 和室の待合室　132 処置ベッドの障子スクリーン　163 はき出し窓のある内視鏡室
280 田園風景に調和する傾斜屋根とアースカラー　314 木質の内装　332 荷物も置ける患者の幅広の椅子
337 見えない縦格子　354 テーブルの上に置いた「お知らせ」　355 「お知らせ」の立看板

■**北九州総合病院**　特定医療法人北九州病院　２０１６年　福岡県北九州市　３６０床
〔設計〕日建設計　〔施工〕フジタ

22 ＥＶのガラスの扉　26 ゾーン入口の扉　28 扉のあるＥＶホール
30 免震層の免震ゴム　39 講堂の壁に設けた非常電源と医療ガス　49 遊歩道に面した厚生棟のアーケード

50 ペデストリアンデッキからの緑の中のアプローチ
61 外観
72 開けて美しく閉めて美しい閉鎖扉〈開〉
73 開けて美しく閉めて美しい閉鎖扉（閉）
100 患者支援センター
106 外来待合室内の医事課ブロック受付
110 連続する待合
111 医事スタッフによるブロック受付
112 診察室前のスタッフカウンター
116 診察室間の二つの扉
143 採血採尿と生理検査をまとめた入口
145・146 手術室の内装
164 透析専用玄関
175 気配りの「二重扉」
187 病棟管理S兼看護S
188 看護S
192 パソコンカート
194 「多床的多床室」の前室とナーサーバー
206 機械浴室
217 病棟階のリハビリ室
219 窓に平行に置かれたICUベッド
234 可変する枕元灯
237 前室のナーサーバー
240 個室内観
241 前室・全面ガラスの病室扉
242 廊下から見た前室
243 吹き抜けから外来が見える管理部門
247 カンファレンスができる患者待合室
249 ワークステーション型の医師室
250 玄関横にある多目的利用の講堂
251 講堂ロビーを兼ねた玄関ロビー
253 遊歩道に面するレストラン
256 霊安室
261 時間外投薬窓口
269 屋外機が目立たない外観
270 凹部に設けた病室のエアコン
282 アースカラーとコンクリートの自然素材
288 外来待合の吹き抜け
289 玄関ホールの吹き抜け
309 SSの位置を示す廊下の天井の色
310 患者廊下の色
311 スタッフ廊下の色
319 普通の取手の扉
345 隣の人が見えない鏡
368 小倉織模様の壁

■

北野病院　財団法人田附興風会医学研究所　2001年　大阪市　741床
〔設計〕日建設計　〔施工〕鴻池・大成・佐藤・ピーエスJV

296 パイプオルガンのある吹き抜け

■

久留米大学医療センター　2007年　福岡県久留米市　300床　【医療福祉建築賞】
〔設計〕日建設計　〔施工〕大林組

■ 健康づくり医療センター　鹿児島県県民健康プラザ　２０００年　鹿児島県鹿屋市　１８７床

〔設計〕日建設計　〔施工〕錢高・小牧・桑原ＪＶ

155 健康プラザに建つ病院

■ 高陽ニュータウン病院　医療法人社団うすい会　２０１４年　広島市　１４０床　【日経ニューオフィス賞中国特別賞】

〔設計〕大旗連合建築設計　〔施工〕奥村組

84 低層部の屋上を利用したテラス
107・108 差し込み式の室名札
190 オープンとクローズ折衷型のＳＳ
207 トイレの使用中ランプ
308 ＥＶやＳＳの位置がわかりやすい床とＳＳの天井の色
315 木質の内装
325 カウンターの閉鎖引き戸
360・361 高さが低いサイン
362 車椅子の目線に合せたトイレの表示
363 10㎝角の小さなサイン
364 扉の枠につけた小さなサイン
366 一つの絵

■ 古賀病院21　社会医療法人天神会　２００２年　福岡県久留米市　１９８床

〔設計〕日建設計　〔施工〕大林組

13 手すりになる脱衣棚の穴
41 構造躯体だけの先行工事
197 廊下端部のＤＲ
218 トイレを除いて1床８㎡の四床室
258 積み替えのないリネンワゴン

■ 三田市民病院　１９９５年　兵庫県三田市　３００床　【医療福祉建築賞】

〔設計〕日建設計　〔施工〕大林・奥村・ソネックＪＶ

257 霊安室
372 車寄せの彫刻

■島根県立中央病院　1999年　島根県出雲市　695床【照明学会照明普及賞】

〔設計〕日建設計　〔施工〕清水、多田・中筋・内藤JV

36 雑用水の備蓄にもなる池
40 ヘリポートのシャトルエレベーター
47 後部や右からの乗降に配慮した幅の広い庇
86 散策路にある池
138 西北からの季節風を防ぐ救急車寄せ
238 病室入口の手洗いと消毒液
259 2階への車のスロープ
260 SSのパスボックス物品棚
370 案内の目印となるアート

■住友病院　財団法人　2000年　大阪市　499床【大阪都市景観賞大阪府知事賞】

〔設計〕日建設計・竹中工務店　〔施工〕竹中工務店

18 バルコニーに見えないバルコニー
42 緑化された屋上庭園
92 地下のサンクンガーデン
93 最上階の中庭
183 SS
184 SC
230 床頭台に組み込まれた諸設備
233 窓側の折り畳み式のテーブル
283 病院の白
330 松葉杖の患者の腰掛
374 玄関ホールのロビーコンサート

■高坂醫院（宏仁会高坂醫院）　医療法人宏仁会小川病院　2007年　埼玉県東松山市　19床（他に透析40床）

〔設計施工〕古都建設　〔設計〕田口設計　〔インテリア〕吉川昭

9 段差のない車寄せ
10 外部デッキへの段差のない出入口
11 浴室への段差のない出入口
12 消火栓部分も連続する手すり
17 誰もが使えるスタッフカウンターの手洗い
19 病棟階の屋外テラス
43 借地を加えた佇まい
54 北から見える南玄関
56 ウッドデッキにつながる明るい廊下
59 廊下と同じ内装と窓のある階段
67 アメニティラウンジ「病院玄関」
81 坪庭のある診察室
83 無限の広がりを見せる屋上庭園
87 透析排水を使ったせせらぎ
88 夜はガレージになるリハビリ屋外訓練場
89 自然石を使った縁石
133 検尿コップ棚の赤外線センサー
142 ガラス張りの個室にした呼吸器測定

165 透析階のラウンジ
201 坪庭のある木風呂
215 ゆったりした個室
223 二床室の廊下側の窓
265 うどんが食べられる病棟食堂
320 インテリアのアクセントとなる引き戸
338 パスボックス
358 防火扉に貼り付けた安価なサイン
171 天井吊りのテレビと木質の天井
210 小便器室
216 廊下側に窓のある二床室
229 分散配置した枕元設備
294 病棟廊下のトップライト
331 医師と同じ患者の椅子
341・342 ペーパータオルと投入口
367 ギャラリーの外来待合
196 廊下端部のＤＲ
211 多目的トイレの小便器
222 病室のガラスの扉
263 個室になる薬渡し
303 「白」をアクセントカラーとした待合
335 病棟食堂と廊下の間の格子
343 ＳＫブース前の荷物台

■ たていわ病院新棟　医療法人飯塚恵仁会　２０１２年　福岡県飯塚市　１０５床（新棟）

〔設計〕アービカルネット　〔インテリア〕吉川昭　〔施工〕大林組

266 雲をイメージした屋上の目隠し

■ 町立奥出雲病院（旧仁多町立仁多病院）　１９９９年　島根県仁多郡奥出雲町　１４４床　【医療福祉建築賞】

〔設計〕日建設計　〔施工〕鹿島・糸賀工務店ＪＶ

46 緑の駐車場
204 絶景の展望浴室
232 窓側の収納を兼ねたベンチ
293 天井を高くしたＥＶホール
373 中庭の彫刻
156 屋外訓練につながる「動」の機能訓練室
208 コーナーガードを兼ねた縦手すり
284 緑の中のアースカラーとコンクリートの自然素材
334 光と視線を制御できるブラインド
158 「静」の作業療法室
227 縦型コンソール
286 病棟食堂・ＤＲの吹き抜け
348 ベンチと手すりのある「頭を打たない下足棚」

■ **角田病院（本館）** 医療法人樹心会 2011年 群馬県佐波郡玉村町 30床（本館）

〔設計〕大建設計 〔インテリア〕吉川昭 〔施工〕戸田建設

20 窓のある階段室
57 廊下端部のミニデイルーム
68 開けて美しく閉めて美しい閉鎖扉〈開〉
69 開けて美しく閉めて美しい閉鎖扉〈閉〉
77 洗面カウンターの下の窓
78 幅の狭い窓の病室
80 大きな窓の病棟食堂
113 診察室前のスタッフカウンター
117 待合側にある診察室間扉
118 窓のある診察室
121 廊下に一枚の扉で「待合室」に
148 窓のある手術室
159 ①上部検査兼共用待合
160 ②大腸検査準備待機ラウンジ
189 オープンカウンターのSS
202・203 内装の異なる浴室
279 田園風景の中に映える外観
304 「白」をアクセントカラーにした患者情報ラウンジ
327 プライバシーに配慮したローカウンター

□ **徳島赤十字病院** 2006年 徳島県小松島市 405床【医療福祉建築賞】

〔設計〕日建設計 〔施工〕鹿島建設

191 カウンターのない廊下のSS

■ **富山市民病院改修** 2015年 富山市

〔設計〕タムラ設計 〔施工〕タカノ建設

212 可変の男女表示

■ **長谷川病院** 医療社団法人 2006年 富山市 40床（他に透析50床）【医療福祉建築賞】

〔設計〕日建設計 〔インテリア〕吉川昭 〔施工〕真柄建設

16 廊下にある共用の手洗い
44 最初に位置を決めた病棟食堂
51 大通りに面した壁で隠した玄関

52 壁の裏の路地
70 開けて美しく閉めて美しい閉鎖扉〈開〉
130 同じベッドが並ぶ処置検査室
137 お話スリットのある採尿コップ棚
167 マイウィンドウのある透析ベッド
181 雁行した窓の病棟
220 二つの窓がある病室
235 フロアスタンドのある個室
262 椅子のある処方箋渡しと問診相談カウンター
301 後方廊下との間が全面ガラスの診察室
329 死角のある壁沿いのソファー
347 傘下げ
351 遠くから見える建物頂部のネオン看板
53 風除室の正面に見える池と小便小僧
71 開けて美しく閉めて美しい閉鎖扉〈閉〉
135 荷物棚
139 操作コーナーのスリット窓
170 ベッドサイドの液晶テレビ
213 トイレ側から見えない蓄尿袋
224 廊下側に窓のある四床室
244 ガラス張りの会議室
290 白山を望む病棟食堂の大画面
323 機械室の扉を隠す二重扉、開けたところ
336 パソコンコーナーの格子
349 車椅子置き場
357 差し込み式併用のサイン
62 外来治療センターのガラスのゾーン扉
114 待合の中にあるスタッフカウンター
136 トイレの工夫
147 窓のある手術室
172 間接照明の天井
214 汚物処理室側の蓄尿棚
225 二つの床頭台
248 講演会にも使う玄関ホール、スクリーンを下したところ
291 トップサイドライトがある吹き抜け
324 家具のカウンター
339 壁に見える受付背後の収納棚
350 静かなバックライトの看板
359 防火扉に貼り付けた安価なサイン

■

幡多けんみん病院　1999年　高知県宿毛市　374床　【医療福祉建築賞】

〔設計〕日建設計　〔施工〕大成・前田・岸之上JV

14 壁のガードを兼ねた縦手すり

■

廿日市市地域医療拠点等整備事業　2022年予定　広島県廿日市市

〔計画〕廿日市市

■浜の町病院　国家公務員共済組合連合会　２０１３年　福岡市　４６８床　【医療福祉建築賞準賞】

〔設計〕梓設計・アービカルネット　〔インテリア〕吉川昭　〔施工〕西松建設

5 再診受付機
8 講堂
21 階段室のガラスの扉
58 中庭を回遊する明るい共用廊下
60 外観
63 外来のガラスのゾーン扉
64 管理部門のガラスのゾーン扉
65 診療時間外に閉鎖できる「外来ホール」
66 レストランやコンビニのある「病院玄関ホール」
90 地下から10階までの大きな中庭と太陽光追尾装置
140 画像診断の待合室
157 屋外テラスにつながる中間階のリハビリ
168 目線を遮るパネル上のガラススクリーン
173 化学療法のチェア間の障子のスクリーン
174 化学療法室の家族の居場所
176 放射線治療室
178 「畳部屋」による自然分娩
182 45度振った病棟
185 病棟管理Ｓ
186 看護Ｓ
195 ゆったりしたＤＲ
198 セキュリティ外の面会ラウンジ
200 個室のシャワートイレ
209 三枚引き戸の「シャワートイレ」
226 足元の壁にあるＴＶ
231 ちょっと隠した「吸引瓶」
239 角部屋の「個室的多床室」
245 ガラス張りの事務室
246 下階の様子がわかる吹き抜け
267 外壁に取り付けた屋外機の目隠し
268 外部のエアコン用屋外機
271 健診ホール
278 周辺港湾施設のグルーミーな印象に埋没しない元気になる色
287 外来受付ホールの吹き抜け
299 中が見える採血室
302 診察室のガラス扉
306 「海側」を示す青
307 「街側」を示すオレンジ
313 一部の壁に色をつけた画像診断室
369 光輝く波のイメージの壁面照明

■兵庫県立粒子線医療センター　２０００年　兵庫県揖保郡新宮町　５０床

〔設計〕日建設計　〔施工〕大成・近藤・山口ＪＶ

333 フットワークのよい医師の丸椅子

■福井県済生会病院　東館

2004年　福井市

〔設計〕福井県建築設計監理協会　〔インテリア〕吉川昭　〔施工〕鹿島建設

7 スタッフラウンジ
94 屋内の中庭
177 PETセンターの受付ロビー
272 ガラスのEVがある吹き抜け
275 宿泊階廊下
297 廊下から外の景色まで見える医療情報センター
328 いろいろな椅子といろいろな向きの椅子
27 廊下が見え廊下から見える医療情報センター
166 奥のベッドからも見える風景
205 絶景の展望浴室
273 中庭のような緑の中の健診の待合
276 吹き抜けのある食堂
312 一部の壁に色をつけた透析室
76 大画面に映る黄金色に光る田圃
169 透析ベッドまわりの隔て板
252 スタッフラウンジ
274 健診の待合
277 健診の女性専用の待合
322 採血の設備を隠す扉、開けたところ

■福井県済生会病院　本館改修

2005年　福井市

〔設計施工〕熊谷組　〔インテリア〕吉川昭

55 外来の廊下ラウンジ
96 中庭に増設したエレベーター
99 ガラス天井のバイパス廊下から見える看板
105 外来待合室内の医事課ブロック受付
124 拡張した患者図書室
154 家族単位で座れる家族待機室
318 色分けした引き戸
356 青色で統一したサイン
74 個室の問診兼身体計測室
97 中庭に拡張した自販機ラウンジ
103 ハイとローのカウンターと個室の面談室
109 診察室前スタッフカウンター上の診療科表示
129 女性診療センター前にあるキッズコーナー
199 家族の宿泊室
321 夜だけ見えるカウンターの扉
371 小児外来の床模様
95 待合に改修した中庭
98 中庭に増築したガラス張りのバイパス廊下
104 「相談の相談」コンシェルジュ
120 ガラスの扉で区画された待合室
153 ラウンジ風の家族待機室
300 カラーコーディネートした口腔外科診療室
326 ハイがローに変身するカウンター

■福井県済生会病院　南館　2013年　福井市　61床（南館）
〔設計〕木下設計　〔インテリア〕吉川昭　〔施工〕熊谷組

25 共用廊下に設置されたAED
101 全個室の患者総合支援フロア
102 メディカル情報サロン
122 新設したコーヒーショップ
123 新設した屋外テラス
179 LDR
180 セキュリティ外の面会ラウンジ
193 廊下の収納棚
236 洗面脇の3点セット
254 寝台車車室
255 霊安室
295 天井を高くした病棟DR
298 ガラス張りの相談個室
316 木質の内装
317 親子扉の引き戸

■まつおか内科医院　2017年　富山市
〔設計〕裕設計　〔インテリア〕吉川昭　〔施工〕近藤建設

131 カーテンレール上の間接照明とベッドごとの処置灯
161 ①多目的な利用ができる処置回復室
162 ②壁に向かって座る大腸検査準備待機室
285 白無垢の清潔感
352 道路際の看板

■松下記念病院／松下健康管理センター　松下電器健保組合　1985年　大阪府守口市　359床
〔設計〕日建設計　〔施工〕竹中・近畿・鹿島JV

75 玄関ロビーの植栽
85 緑の中の病院
91 目隠しの噴水がある地下の中庭

■松山記念病院　一般財団法人創精会　1997年　松山市　743床　【照明学会四国支部長賞】
〔設計〕日建設計・吉本宏建築事務所　〔施工〕竹中・鹿島・日産JV

264 病棟キッチンでの対面サービス

□ **南生協病院**　２０１０年　名古屋市　３１３床　【医療福祉建築賞】
〔設計〕日建設計　〔施工〕竹中工務店

1 駅前病院を中心とした街づくり

■ **メディプラカーサ**　２０１８年　福岡県北九州市
〔設計施工〕川口建設　〔設計〕渡辺設計事務所

48 宅配便の駐停車位置指定

■ **メディプラ城野**　２０１６年　福岡県北九州市
〔設計〕九建設計　〔インテリア〕吉川昭　〔施工〕高藤建設

24 平らな警報ランプ　126 共用の待合　365 小さな禁煙サイン

□ **りんくう総合医療センター**　地方独立行政法人　１９９７年　大阪府泉佐野市　３４８床
〔設計〕日建設計　〔施工〕竹中・戸田・熊谷・錢高・藪内ＪＶ

38 大会議室におかれた非常用ベッド　221 三つの窓がある四床病室

● **図版協力・提供者一覧**（五十音順）

梓設計／大旗連合建築設計／木下設計／熊谷組／ごとう計画・設計／古都建設／大建設計／田口設計／日建設計／福井県建築設計監理協会／裕設計／吉川昭

● **写真撮影者・提供者一覧**（五十音順）

アイオイ・プロフォート／アルプスカメラ／一整／エスエス大阪支店／エスエス九州支店／エスエス名古屋支店／エスエス北陸支店／柄松稔／久保田秀男／黒田青巌／後藤明夫／小林研二写真事務所／サンカメラ建築写真部／写真通信（八幡輝幸）／写真のイナトミ／伸和／高田信一／永田昌彦／フォト・ビューロー庄野啓／ブリッツスタジオ石井紀久／吉川昭／ルート・サン

PROFILE

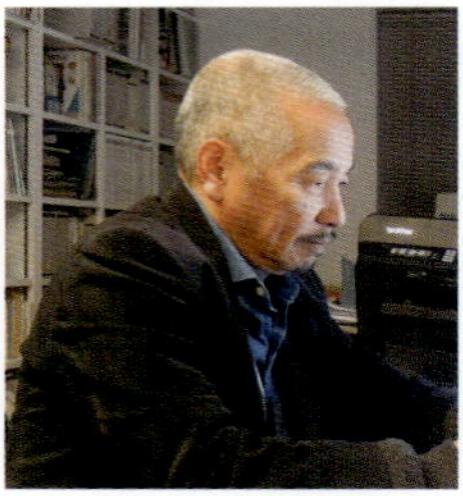

久保田 秀男（くぼた ひでお）

1945年広島生まれ。（本名：日野 秀男）
久保田設計室代表、千代田テクノエース技術顧問
一級建築士
元 認定医業経営コンサルタント（運営）
元 認定ファシリティマネージャー

1970年京都大学大学院修士課程（建築）。1981年UCLA大学院（米国）。

1970年より日建設計。設計部長を経て、理事医療福祉業務統括担当。2014年まで顧問ほか。

1999年より2009年まで京都府立大学人間環境学部非常勤講師。

2003年より2016年まで広島国際大学工学部教授ほか。


三田市民病院、仁多町立仁多病院（現 町立奥出雲病院）、高知県立幡多けんみん病院、木城クリニック、長谷川病院で「日本医療福祉建築賞」を受賞。そのほか、松下記念病院、大阪市立大学医学部附属病院、島根県立中央病院、浜の町病院、北九州総合病院、高坂醫院、特別養護老人ホーム「愛光園」、ローズガーデン倉敷、などの医療福祉施設のほか、三洋電機筑波研究所、韓国綜合貿易センター、広島修道大学５号館、マツダ広島本社ビル、豊中市アクア文化ホール、広島県立美術館、岡山聖心教会、ひかり幼稚園、みなり薬局、メディプラカーサ、などを設計。

■ 著　書　「患者に選ばれる病院づくり」（じほう，2001年）
「病院の改築と運営改善のヒント」（じほう，2003年）

■ 連絡先　E-Mail：h-hino@lime.ocn.ne.jp

患者本位で考える
病院・クリニックの設計
「患者に選ばれる病院づくり」—その実践

定価　本体3,800円（税別）

平成30年8月15日　発　行

著　者　久保田《くぼた》 秀男《ひでお》

発行人　武田 正一郎

発行所　株式会社　じ ほ う

101-8421　東京都千代田区神田猿楽町1-5-15（猿楽町SSビル）
電話　編集　03-3233-6361　販売　03-3233-6333
振替　00190-0-900481
<大阪支局>
541-0044　大阪市中央区伏見町2-1-1（三井住友銀行高麗橋ビル）
電話　06-6231-7061

組版　(株)ケーエスアイ　　印刷　シナノ印刷(株)

ISBN 978-4-8407-5105-6